国家科学技术学术著作出版基金资助出版

人体骨肌系统生物力学

王成焘　　王冬梅　白雪岭　　等　著
　　　　　王建平　唐　刚

U0287258

科学出版社
北　京

内 容 简 介

　　本书阐述人体骨肌系统生物力学仿真建模方法及相关分析模型。作者对中国青年男女性和老年男女性进行步行、慢跑、上/下楼梯、下蹲、下跪、盘腿坐等生活行为的运动测量,利用该模型对人体头部、脊柱、上肢、下肢典型运动进行运动学和动力学分析,介绍人体肌肉力计算的原理和骨肌力学中常用的有限元计算方法,对上述典型运动进行相关计算,并介绍人体骨肌力学研究中可采用的试验方法及开展的多种试验。本书为作者承担的国家自然科学基金生命学部重点课题"中国力学虚拟人"的研究成果,重点介绍在临床医学中的应用。

　　本书可供从事人体骨肌生物力学研究的科研人员参考,特别适合作为相关专业本科生和研究生的参考用书。

图书在版编目(CIP)数据

人体骨肌系统生物力学/王成焘等著. —北京:科学出版社,2015.9
ISBN 978-7-03-045642-7

Ⅰ. ① 人 …　Ⅱ. ① 王 …　Ⅲ. ① 肌 肉 骨 骼 系 统-生 物 力 学-研 究
Ⅳ. ①R322.7

中国版本图书馆 CIP 数据核字(2015)第 215474 号

责任编辑:刘宝莉　孙　芳 / 责任校对:郭瑞芝
责任印制:吴兆东 / 封面设计:陈　敬

科学出版社 出版
北京东黄城根北街 16 号
邮政编码:100717
http://www.sciencep.com

北京中科印刷有限公司 印刷
科学出版社发行　各地新华书店经销
*

2015 年 9 月第　一　版　开本:720×1000　1/16
2022 年 1 月第七次印刷　印张:39
字数:767 000

定价:248.00 元
(如有印装质量问题,我社负责调换)

序　一

　　"满眼生机转化钧,天工人巧日争新。"2001年第174次香山科学会议以"中国数字化虚拟人体的科技问题"为主题,拉开了我国数字人研究的序幕。当年,虽然已知美韩等国已经开展了这方面的工作,但我国对该不该和能不能开展数字人研究尚心中无数,属摸着石头过河式的探索。而到2003年第208次香山科学会议前,我国已经是国际上第三个拥有本国数字化人体数据集的国家,故又以"中国数字化虚拟人体研究的发展与应用"为主题,以图把数字人研究推向发展与应用,特别是在与人有关的医学领域,展开数字医学研究。

　　"浓绿万枝红一点,动人春色不须多。"中国数字人的研究成果,不仅为垂老迟暮的解剖学注入勃勃生机,使之萌发出数字解剖学新枝,还为临床医学研究提供了新的思路和条件,如利用人体数据集的心血管系统数据建立了全身心血管系统数字模型,利用消化系统数据建立了全身消化系统数字模型等,并在此基础上开展各自领域的研究工作。上海交通大学王成焘教授在国内力学界鼎力支持下,利用中国数字人数据集建立了全身骨肌系统解剖数据模型,并将其转化为骨肌系统生物力学仿真分析模型,定名为"中国力学虚拟人",得到国家自然科学基金重点项目的支持。在2006～2009年四年间,王成焘教授组织了强大的科研团队开展这项研究工作,邀请我和国内外10名专家组成一个国际指导委员会,汇集了专家们的建议,使这项工作获得了国内外同行广泛的认可,圆满地完成了该项基金项目,取得了优异的工作成绩。

　　"小荷才露尖尖角,早有蜻蜓立上头。"王成焘教授的学术团队在完成国家自然科学基金"中国力学虚拟人研究"项目的基础上,及时编撰了学术著作《人体骨肌系统生物力学》,详述在中国数字人研究基础上开展的人体骨肌系统生物力学研究工作,并对之进行完整的总结和理论提升,我认为这是非常有意义的。作为数字人技术和数字医学研究发展的重要风向标,该部学术著作是标志我国由"数字人研究"向着产生社会效益的"数字医学研究"发展的里程碑,也能为目前数字医学领域中发展得最快的"数字骨科学"提供创新发展的理论依据。

　　"敢为常语谈何易,百炼工纯始自然。"值此著作即将出版之际,受王成焘教授之邀欣然此序以庆贺,并向王成焘教授及其学术团队表示深深的谢意。"单丝不成线，独木不成林"，希望中国数字人研究和数字医学研究取得更多可喜的成果，撰写出更多的科学著作。

中国工程院资深院士

锺世镇

2012 年初秋

序　二

　　信息科学的进步,特别是计算机科学与技术的快速发展,推动人类社会进入了数字化时代。纵观科学发展史,科学技术的最新研究成果往往最先应用于医学和军事领域。数字医学就是人类社会进入数字化时代应运而生的新生事物,它是在现代医学和数字化高新技术相结合的基础上,涵盖了医学、计算机科学、数学、信息学、电子学、机械工程学等多领域的一门新兴的交叉学科。凡是应用现代数字化信息技术阐明医学现象、探讨医学机理、揭示医学本质、解决医学问题、提高人类健康水平的理论研究和实践应用,都属于数字医学的范畴。数字化人体是将人体结构和功能数字化,在计算机上建立可视可控的人体结构与功能的数字化系统,它为数字医学的基础研究与临床应用提供了基础平台。

　　美、英、日、德、法、韩等发达国家凭借技术优势,在数字医学领域抢占先机,目前,高端的影像、手术导航等临床诊疗设备大多来自国外发达国家,临床技能模拟培训的高端产品也大多来自国外。除了数字化医疗设备的研发外,在数字医学的基础研究和临床应用方面,国外的发展也非常迅速。以数字医学的人体结构基础——数字化人体的研究为例,自 1994 年以来,以美国为主导,开展了人体模型、人体信息的数字化计划,相继有可视人计划(Visible Human Project, VHP)、虚拟人计划(Virtual Human Project, VHP Ⅱ)。后来,美国科学家联盟(FAS)又将人类基因组计划(Human Genome Project, HGP)及人类脑计划(Human Brain Project, HBP)等包括在一起,组成了庞大的数字人(The Digital Human)计划、虚拟生理人计划(Physiome Project)。德国的 Voxel-Man 研究计划投入巨大。在临床应用中,美国纽约大学复杂头部连体婴儿的成功分离就是数字医学理论、方法和技术在临床实践中应用的典型案例。由于需求牵引和已有了较好的基础理论研究和临床实践应用的基础,发达国家纷纷给予立项资助,包括成立相应的学术组织,并开展了非常活跃的学术活动。

　　我国数字医学的发展虽然起步稍晚于国外发达国家,但近年来发展迅速。自2001 年召开第 174 次香山科学会议后,我国数字医学的基础研究得到迅速开展。由中国人民解放军第三军医大学和南方医科大学共同完成的"中国数字化人体数据集的建立"项目 2007 年获得国家科技进步二等奖。如今,由多学科专家参与的数字医学基础研究、应用基础研究和开发应用研究及以临床专家为主体的临床应用研究也已经在全国范围内蓬勃开展,研究态势方兴未艾。经中华医学会、中国科学技术协会和国家民政部批准,"中华医学会数字医学分会"于 2011 年 5 月 21

日在中国人民解放军第三军医大学正式宣告成立,标志着我国数字医学这一新兴交叉学科的正式诞生。王成焘教授是该学会的创始人之一。

2003年9月,以"中国数字化虚拟人体研究的发展与应用"为主题,举行了第208次香山科学会议,决定进一步开展数字物理人和数字生理人研究。上海交通大学王成焘教授等在国家自然科学基金"中国力学虚拟人"重点项目的资助下,提出利用中国数字人体数据集建立全身骨肌系统生物力学仿真分析模型,开展"中国力学虚拟人"研究,我们全力支持,提供了一套青年男性数字人全套数据集,派出两位解剖学老师帮助进行建模工作,并参加了王教授组织的国际指导委员会,共同推进这项由国家自然科学基金重点项目支持的课题顺利开展,使数字人研究由数字化可视人向数字化物理人迈进。

在完成国家自然科学基金"中国力学虚拟人"重点项目研究的基础上,王成焘教授团队撰写了这本得到"国家科学技术学术著作出版基金"立项支持的学术著作。我认为这是一项非常有意义的工作,它翔实阐述了在中国数字化可视人体基础上开展的人体骨肌系统生物力学研究工作,是中国数字人研究成果的重要应用和发展。在该书即将出版之际,我很高兴为这本著作作序,支持它的出版,并向王成焘教授和他的团队致以衷心的祝贺!中国数字人的研究成果目前已在多领域广泛运用,相信一定会如第208次香山科学会议所要求的那样,在数字物理人和数字生理人方面出现更多、更好的研究成果,出版更多的科学著作。

中国人民解放军第三军医大学副校长

2012年10月2日

前　　言

在人体运动过程中,发生于骨肌系统内部的力学信息是很多领域基础研究的重要组成部分。王成焘教授及其团队自 1984 年起和医学界合作,开展了长达 25 年的骨肌系统生物力学及其临床应用方面的研究。有关“个性化人工关节 CAD\CAM 技术及计算机辅助临床工程系统”科研成果获 2004 年国家科技进步奖二等奖。2009 年,进一步主持国家自然科学基金重大国际合作项目“亚洲人种髋、膝关节基本特征研究与人工髋、膝关节基本设计”课题研究。通过多年的研究工作,发现医学界的需求带有很大的重复性,通常都是提供各自的医学影像数据,重复地建立骨肌系统模型进行类似的力学计算,耗费很多本来可用于深入研究的精力。于是产生一种思想,即建立一副中国标准人体的骨肌系统生物力学仿真模型体系,它可以改造为科研命题需要的力学仿真模型;可以仿真人体的各种行为运动,做运动学、动力学及肌肉力计算分析;可在此基础上做骨骼的应力分析和关节的摩擦学分析,从而建立一个工作平台,支撑各领域的研究工作。这一创意得到国家自然科学基金的支持,被列为 2006~2009 年生命学部的重点项目。本书正是该项目研究工作及作者团队多年研究工作的总结,希望能在人体骨肌系统生物力学研究领域发挥一定的学术作用,成为相关研究人员、骨外科医生,特别是青年学者和研究生的重要参考用书。

全书共 11 章,由王成焘教授、王冬梅副教授组织中国力学虚拟人研究团队共同撰写,并对全书结构作出设计,所有作者都是相关章节的研究生或博士后,现已在研究部门或大专院校工作。具体写作分工如下:第 1 章由王成焘教授撰写;第 2 章由白雪岭、魏高峰博士撰写;第 3 章由白雪岭、唐刚、韦山博士撰写;第 4 章由唐刚博士撰写,其中,4.5.1 节和 4.5.2 节特请上海交通大学长期从事肌肉力学机理研究的殷跃红教授撰写;第 5 章由王冬梅副教授撰写;第 6 章由铁瑛副教授撰写,王冬梅副教授作了后续工作补充;第 7 章由聂文忠副教授撰写;第 8 章由张琳琳博士撰写,上海交通大学医学院附属仁济医院骨科周健副教授合作开展了医学领域相关研究工作;第 9 章由王成焘教授和季文婷博士撰写;第 10 章由汪方副主任医师和石杜杜硕士撰写,汪方医生在上海交通大学做博士后研究工作期间,与陈博、张宁华医师投入了大量精力开展骨盆领域课题研究和书稿撰写工作;第 11 章由王建平副教授撰写,中国人民解放军第二军医大学附属长征医院吴海山教授及其团队投入大量精力合作开展了相关的医学试验研究,华子恺副教授撰写了其中人体髋关节有限元接触计算部分,王成焘教授对全章进行了整理。在项目进展过程中,叶铭博士组织了中国人民解放军第三军医大学提供的人体样本数据处理和建模工作,开发了相关软件,为后续的研究工作奠定了重要基础。一批已毕业的研究生虽然没有直接参加本书的撰写工作,但他们在中国力学虚拟人课题中的研究工作成为本书的重要内容,他们是:王洪生、崔雯、刘宗亮、李云婷、胡研、刘小丹硕士,张希安、曾祥生博士,以及早年毕业的尚鹏博士等。在这里一并表示衷心的感谢。还要感谢周海宇博士,他贡献了关于关节软骨的部分研究成果,并为全书的规范化付出了辛勤的劳动。

"中国力学虚拟人"课题得到了中国人民解放军第三军医大学和张绍祥副校长的大力支持,不仅提供了整套数字虚拟人样本数据,而且派人指导数据的使用和人体建模工作,在此表示深深的感谢。

在"中国力学虚拟人"项目进展中,成立了国内外专家组成的专家委员会,先后召开了两次研讨会,接受专家的指导,他们是:戴尅戎院士、钟世镇院士、阮雪瑜院士、顾玉东院士、张绍祥教授、龙勉教授、樊瑜波教授、张明教授、欧阳钧教授、孟光教授、高忠华教授、Prof. Christopher Nester(英国)、Prof. Gordon Clapworthy(英国)、Prof. Han-Sung Kim(韩国)、Prof. Marco Viceconti(意大利)、Prof. Savio Woo(美国)、Prof. David Howard(英国)。在本书出版之际,向多年来支持与指导"中国力学虚拟人"研究工作的专家委员会国内外学者表示深切的感谢。

由于作者水平有限,书中难免存在不妥之处,敬请读者批评指正。

目　　录

第1章 总 论

英文"musculoskeletal system"可直译为"肌骨系统",本书按人体"以骨为干,附之以肌"的理念,将该系统定名为骨肌系统,将涉及该系统的生物力学定名为骨肌生物力学(musculoskeletal system biomechanics),简称骨肌力学。作为全书的共性基础,本章对人体骨肌系统的基本组成、所存在的生物力学问题及其研究方法进行了综述。本书主要内容来自国家自然科学基金重点项目"中国力学虚拟人"的研究成果,为此本章对中国人种和民族特性、"中国力学虚拟人"项目立项依据和研究内容作了纲要性介绍;最后,根据"中国力学虚拟人"项目研究成果的应用情况,结合作者的体会,对人体骨肌生物力学的应用领域进行了归纳。

1.1 人体骨肌系统

人体骨肌系统由骨、关节、肌肉、肌腱与韧带、软骨等组织共同构成,它们具有不同的组织构造、力学性质和功能。

1.1.1 人体骨骼系统

骨骼系统是骨肌系统的主干。图 1.1(a)为人体的全身骨骼系统,由 206 块骨组成。按骨所在人体部位归纳为四类,即颅骨、躯干骨、上肢骨和下肢骨。按骨的几何形态分为四类,即长骨(如肱骨、股骨)[图 1.1(b)]、扁骨(如颅骨、肩胛骨)[图 1.1(c)]、粒状骨(如髌骨)[图 1.1(d)]、不规则骨(如椎骨)[图 1.1(e)]。

1. 骨骼的功能

骨骼具有如下四个主要功能:

(1) 为人体塑形,为人体组织和器官提供支持与保护,是外力的主要承受者。

(2) 与肌肉等组织结合,在大脑与神经系统支配下,形成人体行为运动,产生人体对外界的作用力。

(3) 在某些骨骼的红骨髓内生成不同类型的血细胞,是人体内部的造血机构。

(4) 是人体钙、磷等矿物质的储存点,在人体缺少这些元素时,骨骼将及时予以释放补充,但长期过多的消耗将导致人体缺钙和磷,引发骨质疏松,必须通过外界补充加以恢复。

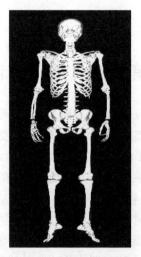

(a) 全身骨骼系统

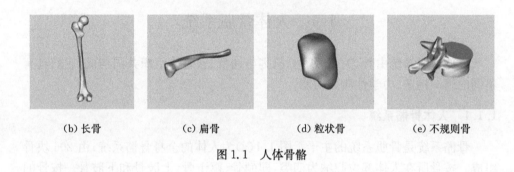

(b) 长骨   (c) 扁骨   (d) 粒状骨   (e) 不规则骨

图 1.1 人体骨骼

2. 骨骼的构造

骨骼由骨膜、骨质和骨髓三部分构成,如图 1.2 所示[1,2]。

(1) 骨膜。覆盖在骨的表面,内含血管和神经,有骨外膜和骨内膜之分。骨膜具有成骨的功能,对骨的营养、生长和再生有重要作用,是骨疼痛感的感生部位。

(2) 骨质。是骨的基本组织,形成骨骼本体,有骨密质和骨松质两种。骨密质形成所有骨骼表层坚硬外壳和长骨的骨干,构成皮质骨。骨松质存在于皮质骨构成的空间中,骨组织长成一根根小梁骨,构成空间网格结构,网孔中充满红骨髓,构成松质骨。皮质骨和松质骨共同组成骨骼既轻又有承载功能的力学构造。

(3) 骨髓。分黄骨髓和红骨髓,是人体最大的造血器官。红骨髓分布在松质骨中,造血功能活跃。黄骨髓处于骨髓腔内,仅有少量血细胞保持造血的潜能,当肌体需要时随时可以转变为红骨髓进行造血。

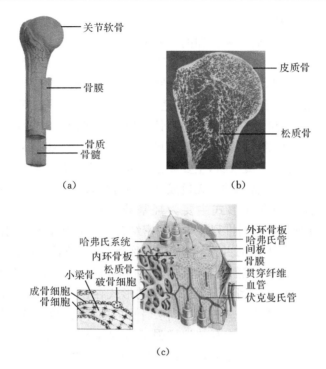

图 1.2 骨骼的构造[1,2]

3. 骨组织的构成

皮质骨、松质骨中的小梁骨都由骨组织构成。骨组织由骨细胞、成骨细胞、破骨细胞、骨原细胞等细胞和细胞外骨基质组成。细胞构成骨的生命活性,细胞外骨基质构成骨的结构形态和力学性能。成熟骨组织的基本构造为骨基质组成的骨板和生长在其中的骨细胞。只有骨细胞存在于骨板内或骨板的夹层中,其他三种细胞均位于骨板的边缘[图 1.3(a)]。

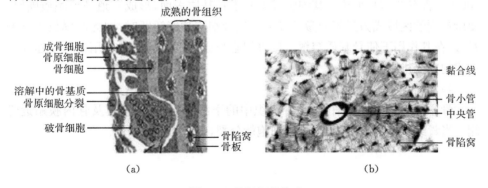

图 1.3 骨组织的构造

1) 骨细胞与骨基质

骨细胞是维持成熟骨新陈代谢的主要细胞,胞体较小,呈扁椭圆形,向外伸出许多细长突起,与相邻的骨细胞突起相连,共同生存于细胞外骨基质构成的环境中。骨基质形成的椭圆形小腔称为骨陷窝,容纳骨细胞胞体。相邻的骨陷窝借骨小管彼此通连,成为骨细胞突起相连的通道[图 1.3(b)]。骨陷窝和骨小管内含组织液、可营养骨细胞和输送代谢产物。骨基质由有机成分和无机成分两部分组成。有机成分包括大量胶原纤维和无定形纤维间基质:胶原纤维主要成分是 I 型胶原蛋白;无定形基质呈凝胶状,主要成分是蛋白多糖及其复合物,具有黏合纤维的作用。有机质使骨具有韧性。无机成分又称骨盐,以钙、磷元素为主,也包含其他多种元素。骨盐的存在形式主要为羟基磷灰石结晶,呈细针状,长为 $10\sim20$nm,沿胶原纤维长轴规则排列并与之紧密结合。骨盐有序地排列沉积过程称为钙化。骨基质在最初形成时并无骨盐沉积,称类骨质,类骨质经钙化后才转变为坚硬的骨基质,是骨组织成熟的标志。有机质和无机质的这种结合使骨质既坚硬又有韧性。成熟骨组织的骨基质均以骨板的形式存在,层层相叠,骨细胞夹在相邻两层骨板间或分散排列于骨板内。同层骨板内的纤维相互平行,相邻骨板的纤维则相互垂直,这种结构形式有效地增强了骨的强度。骨板与骨细胞在长骨骨干、扁骨和短骨的表层构成皮质骨,在松质骨中构成小梁骨。

2) 成骨细胞

成骨细胞是具有细小突起的细胞,其突起常伸入骨质表层的骨小管内,与表层骨细胞的突起形成连接。成骨细胞向周围分泌胶原纤维和纤维间基质,将自身包埋于其中,形成类骨质,同时向类骨质中释放一种含钙和羟磷灰石结晶的基质小泡,使类骨质钙化。当新骨基质钙化后,成骨细胞被包埋在其中,合成活动停止,成骨细胞转化为成熟的骨细胞,一层新的成熟骨组织就此形成。

3) 破骨细胞

主要分布在骨组织表面,数量较少。破骨细胞是一种多核大细胞,直径约 $100\mu m$,含有 $2\sim50$ 个核。其细胞膜紧贴于骨基质表面,形成一道环形胞质围墙,使所包围的区域成为封闭的微环境区。破骨细胞功能活跃时,向此区释放多种酶及酸,在其作用下使骨基质溶解。破骨细胞与成骨细胞的协同作用是骨改建和骨重建的重要机制。

4) 骨原细胞

骨原细胞又称骨祖细胞,是骨组织中的干细胞,位于骨外膜及骨内膜贴近骨侧。当骨组织生长或改建时,骨原细胞能分裂,分化为成骨细胞。

4. 皮质骨与松质骨的构造

1) 皮质骨

皮质骨以长干骨为典型[图 1.2(c)]。骨干的外层和内层分别是多层骨板组成的外周骨板和内周骨板。骨板基质中的胶原纤维沿骨干轴向呈螺旋状排列,相邻两层骨板之间的纤维方向相互正交。外周骨板较厚,与骨膜结合的界面中分布有成骨细胞,通过它转化为骨细胞和新骨板层,使骨干生长增粗,即所谓的骨膜成骨机制。内周骨板较薄,表面分布有破骨细胞,可吸收骨基质使骨的髓腔扩大,与外周骨板骨膜成骨机制配合,形成骨的径向生长。在内、外两层骨板间充满沿骨干轴向生长的哈弗氏管,其内为一根毛细血管,周围包绕着多层骨板,构成哈弗氏系统。每层骨板内的骨细胞突起通过骨小管相连,最后与中央微血管沟通,形成骨细胞的生命通道[图 1.3(b)]。每层骨板内的胶原纤维同样呈螺旋走向,相邻层纤维彼此正交。哈弗氏管中的微血管通过福克曼氏管与外界沟通,形成骨的完整血供系统。内、外周骨板和哈弗氏系统之间的空隙中充满一种间质骨板,其实际上是一种未完成转化的中间成分。

2) 松质骨

松质骨的基本结构单元是针状或片状小梁骨,其可视为是骨皮质的延伸部分,构成多孔网架结构。每一根小梁骨由数层平行排列的骨板和骨细胞构成[图 1.2(c)],厚度一般为 $0.1\sim0.4$mm。表层骨板的骨小管开口于骨髓腔,骨细胞从中获得营养并排出代谢产物。小梁骨表面分布着成骨细胞和破骨细胞,通过两者之间的协调保持松质骨的稳定状态。当破骨细胞作用增强时,松质骨的密度将降低,导致骨质疏松。人工关节柄、接骨板螺钉等主要与松质骨接触。

1.1.2　关节与骨连接

人体各块骨骼通过连接构成完整的骨骼系统。在解剖学中,把骨与骨之间的连接部位统称关节,它们进一步可分为运动关节、局部活动关节、微动关节与固定关节四类[3]。

1. 运动关节

运动关节的活动度大,通过关节的运动可构成人体某一部位的行为运动。

为定义关节运动,建立以图 1.4(a)所示正面标准站立相为基准的人体参考坐标,包括冠状面、矢状面、横断面三个基准面,以及冠状轴(X 轴)、矢状轴(Y 轴)、垂直轴(Z 轴)三个坐标轴。

人体的运动可定义为如下四类[图 1.4(b)~(e)]:

(1) 屈伸运动。肢体或躯干运动中两正面相互接近、角度变小时称为屈,相反为伸；如低头为屈，抬头为伸，手部正（掌）面弯向前臂正面为屈，相反为伸；足部具有自己的专业术语，即背屈（脚尖向上，脚背与小腿正面间的角度小于 90°）与跖屈（脚尖向下，脚背与小腿正面间的角度大于 90°）。

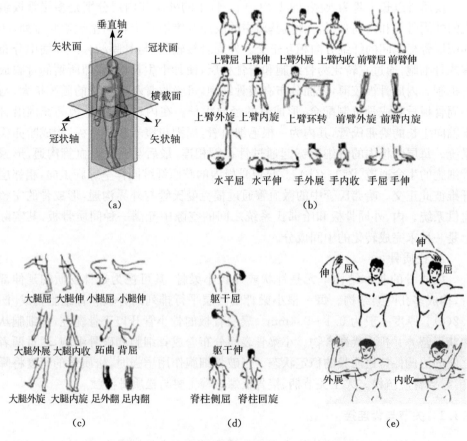

图 1.4　人体运动参考坐标系与运动类型[3]

（2）收展运动。肢体向正中矢状面接近为内收，相反为外展；躯干则分左侧弯与右侧弯。

（3）内外旋运动。肢体沿自身轴线转动，运动中，肢体的正面转向人体内侧为旋内，相反为旋外。对于前臂，旋内又称旋前，旋外又称旋后。躯干则分为左旋与右旋。

（4）环转运动。关节在原位转动，骨的远端作圆周运动，实际为屈伸、收展和内外旋运动的综合运动。

上述运动定义适用于肢体和躯干的各种非基准姿态，如图 1.4(e)所示两种姿态下手臂的运动皆按"两肢体正面相互接近、角度变小或相反"这一特点定义屈伸运动;按"肢体向矢状面接近为内收,相反为外展"的原则定义上臂的内收和外展运动。

由两块骨配副组成的运动关节称为单关节,由两块以上骨骼、多个关节副组成的运动关节称为复合关节。人体共有84个运动关节副,分布在如下三个部分中,如图1.5所示。

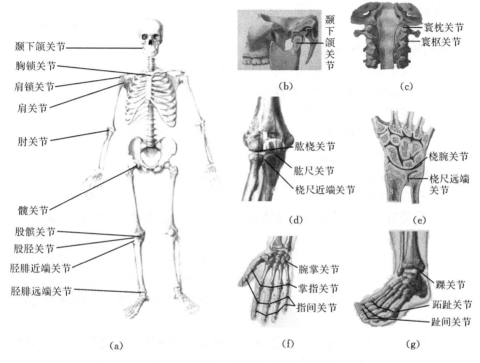

图1.5 人体运动关节及其相关关节

1) 头颈部运动关节

(1) 颞下颌关节。由颞骨下部关节结节和下颌骨的下颌头配副组成,中间被一个软骨关节盘隔离[图1.5(b)]。下颌骨左右两侧各一副颞下颌关节,是人体中唯一的联动关节,形成下颌复杂的咀嚼与语言运动。

(2) 寰枕关节。由颈椎第一节寰椎与颅骨中的枕骨组成,可使头部做屈伸运动[图1.5(c)]。

(3) 寰枢关节。由颈椎第二节枢椎与上部寰椎组成,可使头和寰椎作为一个整体左右旋转运动[图1.5(c)]。

2) 上肢运动关节

(1) 肩关节。由肱骨头与肩胛骨关节盂组成,构成上臂的屈伸、收展、旋转与环转运动。

(2) 肘关节。肘关节是一个复合关节[图1.5(d)],由肱骨分别与尺骨、桡骨组成肱尺与肱桡两个关节副,而桡骨与尺骨彼此形成桡尺近端关节副。前两个关节副形成肘关节的屈伸运动,桡尺近端关节则参与前臂的旋前和旋后运动。

(3) 桡腕关节[图 1.5(e)]。即腕关节,由桡骨与三块连为一体的腕骨形成的一个关节副,使手掌作屈伸、收展运动。同时,桡骨与尺骨彼此形成桡尺远端关节副,满足前臂的旋前和旋后运动。这两者的组合构成了人的手掌灵活运动。

(4) 掌指关节[图 1.5(f)]。5 根指骨与 5 根掌骨共构成 5 个掌指关节,形成手指的屈伸、收展与环转运动。

(5) 指间关节[图 1.5(f)]。每一只手有 14 根指骨。其中,拇指仅有 2 根指骨,构成一个指间关节;其余 4 指各具 3 根指骨,每指构成远端与近端 2 个指间关节。每一个手共有 9 个指间关节,形成指间的屈伸运动。

(6) 拇指腕掌关节[图 1.5(f)]。与拇指相连的掌骨与腕骨组成的腕掌关节可以进行屈伸、收展与环转运动。与其余 4 指相连的掌骨,其腕掌关节只能作微量平面运动,属微动关节。

3) 下肢运动关节

(1) 髋关节。由股骨头与骨盆处髋臼组成,形成股骨的屈伸、收展、旋转与环转运动,是人体的重要承载关节。

(2) 膝关节。膝关节是一个复合关节,由股骨分别与胫骨、髌骨组成股胫与股髌两个关节副,同时,腓骨与胫骨形成仅发生微动的胫腓近端关节。膝关节为体内最大、最复杂的关节,形成人体大腿与小腿间的屈伸,以及少量的滑动与环转运动。

(3) 踝关节。由胫、腓骨和距骨滑车构成胫距和腓距两个关节副,同时,胫骨与腓骨之间形成只作微动的胫腓远端关节。踝关节形成背屈和跖屈运动。

(4) 跖趾关节[图 1.5(g)]。由 5 根跖骨与 5 根趾骨配对组成 5 个跖趾关节,可作屈伸和微小的收展运动。

(5) 趾间关节[图 1.5(g)]。与手指类似,每一足共 9 个,其中,拇趾仅一个趾间关节。

2. 局部活动关节

骨与骨之间还形成一些只作小范围活动的关节,它们主要位于人体躯干部位。

脊柱是由脊椎骨相连组成的贯穿背部的骨骼链[图 1.6(a)],包括 7 块颈椎、12 块胸椎、5 块腰椎、5 块骶椎和 4 块尾椎。其中,5 块骶椎和 4 块尾椎通过骨性结合融为一体,之间没有运动,构成骶骨和尾骨。颈椎、胸椎、腰椎是人体躯干活动的主要部分,共有 24 块可活动椎骨,它们之间依靠 23 块椎间盘(成人)隔离,每一椎间盘都和上、下两块椎骨表面的软骨层形成关节面,躯干的活动正是由椎间盘的变形和这些关节面的局部运动共同实现。脊柱背部有椎突间小关节,分成左右对称两列,每列包括腰骶骨在内共 24 对,它们在脊柱的活动过程中发生少量滑移,并承担约 20% 的脊柱载荷。

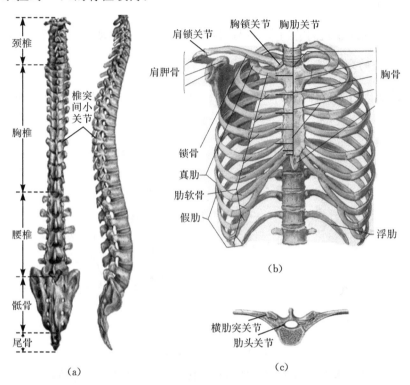

图 1.6 人体中的局部活动关节和微动关节[1,4]

胸锁关节和肩锁关节[图 1.6(b)]是锁骨与胸骨、肩胛骨直接形成的具有小活动能力的关节面,它们在人体肩部上下运动中起到重要作用,同时也是人体上肢运动的综合组成部分。

3. 微动关节与固定关节

12 对肋骨后方与 12 个胸椎连接,前方通过软骨统一连接在一根胸骨上,构成胸廓。在与胸骨连接部位存在着胸肋关节[图 1.6(b)],在与胸椎连接部位存在着肋头关节和横肋突关节[图 1.6(c)],都是一种微动关节,借助它们之间的运动形成胸部的扩张和收缩呼吸运动。

如图 1.5 所示,在手腕部有 8 块粒状骨,它们与 5 根掌骨通过韧带连为一体,形成手掌;足部有 7 块粒状骨,它们与 5 根跖骨通过韧带连为一体,形成脚掌。除拇指腕掌关节外,这些骨连接体各关节面虽然不能做大运动,但通过骨与骨之间平面关节的微动形成手掌和脚掌的韧性。5块骶椎和4块尾椎则通过固定关节连接成为整体骶骨和尾骨。

1.1.3　肌肉

骨肌系统依靠肌肉的约束力保持稳定,依靠肌肉的驱动力形成行为运动。

1. 肌肉的分类

人体肌肉占人体体重的40%~45%,分为骨骼肌、平滑肌和心肌三种类型,如图1.7(a)所示。

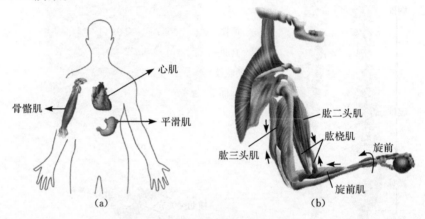

图1.7　人体肌肉的类型

骨骼肌在人体中共约75对,分布在人体左右,在人的意识控制下驱动骨肌系统运动,或是形成人体对外的作用力,因此又称随意肌。

平滑肌构成人体空腔脏器(如肠、胃、肺等)内壁,能做呼吸、蠕动等缓慢运动,可不受意识控制,称为不随意肌。

心肌构成心脏,是一块伴随人的一生不停舒张和收缩的肌肉。

人体生物力学中关注的是骨骼肌。在驱动骨骼运动时,骨骼肌各肌肉可以按协作肌或对抗肌两种状态组合。图1.7(b)中,上肢的肱二头肌与肱三头肌即为对抗肌组合。肱二头肌收缩使肘关节屈曲,此时肱三头肌松弛;肱三头肌收缩使肘关节伸展,肱二头肌松弛,两者始终保持平衡。而肱桡肌与旋前肌则是一对协作肌。

图1.8列出了骨骼肌主要的几何形态[4],可分为梭形肌(单头肌、二头肌、多头肌)、半羽状肌、羽状肌、多羽状肌、二腹肌、多腹肌、扁形肌、轮箍肌等。由于肌纤维以不同的翼角附在肌腱上,肌纤维力与肌力不一致。

2. 骨骼肌的构成

骨骼肌由肌腹和肌腱组成。肌腹是骨骼肌的主体部分,是肌肉收缩力的动力

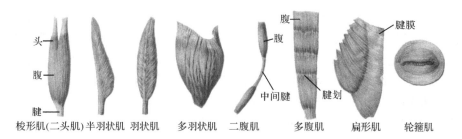

图 1.8　骨骼肌的形态[4]

源。肌腹通过两端的肌腱与骨连接,有些肌腱很短,以至肌肉几乎直接附于骨上。

图 1.9 为骨骼肌内部的解剖结构[5],具有明显的层次性。每块肌肉的肌腹都由许多肌束组成,外面包裹一层肌外膜[图 1.9(a)]。肌束由许多肌纤维组成,外面包裹一层肌束(间)膜。肌纤维由若干肌原纤维构成,外面包裹一层肌内膜[图 1.9(b)]。

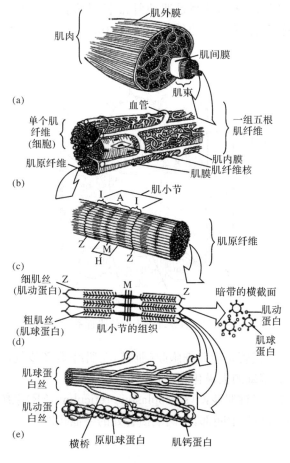

图 1.9　骨骼肌的构造[5]

肌纤维是骨骼肌的基本结构单位,其直径为 $10\sim100\mu m$,长度为 $1\sim30cm$,它与肌肉的长轴呈平行或以不同的翼角附在肌腱上,形成图 1.8 所示各种肌肉几何形态。每根肌纤维都是一个肌肉细胞,具有数百个细胞核、数百乃至数千根沿纵向排列的肌原纤维,以及外层的细胞膜(肌膜),并由肌内膜包裹保护。肌原纤维是由一捆粗肌丝和细肌丝规则排列构成的肌纤维亚单位,如图1.9(c)、(d)所示。粗肌丝的成分是肌球蛋白(也叫肌凝蛋白),细肌丝的主要成分是肌动蛋白(也叫肌纤蛋白),辅以原肌球蛋白(也叫原肌凝蛋白)和肌钙蛋白(也叫肌宁蛋白),如图1.9(e)所示。肌球蛋白、肌动蛋白与肌肉收缩有直接关系,被称为收缩蛋白。肌纤维由粗肌丝和围绕其周围的细肌丝通过镶嵌串接而成,具有明显的周期结构。粗肌丝出发部称为 M 线,细肌丝出发部称为 Z 线,交叉部形成暗区,两个 Z 线之间为一个肌小节。肌肉的收缩机理参见本书第 4 章。原肌球蛋白和肌钙蛋白可影响和控制收缩蛋白之间的相互作用,故称它们为调节蛋白。

肌纤维受激动作的外部环境是肌原纤维表面的肌管系统,包含横管(transverse tubule,简称 T 管)系统和纵管(gitudinal tubule,简称 L 管)系统(图 1.10):

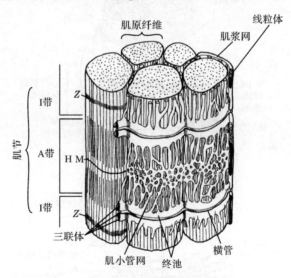

图 1.10 肌原纤维表面的肌管系统[5]

(1)横管系统。横管是由肌细胞膜(肌膜)在肌纤维 Z 线处向内凹陷而形成,可以产生以 Na^+ 为基础的去极化和动作电位。

(2)纵管系统。又称肌浆网(sarcoplasmic reticulum,SR)系统,与肌原纤维平行,呈网状包绕于肌小节中间部,与两端横管处的终池相连。

1.1.4　肌腱与韧带

　　肌腱是肌肉与骨的连接要素,韧带是骨与骨之间的连接要素,两者在组织结构上有共同之处。

　　肌腱与韧带由少量成纤维细胞和细胞外基质组成的结缔组织,基质中含有大量的、平行紧密排列的胶原纤维束,以及少量的弹力蛋白。在四肢的肌腱中,胶原可高达 99% 干重。

　　肌腱和韧带与骨的附着区称为附丽部,有直接和间接两种附丽方式。直接方式为由韧带分 4 层过度至骨,即韧带区、纤维软骨区、钙化纤维软骨区、骨区。间接附丽方式形态比较复杂,韧带与肌腱的表层纤维与骨膜相连,深层纤维直接与骨相连。附丽区将来自肌腱和韧带的拉力分散传递到骨上,降低骨区的应力。

　　肌腱传递拉力于骨,带动关节运动或保持人体的姿态。韧带主要位于关节周围,关节囊内外。它们或是独立的组织,或是肌腱的延伸,也可能是关节囊的局部增厚部分。韧带维持关节的稳定,引导关节面之间的相对运动,防止关节过度屈伸。肌肉与韧带的协同作用使关节既运动又时刻保持稳定。任何外力或病理性引发的破坏都将引起关节异常运动或周边组织的继发损伤和病变,甚至关节的脱位。

　　作为一例,图 1.11 为膝关节的韧带结构。其中,前交叉韧带限制胫骨的前移;后交叉韧带限制胫骨的后移;胫、腓侧副韧带具有维持膝关节在额状面平衡的功能。交叉韧带与半月板之间、内外侧半月板相互之间同样也有韧带紧密相连,形成膝关节韧带与关节囊整体系统,共同维持膝关节在三个基准面的运动稳定,既限制其超越生理范围的活动,又引导膝关节依照一定的规律进行运动。韧带的限制作用是协同的,既有韧带组合之间相互协同,又有与肌肉的协同。韧带内部

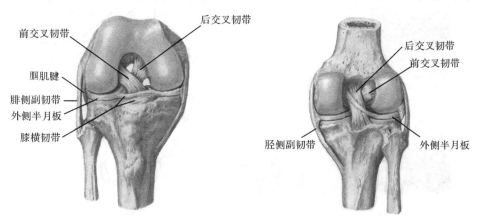

图 1.11　膝关节韧带[1]

的神经纤维将运动时韧带受到的张力感觉传入大脑,反射性地引起相应肌肉的收缩,以限制膝关节的活动,协同保持关节的稳定,称为韧带肌肉反射。如果肌肉控制失效,关节将只存在韧带的机械性限制作用。

1.1.5　关节软骨

组成活动关节的两个表面通过软骨层相互接触。关节软骨表面光滑,能减少相邻两骨的摩擦,缓冲运动时产生的冲击震动。

1. 软骨的分类

软骨是软骨细胞和细胞外基质组成的结缔组织。根据细胞外基质的不同,软骨分为弹性软骨、纤维软骨和透明软骨。弹性软骨中有弹性纤维,是会厌、耳郭等部位的软骨组织。纤维软骨中含有大量粗大、分层排列的胶原纤维,外观粗糙,是膝关节半月板和脊柱椎间盘中纤维环处的软骨组织。透明软骨是最常见的软骨,因含水量较高呈半透明状,表面光滑。关节表面的软骨即属于透明软骨。由于存在基质分子结构方面的差异,三种软骨具有不同的生物力学特性。

2. 关节软骨的组织结构

人体不同部位关节软骨厚度不一,为2~7mm。

软骨由软骨细胞和细胞外基质组成。基质中的胶原纤维构成拱形框架,其根部紧附于软骨下骨,使软骨层紧紧与下骨结合。软骨细胞维持关节软骨的正常代谢,软骨内没有血管和神经组织,细胞的代谢作用通过软骨中的滑液实现。

软骨具有明显的分层结构,如图1.12(a)所示。

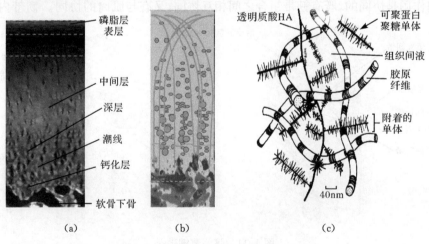

图1.12　关节软骨组织结构及其分层

软骨细胞数量较少,散布在软骨基质内。表层细胞扁平,与表面平行排列。深层细胞为椭圆状,体积较大,呈垂直柱状排列。中间层细胞略小,排列方向不定[图 1.12(b)]。

软骨基质由胶原纤维网络、蛋白多糖等生物大分子的聚集体以及 80%左右的水组成。胶原纤维由软骨细胞分泌,形成胶原纤维束,在深层垂直于软骨表面,接近中层时转弯,最后与表层平行。除了较粗的胶原纤维束,还有许多细小的胶原纤维分布在软骨中。蛋白多糖等先与透明质酸链形成大分子聚集体,然后挂靠在胶原纤维束上[图 1.12(c)]。这些亲水的生物大分子聚集体具有吸水膨胀的特性,但受到稠密胶原纤维网络的束缚,就像被压紧的弹簧不能充分膨胀,构成了软骨的弹性,主要承担软骨的压缩载荷。胶原纤维网络主要承受拉伸载荷。

软骨最表层附着有表面活性的磷脂及蛋白脂,由关节滑膜细胞分泌。磷脂在蛋白脂的帮助下易于铺展并牢固吸附在软骨表面上,在关节面发生摩擦时通过自身的水合作用形成水合层,扮演着边界润滑剂的角色。

3. 关节软骨的双相性

关节软骨内部没有血管,其营养成分从关节液中取得,代谢废物也通过关节液排出,这种营养代谢行为必须通过关节运动实现,所以,关节运动对于维持关节软骨的健康结构具有重要的作用。

长期以来,将软骨视为弹性体或黏弹性体进行研究。20 世纪 80 年代,Mow 等[6]将关节软骨视为液体与固体两部分组成的两相多孔材料,提出两相模型理论,从根本上解释软骨中出现的各种现象。

图 1.13 显示了物体(如人工髌骨)从软骨表面滑过时接触区及其前后方滑液的流动仿真计算结果,此时将产生一种流体动压力,软骨的载荷将由固体基质部分接触反力和流体动压力共同分担。流体动压力减少了软骨的固相直接接触反力,形成关节在活动中的低摩擦系数[7]。

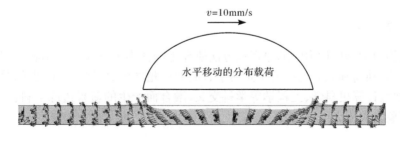

图 1.13　关节软骨移动载荷下间隙流动计算模拟

1.1.6　人体骨肌系统

人体骨肌系统是上述各组成要素的有机合成,如图 1.14 所示。

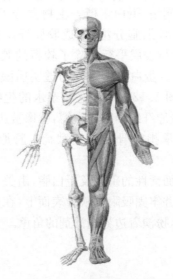

图 1.14　人体骨肌系统

人体依靠该系统承受外力,实现各种行为运动,对外施力和做功,是人体生物力学的重要研究领域,形成人体骨肌生物力学专门学科。

1.2　人体骨肌生物力学基本概念与科学问题

人体骨肌生物力学是生物力学的一个分支,其源自生物力学,又在人体、骨肌系统这两个限定条件下形成自身的特殊性,具有自身的基本概念和科学问题。

1.2.1　人体骨肌生物力学基本概念

1. 生物力学

生物力学是应用力学的原理和方法研究生物体中力学现象的学科,生物体可以是植物、动物和人。生物力学是力学、动物学、植物学、解剖学、生理学、物理学、应用数学、计算机科学、工程学等学科交叉、融合而产生的新兴边缘学科。本书的研究对象为人体。

2. 人体生物力学

人体生物力学研究人体中的力学现象,目前主要集中于两大研究方向:人体骨肌系统生物力学,以固体力学为主;人体心血管系统生物力学,以流体力学为主。但在人体骨肌系统生物力学研究中也存在流体力学问题,如研究人体关节软骨中的两相流动,研究人工关节中的弹性流体动力润滑机理。在人体心血管系统生物力学研究中,同样存在固体力学问题,如研究血液脉动流动时涉及血管的弹性变形和应力。

本书研究人体骨肌系统生物力学,简称骨肌生物力学。

3. 人体骨肌生物力学

研究人体"骨骼—肌肉—韧带—软骨"组成的力学系统中的各种力学现象,包括宏观的力学现象和细观、微观的力学现象。宏观力学问题如人体运动学和动力学、骨骼的应力与应变、关节摩擦学等。细观力学问题包括基于微 CT 建模的松质骨生物力学、基于多相流理论的软骨生物力学。微观生物力学包括骨组织的细胞生物力学、分子马达与肌肉动力学、微重与失重状态骨组织的重建力学等。与各专业领域结合的应用研究是该领域又一研究重点,包括与医学结合的骨组织外科生物力学、运动与康复力学、口腔生物力学等,在体育与艺术中的力学机制研究,在工程与军事中的人体工程学研究,在航空、航天科学中的骨肌生物力学研究,在古人类学领域关于人体骨肌系统进化力学研究等。

1.2.2 人体骨肌生物力学研究内容

无论在任何应用领域,人们都希望定性或定量掌握发生在骨肌系统中的力学现象,以此为基础,指导本领域的专业研究。

人体骨肌生物力学主要研究人体中的如下力学问题:

(1) 人体姿态与静力学问题。包括人体姿态与骨肌系统相关静力学参数,姿态平衡的力学、控制学机理,姿态保持与体能消耗等。

(2) 人体行为与运动学问题。包括人体各部位典型行为运动,相关的运动学参数,如位移、速度、加速度、关节角位移、角速度、角加速度,运动的可视化,运动分析与优化等。

(3) 人体运动中的动力学问题。包括各种行为运动中外部作用力、冲击力的测量,足底力的测量,人体各肢段质量、惯性与惯性矩的确定,关节力与关节力矩的计算,肌肉的激活状态与肌肉力计算,行为运动中的功与体能,人体各部位在运动中的协调与平衡等。

(4) 骨的受力、损伤与功能重建中的力学问题。包括骨的应力与应变,骨组织损伤与修复的力学机理,骨吸收、塑型与重建的宏观、细观与微观生物力学机理等。

(5) 软组织的受力、损伤与功能重建中的力学问题。包括韧带与肌腱的物理、生理特性与受力,肌肉力学功能的发生机理,肌肉等软组织损伤的力学机理与后果,软组织重建中的力学问题等。

(6) 运动关节受力、损伤与功能重建中的力学问题。包括关节的力学功能解剖学,各种行为运动中关节内部的接触力、接触应力与相对位移,关节软骨中的摩擦学问题,关节损伤与修复的力学机理等。

(7) 骨肌系统的综合力学问题。包括不同性别、年龄、人种的骨肌系统特点与统计学差异,骨肌系统与人体各系统的功能耦合,人体在体的骨肌组织物理性能测试方法与手段等。

(8) 骨肌系统植入物中的力学问题。包括植入物的强度、刚度及其与人体组织的力学匹配,植入物的固定与微动、松动机理,应力遮挡问题的设计处理,人体环境下植入物材料的力学与摩擦、磨损性能,在体环境下植入物工作状态与摩擦学性能的测试技术等。

(9) 基础性研究。包括应力与骨细胞生长关系,微重与失重状态下骨肌系统的生理学与力学性能变化,肌肉力计算方法的进一步研究与直接测量技术,力学生物学试验理论与方法等。

作为一门年轻的学科,更多的科学问题在不断产生中。

1.3　人体骨肌生物力学研究方法

仿真计算与试验研究是人体骨肌生物力学两大研究手段。试验研究由于关系到人体,受到多方面因素的约束,难度很高。因此,仿真建模分析成为目前使用最多的研究手段。但所有仿真分析结果都离不开相关参数的试验测试和科学实验的最终考证。

1.3.1　人体骨肌力学仿真建模与计算分析

1. 人体骨肌系统仿真建模

人体骨肌力学仿真研究的基础是建立一个科学的骨肌系统生物力学仿真模型,这种模型按功能和深度可以分为如下几种类型。

1) 人体全身或局部骨骼系统模型

人体全身或局部骨骼系统模型是进一步建立更深层次骨肌系统仿真模型的基础。人体全身骨骼系统模型如图 1.1(a)所示。根据人种的不同,人体骨骼系统在局部的解剖学参数方面存在一定的统计学差异,因此,建立一个典型人种的骨骼系统解剖仿真模型具有重要的意义。研究发现,男性和女性骨骼系统也存在一定的解剖学统计差异,如产后妇女骨盆的几何形态参数明显和男性不同。儿童和成人之间差异更为明显,为研究儿童的骨肌力学问题,必须建立不同年龄典型儿童的骨骼系统三维解剖模型。

2) 人体棍棒模型

人体棍棒模型是运动学、动力学分析和运动仿真可视化的基本模型。它将人体的骨骼模型简化为一个棍棒系统,棍棒之间用铰链连接,如图 1.15(a)所示。通过运动捕捉系统可以采集到贴附在人体表面标记点的运动轨迹,利用标记点和骨骼、骨骼和关节及棍棒之间的关系,可以将标记点的运动转化为棍棒模型的运动,是目前使用较多的运动显示方法。进一步把骨骼模型贴附到棍棒模型之上,还可以逼真地显示人体骨骼系统的行为运动。在棍棒模型基础上,利用多刚体动力学原理,可以进行人体动力学计算分析。

3) 人体骨肌系统生物力学仿真模型

在骨骼系统模型的基础上,把相关骨骼肌的起、终点在骨骼中确定,然后用具有力学特性的力线相连,以此来替代肌肉的力学作用,构成人体骨肌系统生物力学仿真模型,如图 1.15(b)所示。这种模型通常用于带有肌肉力计算需求的人体动力学计算,其计算结果不仅给出常规动力学计算给出的关节力和关节力矩,同时还能提供肌肉力的仿真计算结果。

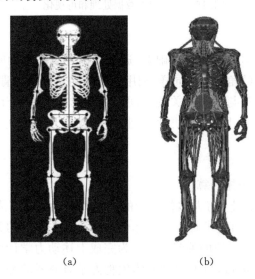

(a)　　　　　　　　　　(b)

图 1.15　人体骨肌系统仿真计算模型

2. 运动学仿真分析

运动学仿真分析的前提是通过运动捕捉系统获得贴附在人体身上标记点的运动轨迹,以其为基本参数开展如下理论分析工作。

1) 运动仿真

用运动分析软件对标记点组的测量参数进行处理,与人体棍棒模型相连接,实现人体行为运动的仿真,成为研究人体运动学的基础。特别是将人体骨骼模型贴附到棍棒模型上后,将在屏幕上形成人体骨骼系统逼真的运动仿真效果,如图1.16所示。今天,进一步在三维虚拟现实环境中实现这种仿真效果。

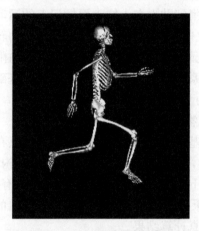

图 1.16 运动捕捉数据处理和可视化

2) 运动学分析

在上述棍棒模型运动仿真的基础上,通过人体各肢段运动的数据,可以获得相邻两肢段之间关节的角位移。同样,利用肢段运动轨迹求得骨骼或棍棒质心的位移。这种位移通常是与时间相关的空间位移曲线,通过微分计算,进一步获得关节角速度和角加速度、质心的速度和加速度,它成为下一步动力学分析的依据。

3. 动力学分析

1) 关节力与关节力矩计算

在运动分析的基础上,将人体各肢段的质量和转动惯量引入,可以建立人体的多刚体动力学方程,通过求解获得人体骨肌系统各关节上的关节力,以及人体肢段围绕该关节转动所需要的关节力矩。为完成上述动力学计算,必须掌握人体各肢段的质量和转动惯量,目前通过人体生物力学研究者的努力,已形成各种基于人体体重的经验计算公式。此外,人体的行为运动通常有外力的参与,如人体的步行就有脚底力的参与,因此,脚底力测量成为下肢动力学计算的重要前提。

2) 肌肉力计算

关节力矩是由各肢段肌肉力协同作用产生,因此,可以通过计算所得关节力矩和各种肌肉力计算理论,对肌肉力进行计算分析。在肌肉力计算中,通常还需要人体相关肌肉的肌电测量数据,以此来计算肌肉的激活度,它是有些肌肉力计算方法中必需的参数。

4. 有限元计算分析

有限元分析的目的是计算骨骼或软组织中的应力或应变,为此必须建立有限元分析模型,其有如下三种类型。

1) 单块骨有限元计算模型

通常针对研究者感兴趣的某一块骨骼,首先建立该骨骼的几何模型,然后采用各种专用商品化软件将几何模型转化为有限元网格模型。进一步,依据该骨骼工作的环境条件,对模型某些部位进行约束固定;利用上述动力学计算结果,将该骨骼所受的外力和关节力加入到计算模型中,形成完整的有限元计算模型。在计算中,骨骼通常被分为皮质骨和松质骨两个不同部分,它们具有不同的物理参数,可以根据实际测量的数据输入模型中,现在更多的是根据几何建模时 CT 图像中CT 数,利用相关本构方程加以计算。我们的研究表明,与该骨骼相关的肌肉力是重要的力学条件,将肌肉力简化或忽略的算法,通常会导致骨骼内的应力分布计算结果产生质的改变,从而影响对骨骼应力的分析和认识。研究还发现,骨骼内部松质骨骨小梁带有一定的排列方向,而且在正常情况下和计算所得的主应力线一致。在开展各种带有植入物的骨模型计算前,可先用正常骨模型试算,通过主应力线与骨小梁走向对比,判断模型及其边界条件设置的正确性。

2) "骨-植入物"系统有限元计算模型

这里须首先建立"骨-植入物"系统几何模型,并进一步将该模型转化为有限元网格模型。除输入骨骼模型的数据外,对植入物按其材料输入各自的物理参数,确定约束和受力的边界条件,建成完整的有限元计算模型。计算结果不仅可以得到骨骼内部的应力-应变数据,而且可以得到植入物内部的应力-应变数据,是今天骨科植入物设计重要手段。利用接触问题有限元计算功能,可以得到植入物与宿主骨之间、植入物与植入物构件之间的接触应力和相对微动。

3) "骨-软组织"系统有限元计算模型

作为一例,图 1.17(a)是本项研究所建立的膝关节有限元仿真模型,其由股骨、胫骨、髌骨三块骨骼及其表面软骨、半月板、左右侧副韧带、前后交叉韧带、髌韧带几部分的三维几何模型构成,同时全部转化为有限元网格模型,通过输入各自的物理参数,构建成一个完整的膝关节有限元分析模型。该模型在 ABQUS 软件基础上建成,可进行膝关节连续运动过程的应力仿真计算,图 1.17(b)是中间某一位置的计算结果。通过该项计算,可以观察到膝关节在一个行为运动过程中内部应力和应变的变化过程,同时还可以对关节面之间的运动进行计算仿真。该仿真模型计算结果通过实验验证证明了其可信性。

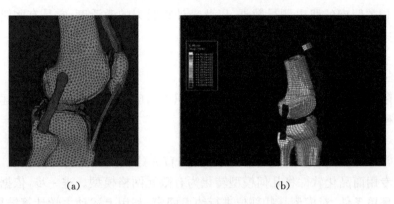

图 1.17　膝关节的有限元仿真计算模型

1.3.2　人体骨肌生物力学试验研究

通过实验和试验开展人体生物力学研究是一个重要的途径。实验研究的目的通常是验证理论结果的正确性,如有关肌肉力的各种理论计算方法,由于缺少实验验证,至今只能被认为是一种仅供参考的计算。试验研究的目的主要在于发现人体中未知的生物力学规律,测量各种未知的数据。在中国力学虚拟人研究中,更多涉及的是试验研究。

1. 动物试验

动物试验通常在两方面开展:

(1) 用于必须是与活体相关的研究工作,如人工骨材料与宿主骨的长合试验。

(2) 利用大动物的某些组织性能和人体相近的特点,通过大动物组织的性能测试获取某些参数。图 1.18 是利用牛的关节软骨开展关节摩擦学研究,图 1.18(a)是牛膝关节软骨的取样,图 1.18(b)是摩擦力和摩擦系数测量装置,

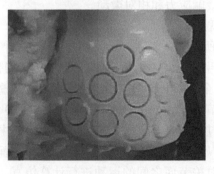
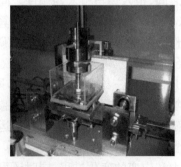

(a)　　　　　　　　　　　　　　　　　(b)

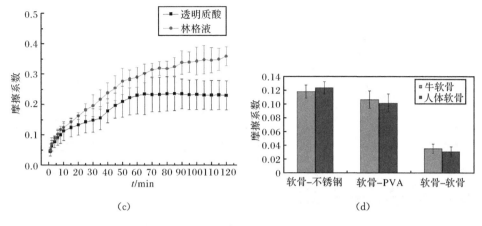

(c)　　　　　　　　　　　　　　　(d)

图 1.18　软骨的试验研究

图 1.18(c)是摩擦系数的测量结果。在本试验中同时进行了人体软骨的摩擦系数测量。对比表明,牛的软骨摩擦系数和人的软骨摩擦系数无论在数值和变化趋势方面都很相近,如图 1.18(d)所示。试验表明,在很多场合用牛的软骨进行试验研究,所得结果对研究人体生物力学有一定的参考意义。

2. 尸体实验或试验

在伦理学许可的条件下,用志愿者捐献的尸体可以开展一系列的生物力学研究。以尸体为样本的优点是比动物更接近人体的解剖结构,缺点是尸体和活体存在着一个本质的差别,因此必须尽量采用新鲜尸体。此外,病死的志愿者与健康人体常常存在差异,而获得非正常死亡的遗体捐献难度很高。即使如此,尸体实验或试验依然是目前人体生物力学研究的主要手段之一。

图 1.19 是一项尸体实验,用于验证膝关节仿真模型的计算结果。图 1.19(a)是实验装置和实验现场,用一台万能压缩试验机改造为下肢下蹲模拟实验装置,对天然膝关节和人工膝关节中的关节面运动和接触应力分布进行实测,考核仿真计算结果的正确性。应力分布用装置在关节表面的压力分布传感器测量。图 1.19(b)是仿真计算和实测结果的对比,证明所研发的人工膝关节生物力学仿真模型结果可信。

在人体骨肌生物力学研究中,尸体试验的最大作用就是用来测量人体组织的物理性能。为更好地建立中国典型人体骨肌系统仿真计算模型,对中国人体样本开展了系统的物理参数测量,包括 10 具头骨和 10 具肢体骨,测量内容包括弹性模量、泊松比和断裂强度。

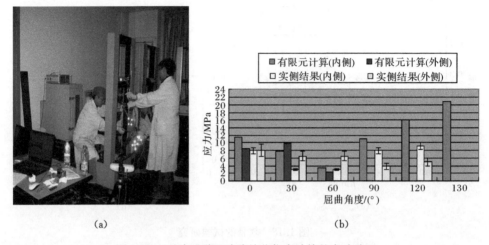

(a)　　　　　　　　　　　　　　　　(b)

图1.19　下肢下蹲运动膝关节仿真计算的实验验证

3. 人体无伤害实验或试验

利用存活人体进行人体生物力学研究是该领域研究者的一个理想,但有很大的局限性,前提是对人体无伤害。图1.20是人体足底压力分布测量。图1.20(a)是理论结算结果,图1.20(b)是受试者站在点阵式压力分布传感器上的测试结果,对比表明计算与实测两者结果非常相近。

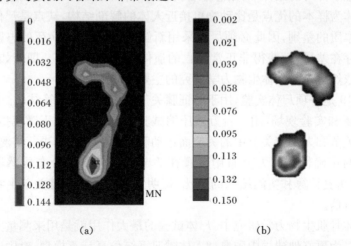

(a)　　　　　　　　　　　　　　　　(b)

图1.20　足底压力分布的理论计算与测量结果对比(单位:MPa)

人们通常建立人体某力学系统的力学仿真模型,而它的仿真结果是可以在人体上进行测量的,然后通过改变模型中的某物理参数,使仿真结果和测量结果误差达到许可的范围,用这种方法间接推测人体活体中的该物理参数,这也是无伤害活体测量的一种手段。

4. 人体微伤害实验或试验

微损伤测量也是人体生物力学的一种研究手段。图 1.21 对志愿者足部[图 1.21(a)]和足部有限元计算模型给予相同的向上作用力,分别得到计算的足弓变形和 X 光片中的实测的足弓变形[图 1.21(b)],图 1.21(c)是理论计算和实测结果的对比,证明两者十分相近。

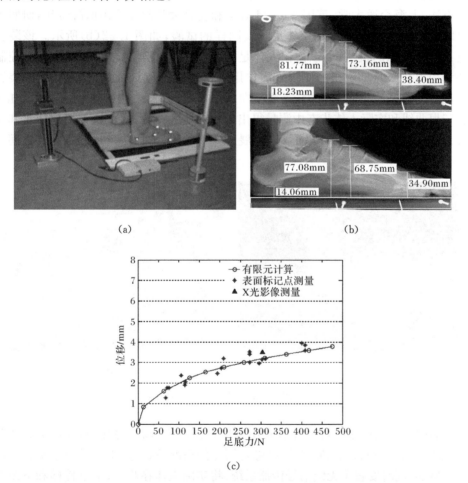

(a)　　　　　　　　　　　　　　　　(b)

(c)

图 1.21　足弓受力变形的有限元建模分析和实验验证

深层肌电测量也是一种对人体具有微伤害的试验研究。

5. 人体有伤害实验或试验

这种研究方法需要受试者有足够的科学献身精神,是一种不宜提倡的研究手段,但它的科学价值却非常之大。图 1.22(a)是瑞士、英国和瑞典三国的足踝生物力学研究者合作,用自体脚开展的足部生物力学试验。受试者都是该领域富有经验的医生,他们在局部麻醉的情况下,在自身的足部距骨上植入一系列钢钉,在外露的钢钉端部安置了标志反光球,通过运动捕捉系统测量步行过程中足部各距骨之间的相互位移。测量结果发表后受到世界同行的广泛引用[8]。为改变这种研究方法,上海交通大学、英国 Salford 大学和复旦大学附属华山医院合作,研制了足踝生物力学试验台,利用尸体足开展同样的试验,如图 1.22(b)所示。该装置具有一个特殊的机构,可以模拟人体足部步行等各种运动。通过用计算机控制的牵引电机对足部引出的肌腱施加作用力,模拟足部对地面的作用。在该装置上测量一个步态中足底压力、足底横向力及足底压力合力中心的变化曲线,如果这三根曲线和实际人体步态中测量得出的相应曲线一致,即可认为该尸体足和实际人体足行为达到一致,从而可以开展进一步的研究,如测量足部各骨骼之间的位移。

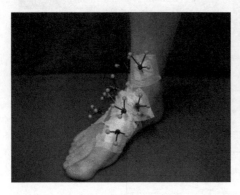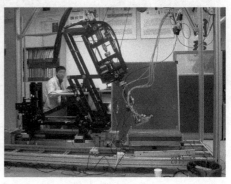

(a)[8]　　　　　　　　　　　　　　　　(b)

图 1.22　足部的生物力学试验装置

有时可以利用某些机遇开展有伤害性人体活体试验。德国柏林自由大学利用人工髋关节置换的机遇,在征得患者同意的情况下,在人工髋关节中安置了压力传感器,同时安置了无线信号传播系统,将实际人体在步行、上下楼梯和下蹲中的关节力测得并传出,这些试验结果也得到了全世界同行的广泛引用。

1.3.3　骨肌系统力学生物学试验研究

力学因素影响人体机体、器官、组织、细胞和分子各层次的生物学过程。20 世纪90年代以来,该领域的研究已深入到细胞水平,逐渐形成一个新兴的交叉学科——力学生物学[9]。

力学生物学是从分子和细胞层面研究力学环境(刺激)对生物体健康、疾病或损伤的影响,研究生物体的力学信号感受和响应机制,阐明机体的力学生物学过程,如生长、重建、适应性变化和修复等之间的相互关系,从而发展有疗效的或有诊断意义的新技术。

从目前来看,力学生物学的研究内容主要有三部分:力学刺激信号、信号传导通路和细胞受力后的反应[10]。

1. 力学刺激信号

目前,科研人员所研发的刺激和试验模型主要有压应力、张应力、流体剪应力、离心力和微重力等五种。压应力模型长期以来被用于组织或细胞感受压力刺激的研究中,力学载荷通过气压传导,传递至液体培养基内,O_2分压和CO_2远高于生理状态,增加了实验的干扰因素。在体内,张应力是通过细胞外基质传递到成骨细胞的,与此相似,用于研究张应力作用的试验模型主要也是通过对培养基的牵张达到对黏附于其上的成骨细胞的牵张,目前常用的有轴向牵拉模型(单轴或双轴)、四点弯曲模型、真空作用模型等,但通过这些模型产生的培养基应变常大于生理状态下细胞基质的应变。骨组织在荷载状态下会产生组织间隙内液体的流动,骨组织中的各类细胞持续地暴露于这种流动造成的剪应力之中。流体剪应力模型正被越来越多地采用,尤其是血管重建方面的研究。利用离心机产生的离心力可开展成骨细胞对力学刺激响应的研究。美国国家航空宇航局研发的旋转壁式生物反应器可以使黏附在微球载体上的细胞受到微重力的作用。在微重力作用下,成骨细胞分泌大量胶原纤维,并有矿化基质和新骨样组织形成。

2. 信号传导通道(即细胞对力学刺激的响应机理)

目前有众多的理论解释,有研究者认为力学刺激是通过细胞外基质-整合素-细胞骨架结构系统传入细胞内发挥作用的;也有人认为是骨组织内的孔-管网状结构系统在起作用;还有Ca^{2+}离子通道理论等,至今没有达成共识。事实上,上述成骨细胞对力学刺激的感受和应答机理远未能揭示过程的全貌。在这一过程中涉及多种途径,而这些途径之间又相互作用、影响,构成了复杂的网状知识系统,难以将任一途径截然分离开来。转录因子的激活和调控、力学刺激最初期的作用方式和可能存在的反馈方式及影响因素都有待深入的研究[11]。

3. 细胞受力后的反应

力学刺激作用下,成骨细胞的形态首先会发生改变,并通常伴有细胞骨架和细胞外基质的改建。有研究发现,成骨细胞对力的方向性非常敏感,受机械刺激后细胞外形改变,细胞长轴重新排列并与力的方向垂直。诸多研究表明,成骨细胞的增殖活性与力的大小、频率、持续时间密切相关。有学者发现,在较小应力作用下,成骨细胞的增殖活性升高,但在较大应力作用时,成骨细胞的增殖活性则下降。细胞受力后的结构成分也会发生一些改变,细胞结构的改变必然伴随着某些功能活动的改变,主要涉及新骨沉积功能的改变和一些调节因子的分泌。研究表明,力学刺激能促使成骨细胞成骨性生长因子的合成增加,而破骨性因子基本不变,从而对骨质形成进行局部调节[12,13]。

为了真实、有效模拟成骨细胞在体内的生长环境,我们开发了一种旋转灌注式生物反应器系统,如图 1.23 所示。该系统由驱动装置、蠕动泵、反应容器及相关附件组成。在两侧的端盖中心设置了直径为 6mm 的孔,以便培养液流过形成循环灌注。大段支架通过一个装卡装置固定在容器中央,支架的一端通过旋转接头与蠕动泵相连,当蠕动泵工作时,容器内的培养液就会从一端泵出,最终灌注到支架内部相互连通的微管道中。试验时,在超净工作台内完成生物反应器系统的组装,复合细胞后放入 CO_2 培养箱,进行旋转灌注式三维动态培养。

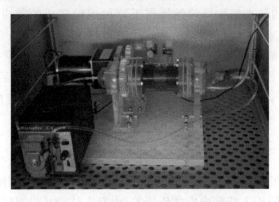

图 1.23　旋转灌注式生物反应器系统

为了模拟软骨细胞和肌腱细胞在体内的生长环境,我们分别研发了压应力、张应力生物反应器系统,如图 1.24 和图 1.25 所示,这两套系统分别能够提供良好的周期性压应力和张应力刺激,均已完成性能测试及细胞毒性和生物安全性的检测,并已成功应用于软骨、肌腱组织的体外构建研究中。

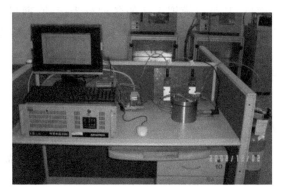

图 1.24　压应力生物反应器系统

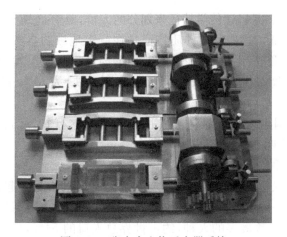

图 1.25　张应力生物反应器系统

1.4　中国骨肌力学虚拟人

本书提出"力学虚拟人"概念,它是用于研究人体生物力学的仿真分析模型和相关计算软件,可在计算机虚拟环境中实现仿真结果的可视化。完整的"力学虚拟人"应该是典型人体完整的生物力学仿真模型,包括骨肌系统、心血管系统、呼吸系统、淋巴系统、泌尿系统等力学相关的器官系统,而且应该按典型男性和女性、儿童和老人区分,形成一个模型组群。

1.4.1　中国骨肌力学虚拟人的提出

本书以作者自身研究为主,阐述国家自然科学基金重点项目"中国力学虚拟人"的研究成果。在计算机的虚拟环境中,建立了一个典型的中国男性人体骨肌系统生物力学仿真模型,其可以模拟人体的各种行为运动,通过力学仿真计算,给出发生在人体中的各种力学信息,包括运动学、动力学、应力应变和摩擦学信息,是一个基于中国人体骨肌系统解剖和行为学特点的骨肌力学虚拟人。

"中国数字虚拟人体"的研究成果为建立完整的中国骨肌力学虚拟人奠定了基础。

1.4.2 人种与民族

为立足中国人体的研究,首先对人种(race)、民族等名词做出明确的定义与阐述。

1. 人种

人种亦称种族,是以遗传学特征来划分的人群,具有区别于其他人群的某些共同遗传体质特征。这些共同体质特征是在一定地域的自然环境下,经历长期的发展过程逐渐形成,不仅反映在体型、面形与鼻型、肤色、发色、眼球颜色等我们所熟知的外表特征上,在骨骼形态上也有所反映,为人体骨肌力学研究者所关注。

1775 年,德国生理和解剖学家弗雷德里奇·布鲁门巴赫教授提出"人种"概念,并将人类分为四大人种。

1) 欧罗巴人种(白种人)

欧罗巴人种又称高加索人种或欧亚人种。最早的白种人起源地目前圈定在南欧、北非和西亚一块较大的区域中,约在 3 万年前显示出高加索人种的共性。白种人是世界上人数最多的人种,约占世界总人口的 54%,主要分布在欧洲,此外,闪人种分支分布在北非、中东、阿拉伯半岛、西南亚的土耳其、伊朗、伊拉克、阿富汗等地;雅利安人种分支分布在印度半岛的印度、巴基斯坦、孟加拉等地。美洲、澳大利亚、新西兰等地区的居民多为欧罗巴移民的后裔。西伯利亚及中国西北部也有少量白种人。

2) 蒙古利亚人种(黄种人)

蒙古利亚人种又称亚美人种,起源于中亚和东亚。黄种人约占世界总人口的 37%,主要分布在亚洲广大地域,进一步可细分为东北亚人种、西伯利亚人种、大陆蒙古人种、中亚人种、东亚人种和南亚人种。北美印第安人和北极地区的因纽特人、爱斯基摩人也属黄种人。部分黄种人分布在南美西北部国家,如巴西。

3) 尼格罗人种(黑种人)

尼格罗人种又称赤道人种,起源于非洲本土。黑种人约占世界总人口的 8.5%,主要分布在非洲中南部,少数分布在印度南部和印尼。美洲的黑人为非洲黑人的后裔。

4) 美澳人种(红种人)

美澳人种又称大洋洲人种、棕色人种,或马来-波利尼西亚人种,系当地土著人。主要分布在澳大利亚、亚洲东南部边缘地带,少量的棕色人种散布在大西洋和南太平洋的岛国,如斐济等。

中国的人种结构分布为:大部分地区是黄种人中的大陆蒙古人种、中亚人种、东亚人种和南亚人种,西部新疆等地区居住有白种人。

2. 民族

民族是以文化特征来划分的人群,是人类在历史上和一定地域内形成的稳定群体,该群体的成员具有共同的、比较稳定的语言、文化和心理特点,以及共同的民族和宗教意识。据统计,目前全世界约有 2000 个民族。

中国是一个由 56 个民族组成的多民族群体,统称中华民族。

因此,本书针对"中国人"提出的科学问题研究,很难简单地用中国人种或中华民族加以概括,只能以该地域人群中具有典型作用、覆盖率最高的样本为研究对象。中国骨肌力学建模及行为学研究中的"中国人"是以中国地域内的黄种人为中国人典型样本,以居住于欧美的白种人为主要比较对象。

1.4.3 中国人体解剖学特点

可以直观看到中国人与欧美白种人在皮肤、头发、眼睛颜色、脸型上的区别,实际上,其在骨骼解剖特征上也存在一定的差异,这种差异将对骨肌系统的生物力学研究产生一定的影响。

通过对中国北方、中东部和南方地区中国人的骨骼样本群解剖建模分析和尸体骨骼样本群的力学性能测试,可以发现这种差异具体反映在以下三个方面:

(1) 骨骼的尺寸。中国人骨骼尺寸普遍较小,作为一例,图 1.26(a) 为髌骨的厚度,中国人统计厚度为 22~23mm;白种人约为 25mm。

(2) 骨骼的形态。中国人骨骼与欧美白种人在有些部位存在较大的差异,作为一例,图 1.26(b) 为股骨的颈干角比较:中国人体统计值为 15°~20°,欧美白种人统计为 8°。

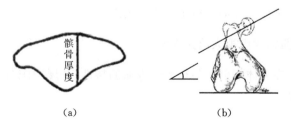

髌骨厚度

(a)　　　　　　　　　　(b)

图 1.26　中国人体解剖形态与欧美人种差异(举例)

（3）骨骼的物理特性。由于人种与饮食习惯等的不同,中国人骨骼的密度与欧美白种人有一定差异,例如,对于股骨干皮质骨密度来说,中国人统计值为$1.23\sim1.84\text{g}/\text{cm}^3$,欧美白种人为$1.75\sim1.95\text{g}/\text{cm}^3$;对于大转子处松质骨密度来说,中国人为$0.095\sim0.29\text{g}/\text{cm}^3$,欧美白种人为$0.14\sim0.28\text{g}/\text{cm}^3$。中国人的上限值与欧美白种人相近,下限值明显偏低。骨密度的差异会进一步引起骨骼其他物理参数的差异。

研究中国人体在解剖特征方面的特征,在骨科植入物设计和产品的人体工程学设计方面具有十分重要的意义。

1.4.4　中国人体行为学特点

人体骨肌生物力学研究与人体行为运动密切相关,包括生活行为和劳动行为,作为一个民族,通常还应考虑宗教行为。

人类的行为运动基本上是相同的,如步行、跑步、上下楼梯等,但在行为的多发性方面,东方民众（包括中国广大民族）具有自己的特点,主要反映在以下几个方面。

1）蹲姿

欧美白种人生活中蹲的动作很少,而中国人蹲是多发行为。约50%中国人如厕采用蹲的方式,因此,中国的公共厕所大多以蹲式为主。在中国西部地区,特别是农村,蹲姿还是更多日常生活行为用姿。由于中国为发展中国家,劳动条件落后,采用蹲姿的劳动操作较多,如铸造车间的翻砂工、建筑工地的电焊工等。

2）跪姿

跪姿是中国信奉回教、伊斯兰教和佛教民众的重要宗教行为。在日本、韩国等地,跪姿是多发的生活行为,特别是妇女,通常从小就进行臀部与足部接触的跪姿训练。

3）盘腿坐姿

在中国北方,特别是农村,在炕上盘腿坐是日常生活行为。在日本、韩国等地,席地盘腿坐是普遍的生活姿态。

研究中国人体在行为特征方面与欧美民众的差异,同样在骨科植入物设计和产品的人体工程学设计方面具有十分重要的意义。

1.4.5　中国骨肌力学虚拟人研究内容

由于中国人在人体解剖学与行为学方面的特性,开展中国骨肌力学虚拟人的研究就非常必要。

1. 中国典型人体数据的获取

我们通过两种方式获得中国典型人体的解剖学仿真建模数据：

（1）采用中国数字化虚拟人体研究成果提供的数据。该研究将志愿者捐献的遗体置入水中，冷冻成立方体冰块，通过层层铣削，将显露的断面用高清数码相机拍摄存储，形成整个人体断面的数据库，每层之间的间距可小到 0.1mm，保证了随后各种人体组织建模的需要，包括骨骼和肌肉组织的建模需要。

（2）对挑选获得的典型志愿者进行全身 CT 拍摄，获得全身骨肌建模所需要的数据。必要时，辅以 MRI 影像数据，为此须要进行多模图像配准的工作。

2. 典型中国人体骨肌力学仿真建模

利用所获得的两种中国典型人体数据集，作者建立了两种中国典型人体骨肌系统解剖仿真模型。

在上述两种模型的基础上，进一步建立了如下相关模型：

（1）以骨骼解剖仿真模型为基础，建立了刚体动力学计算棍棒模型。

（2）以骨肌系统仿真模型为基础，通过肌肉模型的力线替代，建立了人体全身骨肌系统生物力学仿真计算模型。

（3）以骨骼解剖仿真模型为基础，建立了全身 206 块骨骼的有限元计算模型。为膝关节研究的需要，建立了完整的膝关节软硬组织系统有限元仿真模型。

3. 中国人体典型行为运动测量

这里测量了 500 位中国人体样本的行为运动测量数据，包括青年男性、青年女性、老年男性、老年女性。行为运动包括步行、慢跑、上下楼梯、下蹲、下跪 6 大主项。同时进行了一定数量的盘腿坐、骑自行车等运动测量。

4. 中国人体组织力学参数测量

为满足有限元建模的需要，在通过伦理学规定的条件下，这里进行了 10 具头骨和 10 具肢体骨的骨组织物理参数测量，包括密度、弹性模数、泊松比等。

5. 中国人体各部位典型运动的基础性分析

典型运动包括口腔咀嚼运动，脊柱弯腰搬物运动，上肢前臂屈曲运动，下肢步行、慢跑、上下楼梯、下蹲、下跪 6 大运动等，足部的步行运动等。分析内容包括运动学分析，关节力与关节力矩计算分析，肌肉力计算分析，主要骨骼的应力、应变计算分析等。

1.5　人体骨肌生物力学的应用

人体骨肌生物力学在众多科学技术领域受到广泛应用,这些应用性研究通常成为该领域的重要理论基础,形成专业性很强的生物力学分支。

1.5.1　硬组织外科临床生物力学

人体中的硬组织包括骨骼和牙齿。骨骼是遍及全身的硬组织,具有共性的组织结构,而牙齿是与骨骼组织结构不同的人体中最坚硬的组织。虽然两者具有一定的差异,但在临床的各种生物力学研究中有很多共性,因此可统一归纳为硬组织外科临床生物力学,它在矫形外科(骨科)、整形外科、颅颌面外科、口腔科、五官科等领域具有广泛应用,是人体骨肌生物力学最重要的应用领域。研究集中在以下两个方面。

1. 临床医学中的基础性力学研究

(1) 宏观层面。在各种行为运动中,主要研究骨与肌肉的受力、骨组织内部应力状态、骨骼肌肉组织病损形式和力学机理、骨骼畸形的力学矫正、骨骼-植入物系统中的力学状态、骨组织中的应力与应力遮挡、植入治疗的近期与远期效果力学仿真、人体关节的力学仿真、关节的受力和表面相对运动、关节与周边软组织共同构成的关节力学平衡机制、关节与周边软组织病损形式和力学机理、口腔咀嚼运动、咀嚼力、牙齿的应力状态与损伤机理、口腔临床治疗方法与器械中的力学问题。

(2) 细观和微观层面。主要研究基于现代 Micro-CT 和三维建模技术的松质骨受力和有限元分析方法、松质骨骨折及松质骨与植入物的界面力学问题,骨愈合的机制,特别是从力学生物学层面研究骨重建、骨改建与应力刺激的关系;利用软骨的两相流模型,研究软骨层内部的间质流动机制及软骨细胞生长环境,以及软骨病损的生物力学机制;在牙 CT 影像学数据的基础上,进行细观层面的牙列有限元分析,深层次研究牙列病损现象及生物力学机制。

2. 手术创新中的力学分析

在硬组织外科创新手术研发中,骨肌生物力学分析往往是必不可少的内容。一个新的手术方案提出时,通常需要考虑其力学原理的合理性与可行性、术后患体与周边组织的力学环境变化、近期力学功能恢复程度与远期手术效果。

对青少年脊柱侧弯患者来说,力学矫正是重要的治疗手段之一。国内外通过建立脊柱侧弯患者躯干部骨骼三维有限元模型,掌握矫正力与脊柱内部应力状态的关系,对手术矫正后应力环境的改变及骨生长情况进行仿真,考虑软组织对脊柱应力环境的影响及对骨改建时间的调控,建立科学的力学矫正准则及矫形支具的生物力学设计原理。

我国口腔科医生创造性地提出了用自体带血管腓骨修复缺损下颌骨的治疗方法,为此研究了腓骨的力学作用与可缺失性,提出了用自体腓骨和髂骨两种修复方案,通过有限元分析最后确定了腓骨方案。该治疗技术今天已广泛用于临床。牙科的隐形牙套正畸技术的理论基础正是基于"牙-牙槽骨"系统在应力刺激下骨改建的研究成果。

3. 临床治疗失败现象的力学分析

临床经常会发现手术效果不理想甚至失败的现象。在众多的原因分析中,生物力学分析往往是不可缺少的内容。

某医院在接受一位肱骨近端骨折患者时,开始采用锁定钢板治疗技术,结果连续两次因钢板折断而失败,力学分析表明钢板中的应力超过材料的强度。同样通过力学分析,采用髓内钉则完全满足强度要求,临床实践证明后一选择正确。

脊柱融合术是目前临床普遍采用的技术。术后随访发现,相邻节段椎体随时间发展会发生随行性病变。力学分析表明,相邻椎体处于不利的应力状态,成为这种治疗手段的重要缺点。因此,脊柱非融合治疗技术至今成为医学界的研究热点。

1.5.2 硬组织外科植入物生物力学

硬组织外科植入物包括骨科和口腔科植入物。骨科植入物具有人工关节、脊柱和创伤三大类。随着人工骨技术的发展,骨缺损修复体成为又一重要类型。人工韧带技术也在不断发展中。植入物的研发中充满生物力学问题[14]。

1. 人工关节中的力学问题

20 世纪 60 年代,英国医生 Charnly 研发了由金属股骨头和高分子聚乙烯髋臼组成的人工关节及骨水泥固定技术,在临床中取得重大成功,从此人工关节置换术进入骨科临床,并为全世界普遍采用。这项技术随后被进一步推广到人工膝关节、上肢肩、肘、腕等关节。

人工关节设计的重点在于解剖学匹配和生物力学优化。

所有人工关节设计都是建立在对天然关节解剖结构生物力学研究的基础上。髋关节的力学机理比较简单,因此,人工髋关节是最早诞生和最成熟的技术。膝关节是人体负重最大、结构最复杂的关节之一,其关节面几何形态与内部运动十分复杂,关节的稳定性依靠关节几何型面和周边软组织共同实现,导致人工膝关节不能简单地用一个机械关节来取代,长期存在着以解剖仿真为主和力学功能恢复为主两种设计路线。颞下颌关节是人体中唯一的两侧联动关节,涉及人体下颌骨复杂的咀嚼运动和语言运动,相关人工关节技术仅取得初步的进展。由于足踝骨肌系统结构复杂,其生物力学作用机理还存在很多未解问题,因此,足踝外科医生目前对病损踝关节基本采用融合治疗方案。

人工关节的设计存在自身特有的力学问题,包括人工关节活动度与稳定性设计,人工关节运动副的摩擦学设计,人工关节结构的强度,特别是疲劳强度设计;假体与宿主骨界面结合的固定力学问题,特别是微动与微动磨损问题等。研究结果通常反映到 ISO 和我国的相关标准中,对其力学性能进行严格控制。

植入手术的术后失效分析是判明治疗缺陷、展示植入物改进方向的重要工作。根据欧美国家定期公布的人工关节术后临床失效统计报告和我国医生的临床实践,术后脱位、断柄和松动失效始终以一定的比例发生。产生上述失效的机理包括临床因素、患者因素和产品的设计制造因素,而生物力学因素始终是其内在的核心因素。失效现象的生物力学分析在人工关节技术发展中起到重要的推动作用。

生活在东、南亚民众的生活习惯和西方国家民众的生活习惯有很大区别。研究表明,以蒙古利亚人种为特点的东、南亚地区患者在关节解剖形态方面也存在着与其他人种的统计学差异。开发适合该地区患者的人工髋、膝关节产品已成为该领域技术发展的重要内容。中国力学虚拟人技术成为开展这项设计的重要工具。

2. 脊柱类植入物中的力学问题

脊柱外科植入物分为用于脊柱融合治疗的植入物和非融合治疗的植入物两大类型。

目前,对脊柱病损患者通常采用融合术进行治疗,即通过植入"椎弓根钉-棒"构成的脊柱内固定系统,使病损区各节段椎体融合为一个整体,减轻患者的疼痛。这种治疗方法还用于脊柱侧弯的患者,将畸形的脊柱强行矫直。研究重点之一是系统强度与刚度的协调,因为使用这种内固定系统,该区域脊柱将完全变成一体化刚性节段,不满足人体生活行为的需求,目前提出了各种带有一定柔度的内固定系统设计;研究重点之二是术后整体脊柱的应力状态,由于与融合段上下相邻的椎体正常应力环境发生了很大变化,术后将发生继发性病变。采用椎间融合器对病损脊柱节段进行融合治疗是该领域一项新的治疗技术,在其研发过程中通常需要建立有限元模型进行考核。

病损脊柱的非融合治疗是该领域的发展方向,它以恢复脊柱的正常活动功能为目标。目前,主要采用人工椎间盘技术取代病损的天然椎间盘。由于椎间盘所处的力学环境十分复杂,目前开发的人工椎间盘在力学功能恢复方面不甚理想,椎间盘之间的摩擦学问题也没有得到最终完美的解决,是一种尚处于发展中的治疗技术。

3. 创伤类植入物中的力学问题

创伤类植入物用于治疗各种骨折类损伤,目前有接骨板-螺钉系统、髓内钉系统和外固定系统三种手术模式和相关器械,其中,板-钉系统是适应面最广、用量最大的产品。

研究发现,接骨板与患骨紧密接触的传统设计破坏骨表面骨膜,影响对骨组织的血供,目前广泛采用钉与板相互锁定式接骨板。在解剖学匹配的基础上,板-钉系统设计重点考虑两大力学问题[15]:

(1) 强度问题。针对接骨板和接骨螺钉的力学强度和可靠性,ISO 和我国都制定了相关的检测标准,所有产品都必须经过严格的四点弯曲强度试验考核,对螺钉进行必要的扭转试验和拔出试验。

(2) 应力遮挡问题。断骨通过板-钉系统连接后,力流很大一部分将通过板-钉系统传递,断骨结合界面处应力通常将变小,根据 Wolff 定律,断骨面的相互长合将受到影响,甚至发生骨不长合现象。板-钉系统的刚度决定着力流在两者之间的分配。理想的设计既应保证断骨结合面具有足以刺激骨生长的接触应力,同时板-钉系统的刚度应足以保证断骨结合部位的稳固性,这通常是一对相互矛盾的力学要求。目前,普遍研究基于材料降解性的变刚度板-钉系统,早期具有足够的力学刚度,而随着材料的降解和骨的日渐长合,板-钉系统刚度逐渐降低,把更多的力流转移到断骨结合面。

4. 口腔修复器材中的力学问题

口腔治疗中所用的植入物可归纳为四大类[16]:填充与镶嵌类、义齿类、种植类和正畸类。除形态学的需求以外,在咀嚼力的作用下保持良好的机械强度、稳定性和咬合关系是一切口腔修复器材设计的基本力学准则。

有限元计算在口腔修复器材研发中被广泛应用,包括以下几方面:

(1) 填充与镶嵌材料与缺损牙体的结合强度分析;材料自身的机械强度分析。

(2) 义齿-桥-基牙组成的固定义齿系统;义齿与支架组成的可摘局部与全口义齿系统;多颗和全口种植义齿系统在咀嚼力作用下的力学固定性能和内部应力分布状态分析。

(3) 在各种牙列正畸治疗中,正畸钢丝-牙系统的应力状态分析;隐形牙套-牙系统的应力状态分析等。

各种强力扩弓器械的开发中也普遍采用有限元计算进行功能仿真分析。

1.5.3　骨肌康复生物力学

康复治疗是整个医疗过程中的重要环节。对人体骨肌系统的康复治疗主要建立在人体骨肌力学研究与相关康复器械研发的基础上[17]。

目前，用于康复治疗的器械大体分为如下五类，它们的研发都涉及人体生物力学。

1) 假肢设计中的力学问题

对肢体伤残患者，安装假肢是康复治疗的主要技术手段，其设计包含解剖外观的恢复、与残肢的结合与连接、肢体功能的恢复三个方面。通常，采用接受腔的方式实现与残肢的结合，在接受腔界面设计中必须考虑接触压力的合理分布和接触面的皮肤摩擦学问题，有相当比例的患者正是因为不能忍受残肢接合面的疼痛和摩擦引起的肿胀溃烂而放弃佩戴假肢。在下肢残缺部位安装假肢后，通常用运动捕捉设备对患者做运动学测量，通过测量数据与正常人运动测量数据对比评判康复治疗的效果，这种对比目前主要限于步态行走模式。2012 年伦敦奥运会出现了佩戴碳纤维假肢的"刀锋战士"，他把佩戴假肢的康复效果推进到更多、更强的运动行为模式。

2) 轮椅设计中的力学问题

轮椅是重要的康复辅具。上肢骨肌生物力学的研究成果是手动式轮椅设计的理论依据。研究表明，长期使用手动式轮椅对上肢关节和周边软组织会带来伤害，因此，对椅轮直径、位置和上肢驱动轮体的部位都应进行优化设计，其根本的解决方案是采用电动轮椅。残奥会的发展有力地推进了轮椅竞速与竞技运动，将手动轮椅的设计从残疾人运动角度提到更高的层面。对轮椅竞速运动中的蝴蝶技术，即双臂像蝴蝶翅膀般推滚椅轮的人体力学分析，判明了上肢主要发力的肌肉和发力的时间，为科学地设计残疾运动员训练器材和制订训练计划奠定了基础。针对轮椅乒乓球和篮球运动的人体力学问题也成为康复力学与体育力学的研究内容，其成果已转化到相关残疾运动轮椅的设计中。

3) 康复运动训练设备中的力学问题

在人体骨肌系统康复治疗中，通常根据患者与健康人的运动差异，通过人体力学分析，确定患者功能缺失的肌肉部位及缺失程度，然后借助专门的运动训练器材进行有计划的运动训练，增强这部分肌肉的功能。目前，上肢、下肢运动器等康复运动训练设备已广泛运用到康复治疗中。在人工关节置换后，传统观点是将关节固定实行保守疗法，结果发现手术创口愈合后关节发生强直现象，须进行漫长的运动功能康复训练。现代治疗观点相反，术后将患肢搁置于专门的持续被动运动（continuous passive motion，CPM）训练器械之上，让关节长期不间断地缓慢运动，其关节活动速度与幅度按康复计划要求逐日增加，实践证明既不影响创口的愈合,又能防止组织粘连,是人工关节术后康复理念的革命性变化。

4)矫正器械设计中的力学问题

对肢体畸形的患者,通过支架进行力学矫正是重要的康复治疗手段。对脊柱侧弯患者,可根据侧弯脊柱有限元分析结果,通过 CAD/CAM 系统设计制作夹持在人体躯干两侧的外置矫形模板,进行力矫正。在足部的康复治疗中,可根据足底压力分布,应用 CAD/CAM 系统设计拇外翻足、平足个体化矫正鞋垫。对糖尿病患者,普遍根据足底压力分布和周边鞋具摩擦学关系,运用 CAD/CAM 系统设计制作个体化糖尿病鞋和鞋垫。在颈椎压迫缓解治疗中,通过对牵引治疗力学机理的研究,发现牵引改变了患者非正常椎体内部应力的分布状态,释放了原来被压迫的部位,形成颈椎向正常状态生长的空间,为牵引疗法奠定了理论基础。

5)脑卒中患者康复辅具设计中的力学问题

通常,分析患者的行走步态,从生物力学角度设计机械的支撑或限位康复辅具,帮助患者实现正常运动姿态。目前正在研究中的电刺激肌肉收缩技术已取得了一定的进展,用软件控制的电刺激信号代替缺失的人脑电信号,刺激相应的肌肉产生动作,实现骨肌系统运动的康复。

1.5.4　人机工程生物力学

现代产品设计是"人-机-环境"一体化设计,由此产生人机工程学这一专门学科[18]。认知科学和人体骨肌力学是人机工程设计所依据的两大基础科学。

在人机工程设计中,人体骨肌生物力学通常用于如下三个方面。

1. 人-机空间尺寸的匹配设计

人体尺寸的统计测量是人体骨肌力学的基础性工作,我国已制定中国人体各部位尺寸统计学参数国家标准。人体尺寸及其活动空间与机械空间在几何学方面的匹配是人机系统设计的第一考虑。人体运载工具和建筑设计必须考虑人体尺寸标准数据:舱门尺寸应选用 95% 百分位标准数据,保证 95% 的乘客身高都低于该数值,从而都能顺利通过;关系到紧急措施的电气开关或阀门应设置在 1% 百分位的人手标准高度,使 99% 的人不能随手触及。宇宙飞船与空间站的设计要求选拔中等身材的航天员,国际空间站的设计则必须考虑世界各国航天员的人体尺寸规范数据。

2. 机械操作系统的人机工程设计

所有机械设备都有操作系统,如操作盘、操作杆或仪表盘,它与操作者形成人-机界面。合理的设计除满足人的肢体可及性,还应满足操作运动的敏捷性和重复操作体能消耗最小化需求,即寻找最佳操作姿态与操作路径。目前,普遍采用人体骨肌系统生物力学仿真模型考核人体的操作可及性,计算人体各部位操作时的用力和功能消耗,通过优化实现最佳的操作设计。

3. 劳动保护设计

通常,采用人体生物力学仿真和实验研究相结合的方法分析劳动行为可能带来的人体骨肌系统损伤,如长期固定的劳动姿势带来的人体骨骼、关节和肌肉累积性损伤,负重劳动对人体的损伤等。分析的目的是对劳动行为进行改善或设计相应的防护设施。

对劳动行为的体能消耗计算与测试是确定劳动强度(重体力劳动至轻体力劳动)等级的依据,企业将据此确定劳动岗位和相应的劳动报酬,并选拔上岗人员。

1.5.5　人体冲击损伤生物力学

人体冲击损伤生物力学(impact ingury biomechanics)是研究冲击过程中人体组织或器官损伤机理及其防护的一门边缘交叉学科,人体骨肌系统冲击损伤是其中重要的组成部分[19]。

研究内容大体包含六个方面:

(1) 冲击损伤机理。主要研究骨肌系统中骨折机制和软组织损伤机制。

(2) 系统的生物力学响应。主要研究载荷作用引起的应力、应变和位移在人体骨肌系统中变化的时间历程,包括描述系统最大和最小响应与系统固有频率或阻尼的关系,即冲击谱;以及动力超调,即舱室或人体上载荷值超过输入舱体或人体载荷的现象,它和人体及舱体系统的固有频率相关。

(3) 系统的耐受性。即人体骨肌系统耐受冲击损伤的能力。这方面美国机动交通医学会制定了损伤分级标准,使人体对冲击损伤的耐受性有一个定性的衡量。

(4) 试验研究方法与设施。这是该学科重要而又困难的研究内容。通常,采用事故调查与重建、动物活体与人体尸体试验、志愿者实验、临床分析等研究方法。目前,越来越多地参照汽车碰撞假人的研究成果,开发各种专业的假人进行研究。

(5) 系统冲击损伤建模与仿真计算。将人体骨肌系统生物力学仿真模型置于各种研究环境中,构建专业仿真计算模型进行仿真分析,如汽车撞击行人的仿真模型,它通常与假人试验相结合来验证自己的正确性。

(6) 相应的防护设施。除骨肌系统外,冲击损伤力学还研究人体其他各组织部位的损伤机制。研究结果一方面与医学相结合形成创伤医学,重点研究损伤机制和相应的医学治疗手段;另一方面与工程学相结合,重点研究人体保护措施。

车辆碰撞损伤及其防护是目前研究最多的领域,其主要研究在汽车碰撞过程中座舱内人体各部位的损伤机理,考核防护设施的功能与可靠性,包括正面碰撞中脊椎-胸肋骨系统和方向盘的冲击致伤机理,以及安全带和安全气囊的设计;追尾时颅脑部和颈椎的冲击损伤及头枕设计;追尾时人体和靠背之间的冲击作用和座椅设计;轿车横向冲击和侧向安全气囊与车门的设计。

目前,汽车特别是轿车的研发中都包含严格的汽车碰撞设计规范和测试标准,开发了专用的假人,通过实车的碰撞试验和假人传感器提供的各种力学信息,考核汽车的碰撞性能。随着汽车设计和大量碰撞数据的积累,用人体骨肌系统模型模拟汽车碰撞的理论计算方法和软件不断推出,它将大大降低新款汽车设计和碰撞试验的成本,提供更多的碰撞数据。

随着高速铁路的发展,对轨道车辆的碰撞损伤研究也成为热门的研究领域。

建筑业的发展使高空坠落损伤成为发生率仅次于汽车碰撞的人体损伤,包括头-足系统垂直跌落引起的足踝与下肢损伤、盆骨损伤,头部着地引起的颅颈部损伤等。目前对这方面的保护措施仅限于安全头盔的设计。

由于高层建筑和工地高空电梯的广泛使用,乘员在电梯舱室内随同坠落引发的损伤机制和防护措施已成为重要的研究课题。

航空与航天系统冲击损伤包括战机座椅弹射系统对飞行员的冲击,载人宇宙飞船升空发射、返回舱着陆瞬间对宇航员的冲击等,是该领域长期研究的课题。我国空军和载人航天事业发展迅猛,已研究出很多行之有效的保护方法与设施。

人体摔倒冲击损伤是人体个人与地面周边物体激烈碰撞引起的损伤,包括前摔、侧摔、后摔引起的颅颈部损伤,四肢损伤和脊椎-肋骨系统损伤,可能因人体站立态失稳、步态或高速奔跑中绊倒或滑倒、上下楼梯跌倒等引起,其重点研究骨折和软组织损伤机理。随着人口的老龄化,对老年人跌倒与防护的研究受到了重视。

爆炸冲击损伤主要研究在战争和恐怖活动引发的爆炸损伤,它包含由爆炸波直接引发的损伤和通过舱室间接冲击引发的损伤,后者主要发生在战车驾驶舱和潜艇内,因舱室环境的不同而具有不同的创伤引发机制,相应的保护措施是重要的研究内容之一。

1.5.6 体育与艺术生物力学

体育科学与生物力学的交叉形成体育运动生物力学,艺术科学与生物力学交叉形成艺术生物力学,前者的目标是提高运动成绩,后者的目标是实现艺术效果,但两者都注重运动损伤和保护的研究,在研究内容与方法上也相通,特别在艺术体操的研究中,两者的目标融为一体。

"运动"一词包含英文中"motion"与"sports"两种含义。20世纪80年代产生了运动生物力学,并发展成为人体生物力学的重要分支,它除囊括体育运动生物力学和艺术生物力学外,还把人体日常生活行为运动中的力学问题也包括入内,总体概念偏向"motion"。我们认为,随着体育与艺术生物力学的发展,体育、艺术和生活行为生物力学将形成自身的专业研究内容和体系,应在定义上科学地、明确地加以区别。

1. 体育运动生物力学

体育运动生物力学主要研究体育运动中的如下力学问题[20~23]:

(1) 运动技术动作的力学分析。如田径、水上运动、举重、武术等。通过运动数据采集和力学分析,研究动作的优化和进一步提高成绩的途径,用力学原理指导训练。这方面的研究占该领域很大比重。

(2) 运动的力学性损伤及其防护。包括运动员身体主力部位累计性损伤和突发性损伤,如足踝扭伤、膝关节前交叉韧带撕裂伤等,后者是多类运动员的易发性损伤,成为研究的热点。研究集中在损伤引发机制、预防措施和正确训练方面,并和运动医学相结合,研究损伤后的康复治疗技术。

(3) 运动器械设计与改进。特别是各类运动鞋具的设计,在提高成绩、运动员保护等方面都有重要的作用。针对肌力训练的设备也在研究之列。

(4) 针对普通民众体育锻炼的力学问题。包括工间操的生物力学设计、老年人科学的健身运动等。近年来,国内外热衷研究中国太极拳内含的生物力学特征和促进健康的机制,美国国家健康研究基金将其列为鼓励研究项目。

(5) 体育生物力学的基础理论与方法学研究。这是始终受到重视的研究内容。近年来,人体整体研究逐渐深入到关节、韧带、肌肉等局部组织器官的力学机理研究,从而促进了对整体运动的理解。在研究中广泛采用高速摄影、三维运动捕捉、足底力测量等现代生物力学测量手段,以及人体骨肌系统力学仿真分析软件,使体育运动训练从现象描述进入定量描述,为制定科学的训练方案奠定理论基础。

2. 艺术生物力学

国外舞蹈界在 20 世纪 60 年代就已涉及人体生物力学,70 年代开始将各种运动测试手段用于舞蹈动作的分析中。今天,已形成舞蹈运动力学这样一门专业研究舞蹈表演与相关人体力学机理的边缘学科,用科学的方法和手段深刻地认识舞蹈运动,推动技术创新和训练方法的科学性。国内外舞蹈学校中普遍开设了人体生物力学课程。但是,我国的杂技艺术同样包含大量的人体力学元素,很多与舞蹈力学相同,我们认为统一归纳为艺术生物力学学科[24,25]更为确切,而人体骨肌生物力学无疑是其中重要的组成部分。

艺术生物力学研究包括如下几个方面:

（1）基础研究。舞蹈艺术注重肢体语言给予观众的美学感受。通过研究动作的软度、开度、柔韧性、灵敏度、弹跳力、爆发力、协调性与延续性的力学原理，人体各关节与肌肉的运动生理极限，以及呼吸、体能消耗等内容，为舞蹈艺术动作设计、训练和保护提供科学依据。

（2）专业舞蹈艺术的人体生物力学研究。舞蹈艺术进一步分为不同的专业门类，如芭蕾、西方拉丁舞、中国古典舞蹈等。各种舞蹈都是自身一系列单元动作的集成，如芭蕾中的单脚立、屈膝、半脚尖、脚跟提升、大踢腿、大收腿、用腿划圈，中国古典舞蹈中的紫金冠跳和元宝跳等。动作幅度较大的舞蹈动作，其动作展现时间取决于起步速度、人体重心位置、肢体姿态等因素，人体生物力学被用于分析这些单元动作，研究获得动作所需时间与空间的初始条件，确定动作的可行性，指导动作设计和演员训练。芭蕾中以脚尖为支点的快速回转动作就是运用了力学中的动量守恒原理，艺术的美与力学定律在这里得到了完美的结合。

（3）艺术体操。体育与艺术生物力学在艺术体操中融合为一体，但是特别关注动作中人与器械（如球、棍、圈、带）之间力学的时空匹配。

（4）杂技表演艺术力学。同样存在人体-器械系统静力学与动力学平衡、演员骨肌系统的活动度与肌力的承受度，以及动作设计和保护等问题。我们坚信，这项研究一定会有力推进杂技艺术的创新发展。

1.5.7 航空与航天生物力学

人体在飞行器中将承受到超重与失重等非常规的力学环境作用。航空与航天生物力学是研究生物体，特别是人体在航空、航天力学环境中生理机能变化规律，指导飞行器及防护措施设计的专业学科。

1. 人体在过载超重状态下生理学反应及相关技术研究

通常，人体生活在重力加速度 g 的环境下。航空与航天活动中，人体将处于加速度远大于 g 的过载超重环境中。过载的定义是：飞行器飞行中作用在飞行器上的外力（除重力外）除以飞行器的物体质量，以 g 为衡量单位。现代战斗机起飞、加速时，特别是第四代战机实施尾冲、眼镜蛇机动等过失速机动飞行时，其速度、迎角和姿态角的变化率和变化范围很大，会在多个方向上对飞行员造成持续、反复的过载。在航天器发射升空、火箭分离、变轨飞行及返回着陆等过程中，同样产生不同程度的过载，如早期的火箭达 $7g \sim 8g$，新型火箭低于 $5g$，航天飞机发射时的峰值控制在 $3g$ 左右。航天器在返回过程中，早期的过载峰值在 $10g$ 以上，新型航天器的峰值降低为 $5g \sim 7g$，航天飞机控制在 $2g$ 以内。在飞船发射段的应急逃逸过程中，航天员可能会遇到 $8g \sim 15g$ 甚至更高的过载超重作用。超重力的作用方向、数值大小、持续时间、变化速率及人体耐受力是超重研究的重要内容。不同方向的超重过载引起的人体生理反应不同,影响较大的是纵向超重过载(也称头-盆向超重)和横向超重过载(也称胸-背向超重)。超载力作用于人体的方向由头至足称正超重;反之,由足至头时称负超重。正超重时,血液受惯性力作用由上身转移到下身,引起头部和上身缺血、视力障碍,严重时可发生晕厥,影响飞行员的操控能力,同时会诱发一系列病理变化。航天器发射和返回时产生高 g 值超重,人采取坐姿难以适应,所以,航天员通常采取仰卧姿。人体对超重过载的承受力与超载方向有关,人对 $8g$ 值的横向超重可耐受十多分钟,耐受头盆方向的耐力仅 $4g\sim5g$,时间为 10s 左右。航天员经历的超重过载持续时间,一般在数十秒至数分钟之间。该领域的一切研究都是为了将相关设计处于安全范围之内。

2. 人体在微重与失重状态下的生理学反应及相关技术研究

航天器在进入地球轨道时,其重力相当于在地球表面的 95%,但由于飞船的向心加速度抵消了地球引力,导致围绕地球运动飞船上的物体处于 $10^{-2}g\sim10^{-5}g$ 的微重力状态。失重时,出现头晕、恶心、腹部不适、体位翻转等运动病症状,称为航天运动病,又称航天适应综合征,发生率占航天员总数的 $1/3\sim1/2$,航天初期进入失重后即可发病,约一周之后可适应。

失重时,人体的流体静压丧失,血液和其他体液不像重力条件下那样惯常地流向下身。相反,下身的血液回流到胸腔、头部,使航天员面部水肿、头胀、颈部静脉曲张,身体质量中心上移。人体的感受器误感到体液增加,通过体液调节系统减少体液,出现体液转移反射性多尿,导致水盐从尿中排出,血容量减少,出现血红细胞、血红蛋白量的减少,心血管功能降低等征候,如心输出量减少、立位耐力降低等。随着航天时间的延长,心血管功能可在新的水平上达到新的平衡,心率、血压、运动耐力恢复到飞行前的水平。但在返回地面后需要经历一个再适应过程。

在空间站工作的航天员由于长期处于微重与失重状态,人体骨肌系统失去重力的恒定刺激而萎缩,包括骨无机盐代谢紊乱、骨盐丧失引起骨质疏松;对抗重力的肌群张力减弱出现失用性萎缩。

骨肌系统失重研究目前主要通过地面的卧床实验进行。此时骨肌系统处于准失重状态,通过不断测量骨密度的变化和肌围的萎缩,建立与时间的函数关系,外推更长时间在轨飞行失重带来的骨肌系统变化。通过力学虚拟人体的仿真,可分析萎缩后人体骨肌系统的力学操作功能,包括操作力、持久性等,并以这方面的研究为依据,制定科学的锻炼计划。设计空间站适用的康复器械是克服这一萎缩趋势的重要手段。力学生物学则从基础性的层面,研究骨骼、肌肉等人体组织细胞在失去重力刺激的状态下发生变异的机理,从生物学角度研究阻止这种变异的手段,开辟了失重状态生物力学研究的新领域。

1.5.8 外骨骼机器人生物力学

人体骨肌生物力学研究成果始终是仿人机器人研发的理论基础。外骨骼机器人的研究使两者的关系更为紧密。

人体负重时，骨骼承受并传递来自人体外部的负载，并在运动时消耗体力和做功。外骨骼机器人将在人体之外建立一个与人体骨肌系统耦合的外骨骼系统，能跟随人体运动，分担甚至代替人体骨骼承受负载并将其传递至地面，而且能增大人体的负重力量[26,27]。

20 世纪 60 年代末期，美国和南斯拉夫开始这项研究，美国研究的最初目的是用于军事，南斯拉夫的目的是用来辅助残障人。到 20 世纪末，外骨骼机器人得到世界各国的关注，美国、日本、俄罗斯、以色列、韩国、荷兰和我国都积极地投入到这项研究中。

现代步兵作战中个人负重呈越来越大的趋势，防弹衣和单兵武器装备重量不断增加，严重影响士兵作战时的机动性和持久性。美国国防高级研究计划局(DARPA)于 2000 年出资 5000 万美元资助外骨骼机器人研究项目。2004 年，加州大学伯克利分校研制出 DARPA 项目的第一台带移动电源和能负重的下肢外骨骼机器人 BLEEX，它由一个用于负重的背包式外架、两条动力驱动的仿生金属腿及相应动力设备组成。洛克希德·马丁公司和加州大学伯克利分校共同研制的新一代外骨骼机器人 HULC 继承了 BLEEX 的优点，不但能够直立行进，还可完成下蹲和匍匐等多种复杂动作，在一次充满电后，可保证穿着者以 4.8km/h 的速度背负 90kg 重物持续行进 1h，冲刺速度可达 16km/h。萨克斯公司继研制出第一款外骨骼机器人 WEAR 后，2008 年 4 月进一步研制出外骨骼机器人 XOS，利用附在身体上的传感器可以快速反应身体的动作，举 200 磅①重物时士兵感觉如举 20 磅，并可连续举 50～500 次。俄罗斯国防部第三中央研究所宣布将于 2015 年前研制出新式作战服"士兵-21"，这种作战服全称是"外骨骼机器人"，将全面提高士兵的作战能力。

日本筑波大学 Cybernics 实验室研制出系列外骨骼机器人 HAL，能帮助步态紊乱的残疾患者以 4km/h 的速度行走，能上下楼梯，上臂可负重 40kg，下肢可负重 100～180kg。日本神奈川理工学院研制的"动力辅助服"PAS 可使人的力量增加 0.5～1 倍，它使用肌肉压力传感器分析佩戴者的运动状况，通过复杂的气压传动装置增加人的力量。日本开发的用于护理的外骨骼机器人能帮助女护士扶持和托起体重超过自己的患者。

外骨骼系统附着于人体骨骼系统，组成内-外骨骼耦联机构，与人体具有相同

---

① 1 磅(1b)＝0.453592kg。

的自由度和运动形式,负重将由人体骨肌系统和外骨骼系统共同承担。在背负外骨骼系统的状态下,人体进行各种负重行为运动时的力学感知是人对内-外骨骼耦联系统操作控制的基本依据,人体对此做出的动作反应须实时传递到外骨骼系统,实现偶联系统的动作同步。目前,外骨骼系统与使用者的步态还不完全协调,对地面的适应性和运动的灵活性还需进一步提高。

步态和行为稳定性控制是人体下肢外骨骼系统研究的重点和难点之一。通常采用 ZMP(零力矩点)平衡原理实现步态稳定性控制,HAL 和 BLEEX 外骨骼机器人都利用了这一原理。设置在鞋中的传感器通过测量脚对地面的反力,获得人体和整个系统的 ZMP,将信息反馈给计算机处理后传给外骨骼驱动装置,对下肢外骨骼作动作调节,使外骨骼和人保持稳定行走。偶联系统还须满足各种行为姿态和运动的稳定性要求,如战斗中的躲闪运动。

1.5.9　古人类与骨肌进化生物力学

人类属灵长类动物,由古猿进化而来,这种观点今天已为科学界普遍接受。

人类进化经历了从古猿(400 万年前)、能人(200 万年前)、直立人(100 万至40 万年前)、智人(40 万至 1 万年前)至现代人的漫长过程。进化的特征之一是骨肌系统从四足行走骨骼架构进化为直立行走骨架结构,如图 1.27 所示,它来自人类生活环境的变化,与长期直立劳动的生物力学作用密切相关。因此,在古人类和人类进化科学研究中,骨架结构进化的人体生物力学研究是非常重要的内容。

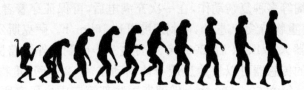

图 1.27　人类的进化

研究大体集中在以下两个方面。

1. 用人体生物力学手段判断古人类化石的进化阶段

1974 年,美国科学家唐纳德·约翰逊等领导的一个考古小组在东非埃塞俄比亚的阿法尔凹地发现了一具约 40% 完整性的古人类遗骸化石(图 1.28),测试判断是一具生活在距今 350 万至 370 万年间的 20 多岁女性,是至今保存最完整的早期人类化石,被看做是人类起源研究领域里程碑式的发现。化石被取名为"露西(Lucy)",属于在埃塞俄比亚发现的南方古猿阿法古人类化石,目前保存在亚的斯亚贝巴的埃塞俄比亚国家博物馆。

通过骨骼化石,关于露西的研究集中在她的行走方式,推论她所代表的南方古猿是否已像现代人那样直立行走。研究从以下两个方面展开：

（1）根据化石的力学解剖学特征进行推论。一种观点认为：露西的足部骨骼具有足弓，这一特征仅存在于能够奔跑和长途行走的现代人类；露西的骨盆及股骨形态明确显示其髋关节的外展能力，是两足直立行走为主的特征。研究认为露西所代表的那个时代南方古猿已经充分具备了支持二足行走的身体结构，并以二足直立作为主要行走方式。更多的研究者倾向另外一种意见，即露西骨盆的稳定作用与现生大猿相似而异于人类；南方古猿的侧向髂骨、较大的上下肢长比例及略弯的掌骨和指骨均显示他们更适于攀援而非两足直立行走；即使南方古猿用双足行走于地面时，他们也只能以屈膝屈髋方式运动，而不可能完全直立。

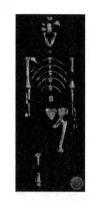

图1.28　露西化石标本

1980年，在我国江苏省镇江市高资县发现2件古人类股骨化石[28]，分析表明2件标本可能属同一个体。加速器质谱C^{14}测年数据表明，“高资人”股骨可能属于全新世现代智人，距今20万至40万年。研究发现，化石股骨具有发育完好的前后切迹，表明其已具有强有力的伸肌与屈肌，属能二足直立行走的古人类。研究者基于化石CT扫描数据建立骨模型，计算出股骨整体粗壮度、截面面积、抗弯与抗扭截面模数、骨干抗压抗拉强度、抗弯强度等相关生物力学参数，通过与已有化石数据对比，发现“高资人”股骨上述数值大于多数现代智人的平均值，而与很多更新世人化石数据更为相近。研究说明，传统骨形态测量无法准确区分不同种类的化石人类，而生物力学参数的对比分析方法对不同人类群体的分异性明显要好于传统方法。

（2）借助动力学仿真分析[29]。人类学家将露西的化石数据复原为一具完整的骨架系统，输入正常行走时骨肌系统运动方程令其运动，发现露西是一具可以二足行走的直立人。对露西进一步进行动力学分析，希望可以证明她是完全直立行走的人类还是兼二足行走与四足爬行的过渡型古人类。

2. 用骨改建理论研究人类骨架进化过程

随着自然生存环境的改变，古猿由栖树生活转变为栖陆生活，生存的需求迫使古猿频繁使用前肢采摘和捕猎，从而努力用立姿劳动，导致骨骼内部产生附加的应力。根据Wolff定律，骨骼的生长受应力环境的影响，这种附加应力将导致骨架形态的适应性重建。在从猿到人的进化过程中，直立劳动的愿望始终存在，骨架也不断经历抬升—适应—再抬升的过程，如图1.27所示，并通过基因的转变把新的骨骼形态信息向后代遗传[30]，直到今天进化为完全直立的骨架结构。这一骨改建的过程今天已完全可以通过计算机进行仿真,与考古研究相结合,对人类的骨架进化做出科学的解释。随着人类的现代化,生活和劳动长期处于坐姿状态,骨架形态进一步将怎样进化,成为一个非常有趣的科学命题。

上述工作表明,人体骨肌生物力学已深度进入人类进化考古研究中。

参 考 文 献

[1] 郭光文,王序. 人体解剖彩色图谱. 北京:人民卫生出版社,1986.

[2] Mow V C, Huiskes R. Basic Orthopaedic Biomechanics and Mechano-biology. Philadelphia: Lippincott Williams & Wilkins, 2004.

[3] 王成焘. 人体生物摩擦学. 北京:科学出版社,2008.

[4] John T H. 奈特人体解剖图卡. 胡海涛,李月英,译. 北京:人民卫生出版社,2004.

[5] Margareta N, Victor H F. 肌肉骨骼系统基础生物力学. 邝适存,郭霞,译. 北京:人民卫生出版社,2008.

[6] Mow V C, Kuei S C, Lai W M, et al. Biphasic creep and stress relaxation of articular cartilage in compression: Theory and experiments. Journal of Biomechanical Engineering, 1980, 102: 73—84.

[7] Ateshian G A. The role of interstitial fluid pressurization in articular cartilage lubrication. Journal of Biomechanics, 2009, 42: 1163—1176.

[8] Nester C, Jones R K, Li A, et al. Foot kinematics during walking measured using bone and surface mounted markers. Journal of Biomechanics, 2007, 40: 3412—3423.

[9] Wang J H, Thampatty B P. An introductory review of eell mechanobiology. Biomechanics and Modeling in Mechanobiology, 2006, 5(1): 1—16.

[10] 戴尅戎. 力学生物学在骨与软骨研究中的应用. 中华骨科杂志, 2006, 26(6): 429—431.

[11] 吕学敏,邓廉夫,杨庆铭. 力学刺激对成骨细胞作用机制的研究进展. 北京生物医学工程, 2004, 23(2): 158—160.

[12] Iqbal J, Zaidi M. Molecular regulation of mechanotransduction. Biochemical and Biophysical Research Communications, 2005, 328(3): 751—755.

[13] Andreykiv A, van Keulen F, Prendergast P J. Simulation of fracture healing incorporating mechanoregulation of tissue differentiation and dispersal proliferation of cells. Biomechanics and Modeling in Mechanobiology, 2008, 7(6): 443—461.

[14] 樊瑜波. 医疗器械及人工器官的生物力学设计. 医用生物力学, 2009, S1: 2.

[15] 钟世镇,朱青安,欧阳钧. 国内创伤骨科生物力学研究概况. 暨南大学学报(自然科学版), 2000, 21(1): 1—6.

[16] 张富强. 口腔修复学基础与临床. 上海:科技文献出版社,2004.

[17] 张明,樊瑜波,王喜太. 康复工程中的生物力学问题. 医用生物力学, 2011, 26(4): 291—293.

[18] 王成焘. 现代机械设计. 上海:上海科技文献出版社,1999.

[19] 刘炳坤. 冲击损伤生物力学研究进展. 航天医学与医学工程,1999,12(1):62—66.

[20] 华英汇,陈世益. 运动创伤生物力学进展. 医用生物力学,2008,23(3):237—241.

[21] 霍洪峰,赵焕彬,葛毕敬,等. 中国运动生物力学研究发展现状. 中国体育科技,2007,43(2):110—112.

[22] 洪友廉. 国际运动生物力学研究发展的现状和前景. 体育科研,2009,30(2):291—293.

[23] Chan K M,Fong D T P,Hong Y L,et al. Orthopaedic sport biomechanics:A new paradigm. Clinical Biomechanics,2008,23:S21—S30.

[24] 郭秦岭,高立雄. 运动生物力学在舞蹈中的应用研究. 信息系统工程,2011,12(20):125—126.

[25] Krasnow D,Wilmerding V,Stecyk S,et al. Biomechanical research in dance:A literature review. Medical Problems of Performing Artists,2011,9:3—23.

[26] José L P. Wearable Robots:Biomechatronic Exoskeletons. Hoboken:Wiley,2008.

[27] Vukobratovic M K. When were active exoskeletons actually born. International Journal of Humanoid Robotics,2007,4(3):459—486.

[28] 何嘉宁,房迎三,何汉生. 吴平"高资人"化石与股骨形态变异的生物力学分析. 科学通报,2012,57(10):830—838.

[29] 李愉. 二足直立行走的生物力学特征和南方古猿阿法种可能的行走方式. 人类学学报,2004,23(4):255—263.

[30] Wu D D,Jin W,et al. Evidence for positive selection on the osteogenin(BMP3) gene in human populations. PLoS ONE,2010,5(6):1—7.

第 2 章　人体几何学测量与仿真建模

人体测量学(anthropometry)是人类学的一个分支学科,旨在通过对人体整体和局部测量,探讨人体的类型、特征、变异和发展规律。人体几何仿真建模是通过数字化技术构建数字化的人体模型,数字化的人体模型能够精确地再现人体复杂的三维结构,其应用是人体测量学的新的研究方向。

2.1　概　　论

人体测量学一般包括骨骼测量(osteometry)和活体(或尸体)测量(somatometry)。古埃及在公元前 3500 至公元前 2200 年之间就有开展人体测量的记录,并提出人体可分为 19 个部位。早在两千多年前,中国《黄帝内经·灵枢》的骨度篇就已对人体测量作了较详细而科学的阐述,通过测定正常人体全身骨骼长短、宽窄、大小的数值作为确定经脉长短尺度及循经定穴的依据。公元前 1 世纪,罗马建筑师维特鲁威(Vitruvian)从建筑学的角度对人体尺寸进行了较完整的论述,并且发现人体基本上以肚脐为中心,一个男人挺直身体、两手侧向平伸的长度恰好就是其高度,双足和双手的指尖正好在以肚脐为中心的圆周上。按照维特鲁威的描述,文艺复兴时期的达·芬奇创作了著名的人体比例图,如图 2.1 所示。之后,又有许多的哲学家、数学家、艺术家对人体尺寸进行研究,他们大多是从美学的角度研究人体比例关系,在漫长的进程中积累了大量的数据。

人体测量学始创于 19 世纪,当时对人类生物进化及文化进化的早期研究激起了人们系统描述人类现存和已灭绝种群的兴趣。1870 年,比利时数学家奎特里特(Quitlet)发表了《人体测量学》一书,逐渐形成了"人体测量学"这门科学。

人体测量学主要任务是通过测量数据,运用统计学方法,对人体特征进行数据分析。骨骼测量可以提供人类在系统发育和个体发育各个阶段的骨骼尺寸。对不同年龄群体或个体进行人体测量,绘出生长曲线和生长速率曲线,可以找出人体生长发育的规律,同时也可以了解骨骼在生长和衰老过程中的变化关系。对不同进化阶段的古人类化石进行测量和观察,可以找出人类进化的规律,帮助我们了解人类进化过程中不同时期的骨骼发展情况及他们之间的相互关系。对不同种族、不同人群进行人体测量和分析比较,可以找出他们之间的共同点与差异,找出人类体质特征变异的规律,这是面向不同地区市场医疗器械设计的重要依据。体型测量可以为服装系列产品的设计提供基础数据。另外,通过活体测量确

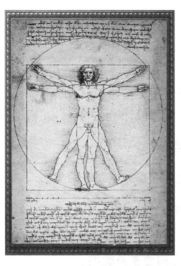

图 2.1　达·芬奇人体比例图

定人体的各部位标准尺寸,如头面部标准系列和体型标准系列,成果在法医与刑事部门中都已获得重要应用。

　　人体尺寸有两类,即人体静态尺寸和人体动态尺寸。人体静态尺寸是结构尺寸,人体动态尺寸则是功能尺寸,包括人体在各种生活和工作姿态下测量得到的尺寸。与人体外形几何尺寸分类对应,人体尺寸测量分为静态人体尺寸测量和动态人体尺寸测量。

　　(1) 静态人体尺寸测量。指人体处于静态姿势下对基本尺度、体型(包括廓径)、表面面积、体积等参数的测量,也称为形态测量。目前,我国国家标准中规定,成年人静态人体尺寸测量项目包括立姿 40 项、坐姿 22 项。常用测量项目有身高、眼高、肩高、坐高、坐姿颈椎点高、肩宽、两肘间宽、肘高、上肢长、上肢最大前伸长、坐深、臀膝距、大腿长、小腿长、胸围和体重等。

　　(2) 动态人体尺寸测量。指对生活和作业行动中人体涉及的空间范围进行的测量,包括人的自我活动空间和人机系统的组合空间,内容包括肢体活动角度范围和肢体活动所能及的距离范围两类。通常是指对手、上肢、下肢、足所能及的范围及各关节能达到的位置和能转动的角度进行测量。肢体活动角度范围包括头、肩胛骨、臂、手、腿、小腿和足等肢体行为活动角度范围。肢体活动能及的距离和范围包括立、坐、跪、蹲和卧等姿态下肢体行为动作覆盖的范围。在任何一种行为动作中,身体各部位的动作并不是独立无关,而是协调一致的。例如,手臂可及的极限并非由手臂长度唯一决定,还受到肩部运动、躯干扭转、背部屈曲及操作本身特性的影响。

2.2　人体几何学测量

人体几何形态是人体结构和功能在各种生活和工作姿态下的外在实现。人体几何学测量数据被广泛应用于医疗器械、机器、家具、武器、车辆和飞机座舱、服装设计、房屋、课桌和太空舱等设计中。

2.2.1　人体外部几何形态

人体外部几何形态包括静态和准动态两类。

1. 人体外部静态几何形态

人体外部静态几何形态指人体处于标准体位且静止状态时的人体外部几何形态，是一种相对固定的几何要素及数据。

人体尺寸、体型和容貌是表征人体外部静止状态时几何形态的三项要素：

(1) 人体尺寸是表征人体的第一要素。人体尺寸数据通过衣着与人的生活息息相关，是医学、人机工程学、人体生物力学、运动与艺术力学等科学研究中必需的基本数据。

(2) 体型是人体几何尺寸特定的、有特征的组合，如瘦长与矮胖、身材匀称与失调、宽肩与削肩等。体型类型在服装设计、专业人才选拔中通常成为重要考虑因素，并产生相关的人体生物力学问题。我国《服装号型：男子》(GB/T 1335.1—2008)、《服装号型：女子》(GB/T 1335.2—2008)、《服装号型：儿童》(GB/T 1335.3—2009)中详细制定了男、女性含身高、腰围和胸围三要素的体型标准，并对我国各地区人体的体型进行了统计分类。

(3) 容貌是人体面部几何要素特定的、有特征的组合，其人类学、社会学意义大于生物力学意义。但在颅颌面整形外科中，特别是运用力学手段正畸或用计算机预测整形治疗效果的研究中，两者之间建有深层的联系。

2. 人体外部准动态几何形态

人体外部准动态几何形态指人体的姿态，是人体各部位特定的、有特征的几何位置组合，它通过人体相关部位的运动实现，但稳定保持在特定的位置上，因此是准动态概念。

人体典型姿态是从人类生活和劳动行为中提炼得出的常发行为姿态，在东西方民众中有共性，也有较大的差异。参考国外的资料，根据中国民众行为特点的调研，本书提出人体典型姿态包括立姿、坐姿、蹲姿、跪姿和卧姿五种，如图 2.2 所示，各种姿态的定义如下：

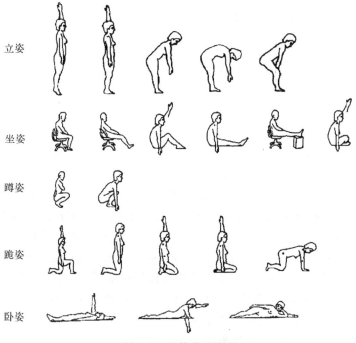

图 2.2　人体典型姿态

（1）立姿。指以足为人体体重支撑部位的行为姿态。日常立姿可细分为跷足立、正立、靠立、俯身立、躬腰立、欠身立 6 种,立姿中膝关节距地面高度低于髋关节距地面高度。

（2）坐姿。指以坐骨及其周边组织为人体体重支撑部位的行为姿态。日常坐姿可细分为正坐、高身坐姿（座面高 60cm）、低身坐姿（座面高 20cm）、作业坐姿、靠坐、骑坐、席地坐、平腿直坐、平腿靠坐、盘腿坐 10 种。

（3）蹲姿。指以足为人体体重支撑部位,下肢屈曲到膝关节距地面高度超过髋关节距地面高度。日常蹲姿可细分并腿半蹲、叉腿半蹲、并腿全蹲、叉腿全蹲 4 种,全蹲时下肢大、小腿肌肉完全紧贴。

（4）跪姿。指有人体膝部参与人体体重支撑的行为姿态,体重通常由在一个支撑面上的膝和脚分担。日常跪姿可细分为单腿跪、双腿正跪、脚跟坐跪、脚掌坐跪、趴跪 5 种。

（5）卧姿。指身体几乎水平,由人体全身平面参与人体体重支撑的行为姿态。日常卧姿可细分为俯卧、侧卧、仰卧 3 种。

上述总共 28 种典型姿态都属于中国民众中比较常发姿态,如蹲姿是中国民众如厕的常发行为,在欧美民众中极少发生,因此在国外的姿态分类中甚至没有包括。

经过专门训练,人体可进一步实现更多的姿态。

2.2.2　人体尺寸测量与统计处理

人体尺寸测量是通过测量人体各部位尺寸来确定个体之间和群体之间在人体尺寸上的差别,用来研究人的形态特征,从而为各种安全设计、工业设计和工程设计提供人体测量数据。

1. 测量标准

我国制定了《人体测量术语》(GB 3975—1983)、《人体测量方法》(GB 5703—1985)、《用于技术设计的人体测量基础项目》(GB/T 5703—2010)及《人体测量仪器》(GB/T 5704—2008)四项标准,它适用于成年人和青少年的人体测量。人体尺寸测量应严格按照规定的测量姿势、测量基准面、测量方向和测量仪器进行。根据人体尺寸与运动测量的需要,设定了三个相互垂直的基准面,即矢状面(sagittal plane)、冠状面(frontal plane)、横截面(transverse plane),以及三条相互垂直的轴线,即矢状轴 X、冠状轴 Y、垂直轴 Z,构成人体坐标系,如图 1.4(a)所示。此外,在头部的定位中还要用到眼耳平面,又称法兰克福平面(Frankfurt horizontal plane),如图 2.3 所示。我国制定有《成年人头面部尺寸》(GB/T 2428—1998)标准,对人体头面部各测量要素及测量方法作出了统一规定。本书的所有各章研究中都遵循上述基准。

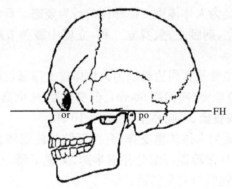

图 2.3　眼耳平面(法兰克福平面)

测量方向分为以下几个方面:

(1)头侧与足侧。在人体的上、下方向上定义,上方称为头侧端,下方称为足侧端。

(2)内侧与外侧。在人体的左、右方向上定义,靠近正中矢状面的方向称为内侧端,远离正中矢状面的方向称为外侧端。

(3)近位与远位。在四肢上定义,靠近四肢附着部位称为近位端,远离四肢附着部位称为远位端。

（4）桡侧与尺侧。在上肢上定义,桡骨侧称为桡侧端,尺骨侧称为尺侧端。

（5）胫侧与腓侧。在下肢上定义,胫骨侧称为胫侧端,腓骨侧称为腓侧端。

凡左右对称的测量项目均在右侧测量。

通常采用的人体测量仪器包括人体测高仪、直脚规、弯脚规、三脚平行规、活动直脚规、坐高椅、量足仪、角度计、软卷尺、描骨器、测齿规、摩立逊定颅器、附着式量角器、测腭器、测下颌骨器（下颌量角器）、立方定颅器、水平定位针、托颅盘、平行定点仪、持骨器、测骨盘、简易描绘器等。我国对前四种测量仪器制订了标准,详见《人体测量仪器》（GB/T 5704—2008）。

2. 测量数据的统计学处理

在人体测量中,被测者只是一个特定群体中的个体样本,为获得具有普适意义的、代表群体的尺寸测量结果,必须按统计学要求进行一定样本量的测量,将离散的随机变量按正态分布规律进行统计处理。在《人体测量术语》（GB 3975—1983）、《人体测量方法》（GB 5703—1985）中对有关统计学名词术语作了如下定义：

（1）平均值 $\bar{x}$。表示测量值的分布集中区的统计值。平均值反映事物本质,但不能作为设计产品的唯一依据,因为按照平均值设计的产品尺寸只适合50%的人体使用。

（2）标准差 s。表示数值分布离散程度的统计量。标准差大,表示测量数据分布广,远离平均值。

（3）百分位 K。表示某一身体尺寸有 K% 的人小于等于该尺寸,$(100-K)$% 的人大于该尺寸。以身高为例：①第5百分位数值,表示只有5%的人身高低于等于该数值,是"小"身材值;②第50百分位数值,表示有50%的人身高低于等于该数值,50%的人高于该数值,是"适中"身材值（平均值）;③第95百分位数值,表示有95%的人身高低于等于该数值,5%的人会高于该数值,是"大"身材值。

当已知平均值与标准差 s 时,针对某一百分位的身体值可用表2.1中公式计算。

2.2.3　中国人体尺寸标准统计测量数据

人体尺寸测量所涉及的是一个特定的群体而非个人,因而选择样本必须考虑代表性的群体,测量的结果要经过数理统计处理,以反映该群体的形态特征与差异程度。中国成人人体尺寸标准根据人类工效学要求提供了我国成年人人体尺寸的基础数值,适用于工业产品、建筑设计、军事工业及工业的技术改造设备更新及劳动安全保护等。

表 2.1 由平均值($\bar{x}$)和标准差(s)来计算主要百分位的计算公式

百分位数	计算公式	百分位数	计算公式	百分位数	计算公式
第1百分位	$\bar{x}-2.33s$	第25百分位	$\bar{x}-0.67s$	第95百分位	$\bar{x}+1.65s$
第3百分位	$\bar{x}-1.88s$	第50百分位	$\bar{x}$	第97百分位	$\bar{x}+1.88s$
第5百分位	$\bar{x}-1.65s$	第75百分位	$\bar{x}+0.67s$	第99百分位	$\bar{x}+2.33s$
第10百分位	$\bar{x}-1.28s$	第80百分位	$\bar{x}+0.84s$		
第20百分位	$\bar{x}-0.84s$	第90百分位	$\bar{x}+1.28s$		

表 2.2～表 2.15 为《中国成年人人体尺寸》(GB 10000—1988)中按主要百分位和年龄范围列出的中国成人人体尺寸数据。

表 2.2 人体主要尺寸(男)

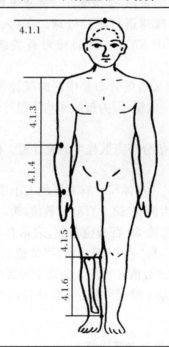

续表

年龄分组 百分位数 测量项目	18～60 岁							18～25 岁						
	1	5	10	50	90	95	99	1	5	10	50	90	95	99
4.1.1 身高/mm	1543	1583	1604	1678	1754	1775	1814	1554	1591	1611	1686	1764	1789	1830
4.1.2 体重/kg	44	48	50	59	71	75	83	43	47	50	57	66	70	78
4.1.3 上臂长/mm	279	289	294	313	333	338	349	279	289	294	313	333	339	350
4.1.4 前臂长/mm	206	216	220	237	253	258	268	207	216	221	237	254	259	269
4.1.5 大腿长/mm	413	428	436	465	496	505	523	415	432	440	469	500	509	532
4.1.6 小腿长/mm	324	338	344	369	396	403	419	327	340	346	372	399	407	421

年龄分组 百分位数 测量项目	26～35 岁							36～60 岁						
	1	5	10	50	90	95	99	1	5	10	50	90	95	99
4.1.1 身高/mm	1545	1588	1608	1683	1755	1776	1815	1533	1576	1596	1667	1739	1761	1798
4.1.2 体重/kg	45	48	50	59	70	74	80	45	49	51	61	74	78	85
4.1.3 上臂长/mm	280	289	294	314	333	339	349	278	289	294	313	331	337	348
4.1.4 前臂长/mm	205	216	221	237	253	258	268	206	215	220	235	252	257	267
4.1.5 大腿长/mm	414	427	436	466	495	505	521	411	425	434	462	492	501	518
4.1.6 小腿长/mm	324	338	345	370	397	403	420	322	336	343	367	393	400	416

表 2.3　人体主要尺寸(女)

年龄分组 百分位数 测量项目	18～55 岁							18～25 岁						
	1	5	10	50	90	95	99	1	5	10	50	90	95	99
4.1.1 身高/mm	1449	1484	1503	1570	1640	1659	1697	1457	1494	1512	1580	1647	1667	1709
4.1.2 体重/kg	39	42	44	52	63	66	74	38	40	42	49	57	60	66
4.1.3 上臂长/mm	252	262	267	284	303	308	319	253	263	268	286	304	309	319
4.1.4 前臂长/mm	185	193	198	213	229	234	242	187	194	198	214	229	235	243
4.1.5 大腿长/mm	387	402	410	438	467	476	494	391	406	414	441	470	480	496
4.1.6 小腿长/mm	300	313	319	344	370	376	390	301	314	322	346	371	379	395

年龄分组 百分位数 测量项目	26～35 岁							36～55 岁						
	1	5	10	50	90	95	99	1	5	10	50	90	95	99
4.1.1 身高/mm	1449	1486	1504	1572	1642	1661	1698	1445	1477	1494	1560	1627	1646	1683
4.1.2 体重/kg	39	42	44	51	62	65	72	40	44	46	55	66	70	76
4.1.3 上臂长/mm	253	263	267	285	304	309	320	251	260	265	282	301	306	317
4.1.4 前臂长/mm	184	194	198	214	229	234	243	185	192	197	213	229	233	241
4.1.5 大腿长/mm	385	403	411	438	467	475	493	384	399	407	434	463	472	489
4.1.6 小腿长/mm	299	312	319	344	370	376	389	300	311	318	341	367	373	388

表 2.4　立姿人体尺寸(男)　　　　　　　（单位：mm）

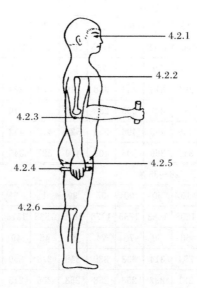

测量项目	年龄分组 百分位数	18～60 岁							18～25 岁						
		1	5	10	50	90	95	99	1	5	10	50	90	95	99
4.2.1 眼高		1436	1474	1495	1568	1643	1664	1705	1444	1482	1502	1576	1653	1678	1714
4.2.2 肩高		1244	1281	1299	1367	1435	1455	1494	1245	1285	1300	1372	1442	1464	1507
4.2.3 肘高		925	954	968	1024	1079	1096	1128	929	957	973	1028	1088	1102	1140
4.2.4 手功能高		656	680	693	741	787	801	828	659	683	696	745	792	808	831
4.2.5 会阴高		701	728	741	790	840	856	887	707	734	749	796	848	864	895
4.2.6 胫骨点高		394	409	417	444	472	481	498	397	411	419	446	475	485	500

测量项目	年龄分组 百分位数	26～35 岁							36～60 岁						
		1	5	10	50	90	95	99	1	5	10	50	90	95	99
4.2.1 眼高		1437	1478	1497	1572	1645	1667	1705	1429	1465	1488	1558	1629	1651	1689
4.2.2 肩高		1244	1283	1303	1369	1438	1456	1496	1241	1278	1295	1360	1426	1445	1482
4.2.3 肘高		925	956	971	1026	1081	1097	1128	921	950	963	1019	1072	1087	1119
4.2.4 手功能高		658	683	695	742	789	802	828	651	676	689	736	782	795	818
4.2.5 会阴高		703	728	742	792	841	857	886	700	724	736	784	832	846	875
4.2.6 胫骨点高		394	409	417	444	473	481	498	392	407	415	441	469	478	493

表 2.5　立姿人体尺寸(女)　　　　　　　　　　　（单位:mm）

年龄分组 测量项目	百分位数 18～55 岁							18～25 岁						
	1	5	10	50	90	95	99	1	5	10	50	90	95	99
4.2.1 眼高	1337	1371	1388	1454	1522	1541	1579	1341	1380	1396	1463	1529	1549	1588
4.2.2 肩高	1166	1195	1211	1271	1333	1350	1385	1172	1199	1216	1276	1336	1353	1393
4.2.3 肘高	873	899	913	960	1009	1023	1050	877	904	916	965	1013	1027	1060
4.2.4 手功能高	630	650	662	704	746	757	778	633	653	665	707	749	760	784
4.2.5 会阴高	648	673	686	732	779	792	819	653	680	694	738	785	797	827
4.2.6 胫骨点高	363	377	384	410	437	444	459	366	379	387	412	439	446	463

年龄分组 测量项目	百分位数 26～35 岁							36～55 岁						
	1	5	10	50	90	95	99	1	5	10	50	90	95	99
4.2.1 眼高	1335	1371	1389	1455	1524	1544	1581	1333	1365	1380	1443	1510	1530	1561
4.2.2 肩高	1166	1196	1212	1273	1335	1352	1385	1163	1191	1205	1265	1325	1343	1376
4.2.3 肘高	873	900	913	961	1010	1025	1048	871	895	908	956	1004	1018	1042
4.2.4 手功能高	628	649	662	704	746	757	778	628	646	660	700	742	753	775
4.2.5 会阴高	647	672	686	732	780	793	819	646	668	681	726	771	784	810
4.2.6 胫骨点高	362	376	384	410	438	445	460	363	375	382	407	433	441	456

表 2.6　坐姿人体尺寸(男)　　　　　　　　　　　（单位:mm）

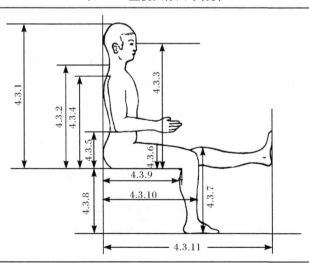

续表

测量项目 \ 百分位数 年龄分组	18～60 岁							18～25 岁						
	1	5	10	50	90	95	99	1	5	10	50	90	95	99
4.3.1 坐高	836	858	870	908	947	958	979	841	863	873	910	951	963	984
4.3.2 坐姿颈椎点高	599	615	624	657	691	701	719	596	613	622	655	691	702	718
4.3.3 坐姿眼高	729	749	761	798	836	847	868	732	753	763	801	840	851	868
4.3.4 坐姿肩高	539	557	566	598	631	641	659	538	557	565	597	631	641	658
4.3.5 坐姿肘高	214	228	235	263	291	298	312	215	227	234	261	289	297	311
4.3.6 坐姿大腿厚	103	112	116	130	146	151	160	106	114	117	130	144	149	156
4.3.7 坐姿膝高	441	456	464	493	523	532	549	443	459	468	497	527	535	554
4.3.8 小腿加足高	372	383	389	413	439	448	463	375	386	393	417	444	454	468
4.3.9 坐深	407	421	429	457	486	494	510	407	423	429	457	486	494	511
4.3.10 臀膝距	499	515	524	554	585	595	613	500	516	525	554	585	594	615
4.3.11 坐姿下肢长	892	921	937	992	1046	1063	1096	893	925	939	992	1050	1068	1100

测量项目 \ 百分位数 年龄分组	26～35 岁							36～60 岁						
	1	5	10	50	90	95	99	1	5	10	50	90	95	99
4.3.1 坐高	839	862	874	911	948	959	983	832	853	865	904	941	952	973
4.3.2 坐姿颈椎点高	600	617	626	659	692	702	722	599	615	625	658	691	700	719
4.3.3 坐姿眼高	733	753	764	801	837	849	873	724	743	756	795	832	841	864
4.3.4 坐姿肩高	539	559	569	600	633	642	660	538	556	564	597	630	639	657
4.3.5 坐姿肘高	217	230	237	264	291	299	313	210	226	234	263	292	299	313
4.3.6 坐姿大腿厚	102	111	115	130	147	152	160	102	110	115	131	148	152	162
4.3.7 坐姿膝高	441	456	464	494	523	531	553	439	455	462	490	518	527	543
4.3.8 小腿加足高	373	384	391	415	441	448	462	370	380	386	409	435	442	458
4.3.9 坐深	405	421	429	458	486	493	510	407	420	428	457	486	494	511
4.3.10 臀膝距	497	514	523	554	586	595	611	500	515	524	554	585	596	613
4.3.11 坐姿下肢长	889	919	934	991	1045	1064	1095	892	922	938	992	1045	1060	1095

表 2.7　坐姿人体尺寸(女)　　　　　　　　(单位:mm)

测量项目 \ 百分位数 年龄分组	18~55 岁							18~25 岁						
	1	5	10	50	90	95	99	1	5	10	50	90	95	99
4.3.1 坐高	789	809	819	855	891	901	920	793	811	822	858	894	903	924
4.3.2 坐姿颈椎点高	563	579	587	617	648	657	675	565	581	589	618	649	658	677
4.3.3 坐姿眼高	678	695	704	739	773	783	803	680	636	707	741	774	785	806
4.3.4 坐姿肩高	504	518	526	556	585	594	609	503	517	526	555	584	593	608
4.3.5 坐姿肘高	201	215	223	251	277	284	299	200	214	222	249	275	283	299
4.3.6 坐姿大腿厚	107	113	117	130	146	151	160	107	113	116	129	143	148	156
4.3.7 坐姿膝高	410	424	431	458	485	493	507	412	428	435	461	487	494	512
4.3.8 小腿加足高	331	342	350	382	399	405	417	336	346	355	384	402	408	420
4.3.9 坐深	388	401	408	433	461	469	485	389	401	409	433	460	468	485
4.3.10 臀膝距	481	495	502	529	560	568	587	480	495	501	529	560	568	586
4.3.11 坐姿下肢长	826	851	865	912	960	975	1005	825	854	867	914	963	978	1008

测量项目 \ 百分位数 年龄分组	26~35 岁							36~55 岁						
	1	5	10	50	90	95	99	1	5	10	50	90	95	99
4.3.1 坐高	792	810	820	857	893	904	921	786	805	816	851	886	896	915
4.3.2 坐姿颈椎点高	563	579	588	618	650	658	677	561	576	584	616	647	655	672
4.3.3 坐姿眼高	679	969	705	740	775	786	806	674	692	701	735	769	778	796
4.3.4 坐姿肩高	506	520	528	556	587	596	610	504	518	525	555	584	592	608
4.3.5 坐姿肘高	204	217	225	251	277	284	298	201	215	223	251	279	287	300
4.3.6 坐姿大腿厚	107	113	116	130	145	150	160	108	114	118	133	149	154	164
4.3.7 坐姿膝高	409	423	431	458	486	493	508	409	422	429	455	483	490	503
4.3.8 小腿加足高	334	345	353	383	399	405	417	327	338	344	379	396	401	412
4.3.9 坐深	390	403	409	434	463	470	485	386	400	406	432	461	468	487
4.3.10 臀膝距	481	494	501	529	561	570	590	482	496	502	529	562	572	588
4.3.11 坐姿下肢长	826	850	865	912	960	976	1004	826	848	862	909	957	972	996

表 2.8　人体水平尺寸(男)　　　　　　　(单位:mm)

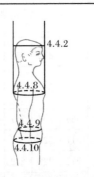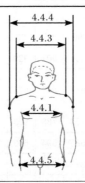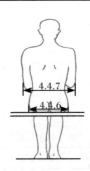

测量项目 \ 百分位数	18~60岁							18~25岁						
年龄分组	1	5	10	50	90	95	99	1	5	10	50	90	95	99
4.4.1 胸宽	242	253	259	280	307	315	331	239	250	256	275	298	306	320
4.4.2 胸厚	176	186	191	212	237	245	261	170	181	186	204	223	230	241
4.4.3 肩宽	330	344	351	375	397	403	415	331	344	351	375	398	404	417
4.4.4 最大肩宽	383	398	405	431	460	469	486	380	395	403	427	454	463	482
4.4.5 臀宽	273	282	288	306	327	334	346	271	280	285	302	322	327	339
4.4.6 坐姿臀宽	284	295	300	321	347	355	369	281	292	297	316	338	345	360
4.4.7 坐姿两肘间宽	353	371	381	422	473	489	518	348	364	374	410	454	467	495
4.4.8 胸围	762	791	806	867	944	970	1018	746	778	792	845	908	925	970
4.4.9 腰围	620	650	665	735	859	895	960	610	634	650	702	771	796	857
4.4.10 臀围	780	805	820	875	948	970	1009	770	800	814	860	915	936	974

测量项目 \ 百分位数	26~35岁							36~60岁						
年龄分组	1	5	10	50	90	95	99	1	5	10	50	90	95	99
4.4.1 胸宽	244	254	260	281	305	313	327	243	254	261	285	313	321	336
4.4.2 胸厚	177	187	192	212	233	241	254	181	192	198	219	245	253	266
4.4.3 肩宽	331	346	352	376	398	404	415	328	343	350	373	395	401	415
4.4.4 最大肩宽	386	399	406	432	460	469	486	383	398	406	433	464	473	489
4.4.5 臀宽	272	282	287	305	326	332	344	275	285	291	311	332	338	349
4.4.6 坐姿臀宽	283	295	300	320	344	351	365	289	299	304	327	354	361	375
4.4.7 坐姿两肘间宽	353	372	381	421	470	485	513	359	378	389	435	485	499	527
4.4.8 胸围	772	799	812	869	939	958	1008	775	803	820	885	967	990	1035
4.4.9 腰围	625	652	669	734	832	865	921	640	670	690	782	900	932	986
4.4.10 臀围	780	805	820	874	941	962	1000	785	811	830	895	966	985	1023

表 2.9　人体水平尺寸(女)　　　　　　　　(单位:mm)

年龄分组 百分位数 测量项目	18～55 岁							18～25 岁						
	1	5	10	50	90	95	99	1	5	10	50	90	95	99
4.4.1 胸宽	219	233	239	260	289	299	319	214	228	234	253	274	282	296
4.4.2 胸厚	159	170	176	199	230	239	260	155	166	171	191	215	222	237
4.4.3 肩宽	304	320	328	351	371	377	387	302	319	328	351	370	376	386
4.4.4 最大肩宽	347	363	371	397	428	438	458	342	359	367	391	415	424	439
4.4.5 臀宽	275	290	296	317	340	346	360	270	286	292	311	331	338	349
4.4.6 坐姿臀宽	295	310	318	344	374	382	400	289	306	313	336	360	368	382
4.4.7 坐姿 两肘间宽	326	648	360	404	460	478	509	320	338	348	384	426	439	465
4.4.8 胸围	717	745	760	825	919	949	1005	710	735	750	802	865	885	930
4.4.9 腰围	622	659	680	772	904	950	1025	608	636	654	724	803	832	892
4.4.10 臀围	795	824	840	900	975	1000	1044	790	815	830	881	940	959	994

年龄分组 百分位数 测量项目	26～35 岁							36～55 岁						
	1	5	10	50	90	95	99	1	5	10	50	90	95	99
4.4.1 胸宽	221	234	240	260	287	295	313	225	238	245	269	301	309	327
4.4.2 胸厚	160	171	177	198	227	236	253	166	177	183	208	240	251	268
4.4.3 肩宽	304	320	328	350	372	378	387	305	323	329	350	372	378	390
4.4.4 最大肩宽	347	363	371	396	426	435	455	356	368	376	405	439	449	468
4.4.5 臀宽	277	290	296	317	339	345	358	282	296	301	323	345	352	366
4.4.6 坐姿臀宽	295	311	318	345	372	381	398	302	317	325	353	382	390	411
4.4.7 坐姿 两肘间宽	331	352	362	404	453	469	500	344	367	379	427	481	496	526
4.4.8 胸围	718	747	762	823	907	934	988	661	704	728	836	962	998	1060
4.4.9 腰围	636	672	691	775	882	921	993	661	704	728	836	962	998	1060
4.4.10 臀围	792	824	838	900	970	992	1030	812	843	858	926	1001	1021	1064

表 2.10　人体头部尺寸(男)　　　　　　　　(单位:mm)

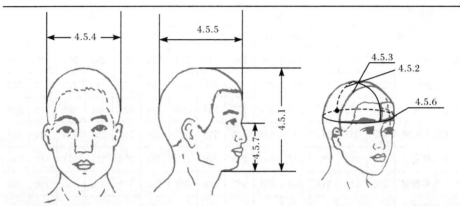

测量项目	年龄分组 18~60 岁							18~25 岁						
百分位数	1	5	10	50	90	95	99	1	5	10	50	90	95	99
4.5.1 头全高	199	206	210	223	237	241	249	199	206	210	224	237	241	248
4.5.2 头矢状弧	314	324	329	350	370	375	384	315	324	330	350	370	375	384
4.5.3 头冠状弧	330	338	344	361	378	383	392	333	342	347	365	381	386	395
4.5.4 头最大宽	141	145	146	154	162	164	168	142	145	147	155	163	164	169
4.5.5 头最大长	168	173	175	184	192	195	200	167	171	174	182	191	193	198
4.5.6 头围	525	536	541	560	580	586	597	526	536	542	561	580	586	597
4.5.7 形态面长	104	109	111	119	128	130	135	104	108	110	118	127	129	133

测量项目	年龄分组 26~35 岁							36~60 岁						
百分位数	1	5	10	50	90	95	99	1	5	10	50	90	95	99
4.5.1 头全高	198	206	210	223	236	240	249	199	206	209	223	237	241	250
4.5.2 头矢状弧	314	325	331	350	370	375	385	314	323	328	348	368	372	383
4.5.3 头冠状弧	332	341	345	362	378	384	393	327	335	340	357	374	378	389
4.5.4 头最大宽	142	145	147	154	162	164	168	140	144	146	153	161	163	167
4.5.5 头最大长	168	173	175	184	192	195	200	171	175	177	185	194	196	201
4.5.6 头围	525	536	541	561	581	587	597	525	536	540	560	580	586	596
4.5.7 形态面长	105	109	111	119	127	130	135	105	110	112	120	129	131	136

表 2.11　人体头部尺寸(女)　　　　　　　　(单位:mm)

测量项目	年龄分组 18~55 岁							18~25 岁						
百分位数	1	5	10	50	90	95	99	1	5	10	50	90	95	99
4.5.1 头全高	139	200	203	216	228	232	239	194	201	204	216	229	232	240
4.5.2 头矢状弧	300	310	313	329	344	349	358	300	307	311	327	342	347	357

续表

测量项目＼年龄分组　百分位数	18～55 岁							18～25 岁						
	1	5	10	50	90	95	99	1	5	10	50	90	95	99
4.5.3 头冠状弧	318	327	332	348	366	372	381	320	329	333	350	367	372	382
4.5.4 头最大宽	137	141	143	149	156	158	162	138	141	143	150	157	159	163
4.5.5 头最大长	161	165	167	176	184	187	191	159	164	166	174	183	185	189
4.5.6 头围	510	520	525	546	567	573	585	508	520	525	546	567	572	584
4.5.7 形态面长	97	100	102	109	117	119	123	96	100	101	108	115	118	122

测量项目＼年龄分组　百分位数	26～35 岁							36～55 岁						
	1	5	10	50	90	95	99	1	5	10	50	90	95	99
4.5.1 头全高	194	200	204	216	228	232	239	192	199	202	215	227	231	238
4.5.2 头矢状弧	302	310	314	329	345	349	358	302	310	315	330	346	351	360
4.5.3 头冠状弧	320	327	332	349	367	372	382	317	326	331	347	365	370	380
4.5.4 头最大宽	137	141	143	149	156	158	162	137	140	142	149	156	158	161
4.5.5 头最大长	161	165	167	176	184	186	190	163	167	169	178	186	188	193
4.5.6 头围	510	520	525	546	566	573	585	512	521	526	547	568	573	587
4.5.7 形态面长	97	100	102	109	117	118	123	98	101	103	110	118	120	124

表 2.12　手部尺寸(男)　　　　　　　　　　　　　　　　(单位:mm)

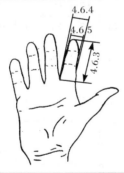
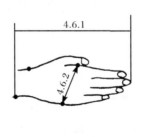

测量项目＼年龄分组　百分位数	18～60 岁							18～25 岁						
	1	5	10	50	90	95	99	1	5	10	50	90	95	99
4.6.1 手长	164	170	173	183	193	196	202	163	170	173	182	193	196	202
4.6.2 手宽	73	76	77	82	87	89	91	73	75	77	82	87	89	91
4.6.3 食指长	60	63	64	69	74	76	79	60	63	64	69	74	76	79
4.6.4 食指近位指关节宽	17	18	18	19	20	21	21	17	17	18	19	20	20	21

续表

年龄分组 百分位数 测量项目	18~60岁							18~25岁						
	1	5	10	50	90	95	99	1	5	10	50	90	95	99
4.6.5 食指远位指关节宽	14	15	15	16	17	18	19	14	15	15	16	17	18	18

年龄分组 百分位数 测量项目	26~35岁							36~60岁						
	1	5	10	50	90	95	99	1	5	10	50	90	95	99
4.6.1 手长	165	170	173	183	193	196	202	164	170	173	182	193	196	202
4.6.2 手宽	74	76	78	81	87	89	92	73	76	77	82	87	89	91
4.6.3 食指长	61	63	64	70	75	76	73	60	63	64	63	74	76	79
4.6.4 食指近位指关节宽	17	18	18	19	20	21	21	17	18	18	19	20	21	21
4.6.5 食指远位指关节宽	14	15	15	16	17	18	19	14	15	15	16	18	18	19

表 2.13　手部尺寸(女)　　　　　(单位:mm)

年龄分组 百分位数 测量项目	18~55岁							18~25岁						
	1	5	10	50	90	95	99	1	5	10	50	90	95	99
4.6.1 手长	154	159	161	171	180	183	189	154	158	161	170	180	183	188
4.6.2 手宽	67	70	71	76	80	82	84	67	69	70	75	80	81	83
4.6.3 食指长	57	60	61	66	71	72	76	57	60	61	66	71	72	75
4.6.4 食指近位指关节宽	15	16	16	17	18	19	20	15	16	16	17	18	18	19
4.6.5 食指远位指关节宽	13	14	14	15	16	16	17	13	14	14	15	16	16	17

年龄分组 百分位数 测量项目	26~35岁							36~55岁						
	1	5	10	50	90	95	99	1	5	10	50	90	95	99
4.6.1 手长	154	159	162	171	181	184	189	154	158	161	171	180	183	189
4.6.2 手宽	68	70	71	76	81	82	85	68	70	72	76	81	82	85
4.6.3 食指长	57	60	61	66	71	73	76	57	60	61	66	71	73	76
4.6.4 食指近位指关节宽	15	16	16	17	18	18	20	16	16	16	17	19	19	20
4.6.5 食指远位指关节宽	13	14	14	15	16	16	17	13	14	14	15	16	17	17

表 2.14　足部尺寸(男)　　　　　　　　　　　　(单位：mm)

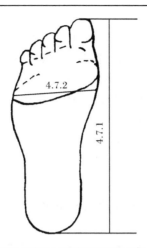

测量项目	年龄分组 百分位数	18～60 岁							18～25 岁						
		1	5	10	50	90	95	99	1	5	10	50	90	95	99
4.7.1 足长		223	230	234	247	260	264	272	224	230	234	247	260	265	273
4.7.2 足宽		86	88	90	96	102	103	107	85	88	90	95	101	103	106

测量项目	年龄分组 百分位数	26～35 岁							36～60 岁						
		1	5	10	50	90	95	99	1	5	10	50	90	95	99
4.7.1 足长		223	230	234	247	261	264	271	223	230	233	246	259	263	271
4.7.2 足宽		86	89	90	96	101	103	106	86	89	90	96	102	104	1074

表 2.15　足部尺寸(女)　　　　　　　　　　　　(单位：mm)

测量项目	年龄分组 百分位数	18～55 岁							18～25 岁						
		1	5	10	50	90	95	99	1	5	10	50	90	95	99
4.7.1 足长		208	213	217	229	241	244	251	208	213	217	228	241	244	251
4.7.2 足宽		78	81	83	88	93	95	98	78	81	82	87	92	94	97

测量项目	年龄分组 百分位数	26～35 岁							36～55 岁						
		1	5	10	50	90	95	99	1	5	10	50	90	95	99
4.7.1 足长		207	214	217	229	241	245	252	207	213	216	228	240	243	250
4.7.2 足宽		79	81	83	88	93	95	98	79	82	83	88	94	96	99

2.2.4　人体各部位比例及人体间尺寸换算

人体各部分尺寸在正常情况下有一定的比例关系。

1. 人体尺寸的差异

因年龄、性别、时代、职业、地区和种族等不同，人体测量统计数据将产生差异。统计表明，中国人体尺寸增长过程一般在男性 20 岁、女性 18 岁结束。在男性与女性之间，人体尺寸、重量和比例关系都有明显差异。随着人类社会的不断发展，卫生、医疗、生活水平的不断提高及体育运动的开展，人类的成长和发育也会发生变化。不同国家、地区、种族之间人体尺寸差异较大，即使在同一国家，不同区域也有差异。不同职业的人，在身体大小及比例上也存在差异，一般体力劳动者平均身体尺寸都比脑力劳动者稍大。

（1）地域与人种的差异。表 2.16 列出我国不同地区的人体几何尺寸。我国是多民族国家，即使汉族，其所属原始种系也不同，必须予以充分考虑。表 2.17 为各国人群身高统计值。

表 2.16　中国各地区人群部分几何尺寸
(a) 年龄：18～60 岁（男）

项目	东北、华北区 均值 M	东北、华北区 标准差 S_D	西北区 均值 M	西北区 标准差 S_D	东南区 均值 M	东南区 标准差 S_D	华中区 均值 M	华中区 标准差 S_D	华南区 均值 M	华南区 标准差 S_D	西南区 均值 M	西南区 标准差 S_D
体重/kg	64	8.2	60	7.6	59	7.7	57	6.9	56	6.9	55	6.8
身高/mm	1693	56.6	1684	53.7	1686	55.2	1669	56.3	1650	57.1	1647	56.7
胸围/mm	888	55.5	880	51.9	865	52.0	853	49.2	851	48.9	855	48.3

(b) 年龄：18～55 岁（女）

项目	东北、华北区 均值 M	东北、华北区 标准差 S_D	西北区 均值 M	西北区 标准差 S_D	东南区 均值 M	东南区 标准差 S_D	华中区 均值 M	华中区 标准差 S_D	华南区 均值 M	华南区 标准差 S_D	西南区 均值 M	西南区 标准差 S_D
体重/kg	55	7.7	52	7.1	51	7.2	50	6.8	49	6.5	50	6.9
身高/mm	1586	51.8	1575	51.9	1575	50.8	1560	50.7	1549	49.7	1546	53.9
胸围/mm	848	66.4	837	55.9	831	59.8	820	55.8	819	57.6	809	58.8

表 2.17　部分国家/地区人的身高统计　　　　　　　　（单位：mm）

	性别	M	S_D	1%	10%	20%	30%	40%	50%	60%	70%	80%	90%	99%
日本	男	1651	52	1529	1584	1607	1624	1638	1651	1664	1678	1695	1718	1773
日本	女	1544	50	1429	1481	1502	1518	1532	1544	1556	1570	1586	1607	1659
美国	男	1755	72	1587	1662	1694	1717	1737	1755	1773	1793	1816	1848	1923
美国	女	1618	60	1474	1539	1566	1585	1602	1618	1634	1651	1670	1697	1762

续表

	性别	M	S_D	1%	10%	20%	30%	40%	50%	60%	70%	80%	90%	99%
法国	男	1690	61	1548	1612	1639	1658	1675	1690	1705	1722	1741	1768	1832
	女	1590	45	1485	1532	1552	1566	1579	1590	1601	1614	1628	1648	1695
意大利	男	1680	66	1526	1596	1625	1645	1663	1680	1696	1715	1735	1764	1834
	女	1560	71	1394	1469	1500	1522	1542	1560	1578	1598	1620	1651	1726
英国	男	1780	61	1638	1702	1729	1748	1765	1780	1795	1812	1831	1858	1922
西班牙	男	1690	61	1548	1612	1639	1658	1675	1690	1705	1722	1741	1768	1832
非洲	男	1680	77	1501	1581	1615	1639	1661	1680	1699	1721	1745	1779	1859
	女	1570	45	1465	1512	1532	1546	1559	1570	1581	1594	1608	1628	1675
马来	男	1540	66	1386	1456	1485	1505	1523	1540	1556	1575	1595	1624	1694
西亚	女	1440	51	1321	1375	1397	1413	1427	1440	1453	1467	1485	1505	1559
越南	女	1460	51	1341	1395	1417	1433	1447	1460	1473	1487	1503	1525	1579
柬埔寨	女	1490	51	1371	1426	1447	1463	1477	1490	1503	1517	1533	1555	1609
墨西哥(印第安人)	男	1580	45	1475	1522	1542	1556	1569	1580	1591	1604	1618	1638	1685

（2）性别的差异。表 2.18 列出女性与男性相比各部位尺寸的差异。

表 2.18　女/男性人体几何尺寸比例

部位	身长	上肢长	下肢长	两臂展开长	足长	躯干长	头长	形态面高	头围	颈围
系数	95%	93%	94%	93%	94%	96%	92%	92%	98%	90%

部位	胸围	腰围	臀围	上臂围	前臂围	大腿围	腿肚围	手宽	足宽
系数	90%	89%	102%	96%	92%	102%	98%	94%	93%

（3）年龄的差异。一般男子的身高增长到 20 岁左右，部分人可到 30 岁。女子身高增长到 18 岁左右基本定型。30 岁以后成人身高将随年龄增长而缩减。人体各部分尺寸定型年龄也不同，通常男性 15 岁、女性 13 岁手的尺寸就达到了一定值。男性 17 岁、女性 15 岁脚的大小也基本定型。

（4）时代的差异。随着食物结构的变化、卫生知识的普及，人类群体的身材向高大化发展。欧洲居民每隔十年身高增加 1～1.4cm，目前这种趋势已减缓。身高增加到一定程度会转化为社会经济负担，如我国十几亿人口，人均身高每增加 1%，就相当于多养活 3000 万人口。

2. 人体比例

成年人的身体各部分尺寸在正常情况下有一定的比例关系。在设计中，当缺乏人体各部分详细测量数据时，可按表 2.19 中的比例估算，表中 H 及 h 为身高。

表 2.19　人体各部分比例统计关系

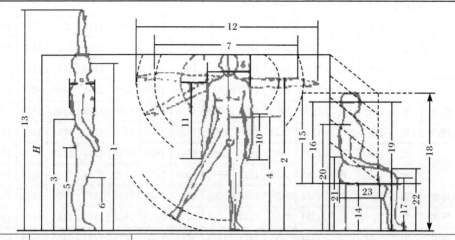

代号	名称	立姿			
		男		女	
		亚洲人	欧美人	亚洲人	欧美人
1	眼　高	$0.933H$	$0.937h$	$0.933H$	$0.937h$
2	肩　高	$0.844H$	$0.833h$	$0.844H$	$0.833h$
3	肘　高	$0.600H$	$0.625h$	$0.600H$	$0.625h$
4	脐　高	$0.600H$	$0.937h$	$0.933H$	$0.937h$
5	臀　高	$0.467H$	$0.458h$	$0.467H$	$0.458h$
6	膝　高	$0.267H$	$0.313h$	$0.267H$	$0.313h$
7	腕—腕距	$0.800H$	$0.813h$	$0.800H$	$0.813h$
8	肩—肩距	$0.222H$	$0.250h$	$0.213H$	$0.200h$
9	胸深	$0.178H$	$0.167h$	$0.133\sim1.177H$	$0.125\sim0.166h$
10	前臂长(包括手)	$0.267H$	$0.250h$	$0.267H$	$0.250h$
11	肩—指距	$0.467H$	$0.438h$	$0.467H$	$0.438h$
12	双手展宽	$1.000H$	$1.000h$	$1.000H$	$1.000h$
13	手举起最高点	$1.278H$	$1.250h$	$1.278H$	$1.250h$

　　在实际工作中,常需要人体的一些工程学参数,它们可以通过比例关系估计。

（1）人体体积 V。可用下式计算：

$$V=1.015W-4.937 \tag{2.1}$$

此公式适用于体重为 50～100kg 的成年男子。

（2）人体表面积 S。目前有以下多种计算方法：

① 米赫(Meeh)公式。

$$S=KW^{2/3} \tag{2.2}$$

② 布博伊斯(Bubois)公式。

$$S=W^{0.425}H^{0.725}K \tag{2.3}$$

式中，K 为不同人种常数，中国人 $K=72.46$。

③ 史蒂文森(Stevenson)公式。

$$S=0.0061H+0.0128W-0.1529 \tag{2.4}$$

④ 赖维铁公式。

$$S=0.0235H^{0.42246}W^{0.51456} \tag{2.5}$$

上述公式中，V 为人体体积(m^3)；S 为人体表面积(m^2)；W 为人体体重(kg)；H 为身高(cm)。

2.2.5　人体活动范围测量

人体各部位的活动范围主要表现为颈部、脊柱、上肢和下肢的活动范围，其决定要素是各部位关节的活动范围，又称关节活动度(ROM)，即关节所能实现的最大运动弧度(角度)，它进一步分为主动关节活动度和被动关节活动度，前者是由肌肉主动收缩产生，后者则完全由外力产生。

关节活动范围检查是评估各种原因引起肢体活动功能障碍最常用的检查方法，是评定关节运动功能损伤范围与程度的指标之一。通过对患者关节活动度的测量与力学分析，可以确定关节活动是否受限和受限的程度，发现影响关节活动的原因，确定适宜的治疗目标，判定康复治疗的效果，为临床治疗提供客观依据。

1. 人体肢体运动的定义

以图 1.4(a)所示站立相为基准，通过定义的三个基准面(冠状面、矢状面和横断面)、三个基准轴(矢状轴 X、冠状轴 Y 和垂直轴 Z)及人体的正面与背面，人体的运动可定义为如下四类，如图 1.4(b)～(d)所示。

1) 屈伸运动

肢体或躯干运动中两正面相互接近、角度变小时称为屈，相反为伸。例如，低头为屈，抬头为伸；手部正(掌)面弯向前臂正面为屈，相反为伸。足部具有自己的专业术语，即背屈(脚尖向上，脚背与小腿正面间的角度小于 90°)与跖屈(脚尖向下，脚背与小腿正面间的角度大于 90°)。

2) 收展运动

肢体运动中向正中矢状面接近为内收，相反为外展；躯干则分左侧弯与右侧弯。

3）内外旋运动

肢体沿自身的轴线转动，运动中肢体的正面转向内侧为旋内，相反为旋外。对于前臂，旋内又称旋前，旋外又称旋后。躯干则分为左旋与右旋。

4）环转运动

关节在原位转动，骨的远端作圆周运动，实际为屈伸、收展和内外旋运动的综合运动。

上述运动定义适用于肢体和躯干的各种非基准姿态，如图 1.4(e)所示两种姿态下手臂的运动皆按"两肢体正面相互接近、角度变小或相反"这一特点，定义为屈伸运动。

2. 人体各部位的活动范围

表 2.20 为人体脊柱活动范围。表 2.21 为人体上肢活动范围。表 2.22 为人体下肢活动范围。

表 2.20 人体脊柱活动范围

关节	运动	受检体位	测角计放置方法			正常值
			轴心	固定臂	移动臂	
颈部	右旋 左旋	坐或仰卧，于头顶测量	头顶后方	头顶中心矢状面	鼻梁与枕骨结节的连线	各0～70°
	前屈	坐或立位，在侧方测量	肩峰	平行前额面中心线	头顶与耳孔连线	0～60°
	后伸	同上	同上	同上	同上	0～50°
	右侧屈 左侧屈	坐或立位，于后方测量	第7颈椎棘突	第7颈椎与第5腰椎棘突的连线	头顶中心与第7颈椎棘突的连线	各0～50°
胸腰	右旋 左旋	坐位，臀部固定	头顶部中点	双侧髂棘上缘连线的平行线	双侧肩峰连线的平行线	0～40°
	前屈	坐位或立位	第5腰椎棘突	通过第5腰椎棘突的垂线	第7颈椎与第5腰椎棘突连线	0～45°
	后伸	同上	同上	同上	同上	0～30°
	左侧屈 右侧屈	坐位或立位	第5腰椎棘突	两侧髂嵴连线中点的垂线	第7颈椎与第5腰椎棘突连线	各0～50°

表 2.21　人体上肢活动范围

关节	运动	受检体位	测角计放置方法			正常值
			轴心	固定臂	移动臂	
肩	屈伸	坐或立位,臂置于体侧,肘伸直	肩峰	与腋中线平行	与肱骨纵轴平行	屈:0～180° 伸:0～50°
	外展	坐和站位,臂置于体侧,肘伸直	肩峰	与身体中线平行	同上	0～180°
	内旋 外旋	仰卧,肩外展90°,肘屈90°	鹰嘴	与腋中线平行	与前臂纵轴平行	各 0～90°
肘	屈伸	仰卧或坐或立位,臂取解剖位	肱骨外上髁	与肱骨纵轴平行	与桡骨纵轴平行	0～150°
桡尺	旋前 旋后	坐位,上臂置于体侧,肘屈90°,前臂中立位	尺骨茎突	与地面垂直	腕关节背面(测旋前)或掌面(测旋后)	各 0～90°
腕	屈伸	坐或站位,前臂完全旋前	尺骨茎突	与前臂纵轴平行	与第二掌骨纵轴平行	屈:0～90° 伸:0～70°
	尺侧偏移 桡侧偏移	坐位,屈肘,前臂旋前,腕中立位	腕背侧中点	前臂背侧中线	第三掌骨纵轴	桡偏:0～25° 尺偏:0～55°
掌指	屈伸	坐位,腕中立位	近节指骨近端	与掌骨平行	与近指骨平行	伸:0～20°,屈:0～90°(拇指0～30°)
指间	屈伸	同上	远侧指骨近端	与近侧指骨平行	与远指骨平行	近指间为0～100° 远指间为0～80°
拇指 腕掌	内收 外展	同上	腕掌关节	与食指平行	与拇指平行	0～60°

表 2.22　人体下肢活动范围

关节	运动	受检体位	测角计放置方法			正常值
			轴心	固定臂	移动臂	
髋	屈	仰卧或侧卧,对侧下肢伸直	股骨大转子	与身体纵轴平行	与股骨纵轴平行	0～125°
	伸	侧卧,被测下肢在上	同上	同上	同上	0～15°
	内收 外展	仰卧	髂前上棘	左右髂前上棘连线的垂直线	髂前上棘至髌骨中心的连线	各 0～45°
	内旋 外旋	仰卧,两小腿于床缘外下垂	髌骨下端	与地面垂直	与胫骨纵轴平行	各 0～45°
膝	屈伸	俯卧、侧卧或坐在椅子边缘	膝关节或腓骨小头	与股骨纵轴平行	与胫骨纵轴平行	屈:0～150° 伸:0

续表

关节	运动	受检体位	测角计放置方法			正常值
			轴心	固定臂	移动臂	
踝	背屈 跖屈	仰卧,踝处于中立位	腓骨纵轴线与足外缘交叉处	与腓骨纵轴平行	与第五跖骨纵轴平行	背屈:0~20° 跖屈:0~45°
	内翻 外翻	俯卧,足位于床缘外	踝后方两踝中点	小腿后纵轴	轴心与足跟中点连线	内翻:0~35° 外翻:0~25°

2.3　人体骨肌系统三维几何建模的数据来源

人体骨肌系统几何建模的解剖数据主要来自冷冻切片、CT、MRI 医学影像数据。

2.3.1　冷冻切片数字摄像

近年来出现了尸体冷冻切片获取技术,通过对志愿者尸体标本进行低温冷冻,然后采用精密数控机床将冷冻尸体标本进行逐层铣切,对每一新暴露的断层用高分辨率数码相机拍照存储,构成清晰的软、硬组织解剖学数据,最终形成全身的数字断层数据库,其缺点是冷冻后软组织有少量变形,是目前的改进方向。

1989 年,美国国家医学图书馆(National Library of Medicine, NLM)提出"可视化人体计划"(Visible Human Project, VHP)[1]。1991 年 8 月,NLM 和科罗拉多大学健康科学中心(Health Sciences Center)签订协议,正式启动 VHP 计划,由科罗拉多大学医学院 Spitzer 教授领导的团队对一名男性志愿捐献者的遗体进行低温冷冻、层层铣切,并进行数字摄像,于 1994 年 11 月完成了世界首例人体结构数据集,构造了数字化虚拟人,切片层间距为 1mm。1995 年,美国进一步发布了一套女性冷冻尸体层切数据集,切片层间距为 0.33mm。VHP[2] 的工作在国际上引起巨大反响,世界主要发达国家都相继在这一领域进行了同类研究。2000 年,由韩国延世大学和韩国科技信息研究所承担的"可视韩国人"(Visible Korean Human, VKH)5 年计划正式启动。2001 年,Chung 博士领导的团队获取了第一例韩国可视人体数据集,切片厚度为 0.2mm。2001 年 11 月,我国以"中国数字化虚拟人体的科技问题"为主题,召开了第 174 次香山科学会议,拉开了我国数字人研究的序幕,会后数字化虚拟人体若干关键技术研究课题列入国家项目。2003 年,南方医科大学[3]、中国人民解放军第三军医大学[4] 各自完成了我国数字化虚拟人体的数据采集,至今共建立了中国 4 具男性、4 具女性和 1 具婴儿的整体数据集。2003 年 9 月,第 208 次香山科学会议以"中国数字化虚拟人体研究的发展与应用"为主题,推动数字虚拟人研究向数字物理人和数字生理人研究转化,推进研究成果在医学和相关领域的应用。

2.3.2 CT 与 MRI 医学影像数据

自 19 世纪末,德国科学家伦琴发现 X 射线并将其用于医学检查以来,CT、MRI 等新的成像技术和设备的不断涌现使得能够采用无创的方式得到人体内部结构和器官的影像,从而能更真实客观地了解人体解剖与生理功能状况及病理变化。

CT 包含通用 CT、micro-CT、牙-CT 等类型,其中,通用 CT 设备已发展到 256 排,断层间距 0.32mm。然而,目前 CT、MRI 等设备存在一定的技术限制:CT 图像对硬组织的分辨较好,对软组织分辨较差;而 MRI 图像对软组织的分辨较好,对硬组织的分辨较差。这些限制使得单一 CT 或 MRI 图像不能够完全表现人体骨肌系统建模所需的解剖学数据,必须对同一对象用两种不同手段分别获取,分别进行处理,然后通过图像配准技术融合为完整骨肌系统三维模型。

2.4 基于冷冻切片数据的人体骨肌系统三维几何建模

2006 年,国家自然科学基金重点项目"中国力学虚拟人"[5]批准立项,要求在中国数字虚拟人研究成果基础上,建立一个人体骨肌系统生物力学仿真模型,用于人体生物力学分析。骨肌系统建模的数据采用中国人民解放军第三军医大学高分辨率冷冻切片数据集,该数据集选用的尸体标本年龄为 35 岁男性、身高 170cm、体重 65kg,尸体的冰冻温度为零下 35℃,切片厚度为 0.1mm,切片数据图像的像素为 3072×2048,为目前世界上精度最高的冷冻切片数据集之一,图 2.4 为其中一张切片。

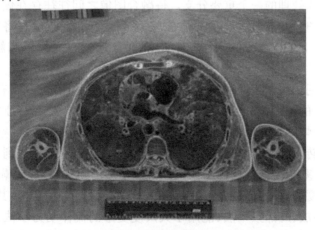

图 2.4 中国数字化可视人数据集 CVH-1(例)

2.4.1　骨骼的数据处理与三维建模方法

　　人体骨肌系统解剖数据处理主要是指通过数字图像处理技术,对 CT、MRI 和冷冻切片等医学影像数据进行配准、分割、曲线提取等操作,从二维医学影像数据中精确提取出目标组织,在提取出的二维曲线数据的基础上,进一步进行目标组织的三维几何重建。中国数字化虚拟人体数据集具有大量清晰表现人体解剖特性的冷冻切片图像,基于冷冻切片图像,通过三维重建技术,可以建立人体骨肌系统三维数字模型,图 2.5 为本书所采用的数据处理与三维重建技术路线。

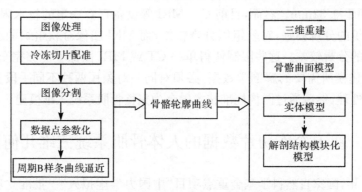

图 2.5　人体骨肌系统解剖数据处理与三维重建技术路线

1. 冷冻切片序列的图像配准

　　图像配准[6,7]是对取自不同时间、不同传感器或不同视角的同一场景的两幅图像或多幅图像按统一基准进行匹配的过程。图像配准广泛用于多模态图像分析,是医学图像处理的一个重要分支。待融合图像之间往往存在偏移、旋转、比例等空间变化,图像配准通过寻找一种(或一系列)空间变换算法,将这些图像变换到同一基准下,使两幅图像的所有对应解剖点达到空间位置和解剖结构上的一致。

　　目前,常用的医学图像配准方法有基于外部特征的图像配准(有基准框架)和基于内部特征的图像配准(无基准框架)两种方法。基于外部特征的图像配准方法通常根据两幅图像外部特征(如几个基准标记点的空间位置)的空间位置变化,通过偏移、旋转、比例等空间变换算法使这些基准点一致,从而达到目标组织图像位置的一致。基于内部特征的图像配准方法主要有 ICP 算法、头帽算法、矩和主轴法、基于灰度的方法(如最大互信息配准法)等。此外,还有许多其他配准方法,如最大相似性法、局部频率法、能用于大尺度变形的流体动力学法、基于 FFT 的方法和由粗到精进行迭代的金字塔法等。近年来,医学图像配准技术有了新的进展。就配准对象而言,从二维图像发展到三维多模医学图像;就配准方法而言,引入了信息学的理论和方法(如应用最大化的互信息量作为配准准则进行图像配准);就配准算法而言,引入了信号处理技术(如傅里叶变换和小波变换)。另外,非刚性配准也是近年来研究的热点,它对于非刚性对象的图像配准更加适用,配准结果也更加准确。

冷冻切片序列的每张图像具有四个用于配准的标记点,各幅图像对应位置上的标志点来自同一预埋的标志杆。由于铣削加工的工作台是运动部件,且图像采集装置的重复装卸,很难保证冷冻切片序列在原始坐标系中的空间位置始终保持不变,所以,需要根据标志点在采集图像上的实际位置进行后续配准。冷冻切片序列配准基于各幅图像相对基准图像标志点空间位置变换关系对相应图像进行平移、旋转、缩放空间变换。具体变换算法如下:设需要配准的左、右两个点集分别为 $\{p_{1,i}\}$ 和 $\{p_{r,i}\}$(图 2.6),配准的目标是对其中一个点集进行式(2.6)的几何变换,使得变换后,两两对应点之间的距离平方和最小。式(2.6)中,s 表示缩放比例,R 表示旋转变换,p_0 表示平移变换。

$$p_r = sR(p_1) + p_0 \tag{2.6}$$

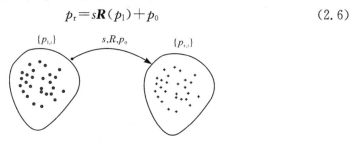

图 2.6　点集配准几何变换

(1)平移变换。

设图 2.6 中左侧点集的形心为 $\bar{p}_1 = \dfrac{1}{n}\sum\limits_{i=1}^{n} p_{1,i}$,右侧点集的形心为 $\bar{p}_r = \dfrac{1}{n}\sum\limits_{i=1}^{n} p_{r,i}$;原始点集相对于形心而形成的新的点列为

$$p'_{1,i} = p_{1,i} - \bar{p}_1 \text{ 且} \sum_{i=1}^{n} p'_{1,i} = 0$$

$$p'_{r,i} = p_{r,i} - \bar{p}_r \text{ 且} \sum_{i=1}^{n} p'_{r,i} = 0$$

两点集对应点之间的距离误差可表示为:$e_i = p'_{r,i} - sR(p'_{1,i}) - p'_0$,其中 $p'_0 = p_0 + sR(\bar{p}_1) - \bar{p}_r$。

全部点对的误差平方和为

$$E = \sum_{i=1}^{n} \| e_i \|^2 = \sum_{i=1}^{n} \| p'_{r,i} - sR(p'_{1,i}) \|^2$$

$$- 2p'_0 \sum_{i=1}^{n} [p'_{r,i} - sR(p'_{1,i})] + n \| p'_0 \|^2 \qquad (2.7)$$

根据形心的定义,式(2.7)中的第二项为 0;剩下第一项和第三项,第一项与平移变换无关,当第三项取值为 0 时,误差平方和最小。

从以上讨论可知,点集间的平移变换在求解出缩放比例和旋转变换后,根据式(2.7)中 p'_0 取值为 0 可以得出

$$p_0 = \bar{p}_r - sR(\bar{p}_1) \qquad (2.8)$$

(2) 旋转变换。

如图 2.7 所示,假设两点集经过比例缩放和平移变换后形心重合,$p'_{r,i}$ 是右侧点集中第 i 点相对于形心的坐标,$p''_{1,i}$ 是左侧点集第 i 点相对于形心的坐标。对应点之间的距离平方和为

$$E' = \sum_{i=1}^{n} \| p'_{r,i} - p''_{1,i} \|^2 = \sum_{i=1}^{n} [(p'_{r,i})^2 + (p''_{1,i})^2 - 2p'_{r,i}p''_{r,i}\cos\alpha_i] \qquad (2.9)$$

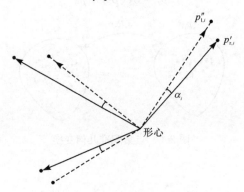

图 2.7　旋转变换示意图

当左侧点集整体转动 θ 时,E' 的大小发生变化,式(2.9)第三项可以改写为

$$\sum_{i=1}^{n} p'_{r,i}p''_{r,i}\cos(\alpha_i - \theta) \qquad (2.10)$$

式(2.10)中的 α_i 和 θ 的正负号选择可以根据旋转方向指定。当式(2.10)取得最大值时,E' 取得最小值。所以,展开式(2.10),令其一阶导数为 0,可求出旋转变换的角度 θ。

(3) 缩放比例。

经过平移变换后,式(2.7)可简化为

$$E = \sum_{i=1}^{n} \| p'_{r,i} - sR(p'_{1,i}) \|^2 \qquad (2.11)$$

因为旋转变换不改变矢量的模长,所以求解 s 时,不考虑旋转变换的影响。展开式 (2.11) 得

$$\boldsymbol{E} = \sum \| \boldsymbol{p}'_{r,i} \|^2 - 2s \sum_{i=1}^{n} \boldsymbol{p}'_{r,i} \boldsymbol{R}(\boldsymbol{p}'_{1,i}) + s^2 \sum_{i=1}^{n} \| \boldsymbol{p}'_{1,i} \|^2 \qquad (2.12)$$

当式 (2.12) 取得最小值时,可求出缩放变换的比例 s 为

$$s = \sum_{i=1}^{n} \boldsymbol{p}'_{r,i} \boldsymbol{R}(\boldsymbol{p}'_{1,i}) \Big/ \sum_{i=1}^{n} \| \boldsymbol{p}'_{1,i} \|^2 \qquad (2.13)$$

经过平移、旋转和缩放等配准过程后,冷冻切片序列的四个标志点统一到同一基准位置上,如图 2.8 所示。

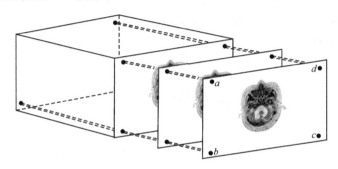

图 2.8　基于四个标志点($a \sim d$)配准后的示意图

2. 冷冻切片序列的图像分割

图像分割[8]是图像处理的关键步骤,目的是把图像中具有特殊涵义的不同区域加以识别,提取出感兴趣的目标组织。互不相交的每一个区域都满足特定区域的一致性,从而为定量、定性分析提供基础。图像分割的效果直接影响到三维重建后模型的精确性。

图像分割算法可根据像素灰度值的不连续性和相似性分为利用区域间灰度不连续性的基于边界的算法和利用区域内灰度相似性的基于区域的算法。主流医学图像分割算法[9~22]包括灰度阈值分割法、区域增长算法、分水岭算法、可变形模型算法、Level Set 算法、Markov 随机场算法、Voronoi-diagram 算法、模糊连接算法及联合算法等。此外,还包括结合特定理论工具的方法,如人工神经网络法、基于小波变换的方法、基于统计学的方法、基于分形的方法、基于数学形态学的方法、基于三维可视化系统结合 Fast Marching 算法和 Watershed 变换的医学图像分割方法等。

由于诸如模糊链接性、水平集、分水岭和可变形模型等传统的医学图像分割算法,很难从冷冻切片图像中自动获得分割对象几何模型。因此,本书采用 B 样条曲线逼近方法直接对冷冻切片图像进行分割,直接输出骨组织轮廓的样条曲线

模型。

　　这里假设在切片上交互式手工选择 $m+1$ 个轮廓特征数据点：$\{Q_0, Q_1, \cdots,$ $Q_m\}$；在控制误差范围内，得到表示轮廓曲线的最简周期 B 样条曲线所对应的控制点列 $\{P_i\}$ 和节点矢量 $\{u_i\}$。

　　1）轮廓特征数据点参数化

　　数据点参数化的方法有等距参数化、弦长参数化和向心参数化等，对于陡弯程度较大的曲线应用向心参数化方法效果较好。下面对采用向心法对轮廓特征数据点参数化进行说明。设与轮廓数据点 Q_i 相对应的参数值为 $\bar{u}_i$，共有 $m+1$ 个参数值；考虑封闭曲线首末端点重合，另 $Q_k = Q_{k\text{MOD}(m+1)}$，$k$ 对 $m+1$ 取余数，当 $k=m+1$ 时，$k\text{MOD}(m+1)=0$，$Q_{m+1}=Q_0$，增加一个参数值 $\bar{u}_{m+1}=1$。其他各点的参数值确定方法如下：

　　设

$$d = \sum_{k=1}^{m+1} \sqrt{|Q_{k\text{MOD}(m+1)} - Q_{k-1}|} \qquad (2.14)$$

令 $\bar{u}_0 = 0$

$$\bar{u}_k = \bar{u}_{k-1} + \frac{\sqrt{|Q_k - Q_{k-1}|}}{d}, \quad k=1,2,\cdots,m \qquad (2.15)$$

　　2）节点矢量的构成

　　设 p 次周期 B 样条闭曲线 $C(u)$ 的控制多边形由 $n+1$ 个互异控制顶点 $\{P_0,$ $P_1, \cdots, P_n\}$ 组成，则对应的节点矢量为

$$\{u_0, \cdots, u_p=0, u_{p+1}, \cdots, u_n, u_{n+1}, \cdots, u_{n+p}, u_{n+p+1}=1, \cdots, u_{n+2p+1}\}$$

曲线方程为

$$C(u) = \sum_{i=0}^{n+p} N_{i,p}(u) P_{i\text{MOD}(n+1)}, \quad 0 \leqslant u \leqslant 1 \qquad (2.16)$$

　　如图 2.9 所示，现在的任务是如何将 $m+2$ 个参数值合理分配到节点矢量的 $n+1$ 个内节点区间内，由于是逼近问题，只考虑 $m>n\geqslant p$ 的情况。

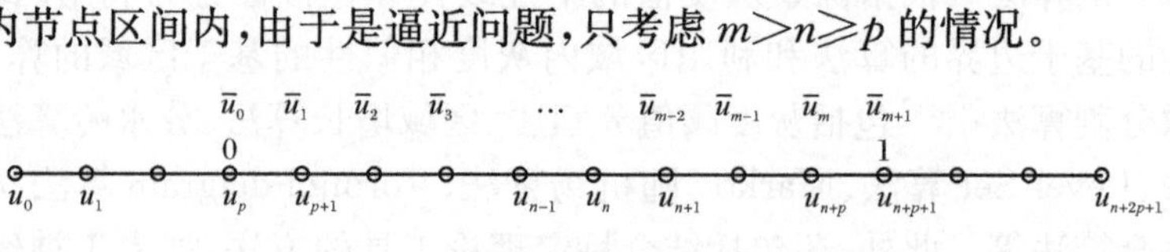

图 2.9　节点分布

　　设浮点数 $f=\dfrac{m+2}{n+1}$，对于整数 j，取整数 $i=\text{int}(jf)$，取余数 $\alpha=jf-i$，内部节点 $u_{p+j}=(1-\alpha)\bar{u}_{i-1}+\alpha\bar{u}_i, j=1,2,\cdots,n$。按此种方法构成的节点矢量可以保证每个内节点区间至少包含一个参数值 $\bar{u}_k$。两端的未知节点确定方法如下：

$$u_{p-t} = u_{n+p+1-t} - 1$$
$$u_{n+p+1+t} = 1 + u_{p+t}, \quad t = 1, \cdots, p$$

3) 周期 B 样条闭曲线最小二乘逼近

取逼近曲线 $C(u)$ 上具有参数值 $\bar{u}_k (k = 0, 1, \cdots, m)$ 的点 $C(\bar{u}_k)$ 与轮廓上对应的数据点 Q_k 之间的距离平方和构造标量目标函数：

$$f = \sum_{k=0}^{m} |Q_k - C(\bar{u}_k)|^2 = \sum_{k=0}^{m} \left| Q_k - \sum_{i=0}^{n+p} N_{i,p}(\bar{u}_k) P_{i\mathrm{MOD}(n+1)} \right|^2 \tag{2.17}$$

为了推导方便，将上式改写为

$$f = \sum_{k=0}^{m} \left| Q_k - \sum_{i=0}^{n} N_{i,p}(\bar{u}_k) P_i - \sum_{i=0}^{n} N_{n+1+i,p}(\bar{u}_k) P_i \right|^2 \tag{2.18}$$

令 $M_i(\bar{u}_k) = N_{i,p}(\bar{u}_k) + N_{n+1+i,p}(\bar{u}_k)$，当 $j > n+p$ 时，

$$N_{j,p}(\bar{u}_k) \equiv 0 \tag{2.19}$$

$$f = \sum_{k=0}^{m} \left| Q_k - \sum_{i=0}^{n} M_i(\bar{u}_k) P_i \right|^2$$

$$= \sum_{k=0}^{m} \left[Q_k - \sum_{i=0}^{n} M_i(\bar{u}_k) P_i \right] \left[Q_k - \sum_{i=0}^{n} M_i(\bar{u}_k) P_i \right]$$

$$= \sum_{k=0}^{m} Q_k Q_k - 2 \sum_{k=0}^{m} \sum_{i=0}^{n} M_i(\bar{u}_k) P_i Q_k + \sum_{k=0}^{m} \sum_{i=0}^{n} M_i(\bar{u}_k) P_i \sum_{i=0}^{n} M_i(\bar{u}_k) P_i \tag{2.20}$$

将目标函数对控制点 P_l 求偏导数：

$$\frac{\partial f}{\partial P_l} = -2 \sum_{k=0}^{m} M_l(\bar{u}_k) Q_k + 2 \sum_{i=0}^{n} M_i(\bar{u}_k) P_i \sum_{k=0}^{m} M_l(\bar{u}_k) \tag{2.21}$$

为了使目标函数最小，令

$$\frac{\partial f}{\partial P_l} = 0, \quad l = 0, 1, 2, \cdots, n$$

从而可将式(2.16)改写为

$$\sum_{i=0}^{n} \left[\sum_{k=0}^{m} M_l(\bar{u}_k) M_i(\bar{u}_k) \right] P_i = \sum_{k=0}^{m} M_l(\bar{u}_k) Q_k \tag{2.22}$$

每个 l 对应一个式(2.21)，所以得到反算控制点矩阵方程为

$$(M^{\mathrm{T}} M) P = Q \tag{2.23}$$

式中，

$$M = \begin{bmatrix} M_0(\bar{u}_0) & \cdots & M_n(\bar{u}_0) \\ \vdots & & \vdots \\ M_0(\bar{u}_m) & \cdots & M_n(\bar{u}_m) \end{bmatrix}$$

$$P = \begin{bmatrix} P_0 \\ \vdots \\ P_n \end{bmatrix}$$

$$Q = \begin{bmatrix} M_0(\bar{u}_0)Q_0 + \cdots + M_0(\bar{u}_m)Q_m \\ \vdots \\ M_n(\bar{u}_0)Q_0 + \cdots + M_n(\bar{u}_m)Q_m \end{bmatrix}$$

由于节点矢量的每个内节点区间至少含有一个参数值 $\bar{u}_k$，所以矩阵(M^TM)是正定的,用高斯消去法可以求解式(2.23)的方程。

4) 逼近过程

三次 B 样条曲线($p=3$)在节点处是 C^e 连续的,满足描述轮廓曲线的要求。为了达到轮廓曲线的最简表达,采用如下算法:设最少容许控制点数起始值为 $N_{low}=3$,最多容许控制点数起始值 $N_{upper}=m-1$;$N_{previous}$ 为上一次逼近的控制点数,$U_{previous}$ 为上一次的节点矢量,$P_{previous}$ 为上一次的控制点列。

(1) 从 $N_{now}=(N_{low}+N_{upper})/2$ 开始。

(2) $N_{previous} \leftarrow N_{now}$,$U_{previous} \leftarrow U_{now}$,参数化并构造节点矢量 U_{now}。

(3) 最小二乘逼近得到 P_{now}。

(4) 检查 $C(u)$ 各数据点位置的误差是否满足要求。

(5) 如果满足要求,执行(6);否则,执行(7)。

(6) 如果 $N_{now}-N_{low} \leqslant 1$,成功退出;否则,$N_{upper} \leftarrow N_{now}$,$N_{now} \leftarrow (N_{low}+N_{upper})$,返回(2)。

(7) 如果 $N_{upper}-N_{now} \leqslant 1$,以上一次的逼近曲线退出,如果上一次的控制点列为空,逼近失败;否则,$N_{low} \leftarrow N_{now}$,$N_{now} \leftarrow (N_{low}+N_{upper})/2$,返回(2)。

图 2.10 中可以看到从冷冻切片图像中提取的人体头部骨骼线框模型。

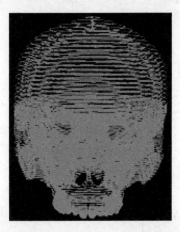

图 2.10　中国力学虚拟人头部骨骼线框模型

5) 轮廓线起始点的对齐

在曲面模型构建时,如果各轮廓线起始点位置相差较大,曲面将会出现扭转。

为此,在作直纹面重构之前,需要将轮廓线起始点作对齐处理,使曲面上不同轮廓线的起始点位置最为接近,以消除扭转。采用最短距离的方法来寻找最接近的轮廓起始点,过程如下:

(1) 将所有轮廓线按照 z 坐标排序得到轮廓线序列 C_i。

(2) 从第一条轮廓线开始,对于其中的每一个数据点 Q_j 建立一个列表 L_j 和距离变量 D_j,寻找下一条轮廓线所有数据点中距离 Q_j 最近的点,并加入列表 L_j,将距离累加给变量 D_j,依此类推,按照轮廓线顺序,从上至下,直到最后一条轮廓线。

(3) 将 D_j 中的最小值 D_{min} 所对应的列表 L_{min} 中的数据点作为各自轮廓线的起始点,并将 L_{min} 中所有点组成的线作为基准线。

用上述方法,本书建成基于中国人民解放军第三军医大学数字虚拟人数据的中国力学虚拟人全身骨骼轮廓线框模型。作为一例,图 2.10 为头部的线框模型。

3. 骨骼的三维建模

根据建模原理的不同,可分为面绘制与体绘制两种方法。面绘制指基于三维体数据场构造等值面的方法,所谓等值面,是指空间的一张曲面,在该曲面上的函数 $f(x,y,z)$ 的值等于某一定值。等值面构造方法主要有 Cuberille 方法、Marching Cube 方法[23] 及 Dividing Cube 方法[24]。体绘制包括 1988 年 Levoy 等提出的 Ray Casting 算法、1991 年 Laur 等提出的 Splatting 算法、1994 年 Lacroute 提出的 Shear Warp 算法及最近出现的基于图形硬件 GPU 的加速算法等。与面绘制相比,体绘制[25,26] 具有如下优点:显示效果更接近真实,不仅反映物体外部形状信息,还显示物体内部的结构信息。但体绘制算法计算量巨大,对图形硬件和内存要求很高,且会有部分几何信息丢失,这些缺陷限制了它的广泛应用。

因采用 Marching Cube 等面绘制算法对于骨组织内部的解剖结构(如上颌窦、下牙槽神经管等)可视化效果不理想,中国力学虚拟人课题组采用如下流程:首先得到描述目标组织完整的轮廓点云数据与封闭轮廓,然后用三次有理 B 样条拟合,得到描述目标组织的 Nurbs 曲线模型;目标组织的全部轮廓曲线提取完毕后,以 IGES 文件格式输出,并采用 Imageware 软件作为曲面模型建模工具,得到最后的三维几何模型。

设两曲线分别定义在节点矢量 u_1 与 u_2 上,方程为

$$c_1(u)=\sum_{i=0}^{m_1} d_i^1 \boldsymbol{R}_{i,K_1}(u)$$
$$c_2(u)=\sum_{i=0}^{m_2} d_i^2 \boldsymbol{R}_{i,K_2}(u) \qquad 0 \leqslant u \leqslant 1 \qquad (2.24)$$

分别定义在节点矢量 u_1 与 u_2 上。欲在该两曲线之间生成一张直纹面:

$$p(u,v) = \sum_{i=0}^{m} \sum_{j=0}^{l} d_{i,j} \boldsymbol{R}_{i,k,j,l}(u,v) \tag{2.25}$$

式中，

$$\boldsymbol{R}_{i,k,j,1}(u,v) = \frac{\omega_{i,j} \boldsymbol{N}_{i,k}(u) \boldsymbol{N}_{j,l}(v)}{\sum_{r=0}^{m} \sum_{s=0}^{l} \omega_{r,s} \boldsymbol{N}_{r,k}(u) \boldsymbol{N}_{s,l}(v)} \tag{2.26}$$

其中，v 向节点矢量 $v = (0,0,1,1)$。现在必须决定 u 参数的次数 k、u 向节点矢量、控制顶点 $d_{i,j}$ 与权因子 $\omega_{i,j}$，以致 $p(u,0) = \sum_{i=0}^{m} d_{i,0} \boldsymbol{R}_{i,k}(u) = c_1(u)$，$p(u,1) = \sum_{i=0}^{m} d_{i,1} \boldsymbol{R}_{i,k}(u) = c_2(u)$。因此，必须找到 $c_1(u)$ 和 $c_2(u)$ 的 k 次有理基函数表示，两者都有公共的节点矢量 u 和相同数量 $m+1$ 个控制点。

设 $K_1 < K_2$，则可使 $K = K_2$，然后将 $c_1(u)$ 的次数从 K_1 升阶到 K。若 $K_1 > K_2$，则可使 $K = K_1$，然后将 $c_2(u)$ 的次数从 K_2 升阶到 K。升阶的结果是：部分老控制顶点及其权因子被新控制顶点及其权因子所替代。现在，两条曲线具有了相同的次数 K，升阶过程也改变老节点矢量为新节点矢量。若新节点矢量与另一未升阶曲线的节点矢量不一样，可取两者的并集作为公共的节点矢量 u。通过插入节点，使两条曲线有统一的节点矢量 u。同时，也使两条曲线有相同数量 $m+1$ 个新控制顶点与新权因子：$d_{i,0}$，$\omega_{i,0}$（$i=0,1,\cdots,m$）用于 $c_1(u)$，以及 $d_{i,1}$，$\omega_{i,1}$（$i=0$，$1,\cdots,m$）用于 $c_2(u)$，至此得到了建立直纹面所要求的全部数据。

图 2.11、图 2.12 所示为按上述方法所建上颌窦、下牙槽神经管解剖结构的曲面重构模型。

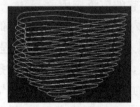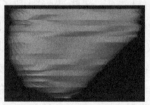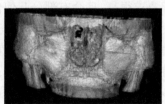

图 2.11 上颌窦解剖结构的三维重建

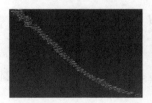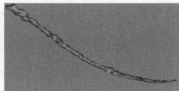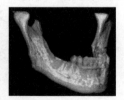

图 2.12 下牙槽神经管解剖结构的三维重建

2.4.2　骨骼系统的三维几何仿真模型

1. 中国骨肌力学虚拟人骨骼系统三维几何仿真模型

在中国数字人工程冷冻切片数据的基础上,采用上文介绍的图像配准、分割和曲面重构方法,实现对冷冻切片数据图像的处理和中国力学虚拟人骨骼系统三维几何模型的重建。

图 2.13 为人体骨骼系统整体和各个分部三维几何模型。

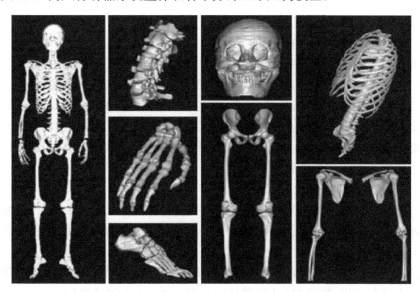

图 2.13　人体骨骼系统整体与各分部的三维几何模型

2. 人体骨肌系统坐标系

国际生物力学学会(ISB)标准化委员会分别于 2002 年和 2005 年先后提出了一套关于人体骨肌系统坐标定义的标准[27,28]。这项标准包含了人体关节局部坐标系统和人体骨肌系统总体坐标系统的定义,目前已被国际生物力学界广泛使用。这项标准的研究始于 1983 年,当时 Grood 和 Suntay 为描述膝关节的运动提出了一个坐标定义的标准。1993 年,由 Cavanagh 和 Wu 提出了人体关节坐标系统的定义标准。到 2005 年,ISB 标准已包含踝关节、髋关节、脊柱、肩关节、肘关节、手腕部、颞下颌关节以及整个人体骨肌系统的总体坐标定义。

根据 ISB 坐标系统定义标准。本书以典型解剖结构为标志确定中国力学虚拟人总体坐标轴和坐标面,以建立全身的坐标系统作为参考基准,再根据具体需要建立局部结构(头部、颈椎、胸腔、脊柱、上肢、下肢、手部和足部)的局部坐标系统。

3. 中国力学虚拟人骨肌系统整体坐标系

人体的标准体位有直立体位和仰卧体位。仰卧体位也就是临床影像检查体位。

1) 正中矢状面与 Y 向坐标轴

按仰卧体位,前方自颅顶中点,沿鼻尖,鼻唇沟中线,颈前中线,胸骨柄上缘中点,胸骨剑突中点,脐、耻骨联合上缘中点至会阴中点;后方沿矢状缝,过枕外隆凸中点,循脊柱棘突中点线,骶骨中嵴,尾骨尖至会阴中点,组成的平面定义为正中矢状面,又称为 YX 平面,将人体分为左、右两半部。在正中矢状面内,连接颅顶中点与会阴中点的线定为正中垂直轴,即 Y 向坐标轴。

2) 原点横切面与 X 向坐标轴

通过耻骨联合上缘的中点作平面与 Y 轴垂直,即原点横切面,又称 XZ 平面或 $Z0$ 平面,它将人体骨骼系统分为上、下部分:上部分包括头、颈椎、胸腔、脊柱、上臂、前臂、手;下部分包括骨盆、股骨、膝关节、胫腓骨、踝关节、足部。此平面与 Y 轴的交点定义为中国力学虚拟人整体坐标系的原点 $O(0,0,0)$,原点横切面与正中矢状面交线为 X 向坐标轴。与 $Z0$ 平面平行的横切面总称为轴切面,是 CT、MRI 等成像装置的重要成像平面。

3) 正中冠状面与 Z 向坐标轴

过 Y 轴作平面与 YX 平面垂直,即正中冠状面,又称 YZ 平面。正中冠状面或正中额状面将人体分为前、后两部分。正中冠状面与原点横切面的交线为 Z 向坐标轴。

仰卧体位的整体坐标系如图 2.14(a)所示。中国骨肌力学虚拟人的整体坐标系遵守上述矢状面、横截面(又称横切面)、冠状面(又称额状面)及三个坐标轴的构建准则。但是,考虑到在运动学与动力学分析中人体处于直立体位,按力学分析中的习惯,整体坐标系 X、Y、Z 三个坐标轴的标号遵从图 1.4(a)中的规定,即将人体中轴称为 Z 轴,X 轴称为冠状轴,Y 轴称为矢状轴,服从右手坐标系原则。

两种体位整体坐标系在图像处理与建模、人体运动分析与动力学计算中各有应用。

4. 基于人体关节的局部坐标系

人体关节局部坐标系的构建主要依据 ISB 对关节运动关系的定义。通过对人体踝关节、膝关节、髋关节、肩关节、肘关节等部分的局部坐标和相对运动关系的定义,以及坐标系统的变换及人体结构的复杂变换和变形,从而实现人体关节的仿真建模与肢体部分模型的组装。以踝关节为例,首先在两个相邻的肢体之间建立一个笛卡儿坐标系(CCS),坐标轴的方向则是依据发生在关节处的线性位移相对于初始中间位置的方向确定的,从而在两个这样的笛卡儿坐标系基础上形成了踝关节坐标系,其中,两个坐标轴是固定在胫腓骨下端面上的,第三个坐标轴则是垂直于这个平面的,从而踝关节的运动被此坐标系在三个坐标轴上的位移分量(q_1,q_2,q_3)和旋转分量(e_1,e_2,e_3)所描述,如图 2.14(b)所示。局部坐标到总体坐标之间的转换则是通过如下所示的旋转变换矩阵完成的:

$$[T_{lg}] = \begin{bmatrix} 1 & 0 & 0 & 0 \\ x_i & c_{11i} & c_{12i} & c_{13i} \\ y_i & c_{21i} & c_{22i} & c_{23i} \\ z_i & c_{31i} & c_{32i} & c_{33i} \end{bmatrix} \tag{2.27}$$

式中,c_{11i}、c_{21i}等为局部坐标相对于总体坐标的方向余弦。

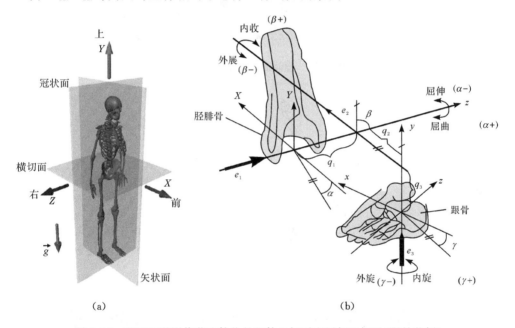

图 2.14　基于医学影像获取体位的整体坐标系和局部坐标系(踝关节例)

本书中国力学虚拟人人体关节局部坐标同样采用图 1.4(a)的坐标轴号。

2.4.3　肌肉的三维几何建模与配准

1. 肌肉的三维几何建模

根据冷冻切片的摄像和数据,同样提取肌肉组织的完整轮廓点云数据与封闭轮廓,然后用三次有理 B 样条拟合,得到描述目标组织的 Nurbs 曲线模型;目标组织的全部轮廓曲线提取完毕后,以 IGES 文件格式输出,并采用 Imageware 软件作为曲面模型建模工具,得到最后的三维几何模型。

2. 肌肉与骨骼模型的配准

采取逐个肌肉建模,最后通过图像配准组装为骨肌系统。图 2.15、图 2.16 分别为颅颌面骨肌系统力学模型和下肢骨肌系统力学模型。

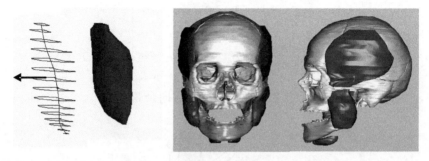

图 2.15　颅颌面骨肌系统力学模型

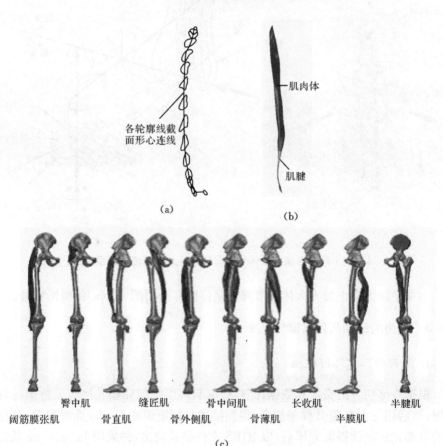

各轮廓线截面形心连线

肌肉体

肌腱

(a)　　　　　　　　　　　(b)

阔筋膜张肌　臀中肌　骨直肌　缝匠肌　骨外侧肌　骨中间肌　骨薄肌　长收肌　半膜肌　半腱肌

(c)

图 2.16　下肢骨肌系统力学模型

2.5　基于医学影像数据的人体骨肌系统三维几何建模

CT、MRI 医学影像数据是较为传统和常用的几何建模数据获取手段。

2.5.1　医学影像数据的获取

医学数字图像标准 DICOM[29]（Digital Imaging and Communications in Medicine）是 ACR-NEMA（American College of Radiology-National Electrical Manufacturers Association）为了统一各设备（包括 CT 图像、MRI 图像和超声波图像等）的接口标准。

1. DICOM 标准文件格式

DICOM 标准文件格式是于 1983 年开发制定的，它规定了医学图像存储和通信的格式，以便提供与厂商无关的数字图像及相关信息的通信，扩展 PACS（图像存档和通信系统）与其他 HIS（医院信息系统）之间的通信，并提供一个广泛的、分布式的诊断信息查询库。目前的通用版本是 1993 年发布的 DICOM3.0。

每个 DICOM 文件中只能存放一个信息对象对类 SOP（service-object pair）实例。首先存放的是文件元信息，紧跟其后的就是代表 SOP 实例的数据集合信息，它的组成如图 2.17 所示，通常由一个 DICOM 文件头和一个 DICOM 数据集合组成。

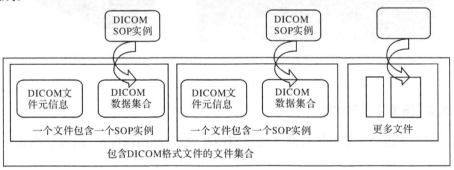

图 2.17　包含 DICOM 格式文件的文件集合

一般情况下，对于 CT 数据，以双字节（16 位）或单字节（8 位）的无符号整数或带正、负号的整数描述一个像素点。绝大多数情况下，图像部分记录的数据是用于所检查断面组织的 CT 数（Housfield 系数）。由于有些组织的 CT 数为负值（如脂肪），所以，在数据传输或存盘时往往加上一个整体偏移值，方便用正整数进行存储。

2. 全身CT数据获取

选取健康志愿者,26岁,身高171cm,体重65kg,无疾病和损伤史,X射线检查无异常,身体状况和运动能力均良好。关节和肢体处于标准体位,应用GE公司Light Speed 64 排螺旋 CT 以 0.625mm 层厚扫描全身,扫描条件 130kV,330mAs,获得矩阵为 512×512 像素的 CT 图片共 2770 张,图像分辨率为0.977mm/pixel(图2.18),以DICOM格式直接保存,刻录光盘。

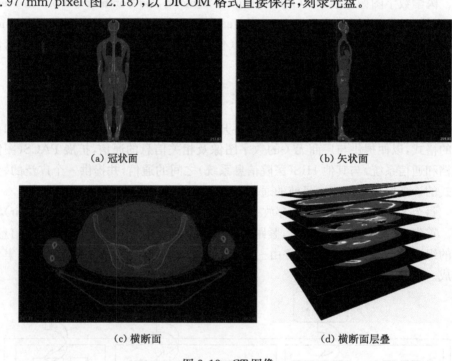

(a) 冠状面　　　　　　　　　　　　　　(b) 矢状面

(c) 横断面　　　　　　　　　　　　(d) 横断面层叠

图 2.18　CT 图像

2.5.2　图像处理与软件

医学图像处理是人体骨肌系统建模的基础,包括图像配准、图像分割和三维重建。

1. 建模的软硬件

(1) 硬件。由于全身模型数据量巨大,采用大型工作站作为建模的硬件平台,艮泰 SP26IXM 系列:静音计算系统,机架式结构;两颗 Intel XeonX5650 六核CPU,主频 2.66GHz,12M 高速智能缓存,内置三通道 24GB DDRIII RECC 内存。

(2) 软件。比利时 Materialise 公司的 Mimics、英国 Simpleware 公司的 Simpleware、美国 Able Software 公司的三维-DOCTOR、法国 TGS 公司的 Amira 等

均可实现医学图像处理、组织分割及三维表面轮廓提取；面和体重建的常用软件包括美国 EDS 公司的 Imageware、美国 Raindrop 公司的 Geomagic studio、德国 Siemens PLM Software 公司的 UG、美国 PTC 公司的 Pro/E、法国 Dassault Systems 公司的 Solidworks 等。

2. 图像处理与三维建模

中国力学虚拟人基于 CT 的几何建模，利用中国力学虚拟人项目研究团队自行开发的 Medgraphics 软件（登记号：2003SR8134）进行医学图像的处理、组织分割及边界轮廓提取。软件界面如图 2.19 所示。利用所采集的志愿者全身 CT 数据，建立骨骼、皮肤外轮廓的三维几何模型。

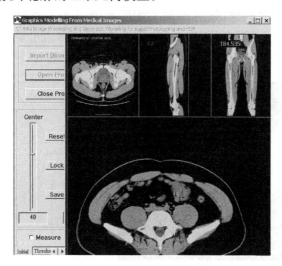

图 2.19　Medgraphics 的图形界面

（1）目标组织分割。目的是将 CT 图像中的骨骼和肌肉、皮肤等软组织区分开来，以便进行骨骼轮廓的提取。虽然轮廓提取可以在每个断层上进行，但目标组织必须作为整体通过三维图像分割得到，原因有以下两点：

① 如果对每个断层进行独立图像分割处理，容易错误分割或遗漏目标对象位于当前断层的区域，同时也会破坏目标组织表面的自然连续性。

② 对患者进行 CT 或磁共振检查和选择切片位置时，考虑更多的是方便医生诊断，很少考虑到几何建模的需要，所以，必须根据断层图像的切片位置，将所有断层在三维空间内排列起来，用插值的方法在切片间填充体素，构造三维数据场，对几何建模关键的位置进行重新切片处理。

图像插值方法有紧邻插值、单向线性插值、三向线性插值、样条插值及基于形状特征的插值方法等。根据实际操作显示，切片间距和像素间距比值不大于 5

时,采用单向线性插值得到三维图像足以满足面绘制和线框模型提取的要求。

（2）轮廓跟踪和多边形逼近。在分割出目标组织之后,需要逐个断层进行轮廓跟踪、多边形逼近和B样条曲线逼近输出。对轮廓操作的图像处理方法很多,其中,Canny边缘检测利用非最大化抑制技术(non-maxima suppression)可以得到单像素宽的边缘,但很难将得到的轮廓像素按位置顺序连通为一条封闭轮廓。采用轮廓跟踪算法很容易得到目标的封闭轮廓,但仍然存在描述轮廓的像素点数据量很大的问题,如果直接进行样条逼近,反算控制点的运算量太大。本研究采用的方法是先进行多边形逼近,压缩边缘数据量并去除边缘本身的毛刺。以人体骨骼中较为复杂的髋骨为例进行说明,图2.20左图是髋骨单个断层的CT图像,利用软组织与空气、皮质骨与软组织之间CT数不同进行图像分割,采用轮廓跟踪提取出下肢骨骼的外轮廓,如图2.20右图所示;组成股骨外轮廓的数据点共1130个,组成髋骨外轮廓数据点共1798个。图2.21是经多边形逼近后轮廓上留下的数据点,皮肤外轮廓135点,髋骨轮廓数据点减少为253。

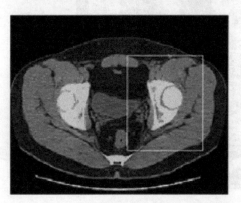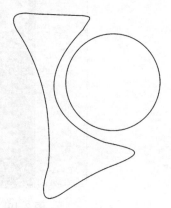

图 2.20　髋骨断层图像和轮廓跟踪结果

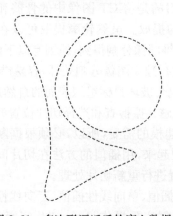

图 2.21　多边形逼近后轮廓上数据点

（3）周期 B 样条曲线逼近与三维建模。经多边形逼近后,对轮廓曲线有插值和逼近两种处理方法的选择。采用 B 样条逼近处理轮廓曲线至少有以下三点好处:

① 利用 B 样条曲线的局部性,进一步抑制轮廓上噪声点对整条轮廓线的影响,使曲线趋于光滑。

② 进一步减少数据量,使轮廓曲线的表示更加紧凑。

③ 可以将最后结果写成 IGES 格式文件,容易与各种 CAD/CAM 软件进行数据交换。

由于断层上目标组织的轮廓是封闭的,所以,需要采用周期 B 样条曲线对其进行逼近。多边形逼近后,得到的是 $m+1$ 轮廓数据点:$\{Q_0,Q_1,\cdots,Q_m\}$;其逼近目标为:在控制误差范围内,得到表示轮廓曲线的最简周期 B 样条曲线所对应的控制点列$\{P_i\}$和节点矢量$\{u_i\}$。将经过 B 样条逼近后的骨骼轮廓曲线以 IGES 文件格式输出,输入到大型商业化 CAD 软件用 Skinning 方法即可进行面模型构建。图 2.22～图 2.24 为骨骼线框模型和在 Imageware12.0 中重建的部分骨骼面模型。

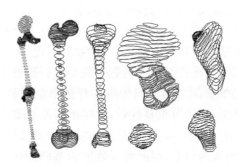

图 2.22　图像处理后提取的骨骼轮廓线

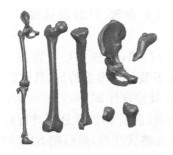
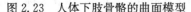

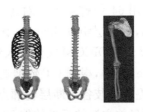

图 2.23　人体下肢骨骼的曲面模型　　　图 2.24　人体脊柱、上肢骨骼的曲面模型

2.5.3 基于医学图像的骨肌系统三维几何仿真模型

由于所采用的是健康生活的志愿者,外表健康正常,因此,同时获取皮肤轮廓曲线,建成人体骨骼-皮肤外轮廓模型,如图 2.25 所示。

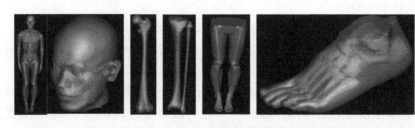

图 2.25 人体骨骼、皮肤外轮廓的曲面模型

2.6 中国人体的解剖学统计测量

计算机辅助三维重建技术已广泛应用于医学领域,在国内外关节研究和假体设计普遍采用。利用连续断层图像进行三维重建的数字化技术是对传统二维医学图像有益的补充,可精确再现关节复杂的三维结构,能够进行任意旋转、剖切等观察和操作;可以利用相关软件对建立的数字模型进行形态学测量,获得长度、面积、体积和角度等精确的解剖参数。与传统的尸体解剖学研究相比,该技术具有节约医学资源、一致性高、操作可重复性好、大样本容易获取和获得更多测量参数等优点;同时,通过建立三维坐标系,相关软件能精确测量解剖数据,减少传统标本手工测量可能产生的人为误差,以此测量数据为基础设计的假体更能接近正常下肢关节形态,从而使假体植入人体后在运动功能上更符合人体正常关节运动。但是,传统测量方法具有直观等优点。鉴于此,下肢解剖学测量应遵从"尊重传统测量方法、发挥三维数字模型优势、测量更多参数、针对假体设计需求"的原则。

使用 64 位螺旋 CT 对志愿者的下肢进行扫描,扫描参数设置为 120kVp,150mA,扫描层距 0.625mm,该层距足以获取下肢各个解剖特征,共获得 1000～1700 层。把 DICOM 文件导入到医学断层图像处理软件 Mimics10.1(比利时 Materialise 公司),根据 CT 数据选择下肢相关股骨、胫骨和髌骨分别进行目标组织分割,提取下肢各个断层轮廓点云,并输出 STL 格式文件,然后把 STL 格式文件导入到目前主流的反求软件 UG/Imageware/Geomagic studio,建立人体下肢骨组织的三维几何解剖模型,并可在此基础上进行数字化分析和三维形态测量。

1. 中国民众下肢解剖参数和形态测量

1) 样本的准备

从志愿者中筛选出 80 人,其中,男性为 30 人,女性为 50 人,平均年龄为 64 岁,地区分布为华东地区。身高接近统计平均值,无关节疾病且下肢骨骼形态正常。登记每位志愿者的姓名、性别、身高、体重、年龄、出生地、联系方式等。

2) 制定标准适用的测量范围

如图 2.26 所示,采用两种方案对双腿进行 CT 扫描,扫描范围从下肢近端的髂前上棘到远端的跟骨,推荐使用第二种方案。

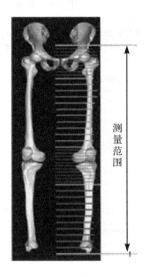
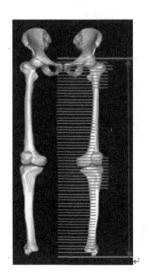

　　(a) 方案一:非等密度扫描　　　　　　　(b) 方案二:等密度扫描,间距 0.625mm

图 2.26　扫描范围及方案

3) 数据采集和测量

(1) 原始数据。设备为 GE MEDICAL SYSTEMS/LIGHT SPEED VCT 64 排多层螺旋 CT,扫描条件:120kV,扫描参数:间距 0.625mm,宽 512pxl,高 512pxl。

(2) 建模软件。Mimics。

(3) 测量软件。Mimics＋Imageware 或 Geomagic studio 或 UG。

(4) 数据采集姿态。仰卧,双膝呈髌骨向上的伸直位。

4) 标准的制定

在上海交通大学医学院附属第九人民医院骨科医生的参与指导下,遵从"尊重传统测量方法、发挥三维数字模型优势、测量更多参数、针对假体设计需求"的原则制定了四大项、51 个参数具体测量方法及软件实现方法，拟定了《人体下肢特征参数解剖学测量标准》文本，同时开发了部分供下肢骨骼数字模型测量用的软件。图 2.27 为从《人体下肢特征参数解剖学测量标准》中选取的部分测量内容及相关软件实现方法。

股骨上段髓腔 CFI：

定义一：在近端正位解剖切面上，过小转子轮廓突出点上方 20mm 的髓腔宽度 D 与下方 20mm 的髓腔宽度 G 之比，即 CFI=D/G

定义二：在近端正位解剖切面上，过小转子轮廓突出点的髓腔宽度 F 与股骨近端最窄处的髓腔宽度 I 之比，即 CFI=F/I（推荐）

股骨头直径：股骨头拟合球直径 A

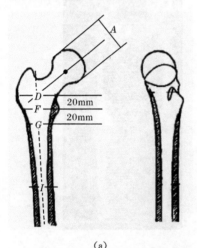

(a)

股骨解剖轴：股骨全长除去远端和近端各 25% 后剩余的股骨拟合的中心轴

股骨解剖轴长度：从股骨头上缘至股骨内髁远端的连线长度

股骨力学轴：股骨头中心点 o 与膝关节中心点 o_1 的连线 oo_1

股骨力学轴长度：股骨头中心 o 与膝关节中心 o_1 的连线 oo_1 长度

股骨力线轴与解剖轴的角度：股骨力线与解剖轴分别在标准前后正位面投影后所形成的夹角

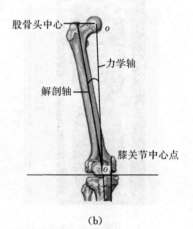

(b)

髋臼前倾角：以通过髋臼球心并垂直髋臼端平面的主轴矢量 S 为测量依据，髋臼前倾角为髋臼平面绕人体长轴 Y 顺时针旋转角度，即主轴矢量在人体横断面上的投影线与 X 轴的夹角 AA

髋臼外展角（覆倾角）：髋臼覆倾角为髋臼平面与人体横断面间的夹角，即主轴矢量与 Y 轴的夹角 AI

髋臼最大径：髋臼缘间的最大径。通常在垂直方向测量，假如最大径在前后方测量，则应在测量值后面加上"t"字

膝关节中心：在标准前后位上，胫骨平台上端内外侧边缘连线中点 m 与股骨髁间窝中心点 n 连接形成的线段 mn 与股骨远端内外侧髁切线 pq 相交所得的交点 o_1

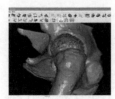

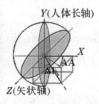

(c)

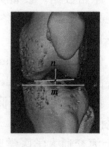

(d)

股骨髁球半径:拟合前髁、后髁和下髁成三个球,得每个球的半径

股骨髁球心:三个拟合球的球心在滑车沟圆面的投影位置,用文件形式保存

胫骨截骨面轮廓线形状:截骨平面与胫骨相交区域轮廓线形状

胫骨平台截骨面面积:胫骨截骨面轮廓线形状所指的轮廓线围成的区域面积(或截骨平面与胫骨相交区域的面积)

胫骨截骨高度:胫骨内侧(截去软骨后)最低点下面 1~2mm,本次测量取 2mm

胫骨平台截骨面后倾角:胫骨中心线与截骨平面的夹角

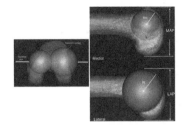

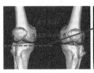

（e）　　　　　　　　　　　　　　　（f）

图 2.27　《人体下肢特征参数解剖学测量标准》中的部分内容

2. 统计学分析

应用 SPSS20.0 统计软件对所得试验数据进行正态性检验、方差齐性检验、相关性分析、回归分析,数据记录结果以均值、标准差、中间值、最大值和最小值表示。性别间差异采用两独立样本的 t 检验,检验水准为 $\alpha=0.05$,$P<0.01$ 表示数据间的差异有统计学意义。

对所有志愿者测量的下肢髋、膝关节 51 个解剖学参数汇总后进行统计学分析:发现中国民众与西方人种(主要是白色人种)的下肢髋、膝关节解剖学尺寸和形态参数有许多不同之处,有的差别非常大。图 2.28 列出部分统计的比较结果。这些差异将对亚洲人种人工髋、膝关节设计有重要的理论指导意义。

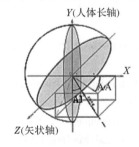

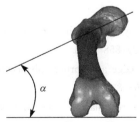

髋臼外展角	测量的角度
中国人种	平均 48°~58°
西方人	平均 37°~40°
结论:明显大于西方人	

股骨前倾角	测量的角度
中国人种	平均 15°~20°
黑种人	28°±5°(UMEBESE)
印度人	8.1°(JAIN 2003)
西方人	平均 7.8°(Duthie 1998)
结论:中国人种明显大于西方人	

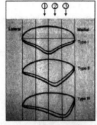

Wiberg 分型

Wiberg 分型	作者比例%	何智勇、吴海山等人的比例%	西方白种人的比例%
Ⅰ型	26.8	11.5	24
Ⅱ型	43.3	64	57
Ⅲ、Ⅳ型	29.9	24.5	19

图 2.28　部分统计结果及比较

参 考 文 献

[1] Ackerman M J, Spitzer V M, Scherzinger A L, et al. The visible human data set: An image resource for anatomical visualization. Medinfo, 1995, 8(2):1195—1198.

[2] Ackerman M J. The visible human project: A resource for education. Acad. Med. , 1999, 74(6):667—670.

[3] Tang L, Yuan L, Huang W H, et al. Data collecting technology on virtual chinese human. Chinese J. Clin. Anat. , 2002, 20(5):324—327.

[4] 张绍祥. 中国数字化人体. http://www. chinesevisiblehuman. com.

[5] 王成焘. 中国力学虚拟人. http://www. cmvhuman. org/zglxxnr. asp.

[6] Christensen G E, Johnson H J. Consistent image registration. IEEE Trans. Med. Imag. , 2001, 20(7):568—582.

[7] 刘哲星, 董武, 李树祥, 等. 连续组织切片图像的配准. 第一军医大学学报, 2001, 21(11):825—827.

[8] Lin Y, Tian J. A survey on medical image segmentation methods. Pat. Recog. Artif. Intell. , 2002, 15(2):192—204.

[9] Liang K H, Tjahajadi T, Yang Y H. Roof edge detection using regularized cubic B-spline filtering. Pat. Recog. Artif. Intell. , 1997, 30(5):719—728.

[10] Matalas L, Benjamin R, Kimey R. An edge detection technique using the facet model and parameterized relaxation labeling. IEEE Trans. Pattern Anal. Machine Intell. , 1997, 19(4):328—341.

[11] Wu M F, Shen H T. Representation of 3D surfaces by two-variable Fourier descriptors. IEEE Trans. Pattern Anal. Machine Intell. , 1998, 20(8):858—863.

[12] Nitzberg M, Shiota T. Nonliear image filtering with edge and corner enhancement. IEEE Trans. Pattern Anal. Machine Intell. , 1992, 14(8):826—833.

[13] Falcao A X, Udupa J K, Samarasekera S, et al. User-steered image segmentation paradigms: Live wire and lave lane, graph. Models Imag. Proc. , 1998, 60(4):233—260.

[14] Kass M,Witkin A P,Terzopoulos D. Snakes:Active contour models. Inter. J. Comput. Vis. ,1988,1(4):321—331.

[15] Lee C,Hun S,Ketter T A. et al. Unsupervised connectivity based thresholding segmentation of midsaggital brain MR images. Comput. Biol. Med. ,1998,28(3):309—338.

[16] Wan S Y,Higgins W E. Symmetric region growing//Proc. IEEE Intern. Conf. Image Processing,Vancouver,2000:96—99.

[17] Sled J,Zijdenbos A,Evans A. A nonparametric method for automatic correction of intensity nonumformity in MRI data. IEEE Trans. Med. Imag. ,1998,17(1):87—97.

[18] Banerjee A,Burlina P,Alajaji F. Contagion-driven image segmentation and labeling//Proc. Intern. Conf. Comp. Vis. ,Bombay,1998:255—260.

[19] Gupta L, Sortrakul T. A Gaussian-mixture-based image segmentation algorithm. Pat. Recog. Artif. Intell. ,1998,31(3):315—326.

[20] Jones T N,Metaxas D N. Image segmentation based on the integration of pixel affinity and deformable models//Proc. IEEE Conf. Comp. Vis. Pat. Rec. , Santa Barbara, 1998:722—727.

[21] Pham D,Prince J. An adaptive fuzzy segmentation algorithm for three-dimensional MRI//Proc of Information Processing in Medical Imaging,Lecture Notes in Comp. Sci. ,Visegrad,1999,1613:140—153.

[22] Ghosh A,Pal N R,Pal S K. Image segmentation using a neural network. Biol. Cyber. ,1991,66(2):151—158.

[23] Lorensen W E,Cline H E. Marching cubes:A high resolution 3D surface construction algorithm. Comp. Graph. ,1987,21(4):163—169.

[24] Cline H E,Lorensen W E. TWO algorithms for three-dimensional reconstruction of tomograms. Med. Phys. ,1998,15(3):320—327.

[25] Levoy M. Display of surfaces from volume data. IEEE CG&A,1988,8(3):29—37.

[26] Max N. Optical models for direct volume rendering. IEEE Trans. Vis. Comp. Graph. ,1995,1(2):99—108.

[27] Wu G,et al. ISB recommendation on definitions of joint coordinate system of various joints for the reporting of human joint motion. Part I:Ankle,hip,and spine. Journal of Biomechanics,2002,35(4):543—548.

[28] Wu G,et al. ISB recommendation on definitions of joint coordinate systems of various joints for the reporting of human joint motion. Part II:Shoulder,elbow,wrist and hand. Journal of Biomechanics,2005,38(5):981—992.

[29] 童明杰,胡大可. 认知医学数字图像通讯标准 DICOM. 国外医学生物医学工程分册,1999,22(50):303—307.

第3章　人体运动测量与仿真分析

人体运动是神经系统控制 1000 多块肌肉有节律收缩，驱动 200 多块骨骼绕 100 多个关节协同运动的结果。人体运动信息是人体骨肌运动系统和神经控制系统等多方面综合运动功能的宏观反映，人体不同的运动功能障碍/疾病和康复水平在运动信息中都有所反映。所以，对人体运动的研究一直是机器人设计、智能控制、人机工程、虚拟仿真、康复工程、生物力学等多个学科领域研究的热点。

3.1　概　　论

人体运动测量技术是随着摄影技术的出现而兴起的。1877 年，美国摄影师 Muybridge[1] 首先用 24 架照相机拍摄了马匹奔跑动作连续照片，证明奔跑过程某一时刻马匹四蹄腾空（图 3.1），其后又拍摄了人走、跑等动作的连续照片[2]，如图 3.2 中的起跑过程影像，并于 1901 年发表了论文《运动中的人体图像》[3]，这是运动影像解析的萌芽，标志着人体运动测量技术的诞生。1885 年，法国摄影师 Etienne-Jules 运用影像分析人体和动物运动，图 3.3 为人体步态分析棍图[4]。稍后几年，法国生理学家 Maler、Demeni 等提出了运动轨迹定片照相法和连续光点照相法，至今仍被用来研究人体运动。到了 20 世纪 70 年代初期，运动生物力学研究多半采用电影拍摄分析法，从影片中了解人体在整个运动过程中的移动状态。

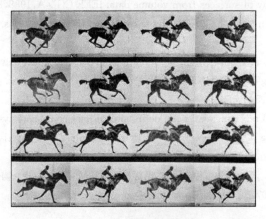

图 3.1　马匹奔跑动作[1]

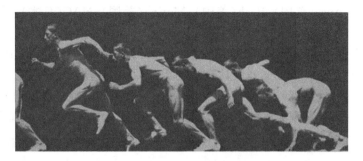

图 3.2　起跑动作序列影像[2]

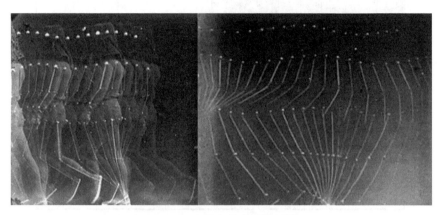

图 3.3　人体步态分析棍图[4]

今天的人体运动测量技术已完全建立在现代摄影技术、电子信息技术和计算机技术的基础上。

1. 基于影像的运动捕捉技术

影像解析技术的进步很快,20 世纪 80 年代初还普遍采用高速摄影加图数转换板,80 年代末录像分析已逐步取代了影片分析,图数转换板与计算机显示器已一体化。

二维运动影像分析通常是从一台高速摄影机所拍摄的图像上解析出研究对象人体关节点的二维坐标,由此计算出动作分析所需要的位移、速度、加速度、关节角度、角速度、角加速度及转动惯量、动能等有关运动参数。三维立体摄影图像分析是采用两台或多台摄像机从不同角度对同一研究对象进行同步拍摄,然后把所拍摄的平面影像数字化,通过合成获得所需的人体三维运动空间坐标。相比其他采集方式,此方法中运动图像的采集受外界条件制约小,对比赛现场的影响小,因此被体育科研工作者广泛采用。目前,国外知名的运动影像解析系统品牌有

Simi(德国)、Apas(美国)、Peak(美国)、Motion(美国)、NAC(日本)、爱捷(中国)等。图 3.4 为基于 Simi Motion 运动影像分析系统的前手翻运动分析。美国 Dynamics公司 Apas 系统和德国 Simi 公司 Simi Motion7是目前国际上使用较多、功能比较全面、能直接面向竞技体育运动服务的两套运动分析系统。近年来,运动影像解析系统已发展到三维高速影像、三维足底力和多通道肌电信号同步测量和处理的水平,并实现人体的运动学、动力学等特征在三维空间上可视化。

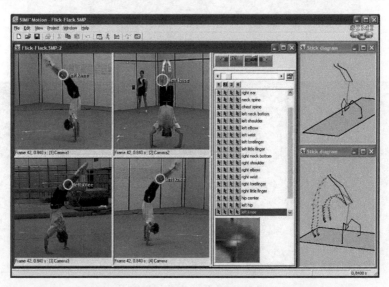

图 3.4　基于 Simi Motion 运动影像分析系统的前手翻运动分析

　　目前,运动影像解析系统通常是利用二维图像作三维重构。图 3.5 所示三维标定框架是由二维坐标转化为三维坐标的重要辅助工具。框架可由呈发散状的多个球体反光物质组成,数量一般为 16～60 个,中间用杆件连接,用于标定空间各个点的三维坐标。利用平面图像进行三维重构的直接线性变换算法(direct linear transformation,DLT)是目前广泛采用的基本算法,由 Abdel 和 Krarara[5]于 1971 年提出,该方法因具有如下优点而得到了广泛应用:①各相机光轴不需相交;②相机位置可任意放置而不需测量;③只需两部相机即可获取三维坐标;④可使用更多的相机,从而使获取的三维坐标精度更高[6]。该算法基本思想为:假设物方坐标(x,y,z)与像坐标(u,v)间映射关系为含若干待定系数的函数,根据一组已知的(x,y,z,u,v)即可求解出映射函数中各待定参数,从而得到(x,y,z)与(u,v)的映射关系,该步骤即为标定。采用多部相机,分别标定得到各自的物像映射函数,根据物方点(x,y,z)在各相机的像坐标(u,v)及已标定出的物像映射函数即可联立解出物方坐标(x,y,z),从而实现重构。

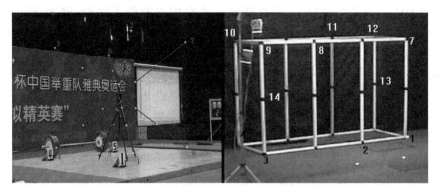

图 3.5 三维标定框架(图中数字为反光球位置)

Apas 图像解析系统是一套用于精细三维动作分析的系统,其由三维 DLT 标定框架、两台高速摄像机(图像采集设备)、一套分析软件 Apas 构成。Apas 三维解析系统的操作步骤为:标定框架的连接与架设→摄像机的架设与调节→拍摄摄影框架、拍摄运动员技术动作→Apas 软件分析处理、结果输出为动作参数。图 3.6 为采用 Apas 图像解析系统对高尔夫项目进行运动分析。Apas 系统作为专用的运动分析系统软件,有其不可替代的重要应用,可以进行运动学、动力学分析并得到比较真实的反映运动技术规律的参数。

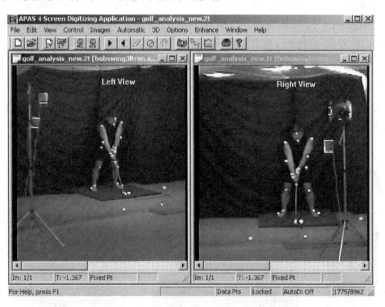

图 3.6 采用 Apas 图像解析系统对高尔夫项目进行运动分析

由于人的运动是复杂和精细的,三维重构误差对运动分析的影响引起了许多学者的关注。许多学者对 DLT 算法的三维重构误差作了讨论,例如,Hatze[7]、Fabio[8]等讨论了 DLT 算法本身引起的误差,并提出了改进的 MDLT、CESNO 算法。Wood 等[9]、Challis 等[6]、Liang 等[10]讨论了 DLT 算法中标定对三维重构的影响。关于运动影像解析系统解析精度的研究,以前主要集中在数据平滑、重心测算、速度参数形式等方面,现已由标准化软件完成[11]。现在的研究主要集中在人体关节点的自动识别功能上。目前,对影片和录像带上人体运动图像关节点的自动识别研究已取得了初步成功并应用于实践,但这种依靠灰度识别的技术还只能在人体关节点上粘贴明显的标志物来实现,在关节被遮挡的情况下依然依靠人工判读关节点。显然,肉眼判读关节点是制约影像分析的瓶颈和迫切需要解决的问题。此外,标准人体模型并非完全适合各类体育项目,尤其是一些对体型有特殊要求的项目。

2. 其他运动捕捉技术

随着计算机技术、电子技术、传感器技术等的飞速发展,新的运动测量技术不断涌现,如角度计、速度计、加速计等。角度计用来测定关节角位移,在使用时,角度计两端分别和肢体相连,如图 3.7(a)为上海交通大学研发的电位器式角度计,图 3.7(b)为差动变电阻式角度计。加速计可分为惯性式、压电式、压阻式、电阻应变片式和伺服式等,使用时,将它固定在人体环节的待测点上,当这个点具有与传感器灵敏轴方向平行的加速度时,加速计中的质量块将对传感器的表面施加作用力,当加速度方向逆转时,作用力符号改变[12]。图 3.8 为 MTX 公司生产的 3 自由度方位跟踪仪,是一个对人体体段的方向测量模块,可提供低漂移的三维方向及运动数据。为适应长跑、跳高、高空作业等室外、大范围、长时间测量的需要,上海海事大学通过集成加速度计、陀螺仪、微处理器及微存储器等先进技术,研制了一种低功耗、便携式的三维运动测量仪(图 3.9),并开发了性能优越的后期处理软件。

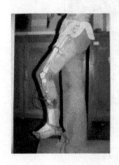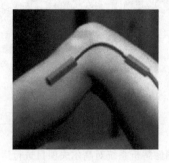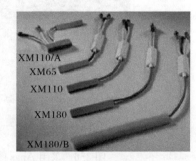

(a)　　　　　　　　　　　　　　　　(b)

图 3.7　电位器角度计

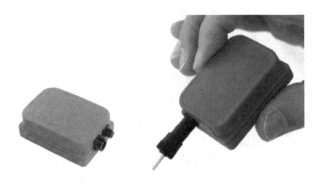

图 3.8　MTX 公司 3 自由度方位跟踪仪

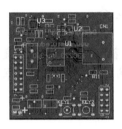 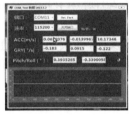 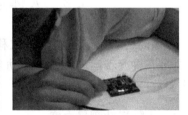

图 3.9　自存储三维测量仪电路图、软件界面及实物

运动捕捉在第二次世界大战后诞生于斯坦福大学神经生物力学实验室[13],起源于物理治疗、康复领域中对伤残、截肢、脑瘫、帕金森症患者运动及行为学分析研究。运动捕捉技术于 20 世纪 70 年代开始应用于动画制作领域,迪斯尼公司曾试图通过捕捉演员的动作以改进动画制作效果。从 20 世纪 80 年代开始,美国 Biomechanics 实验室、Simon Fraser 大学、麻省理工学院等开展了计算机人体运动捕捉的研究。此后,运动捕捉技术吸引了越来越多的研究人员和开发商的关注,并从试用性研究逐步走向了实用化。目前,世界上许多公司或研究机构开发了商业化的运动捕捉设备,如 MotionAnalysis、Vicon、NDI、Polhemus、Sega Interactive、MAC、X-Ist、FilmBox 等。

运动捕捉技术在众多领域具有广泛的应用。在体育训练中,它可以帮助教练员从不同的视角观察运动员的动作,有的放矢地纠正运动员的技术动作。在动画制作上,它可以方便地制作出各种人物、动物的复杂动作,使动画制作流程变得简捷高效,降低制作成本。表情和动作是人类情绪、愿望的重要表达形式,运动捕捉技术实现了将表情和动作的数字化,提供了新的人机交互手段,为最终实现可以理解人类表情、动作的计算机系统和机器人提供了技术基础。虚拟现实系统为实现人与虚拟环境及系统的交互,必须确定参与者的头部、手、身体等的位置与方向,准确地跟踪测量参与者的动作,将这些动作实时检测出来,以便将这些数据反馈给显示和控制系统。遥控机器人将危险环境的信息传送给控制者,控制者根据信息做出各种动作,运动捕捉系统将动作捕捉下来,实时传送给机器人并控制其完成同样的动作,大大提高机器人应付复杂情况的能力。在当前机器人全自主控制尚未成熟的情况下,这一技术有着特别重要的意义。互动式游戏可利用运动捕捉技术捕捉游戏者的各种动作,用以驱动游戏环境中角色的动作,给游戏者以一种全新的参与感受,加强游戏的真实感和互动性。在医学的康复治疗领域,它可以准确测量并记录下需要进行肢体康复治疗病人的各种运动数据,同时可以为医生观察、分析病人的运动提供诸多帮助。另外,在人体工程学研究、模拟训练、生物力学研究等领域,运动捕捉技术都将会得到越来越广泛的应用。

3.2　人体运动测量内容与设备

人体的运动除空间的三维位移以外,各关节还伴随着伸/曲、内旋/外旋、内收/外展三种旋转运动。人体运动参数是人体生物力学仿真分析的重要数据,其基本参数可通过测量获得。

3.2.1　人体运动测量内容

运动学参数包括时间参数、空间参数、时空参数。

1. 时间参数

描述运动何时发生、整个运动所消耗的时间或循环运动的周期。时间特征包括时刻和时间两个量。

(1)时刻。指人体运动过程中人体或器械空间位置的时间量度,其是时间上的一个点,用于运动开始、结束和运动过程中许多重要位相的瞬时。例如,对正常步态周期来说,特征时刻分为:①首次着地;②负荷反应期(承重期)——双支撑期;③站立中期;④站立末期;⑤迈步前期——双支撑期;⑥迈步初期;⑦迈步中期;⑧迈步末期。

(2)时间。指运动结束时刻与开始时刻的差值,运动持续时间是运动始末两个时刻之间的时间间隔,如一个完整步态周期的时间。频率是人体动作重复度的度量,即单位时间重复进行的动作次数,如步频。

2. 空间参数

描述人体运动中的空间位置及运动范围。

（1）质点坐标。即质点的坐标值，较多采用直角坐标系坐标值(x,y,z)。通常把粘着于人体上的标记点、人体或器械的重心点看做质点。

（2）轨迹。即质点运动的路径，是坐标空间内质点位置的连线。

（3）路程。指质点从一个位置移到另一个位置的实际运动轨迹长度。

（4）位移。指质点运动的起始点到终止点的直线距离，它是一个矢量，既有大小又有方向，严格地表明人体在某方向上位置的变化情况。

（5）角位移。人体运动过程中，关节或刚体起始位到终止位的角度变化，如髋关节在三个坐标平面中的内外展、内外旋、伸/曲角位移 θ_{xy}、θ_{yz}、θ_{xz}。

3. 时空参数

描述人体运动时空间位置变化与时间历程的关系，表现出人体运动中的时空特征。

（1）速度。质点运动的线速度$(\dot{x},\dot{y},\dot{z})$。

（2）加速度。质点运动的线加速度$(\ddot{x},\ddot{y},\ddot{z})$。

（3）角速度。关节或刚体回转角速度 ω_{xy}、ω_{yz}、ω_{xz}。

（4）角加速度。关节或刚体回转角加速度 α_{xy}、α_{yz}、α_{xz}。

要完整描述人体某部位的运动，一般需要上述 18 个参数变量，它们可以通过直接或间接的方法测量或计算得到。

3.2.2　运动捕捉系统的主要类型与工作特性

运动捕捉又称动作捕捉，是记录运动的物体或人的过程。当它包含面部的细微表情时，通常被称为性能捕获。在许多领域，运动捕捉也被称为运动跟踪。

1. 运动捕捉系统组成

运动捕捉系统是一种用于准确测量运动物体在三维空间运动状况的设备，基于计算机图形学原理，通过分布在空间中的数个视频捕捉设备将运动物体的运动状况记录下来，然后使用计算机对该数据进行处理，得到不同时间计量单位上不同物体的空间坐标(x,y,z)，通过被测对象表面关键点（如解剖学标记点、粘着于人体的标记点）的运动信息，并经过实时或后期处理，得到描述被测对象的运动参数。从技术角度来说，运动捕捉的实质就是要测量、跟踪、记录物体在三维空间中的运动轨迹，并且用便于计算机处理的数据格式记录测量数据。

通常，只需要捕捉若干个关键点的运动轨迹，再根据各部分的物理、生理约束就可以合成最终的虚拟运动，被测对象大至人体运动小至面部表情。运动捕捉系统常用的数据文件格式有 c3d、htr、bvh、cca、cap 等。

典型的运动捕捉设备一般由以下几个部分组成：

（1）传感器。是固定在运动物体特定部位（如人体关节点）的跟踪装置，它将向运动捕捉设备提供物体运动的位置信息，一般会随着捕捉的细致程度确定传感器的数目。

（2）信号捕捉设备。负责捕捉、识别传感器的位置信号。按工作原理的不同，具有机械式、光学式、电磁式、声学式多种形式。

（3）数据传输设备。负责将运动数据从信号捕捉设备快速准确地传送到计算机系统，对于需要实时效果的运动捕捉系统，需要将大量的运动数据从信号捕捉设备快速、准确地传输到计算机系统进行处理，数据传输设备的性能将特别重要。

（4）数据处理设备。负责处理系统捕捉到的原始信号，计算传感器的运动轨迹，对数据进行修正、处理，并与三维模型相结合。

2. 运动捕捉系统主要类型与工作特性

常用的运动捕捉设备按工作原理可分为四类：机械式、声学式、电磁式和光学式。同时，不依赖于专用传感器而直接识别人体特征的运动捕捉技术也将很快走向实用。不同原理的运动捕捉设备各有其优缺点，一般可从下面几个方面进行评价：定位精度、实时性、使用方便程度、可捕捉运动范围大小、成本、抗干扰性和多目标捕捉能力。

（1）机械式运动捕捉设备。典型的机械式运动捕捉系统由多个可转动的关节和刚性连杆组成，人体运动时带动装置运动，根据关节处角度传感器所测得的角度变化和连杆的长度，可以得出杆件末端点在空间中的位置和运动轨迹。装置上任何一点的运动轨迹都可以据此计算求出。刚性连杆也可以换成长度可变的伸缩杆，用位移传感器测量其长度的变化。X-Ist 公司的 FullBodyTracker 运动捕捉系统是一种颇具代表性的机械式运动捕捉产品，图 3. 10 为 X-Ist 的 Full-BodyTracker 运动捕捉系统与 FaceTracker 脸部追踪动作捕捉系统（可即时传输使用者的面部移动信息）。图 3. 11 为 Animazoo 公司的 Gypsy6 运动捕捉系统与机械式数据手套。

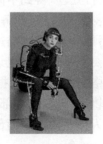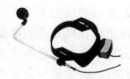

图 3. 10　X-Ist 公司的 FullBodyTracker 运动捕捉系统与 FaceTracker 系统

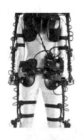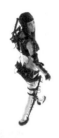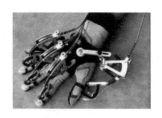

图 3.11　Animazoo 公司的 Gypsy6 运动捕捉系统与机械式数据手套

这种方法的优点是成本低,精度较高,可以做到实时测量,还可容许多个角色同时表演。但其缺点也非常明显,主要是使用起来非常不方便,机械结构对表演者的动作阻碍和限制很大。

(2)声学式运动捕捉设备。由发送器、接收器和处理单元组成。发送器是一个固定的超声波发生器,接收器一般由呈三角形排列的三个超声探头组成。将多个发送器固定在人身体的各个部位,发送器持续发出超声波,每个接收器通过测量、计算声波从发送器到接收器的时间或相位差,系统就可以计算并确定接收器的位置和方向。图 3.12 为 Logitech 公司生产的超声波运动捕捉设备。

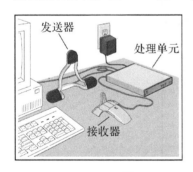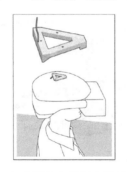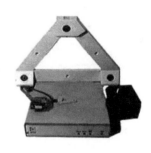

图 3.12　Logitech 公司生产的超声波运动捕捉设备

这类装置成本较低,但对运动的捕捉有较大延迟和滞后,实时性较差,精度差,声源和接收器间不能有大的遮挡物体,受噪声和多次反射等干扰较大。由于空气中声波的速度与气压、湿度、温度有关,所以还必须在算法中做出相应的补偿。

(3)电磁式运动捕捉设备。是目前比较常用的运动捕捉设备,主要由磁感应器、磁场发射器、控制器和电脑主机组成。磁场发射器在空间产生按一定时空规律分布的电磁场;磁感应器(通常有 10～20 个)安置在受测对象人体的关键位置,被测对象处于磁场发射器发射的低频磁场中,测量磁场强度信号,通过电缆或无线方式与数据处理单元相连,再经过控制器与主机的处理,得到被测点的空间三维坐标等参数。目前,这类系统的采样速率一般为 15～120 次/s(依赖于模型和传感器的数量),为了消除抖动和干扰,采样速率一般在 15Hz 以下。对于一些高速运动,如拳击、篮球比赛等,该采样速度不能满足要求。Polhemus 公司和 Ascension 公司均以生产电磁式运动捕捉设备而著称,图 3.13 为 Ascension公司的MotionStar Wireless 2 运动捕捉系统,图 3.14 为 X-Ist 公司生产的电磁式数据手套。

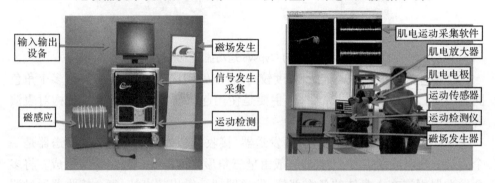

图 3.13　Ascension 公司的 MotionStar Wireless 2 运动捕捉系统

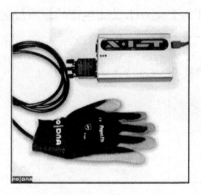

图 3.14　X-Ist 公司生产的电磁式数据手套

　　电磁式运动捕捉的优点是:首先在于它记录的是六维信息,即不仅能得到空间位置,还能得到方向信息,这一点对某些特殊的应用场合很有价值;其次是速度快,实时性好,表演者表演时,动画系统中的角色模型可以同时反应,便于排演、调整和修改。装置的定标比较简单,技术较成熟,鲁棒性好,成本相对低廉;其缺点在于对环境要求严格,在表演场地附近不能有金属物品,否则会造成电磁场畸变,影响精度。系统的允许表演范围比光学式要小,特别是电缆对表演者的活动限制比较大,对于比较剧烈的运动和表演则不适用。

　　(4) 光学式运动捕捉设备。通过对目标上特定 Marker 点的光学监视和跟踪来完成运动捕捉的任务。目前,常见的光学式运动捕捉设备大多基于计算机视觉原理。从理论上说,对于空间中的一个点,只要它能同时为两部相机所见,则根据同一时刻两部相机所拍摄的图像和相机参数,可以确定这一时刻该点在空间中的位置。当相机以足够高的速率连续拍摄时,从图像序列中就可以得到该点的运动轨迹。典型的光学式运动捕捉系统通常使用 6~8 个相机环绕表演场地排列,这些相机的视野重叠区域就是表演者的动作范围,图 3.15 为具有 32 个红外拍摄头和 MX Link 的 Vicon MX 系统构架。

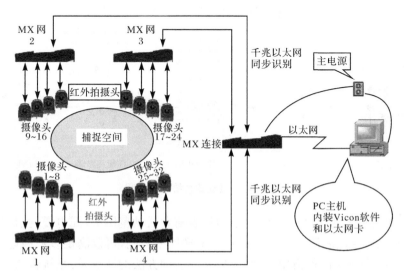

图 3.15　具有 32 个红外拍摄头和 MX Link 的 Vicon MX 系统构架

光学式运动捕捉根据 Marker 点的捕捉原理主要分为被动式和主动式,图 3.16 为分别应用被动式 Marker 点与主动式 Marker 点捕捉表演者上下楼梯动作。

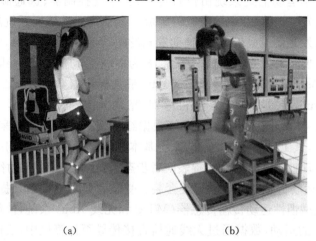

(a)　　　　　　　　　　　(b)

图 3.16　采用被动式 Marker(a)与主动式 Marker(b)捕捉上下楼梯动作

被动式系统主要由标记反光球(Marker)、视频摄像机、控制器和电脑主机组成。光球表面涂有能够反射红外线的荧粉材料,直径从几毫米到几厘米大小不等。视频摄像机安装有红外线过滤镜头,镜头周围排列一定数量的脉冲红外二极管。红外二极管发射红外光线,视频摄像机通过捕捉被测对象表面标记光球反射的红外光线,记录小球空间位置的影像信息。主机根据不同摄像机记录的同一帧视频信息计算出小球中心的空间位置坐标。被动式系统工作流程包括标定、捕捉、图像获取、匹配和跟踪及后期处理五部分,如图 3.17 所示。

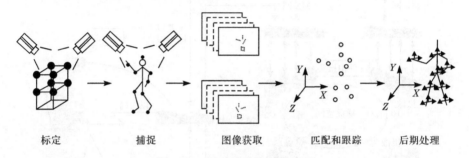

标定　　　　　　捕捉　　　　　图像获取　　　　匹配和跟踪　　　后期处理

图 3.17　被动式系统工作流程

被动式光学运动捕捉设备的优点是:表演者活动范围大,无电缆、机械装置的限制,可以自由地表演,使用很方便;其采样速率较高,可以满足多数高速运动测量的需要;Marker 的价格便宜,便于扩充。这种方法的缺点是:系统价格昂贵,虽然它可以捕捉实时运动,但后处理的工作量较大,对于表演场地的光照、反射情况有一定的要求,装置定标也较为烦琐;特别是当运动复杂时,不同部位的 Marker 有可能发生混淆、遮挡,产生错误结果,这时需要人工干预后处理过程。

主动式光学运动捕捉系统由位置传感器、系统控制器、选通脉冲器、主动式Marker 点(发光二极管)和电脑主机等组成。主动式运动捕捉系统所采用的跟踪点是本身可以发光的二极管,无需辅助发光设施,但需要能源供给,它所需要的摄像机本身不需要带有发光的功能。图 3.18 为 NDI 公司的 Optotrak® Certus™ 运动捕捉系统,系统最大采样频率为 4600Hz,最大标记点数量为 512 个,最小标记点直径为 4mm,它是一种适合科学研究的运动捕捉系统,具有精度高(0.1mmRMS)、易于使用等特点。系统根据红外跟踪的原理实时采集人体三维/六维运动数据,其工作流程与被动式系统基本相同,但系统无须标定。图 3.19 为采用主动式运动捕捉系统分别捕捉表演者步态、骑自行车和牵拉动作。

(5) 惯性运动传感器与运动捕捉套装。受试者只需穿戴系统提供的紧身衣,其上装有以微型惯性运动传输传感器(MTx)和无线 Xbus 系统,能够实时捕捉人体惯性 6DOF 的运动,数据通过无线通信直接传导至计算机中,实时记录和查看运动捕捉效果。其优点在于:操作简单;无需外部照相机和发射器等装置,在测量

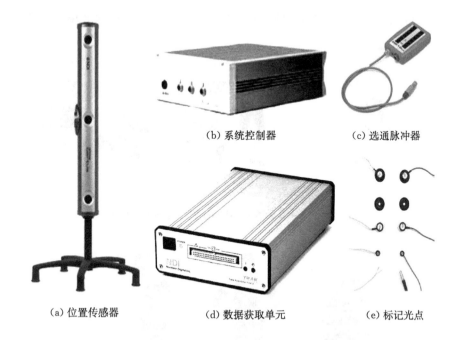

（b）系统控制器　　　　　　　（c）选通脉冲器

（a）位置传感器　　　　（d）数据获取单元　　　　（e）标记光点

图 3.18　NDI 公司的 Optotrak® Certus™运动捕捉系统

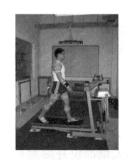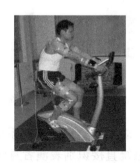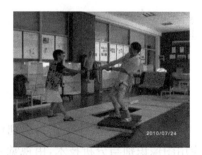

图 3.19　采用主动式运动捕捉系统分别捕捉表演者步态、骑自行车和牵拉动作

范围内没有任何局限性（无线传输范围为 50～150m）；不受视线或者视差限制，便携式装置可以穿在普通衣服下面；安装时间短；高敏感度 MEMS 惯性传感器可以对每个关节动作进行精准的数据捕捉和传输；不受光线、电磁场影响。图 3.20 所示为 Xsens 公司的 Moven 惯性运动捕捉套装。Measurand 光纤运动捕捉系统（图 3.21）是基于加拿大 Measurand 公司独立研发的光纤传感技术，结合一些国际上成熟的通用技术（如 Wifi 无线传输、微型传感器等）开发而成。传感器带固定到身体的四肢上，身体各关节运动的同时弯曲光纤传感器带中的光纤，传感器通过测量光纤的导光率的变化，计算出关节弯曲的角度，从而得到四肢各关节的角度、

运动方向等信息。其优点是：无线，室内 25～50m，室外 200m，对环境要求低。

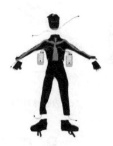
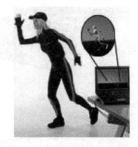
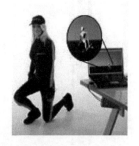

图 3.20　Xsens 公司的 Moven 惯性运动捕捉套装

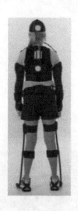
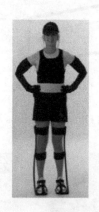
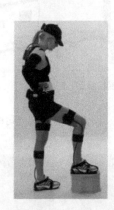

图 3.21　Measurand 光纤运动捕捉系统

（6）不依靠 Marker 作为识别标志的光学运动捕捉系统。不依靠 Marker，而应用图像识别与分析技术，由视觉系统直接识别表演者身体关键部位并测量其运动轨迹的技术。该技术主要应用于动画制作等对测量精度要求不高的领域，如美国 Organic Motion 公司提供的 Stage 运动捕捉系统[14]就是一种能和人类一样观察人体，是世界上第一个不需要穿紧身衣、不需要标记点、不需要校准和数据整理的运动捕捉系统。在场地为 4m×4m×2.5m 且自带反射布的情况下结合其他的被动式光学动作捕捉系统，不需要标记点即可完成运动捕捉。Stage 由于具有高层次的识别和人工智能，所以能理解移动，而不像现有的运动捕捉系统简单地将"点"连接起来。Stage 运动捕捉系统使用多重二维摄像机来跟踪对象，并实时产生精准的生物力学三维模型，每个相机的输出数据都被导入 Stage 视觉处理器中，绘制出相机的每个像素，并通过看到不同相机捕捉图片相交的地方来对对象的坐标进行三角测量。通过角色校准，系统即时创建三维角色网格模型，且模型具有

21 根骨骼,每个骨骼都有 6 个自由度,并且通过系统校准确定摄像机在场地中的空间位置及方向。最后输出的是捕捉对象的完整的三维模型,包括表面网格几何图形、表面纹理和精确到毫米的三维骨架运动数据,如图 3.22 所示。

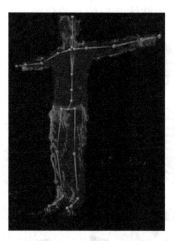

图 3.22　不依靠 Marker 点的三维角色网格模型

3.3　运动测量与仿真分析

运动测量是采用运动测量设备准确测量运动物体在三维空间运动状况,然后使用计算机对测量的数据进行处理,得到描述被测对象的运动参数。

3.3.1　运动测量与数据处理

当前主流的运动捕捉系统仍然是依靠 Marker 点作为识别标志的光学运动捕捉系统。通过使用该运动捕捉系统,可以捕捉到粘贴于被测者或表演者体表的 Marker 点随时间变化的坐标,即 Marker 点的空间运动轨迹;其后需要对原始数据进行包括 Marker 点识别、去除杂点、插值处理、滤波和平滑、一阶/二阶平滑等数据处理过程得到可用数据。采用不同的运动捕捉系统,需要进行的数据处理步骤也不相同。

1. 体表 Marker 粘贴方法

人体棍棒模型构建与体表 Marker 粘贴方法息息相关,不同运动捕捉系统都提供了建议的 Marker 粘贴方案,归纳所有方案大致分为两种:基于关节特征点的 Marker 粘贴方案和基于刚体的 Marker 粘贴方案[15]。基于关节特征点的粘贴方案主要将 Marker 点粘贴于关节特征点处附加少数于肢体中部,图 3.23 所示为基于关节特征点的一种 Marker 粘贴方案。而基于刚体的 Marker 粘贴方案是基于人体多刚体假设[16]（rigid body assumption，RBA）进行的，把人类肢体各个组成部分假想成一个个刚体，刚体之间用铰链连接，将事先制作好的带有 3 个或 4 个 Marker 点的刚体粘贴于人体肢体变形较小的位置，如图 3.24 所示。

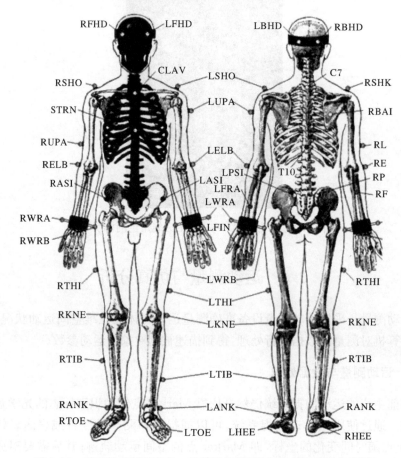

图 3.23　基于关节特征点的一种粘贴方案（图中英文为特征点代号）

2. 测量结果的处理

（1）Marker 点识别。采用主动式光学运动捕捉系统进行运动捕捉时不需要进行 Marker 点识别。主动式光学运动捕捉系统 Marker 点是由发光二极管制成，Marker 点通过有线或无线的方式与运动捕捉系统连接，每个 Marker 点在系统中均存在其默认的或事先定义具有解剖学意义的名称。

而被动式光学运动捕捉系统的 Marker 点是由不同直径的表面涂有能够反射红外线的荧粉材料的反光球完成。视频摄像机通过捕捉粘贴于被测者表面反光

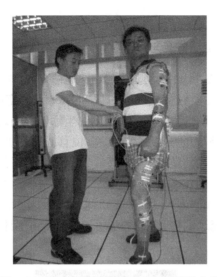

图 3.24　一种基于刚体的 Marker 粘贴方案

球反射的红外光线,记录反光球空间位置的影像信息,主机根据不同摄像机记录的同一帧视频信息,计算出小球中心的空间位置坐标,由主机识别反光球并进行默认数字排序命名。然而,由于被测对象运动导致粘贴于被测者不同肢体表面的反光球位置变化,两个空间位置接近的反光球可能会识别错误。因此,首先要对捕捉到的 Marker 点进行具有解剖学意义的命名,其次需要对 Marker 点识别错误的错误帧进行人工识别并重新命名。

(2) 去除杂点。主动式光学运动捕捉系统 Marker 点由有源的发光二极管制成,可发出固定波段的红外光,其信号强,基本不会产生杂点。

而被动式光学运动捕捉系统的 Marker 点是由能够反射红外线的反光球制成。有些情况下,测试环境或工作人员的一些物品也会反射脉冲红外二极管发射的红外光线被视频摄像机捕捉识别形成杂点,因此,在数据处理过程中需要人工判断并删除由环境引起的杂点。

(3) 插值。由于人体的肢体运动经常会导致部分 Marker 点在某时刻被遮挡而无法被捕捉,使个别 Marker 点在部分帧的坐标数据缺失。例如,当小臂摆动经过身侧时有可能会遮挡粘贴于股骨大转子处的 Marker 点。因此,当 Marker 点坐标数据缺失时,需要对 Marker 点数据进行插值处理补充缺失数据。

(4) 滤波。对原始数据进行低通、带通或高通滤波处理,滤除不需要的指定频率干扰信号。

(5) 平滑处理。因为人体运动频率相对较低,肢体的位移、速度、加速度或角位移、角速度、角加速度相对平滑,所以,需要对测量数据进行平滑处理、包括一阶、二阶平滑处理。

3.3.2　人体骨肌系统运动仿真与可视化

　　运动捕捉系统捕捉到的运动原始数据为粘贴于被测者或表演者体表的Marker点随时间变化的坐标变化曲线,即Marker点的空间运动轨迹,经过数据处理获得到可用的Marker点的随时间变化的坐标变化曲线。

　　要想获得人体各环节的质心运动轨迹、位移、速度、加速度和各关节的角位移、角速度、角加速度等运动学参数,需要基于被测者或表演者个性化人体测量学参数和人体关节特征点构建人体棍棒模型[17](参见图3.25),并用捕捉到的粘贴于被测者或表演者体表的Marker点的随时间变化的坐标变化曲线驱动人体棍棒模型实现人体骨肌系统运动仿真,进一步可以用骨骼模型代替棍棒模型增加可视化效果。

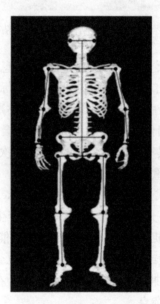

图 3.25　人体骨骼模型和人体棍棒模型

　　构建人体棍棒模型首先需要确定如图3.25所示黑色的关节特征点位置,然后才能根据相邻关节的关节特征点确定人体环节长度。由于人体运动的遮挡,位于内侧部位的关节特征点会进入摄像盲区无法采集,因此,在运动捕捉之前需要进行虚拟Marker点的设定。例如,首先,利用虚拟Marker点工具,基于粘贴于小腿部位的刚体定义2个虚拟踝关节内/外侧点,系统将计算虚拟踝关节内/外侧点与小腿刚体的空间位置变换关系;其次,运动捕捉得到某一行为运动小腿刚体4个Marker点的运动轨迹,根据事先虚拟踝关节内/外侧点与小腿刚体的空间位置变换关系即可得出虚拟踝关节内/外侧点的运动轨迹。

运动仿真前需要先构建人体棍棒模型,首先选择其中一帧静态数据构建模型。例如,利用膝关节内/外侧 Marker 点确定膝关节中心,利用踝关节内/外侧 Marker 点确定踝关节中心,根据膝关节中心、踝关节中心和膝关节内/外侧 Marker 点、踝关节内/外侧 Marker 点即可确定小腿棍棒模型,同理构建全身各环节棍棒模型。将各环节棍棒模型替换为相应骨骼模型显示,即可得到人体骨骼模型。基于构建的静态的人体棍棒模型或骨骼模型,利用采集到的相应环节的 Marker 点(包括虚拟 Marker 在内的 3～4 个 Marker 点)运动数据驱动相应环节模型即可得到基于时间变化的人体棍棒运动模型或骨骼运动模型,实现人体运动的计算机仿真。

3.3.3　人体骨肌系统运动学计算分析

基于人体多刚体假设,人体棍棒模型或骨骼模型均可作为刚体处理,因此,人体骨肌系统运动学的计算可以等效为多刚体动力学计算。

关节运动学的计算可以等效为相对刚体之间的刚体空间运动学计算,如右髋关节运动学计算可以等效为右大腿刚体 RThigh 相对于骨盆刚体 Pelvis 的运动学计算。刚体 Pelvis 和刚体 RThigh 表现为刚体的空间一般运动,图 3.26 为某一时刻黏附于骨盆和右大腿的两个相邻刚体的空间位置。

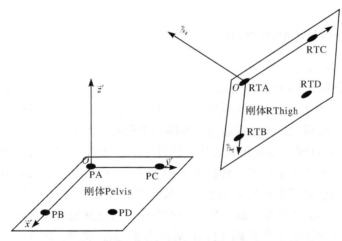

图 3.26　刚体 Pelvis、RThigh 及其连体基 e^r 和 e^b

PA、PB、PC 和 PD 分别为刚体 Pelvis 上的 Marker 点,RTA、RTB、RTC 和
RTD 分别为刚体 RThigh 上的 Marker 点

以刚体 Pelvis 上 Marker 点 PA 为基点 O 构造刚体 Pelvis 的连体基: $e^r = \begin{bmatrix} \vec{x}^r & \vec{y}^r & \vec{z}^r \end{bmatrix}^T$,以刚体 RThigh 上 Marker 点 RTA 为基点 O' 构造刚体 RThigh

的连体基:$e^b = \begin{bmatrix} \vec{x}^b & \vec{y}^b & \vec{z}^b \end{bmatrix}^T$,如图 3.26 所示。将 e^r 和 e^b 分别作为髋关节运动学计算的参考基和连体基,则刚体姿态的基本描述为

$$\boldsymbol{A}^{rb} = \begin{bmatrix} A_{11} & A_{12} & A_{13} \\ A_{21} & A_{22} & A_{23} \\ A_{31} & A_{32} & A_{33} \end{bmatrix} = \begin{bmatrix} \vec{x}^r \cdot \vec{x}^b & \vec{x}^r \cdot \vec{y}^b & \vec{x}^r \cdot \vec{z}^b \\ \vec{y}^r \cdot \vec{x}^b & \vec{y}^r \cdot \vec{y}^b & \vec{y}^r \cdot \vec{z}^b \\ \vec{z}^r \cdot \vec{x}^b & \vec{z}^r \cdot \vec{y}^b & \vec{z}^r \cdot \vec{z}^b \end{bmatrix} \tag{3.1}$$

刚体姿态的基本描述可由刚体的位形坐标阵表示:$\boldsymbol{q} = (x \quad y \quad z \quad \psi \quad \theta \quad \varphi)^T$,其中,$x$、$y$、$z$ 分别代表三个方向上的位移。刚体欧拉角 $\boldsymbol{q} = (\psi \quad \theta \quad \varphi)^T$ 可表征三个角度参数,其中,ψ、θ 和 φ 分别代表刚体的进动角、章动角和自旋角。相对于髋关节运动 ψ、θ 和 φ 分别代表髋关节的内外展、屈/伸、内外旋角度,则刚体 RThigh 相对于参考基 Pelvis 的方向余弦阵为

$$\underline{\boldsymbol{A}}^{rb} = \begin{bmatrix} C_\psi C_\varphi - S_\psi C_\theta S_\varphi & -C_\psi S_\varphi - S_\psi C_\theta C_\varphi & S_\psi S_\theta \\ S_\psi C_\varphi - C_\psi C_\theta S_\varphi & -S_\psi S_\varphi - C_\psi C_\theta C_\varphi & -C_\psi S_\theta \\ S_\theta S_\varphi & S_\theta C_\varphi & C_\theta \end{bmatrix} \tag{3.2}$$

由式(3.1)和式(3.2)可计算 $\boldsymbol{q} = (\psi \quad \theta \quad \varphi)^T$,即髋关节的内外展、屈/伸、内外旋角度,对其进行一阶求导与二阶求导可计算刚体运动的角速度与角加速度,分别代表髋关节的内外展、屈/伸、内外旋角速度和角加速度。

3.3.4 人体运动学仿真分析软件

1. Visual 3D 运动分析软件

Visual 3D 运动分析软件是由 C-Motion 公司开发的三维步态/体态分析软件,与 NDI 公司的 Optotrak® Certus™ 运动捕捉系统具有非常好的兼容性。Visual 3D 提供运动学、动力学(反向动力学)计算,用于三维运动捕捉数据的人体生物力学分析。分析软件可接收通过高速摄像采集系统、测力台和表面肌电系统采集到的数据,并可同时显示视频影像。软件中有一个独立的模块,用来进行人体模型构建。在无法使用标准人体模型的情况下(如病人带上了假肢或矫形装置,又或者由于创伤敷裹而影响标记点的置放),建模模块便可以为这一类病人设计一个特殊适用的人体模型。该软件在 c3d 格式下的标准输入文件是可读写的,而且也可以输入和输出 ASCII 码文件和 Matlab 的 .mat 文件。图 3.27 显示 Visual 3D 工作空间、组成和外部文件。

利用 Visual 3D 分析运动捕捉数据有 6 个基本步骤:①构建研究模型,定义 Marker 点与模型链接;②关联运动数据与所建的模型;③信号与事件处理;④定义基于模型的生物力学计算,如目标运动的位移、速度、加速度、角位移、角速度、角加速度等;⑤生成需要的运动学、动力学报告;⑥如需要,输出数据进行统计学

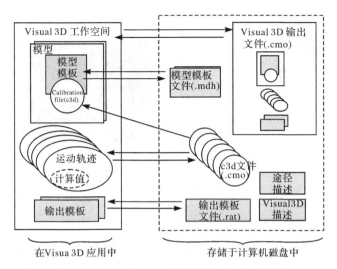

图 3.27　Visual 3D 工作空间、组成和外部文件

分析。图 3.28 显示了 Visual 3D 各个功能界面。

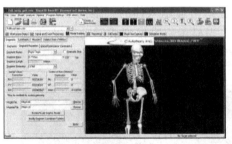

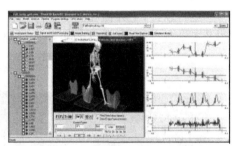

构建模型　　　　　　　　　　　　　　　　数据处理

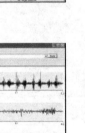

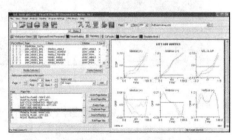

模拟信号处理　　　　　　　　　　　　　　输出报告

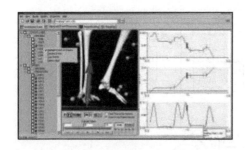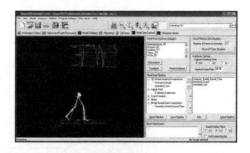

| 事件识别 | 实时反馈 |

图 3.28 Visual 3D 各个功能界面

2. CMVHuman_kinematics 运动分析软件

CMVHuman_kinematics 运动分析软件基于 NDI 或其他运动捕捉系统采集人体运动数据，计算人体各个部分运动数据，并在三维环境中可视化。软件的应用对象是医学上对人体运动研究的相关科研工作者，并可用于人体康复时的数据采集及计算。

运行软件，主界面如图 3.29 所示。主窗口可显示人体的三维模型、二维标定图及运动观察图，是软件的主要显示部分。当显示三维模型或运动场景时，用户

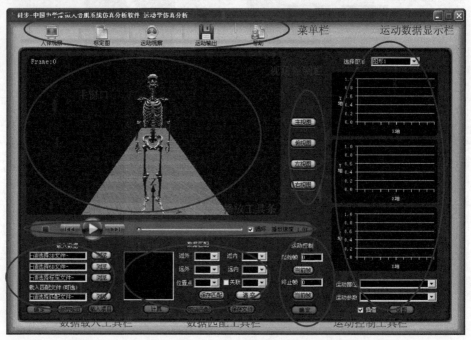

图 3.29 软件界面

可在主窗口中操作鼠标观察场景。视角控制工具栏包括主视图、俯视图、左视图、右视图四个按钮。实现主窗口内三维模型的视角变换。运动控制栏编辑主窗口中三维模型运动的起止时间与终止时间。菜单栏包括人体观察、标定图、运动观察、帮助四个按钮。人体观察按钮、标定图按钮、运动观察按钮能实现主窗口三种视图的切换，帮助按钮对应帮助文件显示。数据载入工具栏实现运动数据及标定文件的载入功能。数据匹配工具栏实现手工数据匹配以及保存功能。播放工具条栏实现运动观察中的各种操作。运动数据显示栏显示运动过程中各个关节的运动数据。

　　计算完成后，可在运动数据显示栏中选择需要观察的部件及运动参数，在图标上显示出来，如图 3.30 所示。用户在 1 号框中的列表中选择需要绘制的图表，在 2 号框的下拉列表中选择运动数据对应的部件和参数类型，点击 3 号框中的确定键进行绘制，如需取消数据插值，则点击"插值"复选框后再次绘制，可在更改 1 号框中表序号进行运动数据对比。

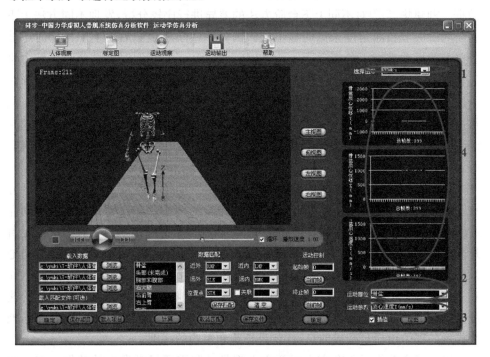

图 3.30　运动观察

3.4　中国人体下肢典型行为运动测量与分析

针对中国民众多发性行为运动的调查发现,步行、慢跑、上下楼梯、蹲与跪是中国民众最为典型的六大行为运动。步态作为最基本的行为运动,国内外众多学者已对其进行了深入广泛的研究,然而对除步态以外的其他典型运动进行测量和研究则相对较少,特别缺少针对中国地区人群这些典型行为的运动学测量分析。开展这方面研究可以更好地增加对中国人群行为动作特性的认识,为关节假体等植入物设计提供科学有效的依据。

3.4.1　中国人体下肢典型行为运动

上下楼梯是日常生活中人类的常见行为动作,楼梯和我们的生活密切相关。张瑞红等[18]对上下楼梯时的步态特征进行研究,采集了多个健康人行走时运动学数据。刘建华等[19]对不同上下台阶方法的差异进行比较分析,发现不同方法上下台阶时膝关节屈曲角度未见明显不同。国外一些学者也先后对上下楼梯时下肢各关节的运动进行了分析[20~23]。1980 年,Andriacchi 等[20]对上楼梯时下肢力学进行过分析;1991 年,Livingston 等[21]对不同身高的测试者在爬不同尺寸楼梯时下肢关节的运动进行了分析;2002 年,Riener 等[22]进行了实验,对测试者在不同坡度的楼梯上作上下楼梯运动时下肢的动力学进行了分析。2007 年,Protopa-padaki 等[23]对健康青年人上下楼梯运动学进行了分析,得到了矢状面上下肢髋、膝、踝关节的运动学数据。

跑步与正常步态一样也是日常生活中的多发动作。跑步与行走的概念区分在于[24]:步态周期存在双脚着地支撑相,而跑步周期中存在摆动相初期和末期左右脚均不着地阶段。行走时支撑相大于 50%,在一个完整周期中将有两次双足着地阶段,分别在支撑相的初期和末期;而跑步时支撑相一般小于 50%,即趾尖离地发生在整个周期时间的 50% 之前,与行走不同,整个周期中不存在双足着地期,而在一个周期中将有两次双足腾空的阶段。趾尖离地的具体时间取决于跑步的速度,当速度变大时,支撑相所占的比例变小。随着跑步速度的不断增加,首先与地面接触的部位由后足变成前足,这就是长跑和短跑的区别。

以上三个动作对于东方人或西方人都是一些需要经常发生的动作。有一些多发动作是东方人所特有的,它随着人们独特的生活习惯所形成,文化对其有着很重要的影响,如蹲、跪等。在全世界很多国家和地区,包括日本、中国、印度和中东一些国家里仍然有许多人采用一种蹲式如厕的方式。不仅如此,在做家务劳动、社交、工作及一些宗教仪式时,蹲及跪也是常见的动作。蹲可以定义为至少有一只足跖面与地面接触,同时腿部充分屈曲,使身体逐渐靠近落至足部。这一动作需要髋、膝、踝关节完成非常大的屈曲。跪可以定义为至少膝关节有一边与周围环境(通常为地面)接触,而身体体重主要由膝关节支撑。与西方人不同,亚洲人的这些特有典型行为动作中对髋关节、膝关节和踝关节的活动度要求比较大。在国家自然科学基金重大项目"中国力学虚拟人"和国家自然科学基金重大国际合作项目"亚洲人种髋、膝关节特性研究与人工髋、膝关节基本设计"的资助下,上海交通大学与中国矿业大学、深圳清华大学研究院合作,开展了中国人种下肢六大典型行为动作的测量,并建立了数据库,这些原始数据对于设计人工关节等植入物具有重要的意义。

3.4.2 测量设备与样本组织

1. 测量设备与现场

上海交通大学、中国矿业大学和深圳清华大学研究院均建立了运动测量实验室,采用统一的运动捕捉系统(图 3.31),图 3.32 为上海交通大学的人体运动测量实验室全景,图 3.33 为上海交通大学测量现场。

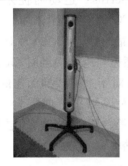 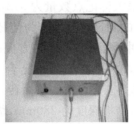 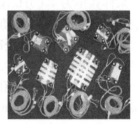

（a）位置传感器 　　　　（b）控制器 　　　　（c）刚体和标记点

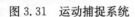

图 3.31　运动捕捉系统

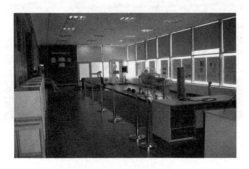

图 3.32　上海交通大学的人体运动测量实验室全景

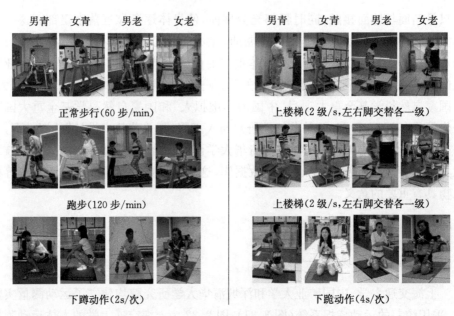

男青　女青　男老　女老　　　　　　男青　女青　男老　女老

正常步行(60 步/min)　　　　　　上楼梯(2 级/s,左右脚交替各一级)

跑步(120 步/min)　　　　　　　上楼梯(2 级/s,左右脚交替各一级)

下蹲动作(2s/次)　　　　　　　　下跪动作(4s/次)

图 3.33　上海交通大学测量现场

　　所有的六大典型行为动作都采用 Optotrak® Certus™ 运动捕捉系统(图 3.31),它由三个位置传感器、一台系统控制器、一台 PC 机、若干刚体和标记点组成,最大采样频率为 4600Hz,最大标记点数量为 512,最小标记点直径为 4mm。

　　跑步机用于进行跑步运动的测量;对于跪,为使膝盖与地面接触时,减少不适感,用软垫铺于地面上以作缓冲;蹲和跪需要测力板;对于上下楼梯动作的测量,实验室按我国民用建筑标准,利用铝合金和复合木板制作了四层台阶楼梯(图 3.34),其中,第一层台阶和第三层台阶为测力台,第二层台阶和第四层台阶为踏板,每层楼梯高度为 160mm,踏板深度为 280mm,踏板宽度为 900mm。

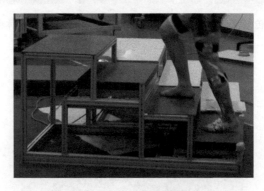

图 3.34　楼梯实物图

2. 样本组织

在三个合作单位六大典型行为运动测量中,按中国南方、北方和中东部地区(江浙沪皖赣)大类,组织了如下两种类型样本:

(1) 男性青年:年龄 20～30 岁,南方 60 人,北方 60 人,中东部 60 人。

(2) 女性青年:年龄 20～30 岁,南方 60 人,北方 60 人,中东部 60 人。

上海交通大学组织了如下两种类型样本:

(1) 男性老年:年龄 60～65 岁,80 人。

(2) 女性老年:年龄 55～60 岁,80 人。

实践证明,每一类样本数超过 60 人以后,更多样本数据加入引起的统计差异已不明显。

青年组测量样本来自上海交通大学、中国矿业大学和深圳大学校园中招募的志愿者,老年组测量样本一部分来自上海闵行区颛桥镇银都新村街道坚持晨练的老人,另一部分来自上海交通大学退休人员。对于有以下情况者予以排除:近六个月下肢有受伤史,有过任何种类的下肢手术、背部及骨盆有疾病、神经性肌肉疾病及有平衡问题等。每个志愿者要进行详细的登记,记录性别、年龄、身高、体重、出生地、长期生活地、通信地址、电话号码等,表 3.1 为部分案例。

表 3.1　40 个志愿者基本信息

序号	性别	年龄	身高/cm	体重/kg	序号	性别	年龄	身高/cm	体重/kg
1	男	29	168	63	16	男	20	178	73
2	男	27	170	64	17	男	22	175	62
3	男	28	173	63	18	男	23	177	64
4	男	23	173	62	19	男	23	162	58
5	男	29	178	67	20	男	24	165	55
6	男	28	173	67	21	女	29	165	59
7	男	29	180	68	22	女	24	158	47
8	男	24	165	57	23	女	22	160	45
9	男	27	175	62	24	女	26	160	50
10	男	23	171	63	25	女	23	164	53
11	男	28	168	69	26	女	23	167	57
12	男	28	177	69	27	女	23	164	57
13	男	24	169	62	28	女	24	157	46
14	男	23	175	61	29	女	24	158	44
15	男	23	169	60	30	女	22	165	53

序号	性别	年龄	身高/cm	体重/kg	序号	性别	年龄	身高/cm	体重/kg
31	女	22	160	48	36	女	23	167	56
32	女	22	165	54	37	女	26	160	40
33	女	25	168	60	38	女	26	165	50
34	女	25	168	61	39	女	26	156	46
35	女	24	157	46	40	女	23	164	52

3.4.3 步行、慢跑、上下楼梯、蹲与跪六项典型运动测量

步行、慢跑、上下楼梯、蹲与跪是中国民众最为典型的六大行为运动。

1. 测量过程

(1) 测量志愿者各解剖部位人体测量学数据，并针对人体的环节划分方法，对人体 12 个解剖部位(左脚、左小腿、左大腿)运动信息进行测量。

(2) 针对不同解剖部位的解剖形状特征，制作若干个适合不同解剖部位的带有 3~4 个 Marker 点的刚体，可以表征刚体空间 6 个自由度的运动参数。

(3) 将刚体分别粘贴于运动员相应解剖部位的运动变形较小的位置，并针对由于遮挡运动捕捉系统摄像头无法采集或不便粘贴 Marker 的解剖部位，采用虚拟工具进行虚拟 Marker 设定(虚拟与选定相应刚体的相对位置固定不变)。例如，相对粘贴于大腿部位的刚体，定义三个虚拟 Marker 点位置：髋关节中心、膝关节中心内侧/外侧。

(4) 开始进行运动捕捉。测试前，准备活动 20min。志愿者上身穿短 T 恤或背心。每种动作测试 10 次，间隔 2min。测量获得的刚体 Marker 及计算出的虚拟 Marker 点的三维空间坐标原始数据保存为 c3d 格式文件。

(5) 利用 Visual 3D 分析运动捕捉数据，详见 3.3.4 节。

2. 测量方法

标记点一般粘贴于人体表皮，软组织相对骨骼运动造成软组织误差，它与被测对象的生理特征和标记点粘贴方法有关[25]。根据 Cappozzo 等[26]的建议，实验采用标记点簇跟踪人体各部分的空间位姿，这样可以减小软组织误差。四个标记点(Marker)粘贴在一块有机玻璃板上组成一标记点簇，又称为标记点刚体。实验所用主动发光标记点为直径 11mm 的二极管，如图 3.35 所示，四个标记点的排列不共线，有机玻璃板加热弯曲成型，使之能够很好地贴合人体。实验前，由 6D Architect软件定义刚体注册文件(.rig)，此文件包含标记点相对位置和局部坐标系等信息，采集系统能够自动识别注册文件，并根据四个标记点的空间位置坐标

自动计算刚体的位姿。大腿、小腿和足部标记点刚体位于侧前部,用自黏性弹性绷带固定;跟踪盆骨运动的标记点刚体位于骶骨处,用尼龙扣固定。

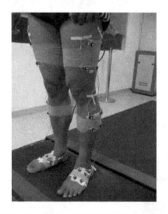

图 3.35　解剖学标记点定位示意图

　　每位志愿者在测量之前由实验室工作人员对身体各个肢段作刚体的固定,进行全局坐标系和虚拟标志点的定义。在正式进行运动捕捉记录前,首先采集人体静态站立数据用以定义下肢模型。同时,让志愿者进行充分地热身,然后按照规定的速度、平时的习惯方式完成步行、慢跑、上楼梯、下楼梯、下蹲站起、下跪站起六种动作,每个志愿者每种运动进行六次。为了对大量志愿者的六种典型行为运动进行有效测量,需要对实验过程进行有效的规划。由于样本数量极大,且均为正常人(无任何关节、肌肉病变),故认为人的左右下肢的属性是完全等同的。频率也有限制:全身测量频率一般 50Hz,如果只有 1/4 肢体测量,频率可提高到250Hz;六种典型行为动作的测量顺序:每个志愿者按照上下楼梯、下蹲站起、下跪站起、步行、慢跑的顺序测完,此顺序能减少多次标定产生的测量误差,加快实验进程。

　　图 3.36 中,对步行实验而言,实验前每个实验对象作适应性的步态运动,直到能够按照节拍自如行走。实验中,要求目视前方,每种步态运动要求成功重复 6次,成功实验的标准为:第一,行走节奏与节拍器一致;第二,左、右足分别完全踏上第一、二块测力台,且踩踏范围为距边缘 10cm 的长方形区域;第三,行走中没有故意调整步长的行为;慢跑实验规划和步行的实验规划一样,只是节拍器的节奏调快了;上楼梯和下楼梯的实验过程中,楼梯的位置需要调整,以便使位置传感器始终能够探测到右下肢上的标记点。实验中,要求实验对象放松到自然状态上下楼梯;下蹲站起的过程中,只需要一块测力板,因为只测量单侧腿运动。实验中,要求实验对象放松到自然状态下蹲站起;下跪站起的过程需要两块测力板,初始时右脚站立于一块测力板,在跪到最低点时右膝关节接触到另一块测力板,并要

求实验对象放松到自然状态下跪站起。

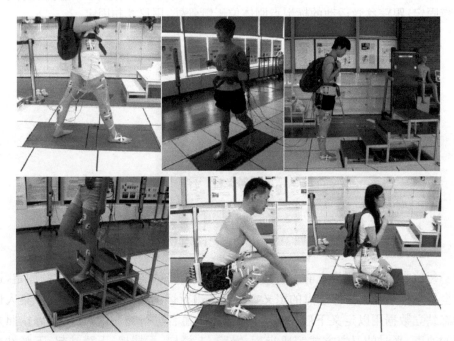

图 3.36　六大典型运动测量现场

同时，根据人工关节设计需求，按下面的统一标准测量如下六类典型行为运动：

（1）步行。运动速度 1 步/s。

（2）慢跑。运动速度 2 步/s。

（3）上、下楼梯。运动速度 1 次/s，楼梯尺寸符合我国民用建筑楼梯设计标准。

（4）蹲。运动速度 2s/次。

（5）跪。运动速度 4s/次。

如果测量的时候辅助工具选择了测力板，则主要依据一块或两块测力平台的足底反力 Z 轴方向曲线的极值点划分运动事件。如果没有选择测力板作为辅助工具，则在 Visual 3D 软件上首先作运动建模，然后在模型上选择运动曲线极值点所对应的那一帧划分运动事件。所有周期和事件的定义均以单侧下肢为例，包含髋关节、膝关节和踝关节。实验对象的身高和体重不相同，即使运动速度相同，他们的步形参数也会存在差异，如高身材人的步长大于低身材人。为了减小个体间步形参数的差异，通常用人体测量参数值对步形参数进行规格化处理，其中，步长和步宽均表示成腿长的百分比[27]。

3. 各典型运动测量结果分析

（1）步行、慢跑。步行和慢跑的区别在于摆动相和支撑相在一个运动周期中所占有的时间[28]，如图3.37所示。运动学分析前首先要定义步行事件。步行和慢跑规定了四个基本事件和两个相（摆动相和支撑相）。其中，足跟着地和足趾离地是计算步态时空参数必须定义的两个事件。图3.38显示了在跑步机上完成慢跑这一动作时一个周期内下肢的运动示意图。图3.39为下肢三个关节在跑步时在三个方向的关节角变化情况，可以看出，三个关节矢状面上的角度变化较其他两个面大。与正常步行相比，慢跑时髋关节、膝关节的最大屈曲角增大，且支撑相时间缩短。支撑相初期，髋、膝关节屈曲角度有小幅的增大；而后逐渐伸展，至脚尖离地时[图3.38(d)]，髋关节伸展达到最大，同时膝关节的屈曲减至最小。踝关节在支撑相阶段背屈角度先增大[图3.38(a)~(c)]，而后逐渐向跖屈方向增大，在脚尖离地时达到跖屈最大值。在摆动相阶段，当另一只脚着地后，摆动腿往前摆动，膝关节和髋关节屈曲角度逐渐增大，并依次达到其最大值[图3.38(f)、(g)]，而踝关节的跖屈角度逐渐减小。

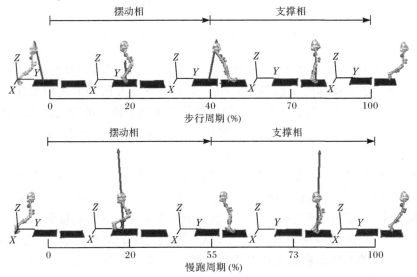

图3.37　步行和慢跑运动

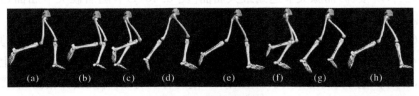

图3.38　慢跑示意图

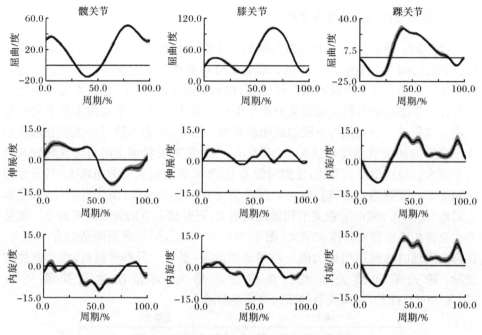

图 3.39　慢跑时髋、膝、踝关节角度变化图

（2）上楼梯。图 3.40 给出了上楼梯过程中一个周期内下肢的运动示意图。图 3.41 显示了上楼梯时下肢髋、膝、踝三关节在各个方向关节角的变化。从图 3.41 可以看出，三个关节在矢状面上的变化较其他两个面上的变化值大。在上楼梯的支撑相阶段（周期中 0～约 60％ 阶段），初始当一只脚（左脚）刚着地（第一台阶楼梯）时，髋关节、膝关节均有一个较大的屈曲角度[图 3.40(a)]，随着身体往上一台阶楼梯移动，髋关节和膝关节逐渐伸展，屈曲角度逐渐减小；而踝关节在开始一段时间里随着重心前移先逐渐背屈[图 3.40(a)、(b)]，而后随重心上移，逐渐向跖屈方向变化，背屈角度变小，而当第二次双脚支撑（另一只脚刚接触第二台阶楼梯）时[图 3.40(d)]，踝关节背屈角又变大，之后踝关节角逐渐向跖屈方向变化。而髋关节、膝关节的屈曲最大值及踝关节的跖屈最大值均出现在摆动相阶段，首先由于足部要离地，踝关节跖屈渐渐达到最大值[图 3.40(e)]，接着小腿往上登楼梯（第三台阶楼梯）而膝关节达到最大屈曲[图 3.40(f)]，随后髋关节屈曲达到最高值[图 3.40(g)]。

（3）下楼梯。图 3.42 给出了下楼梯运动中一个周期内下肢的运动仿真图。图 3.43 显示了下楼梯时下肢髋、膝、踝三关节在各个方向关节角的变化。与上楼梯相似，各关节的角度变化在矢状面上最大。同时可以看出，与上楼梯相比，下楼梯时髋关节矢状面的角度变化减小，而踝关节矢状面的角度变化增大。在下楼梯的支撑

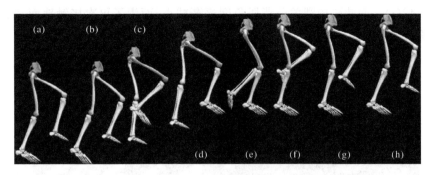

图 3.40　上楼梯示意图

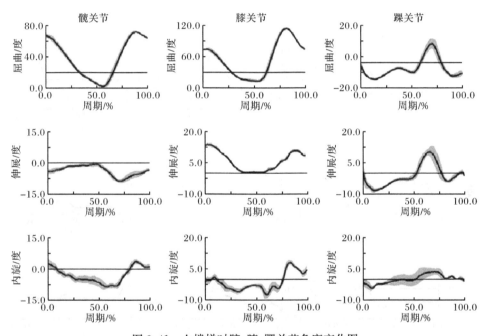

图 3.41　上楼梯时髋、膝、踝关节角度变化图

相阶段(周期中 0～60% 阶段),踝关节在初期足部刚接触楼梯(第二台阶楼梯)时跖屈较大(图中的左脚)[图 3.42(a)],后逐渐向背屈方向变化,到后期第二次双足支撑(另一只脚接触第一台阶楼梯)时背屈角度逐渐达到最大[图 3.42(d)];而在支撑相阶段膝关节屈曲角度逐渐增大;髋关节则是在支撑相初期至中期阶段随着重心逐渐落至与楼梯接触的这只脚[图 3.42(a)～(c)],其屈曲角度减小,而后屈曲角度逐渐增大。与上楼梯相同,髋关节、膝关节的最大屈曲角和踝关节最大跖屈角度均出现在摆动相。随着摆动腿(左腿)的前伸,膝关节屈曲角度首先达到最大[图 3.42(e)],接着随着小腿的前移大腿屈曲,髋关节屈曲角度达到最大

[图 3.42(f)]，而此阶段踝关节背屈角度逐渐减小，而为了再次接触地面，踝关节跖屈角度达到最大。

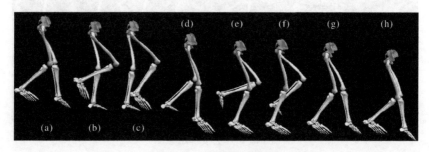

图 3.42　下楼梯示意图

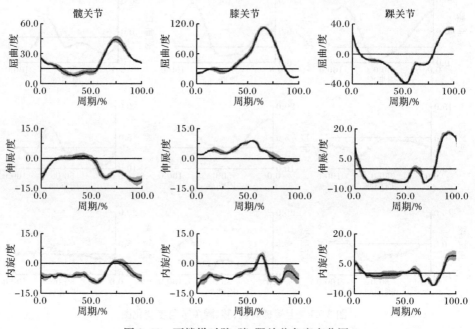

图 3.43　下楼梯时髋、膝、踝关节角度变化图

（4）下蹲—站起。图 3.44 给出了下蹲—站起运动中一个周期内下肢的运动示意图。图 3.45 所示中间有一段时间各关节角基本保持不变，这段时间内测试者维持蹲这一动作不变，而此阶段前后分别为从站立姿态到蹲这一姿态及从蹲到站立姿态这两个过程。从图 3.45 可以看出，与前面几种运动一样，三个关节在矢状面的角度变化最大。开始阶段从站立姿态到蹲姿态时，髋关节和膝关节屈曲角度从零逐渐增大，至蹲这一姿态时均达到其屈曲最大值；而踝关节的背屈角度也是从零逐渐增大，并在下蹲过程中达到背屈最大值，在维持蹲这一动作时背屈角

度又略为减小。而从蹲到站立姿态这一过程中,髋、膝、踝关节的运动情况正好与开始阶段相反,髋关节和膝关节屈曲角度逐渐减小至零,而踝关节的背屈角度也逐渐减少至零。

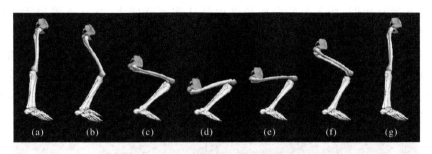

图 3.44　下蹲站起运动示意图

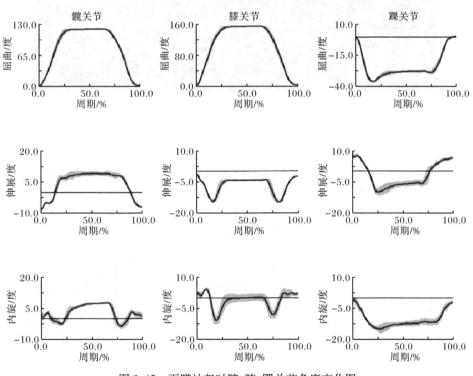

图 3.45　下蹲站起时髋、膝、踝关节角度变化图

　　(5)下跪—站起。图 3.46 为下跪站起时研究对象的运动仿真,图 3.47 为下肢三个关节在三个方向的角度变化情况。与下蹲站起的关节角变化一样,曲线中间有一段时间内角度基本保持不变,这段时间内研究对象维持跪这一动作不变。而同样在这前后分别为从站立态到跪这一姿态及从蹲到站立姿态这两个过程。

从图 3.47 可以看出,三个关节在矢状面的角度变化最大,特别是膝关节的屈曲基本达到了极限。开始阶段从站立姿态到蹲这一过程中,髋关节和膝关节屈曲角度从零逐渐增大,并在过程中达到最大,而至跪这一姿态时髋关节屈曲有一定的减小;与下蹲时相似,踝关节的背屈角度也是从零逐渐增大,并在下跪过程中达到背屈最大值,在维持跪这一动作时背屈角度又略为减小。而从跪姿到站立姿态这一过程中,髋、膝、踝关节的运动情况正好也与开始阶段相反,髋关节和膝关节屈曲角度逐渐减小至零,而踝关节的背屈角度也逐渐减少至零,同时髋关节和踝关节都有一个先增大屈曲或背屈角再逐渐减小的过程,膝关节的这一现象不明显。

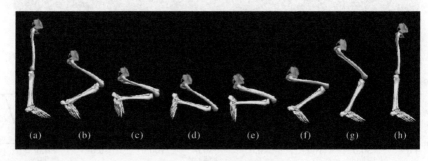

图 3.46　下跪站起示意图

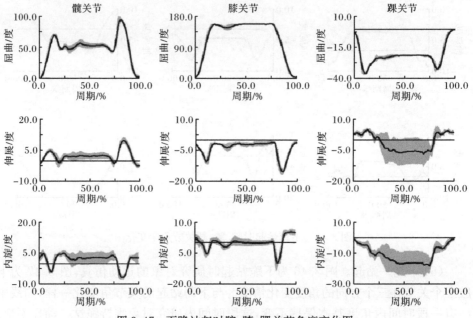

图 3.47　下跪站起时髋、膝、踝关节角度变化图

4. 测量数据的统计学处理

处理软件选择美国的 Visual 3D 软件，它与加拿大 NDI 公司的 Optotrak® Certus™运动捕捉系统能很好地兼容。Visual 3D 软件具有很多优点：阅读所有标准 c3d 格式文件，自动步态事件识别；最优的三维跟踪；实时的数据流处理；自定义衡量标准、阈值及过滤器；可做肌电分析；具有 6 个自由度的身体段；能图像化表示动力学和运动学处理结果；给出基于模型的关节力、关节角度、关节力矩计算结果；自由提取报告内容；可输出多种报告类型等。图 3.48 为软件操作界面。

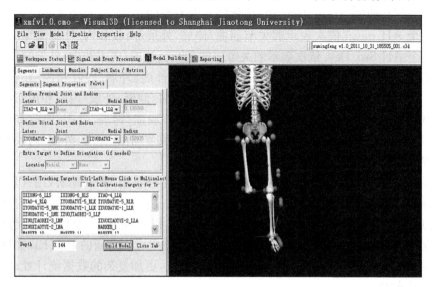

图 3.48　Visual 3D 软件操作界面

通过 Visual 3D 软件的数据处理，得到下肢髋、膝、踝三个关节的屈曲/伸展运动、内收/外展运动、内旋/外旋运动在一个运动周期内的角度变化曲线，每种运动的角度参数均以一个周期百分比（X 轴）的方式来进行表述，每种运动的具体周期定义如下（图 3.38、图 3.40、图 3.42、图 3.44、图 3.46）：

（1）下蹲—站起运动以髋关节开始屈曲为起点，而以髋关节恢复屈曲零位为终点。

（2）下跪—站起动作的周期定义与下蹲站起动作的定义相同。

（3）步行和慢跑以一只脚刚接触跑步机为起点，而以同一只脚再次接触跑步机为终点。

（4）上楼梯以一只脚刚接触第一个楼梯面为起点，而以同一只脚刚接触第三个楼梯面为终点。

（5）下楼梯以一只脚刚接触第二个楼梯面为起点，而以同一只脚刚接触地面为终点。

根据此原则在实际处理过程中对每组数据建立相应的开始和结束事件,并进行周期的划分。周期划分后需要对数据进行归一化处理,使时间规整至[0,1]区间,即0~100％周期,再通过插值方法重取样,使得各个周期具有相同数量的数据点(通常为101),然后平均各周期对应的数据点。

使用EXCEL(Microsoft Office 2007以上版本)的强大宏命令功能进行二次开发,使得数据处理效率至少提高10倍以上。概略如下:导入由Visual 3D软件输出后缀为. xls文件,此EXCEL文件含有一个人,一个典型运动,髋、膝、踝三个关节的屈曲/伸展、外展/内收、内/外数据6次测量的平均值,如图3.49所示。其中,三个AH mean依次表示髋关节屈曲/伸展、外展/内收和内/外旋测量的平均值;三个AH Std. Dev.依次表示髋关节屈曲/伸展、外展/内收和内/外旋测量的标准偏差值;三个AK mean依次表示膝关节屈曲/伸展、外展/内收和内/外旋测量的平均值;三个AK Std. Dev.依次表示膝关节屈曲/伸展、外展/内收和内/外旋测量的标准偏差值;三个AA mean依次表示踝关节屈曲/伸展、外展/内收和内/外旋测量的平均值;三个AA Std. Dev.依次表示踝关节屈曲/伸展、外展/内收和内/外旋测量的标准偏差值。

然后点击EXCEL软件中的视图菜单,打开并查看宏,再创建宏,用VB语言进行修改,完成每个人、六个典型运动、髋/膝/踝三个关节的屈曲/伸展、内外展、内外旋运动的数据提取及曲线生成。按此方法,以男性老年、女性老年、男性青年、女性青年分类,重复上述工作,提取每组的数据生成一个新的EXCEL文件,生成叠加后的曲线和置信度为95％的标准方差曲线,更加复杂的数据统计处理可利用SPSS软件。

接着进行如下数据处理:

(1) 对每一例样本的6次测量曲线取平均值,得到代表该样本的运动曲线,如图3.50为其中一女青年个体的测试结果。

(2) 按男性青年、女性青年、男性老年、女性老年四类样本群将个体曲线叠加,成为一个曲线簇,从中可以看出同类样本群内各个人运动曲线之间的共性规律和差异,如图3.51(a)为青年女性组样本数据叠加一例。

(3) 将同类样本各个运动曲线族进行统计学处理,得到统计学曲线及其标准方差,如图3.51(b)所示,如图3.52为老年男性六类运动的统计分析结果。

(4) 将各个样本群的统计学曲线绘制在同一坐标图中,可以分析四大类人群在六种典型运动中的差异,为人工关节设计提供重要依据,如图3.53为男、女性步行统计曲线的对比。

其他数据的处理与上述四条同理,不再赘述。

ITEM	AH Mean	AH Std Dev	AH Mean	AH Std Dev	AH Mean	AH Std Dev	AK Mean	AK Std Dev	AK Mean	AK Std Dev	AK Mean	AK Std Dev	AA Mean	AA Std Dev	AA Mean	AA Std Dev	AA Mean	AA Std Dev
1	27.095989	2.40139	11.370781	1.616684	10.48681	1.751291	20.850712	3.148895	-0.412049	0.178969	-0.885357	2.378625	-0.7464	1.349279	2.095761	1.582157	7.885348	1.48493
2	26.39234	2.228875	11.570261	1.716869	11.082188	1.691308	21.122179	2.974727	-0.40835	0.38738	-0.694555	1.952983	-1.178445	1.099131	1.327994	1.411776	8.622761	1.599011
3	25.796902	1.996828	11.908901	1.757794	12.1576	2.055333	21.426502	2.761841	-0.32961	0.7524	-0.888637	1.269451	-1.713225	1.09004	0.583085	1.225021	9.712772	1.541998
4	25.320349	1.822386	12.258076	1.718487	13.67812	2.490469	21.625757	2.631817	-0.071891	1.114592	-1.491645	0.824037	-1.960658	1.217426	-0.051542	1.045889	10.844149	1.329133
5	24.916296	1.811536	12.440486	1.673795	15.400913	2.291391	21.727285	2.630079	0.451971	1.296874	-2.232457	0.747781	-2.039432	1.351356	-0.602801	0.91774	11.885146	1.003214
6	24.481857	2.023102	12.396437	1.683355	16.902836	1.477502	21.784561	2.726201	1.21125	1.274337	-2.866918	0.844925	-2.242615	1.419288	-1.181937	0.845619	12.711021	0.80587
7	23.920181	2.33254	12.20604	1.610209	17.766224	0.580408	21.770246	2.885858	1.991379	1.239732	-3.313356	1.116934	-2.647102	1.396842	-1.82428	0.864795	13.125109	0.896731
8	23.216007	2.541338	11.980981	1.384495	17.893478	0.491341	21.618404	3.044994	2.518579	1.260537	-3.564017	1.399863	-3.145228	1.355617	-2.380036	1.052676	13.115915	1.085092
9	22.418924	2.598852	11.783393	1.254846	17.548191	0.815941	21.296978	3.121195	2.68689	1.23774	-3.652189	1.681686	-3.628962	1.345409	-2.671243	1.269196	12.920513	1.087802
10	21.579285	2.583043	11.615376	1.326017	17.037439	0.971204	20.19183	2.980665	2.610076	1.048101	-3.649046	1.963816	-4.059037	1.368003	-2.688266	1.381084	12.74972	0.792008
11	20.722746	2.581405	11.466248	1.344889	16.502865	1.080178	19.504429	2.890811	2.430155	0.81345	-3.613728	2.133407	-4.450174	1.427257	-2.530195	1.4022	12.645813	0.379894
12	19.853859	2.631563	11.384759	1.121302	15.974354	1.240357	18.806519	2.822597	2.16207	0.768211	-3.567403	2.080246	-4.839097	1.520522	-2.278993	1.392105	12.578672	0.224472
13	18.983707	2.707462	11.38618	0.711642	15.445022	1.522086	18.11245	2.84237	1.844237	1.108841	-3.500429	1.827666	-5.252489	1.625458	-2.01947	1.465478	12.519747	0.374837
14	18.155558	2.741501	11.319367	0.566124	14.962344	1.860807	17.415297	2.738058	1.689268	1.461617	-3.43048	1.522718	-5.680907	1.708639	-1.838153	1.574202	12.457928	0.528491
15	17.405495	2.696735	11.052708	0.859258	14.645328	2.041477	16.725628	2.628169	1.815746	1.520308	-3.421544	1.265972	-6.076043	1.738069	-1.737967	1.51051	12.427794	0.657498
16	16.710999	2.605112	10.710206	1.315298	14.509447	2.084605	16.063324	2.535021	2.008785	1.485592	-3.498078	0.999921	-6.38511	1.699541	-1.666731	1.21516	12.472198	0.59076
17	16.035748	2.509841	10.473798	1.412291	14.393465	2.218704	15.43481	2.502544	2.041895	1.481291	-3.601835	0.679071	-6.592635	1.606947	-1.630103	0.847105	12.555141	0.590903
18	15.375813	2.419628	10.314077	1.492215	14.174849	2.509747	14.835575	2.525339	1.993652	1.340501	-3.677755	0.766128	-6.723004	1.487325	-1.681878	0.597892	12.596309	0.387362
19	14.733893	2.338735	10.124767	1.633753	13.938574	2.788095	14.267492	2.588169	2.023777	1.183058	-3.757129	0.855514	-6.809056	1.357331	-1.834754	0.448317	12.591127	0.271102
20	14.095055	2.285325	9.885708	1.752486	13.813231	2.853986	13.672375	2.566622	2.139602	1.18896	-3.879324	0.746837	-6.872387	1.224815	-2.041264	0.300089	12.608169	0.383836
21	13.441792	2.268371	9.611141	1.793113	13.744589	2.686933	13.082287	2.556138	2.268887	1.331263	-3.975106	0.715924	-6.926915	1.003904	-2.233926	0.173115	12.684065	0.529823
22	12.762753	2.271945	9.35748	1.786123	13.57903	3.000022	12.49313	2.557634	2.321614	1.524447	-3.961898	0.982539	-6.982539	1.012935	-2.371243	0.179239	12.78203	0.617232
23	12.05779	2.26693	9.253668	1.667546	13.632379	1.632379	11.920878	2.587384	2.215262	1.524442	-3.921345	1.0516	-7.04734	0.952424	-2.452095	0.23355	12.843271	0.816916
24	11.346692	2.267881	9.253943	1.513884	13.158522	0.817322	11.920878	2.618657	1.969513	1.502789	-4.043588	1.690251	-7.133358	0.898411	-2.478805	0.270986	12.865989	0.969427
25	10.657351	2.264369	9.289402	1.329433	13.261336	0.248814	11.370421	2.609129	1.733398	1.440584	-4.383811	2.066072	-7.248188	0.82843	-2.464795	0.374774	12.913856	1.159957
26	10.00633	2.264369	9.189117	0.972924	13.492909	0.271592	10.824788	2.560457	1.703901	1.17447	-4.758914	1.807425	-7.379277	0.746007	-2.503583	0.5093	13.008429	1.408459
27	9.400368	2.225061	8.88075	0.736735	13.502024	0.772554	10.267428	2.502995	1.987263	0.78715	-4.900138	1.175963	-7.509044	0.667061	-2.684751	0.705642	13.076968	1.658617
28	8.836927	2.12154	8.419512	0.960904	13.106687	1.368998	9.727292	2.415463	2.42839	0.942628	-4.723413	0.819518	-7.643141	0.593411	-2.920338	1.130931	13.073601	1.846531
29	8.296944	1.95628	8.029598	1.225134	12.562233	1.82577	9.267142	2.300527	2.668199	1.24812	-4.4741	1.028056	-7.798707	0.519175	-3.035652	1.448145	13.061837	2.00647
30	7.76527	1.760191	7.905262	1.288714	12.249693	2.015651	8.919368	1.932859	2.513774	1.084376	-4.425099	1.262231	-7.97698	0.464844	-2.989987	1.449459	13.140343	2.211128
31	7.257243	1.569435	7.928291	1.191842	12.167338	1.947786	8.650731	1.595815	2.201444	0.590987	-4.457564	1.323009	-8.166322	0.466918	-2.912214	1.231872	13.346649	2.403857

图 3.49　Visual 3D 输出的三个关节三个自由度平均值 EXCEL 文本

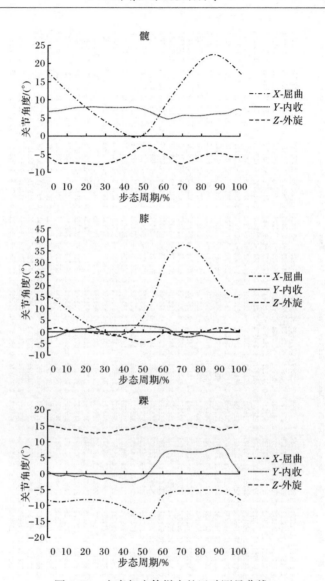

图 3.50 女青年个体样本的运动测量曲线

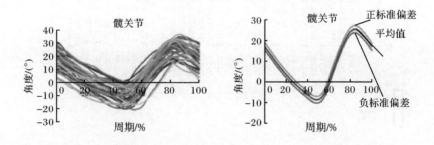

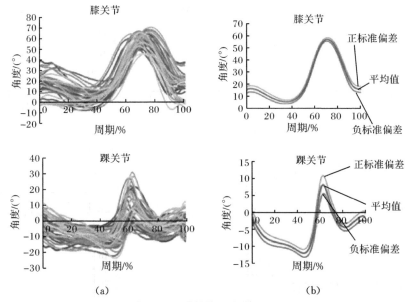

图 3.51　同类样本运动测量曲线的叠加与统计处理

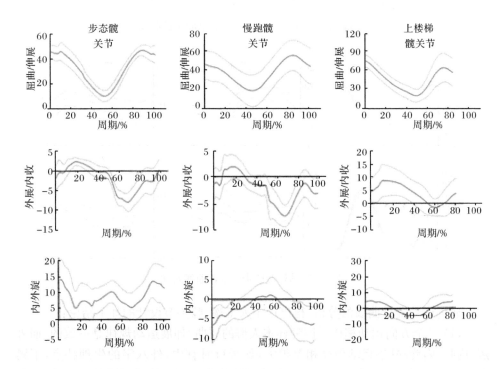

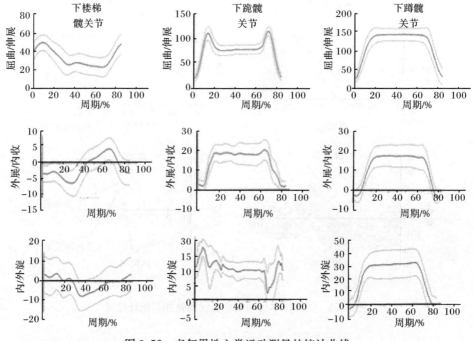

图 3.52　老年男性六类运动测量的统计曲线

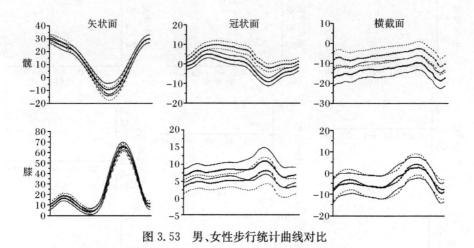

图 3.53　男、女性步行统计曲线对比

通过运动统计曲线的分析,得出用于人工髋、膝关节设计的如下结论:

(1)三个方向运动相比。四种样本人群的屈曲/伸展运动规律是一致的,而外展/内收、内旋/外旋运动规律相差很大,如步行时有内、外八字的生理特点,下蹲时下肢的分开程度也有很大差别。由此可以认为,屈曲/伸展运动是主运动,关节设计按屈曲/伸展运动统计规律进行,同时,必须充分考虑另外两种运动的差异幅度。

（2）青年与老年人群相比。在各种行为运动中，青年组的运动幅度均等于或大于老年组。由此可以认为，人工关节设计以青年组运动数据为依据，因为它可以兼容老年患者的运动需求。

（3）男性与女性相比。在步行、慢跑时男性髋、膝关节屈曲/伸展运动幅度大于女性；但在下蹲、下跪运动时，女性髋、膝关节屈曲/伸展运动幅度大于男性。在六种运动中，女性髋关节的外展/内收大、内旋/外旋小，膝关节的外展/内收小、内旋/外旋大。由此可以认为，由于在设计髋与膝关节时暂不区分男女性别，人工髋膝关节属男女通用型，故假体设计以男性运动参数为主，按女性运动需求适当放大。

3.4.4　盘腿坐

盘腿坐作为一种休息姿态，少见于欧美等西方国家，但广泛应用在东方国家，在印度、日本、韩国、中国、泰国都可以随意见到这个动作，而且这些国家拥有大量的人口基数。研究这个动作，收集健康人群执行盘腿坐的运动学数据，对于髋、膝关节置换术、下肢关节假体设计及术后康复领域都是十分有意义的。

被测量对象按照实验规定的方法执行动作。为了保证得到最大的关节角，被测量者盘腿首先坐在泡沫垫上，姿态以自我舒适为准，静止坐约 5s，然后按照测量工作人员的口令，开始克服地面引力，按照自己习惯的速度返回直立状态，执行动作过程没有第三者帮助完成。执行动作时，首先将双脚接触地面，然后用双腿直立站起，最后将交叉的双脚释放归位，每名被测量对象执行 6 次动作，图 3.54 显示了实验过程中被测量对象在静止姿态时的照片。

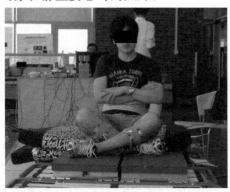

图 3.54　照片显示被测量对象在执行盘腿坐动作（休息位）

在盘腿坐动作中，髋、膝、踝三个关节的三维关节角数据参见表 3.2，有效参与者人数如表 3.2 所示；三个关节的整体平均关节角曲线如图 3.55 所示。从曲线可见,屈曲/伸展活动曲线的标准差明显小于外展/内收和内旋/外旋活动曲线的标准差。在矢状面,膝关节的屈曲角达到 131.9°,髋关节屈曲角达到 101.7°,踝关节屈曲角为 12.3°,髋、膝关节的屈曲角明显大于其他关节在三个面上的其他活动。在额状面,最大的外展角发生在髋关节,达到 43.2°,最大的内展角达到 28.3°,发生在踝关节。在横截面上,最大的外旋角是 36.4°,发生在髋关节;最大的内旋角为 32.4°,发生在膝关节。其他如髋关节伸展、髋关节内收、膝关节内收、膝关节外旋、踝关节外旋活动度都较小。

表 3.2　执行盘腿工作过程中的髋膝踝关节的运动学数据

	n	最小	25%	中位数	75%	最大
髋关节						
屈曲/伸展	29	3.7	35.7	77.3	98.3	101.7
外展/内收	27	1.3	10.4	12.7	32.7	43.2
外旋/内旋	26	−11.9	−6.4	2.3	9.0	36.4
膝关节						
屈曲/伸展	28	11.4	39.9	88.2	114.6	131.9
外展/内收	28	−0.03	1.2	4.3	8.6	10.5
外旋/内旋	28	−32.4	−22.5	−8.4	−2.0	0.8
踝关节						
屈曲/伸展	27	−20.2	−13.9	3.9	9.1	12.3
外展/内收	28	−28.3	−8.4	3.2	4.5	5.6
外旋/内旋	23	−22.8	−8.2	0.8	1.5	2.8

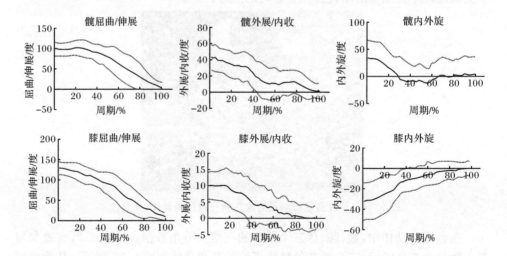

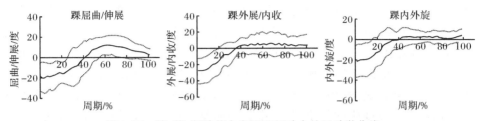

图 3.55　髋、膝、踝关节在盘腿坐运动中的运动学曲线

　　我们选择大样本的青年进行这个动作的测量,目的是因为他们的活动能力较好,关节活动范围较大,这样得到的测量数据对于术后评估和关节假体设计才更有意义。经测试发现,有一个正常的现象,肥胖者执行这个动作的难度较高,主要因为他们的大腿、小腿之间的软组织过多,在动作过程中形成了压缩障碍。另外,他们过大的体重也难以控制,影响动作执行的流畅度。他们执行这个动作要消耗大量的能量,并且比体重正常的人要承受大得多的关节压力。我们测量的对象中包括 4 个肥胖者,他们的平均体重指数(body mass index,BMI)为 31.2kg/m^2,而非肥胖者的 BMI 为 20.3 kg/m^2。

　　迄今为止,仅有两篇文章对盘腿坐进行了专门的研究,得到了运动学数据,这两篇文章都是针对印度人进行的测量。Kapoor 等[29]较早对盘腿坐进行了研究,结果显示,髋关节的平均屈曲范围达到 $91°(82°\sim100°)$,外展范围是 $39°(19°\sim 57°)$,外旋范围是 $49°(42°\sim58°)$,膝关节的屈曲范围是$135°(126°\sim142°)$,踝关节的屈曲范围是 $29°(17°\sim34°)$。然而,他们使用的是上一代测量工具,精度无法与现在的仪器相比,结果只有盘腿坐姿态的关节角数据,没有提供动作执行过程中的运动学曲线,且没有提供髋、踝关节的内收/外展、内旋/外旋运动的数据。Hemmerich 等[30]使用电磁运动捕捉系统对 30 名健康的印度民众进行了测量,他们的测量数据更为详细。我们的结果与他们的大致接近,数据区别的主要原因是被测量对象的人种差异和具体的实验方法差异造成的。在膝关节,中国民众的膝关节屈曲范围是 $131.9°$,与 Kapoor 等测量得到的 $135°$非常接近,但明显小于 Hemmerich 等测量的结果 $150°$;中国民众的髋关节屈曲范围是 $101.7°$,略微大于 Kapoor 等获得的结果 $91°$,也明显大于Hemmerich等测量得到的 $83.5°$。这样的结果说明中国的全髋关节置换后的病人更加不适合做这个动作,但中国膝关节置换术后的患者执行这个动作对比印度患者相对安全。

　　盘腿坐对髋关节的要求最高,屈曲、外展和外旋的活动同时需要较大的活动范围,最大的屈曲角达到 $101.7°$,而报道的全髋关节置换术后的平均值是 $99.8°$ (SD 15.3),范围为 $48°\sim121°$[31,32]。很明显,执行盘腿坐的髋关节范围要求高于髋关节置换术能恢复的运动范围。盘腿坐姿态要求的最大髋外展角是 $43.2°$,髋外旋角是 $36.4°$,而全髋关节置换术后的这两个运动的平均值分别是 $25.7°\pm7.7°$

和 $24.9°\pm8.1°^{[32]}$，因此，进行过髋关节置换术的病人要避免执行这个姿态。测得的最大膝关节屈曲角是 $131.9°$，这个值明显超过了广泛报道的膝关节置换术后的平均最大活动范围[33~35]。而要求的膝关节内旋角达到 $-32.4°$，这个值也超过了报道的术后关节内旋范围[36,37]。这个动作对踝关节的要求较小，踝的伸展、内收和内旋角分别为 $20.2°$、$28.3°$、$22.8°$，踝的屈曲、外展和外旋范围都在 $12.3°$ 以内。在盘腿坐的静止姿态，小腿外侧及脚外侧和支撑面（通常为地面）紧密接触，作用力限制着这两个肢段的活动，因此，膝关节和踝关节外旋和外展的运动幅度非常有限。因此，当前的髋、膝关节置换术还是不能保证安全的执行这个动作，希望引起关节制造商对这个问题的重视，设计更高性能的假体，同时，需要提高关节置换手术水平。这个动作的测量数据对于假体设计有一定的帮助和指导意义。

参 考 文 献

[1] http://www.kingston.gov.uk/museum/muybridge/.

[2] http://commons.wikimedia.org/wiki/Eadweard_Muybridge.

[3] http://en.wikipedia.org/wiki/Eadweard.Mybridge.

[4] http://www.acmi.net.au/AIC/MAREY_BIO.html.

[5] Abdel A Y I,Karara H M. Direct linear transformation from comparator coordinates into object space coordinates in cloase 2 range photogrammetry//ASP Symposium on Close Range Photogrammetry,Falls,1971.

[6] Challis J H,David G,et al. Accuracy assessment and control point configuration when using the DLT for photogrammetry. Journal of Biomechanics,1992,35(9):1053—1058.

[7] Hatze H. High-precision three-dimensional photogrammetric calibration and object space reconstraction using a modified DLT2 approach. Journal of Biomechanics,1988,21(7):533—538.

[8] Fabio G. Comparative assessment of tow algorithms for calibrating stereo photogrammetric systems. Journal of Biomechanics,1993,26 (12):1448—1454.

[9] Graeme A,Wood R N,et al. The accuravy of DLT extrapolation in three-dimensional film analysis. Journal of Biomechanics,1986,19 (9):781—785.

[10] Liang C,et al. An investigation on the accuracy of three dimensional space reconstruction using the direct linear transformation technique. Journal of Biomechanics, 1994, 27 (4): 493—500.

[11] Farleg C T, et al. Biomechanics of walking and running:Center of mass movement to muscleaction. Journal of Applied Physiology,1998,85:1044—1055.

[12] 郑秀瑗. 现代运动生物力学. 北京:国防工业出版社,2002.

[13] The Neuromuscular Biomechanics Lab. http://www.stanford.edu/group/nmbl/index.html.

[14] http://www.organicmotion.com/.

[15] van Andel C J, Wolterbeek N, Doorenbosch C A, et al. Complete 3D kinematics of upper extremity functional tasks. Gait Posture, 2008, 27(1):120—127.

[16] Biryukova E V, Rody-Brami A, Frolov A A, et al. Kinematics of human arm reconstructed from spatial tracking system recordings. Journal of Biomechanics, 2000, 30(8):985—995.

[17] 唐刚. 人体典型运动生物力学仿真分析. 上海:上海交通大学博士学位论文,2011.

[18] 张瑞红,金德闻. 不同路况下正常步态特征研究. 清华大学学报(自然科学版),2000, 40(008):77—80.

[19] 刘建华,丸山仁司,胜平纯司. 上下台阶方法的生物力学研究. 中国康复理论与实践,2003, 9(010):604—605.

[20] Andriacchi T, Andersson G, Fermier R, et al. A study of lower-limb mechanics during stair-climbing. Journal of Bone and Joint Surgery, 1980, 62(5):749.

[21] Livingston L, Stevenson J, Olney S. Stairclimbing kinematics on stairs of differing dimensions. Archives of Physical Medicine and Rehabilitation, 1991, 72(6):398.

[22] Riener R, Rabuffetti M, Frigo C. Stair ascent and descent at different inclinations. Gait Posture, 2002, 15(1):32—44.

[23] Protopapadaki A, Drechsler W, Cramp M, et al. Hip, knee, ankle kinematics and kinetics during stair ascent and descent in healthy young individuals. Clinical Biomechanics, 2007, 22(2):203—210.

[24] Novacheck T. The biomechanics of running. Gait Posture, 1998, 7(1):77—95.

[25] Peters A, Galna B, Sangeux M, et al. Quantification of soft tissue artifact in lower limb human motion analysis: A systematic review. Gait Posture, 2010, 31(1):1—8.

[26] Cappozzo A, Cappello A, Croce U D, et al. Surface-marker cluster design criteria for 3-D bone movement reconstruction. Journal of Biomedical Engineering, 1997, 44(12):1165—1174.

[27] Hof A L. Scaling gait data to body size. Gait Posture, 1996, 4(3):222—223.

[28] 季文婷. 下肢骨肌系统生物力学建模和典型运动中若干力学问题研究. 上海:上海交通大学博士学位论文,2011.

[29] Kapoor A, Mishra S K, Dewangan S K, et al. Range of movements of lower limb joints in cross-legged sitting posture. Journal of Arthroplasty, 2008, 23:451—453.

[30] Hemmerich A, Brown H, Smith S, et al. Hip, knee, and ankle kinematics of high range of motion activities of daily living. Journal of Orthopaedic Research, 2006, 24(4):77—81.

[31] Krushell R J, Burke D W, Harris W H. Range of motion in contemporary total hip arthroplasty: The impact of modular head-neck components. Journal of Arthroplasty, 1991, 6(2):97—101.

[32] McGrory B J, Morrey B F, Cahalan T D, et al. Effect of femoral offset on range of motion and abductor muscle strength after total hip arthroplasty. Journal of Bone and Joint Surgury, 1995, 77(6):865—869.

[33] Nakamura S, Takagi H, Asano T, et al. Fluoroscopic and computed tomographic analysis of

knee kinematics during very deep flexion after total knee arthroplasty. Journal of Arthroplasty,2010,25(3):486—491.

[34] Unnanantana A. Press-fit-condylar total knee replacement:Experience in 465 Thai patients. Journal of the Medical Association of Thailand,1997,80(9):565—569.

[35] Miura H,Hamai S,Higaki H,et al. Kinematic analysis of kneeling in cruciate-retaining and posterior-stabilized total knee arthroplasties. Journal of Orthopaedic Research,2008,26(4): 435—442.

[36] Ahlberg A,Moussa M,Al-Nahdi M. On geographical variations in the normal range of joint motion. Clinic Orthopaedics and Related Research,1988,9(234):229—231.

[37] Villar R N,Solomom V K,Rangam J. Knee surgery and the India knee:The importance of the preservation of flexion. Tropical Doctor,1989,19:21—24.

第4章　人体骨肌动力学仿真建模与计算分析

人体运动学的研究结果为人体动力学研究奠定了数据基础。人体行为运动过程中的关节力与关节力矩,各肌肉束中的肌肉力是各个领域研究者普遍关注的内容,它将由人体动力学加以解决。

4.1　概　　论

人类对自身运动的力学分析可以追溯到很久远,早在公元前,古希腊著名哲学家和自然科学家亚里士多德就对该问题产生了兴趣[1]。到了15世纪,意大利科学家莱昂纳多·达·芬奇开始从解剖学和力学入手研究人体运动,并首先提出了"一切能够运动的生物体都遵循力学定律而运动"的重要观点[2]。随后Harvey在17世纪初期依据力学的质量守恒定理和流体力学的连续性原理提出人体内存在一个循环系统的推测[3]。进入19世纪,人体运动的研究开始从原理性分析阶段进入实验测量阶段,详细内容已在本书第2章中阐述,它有力地推进了人体动力学学科的发展。20世纪初,德国学者Braune和Fischer建立了第一个基于尸体解剖测量的人体质量分布模型[4]。20世纪30年代,英国生理学家Hill以青蛙缝匠肌的研究实验为基础,建立了著名的Hill肌肉方程,奠定了肌肉力学的理论基础。随着电子技术的发展和计算机的运用,大量的现代测量技术被逐渐应用于人体运动与动力学研究领域。Amar发明了首台两分量测力平台,并与Elftman一起创立了基于人体运动效率的力能学测量技术,这被后人改进,衍生出肌力优化技术和能量优化技术[5]。Reymond则在Galvani的基础上创立了肌电测量技术[6]。如今,人体动力学研究手段有了显著进步,如以三维高速影像、三维动态测力、多道肌电测量等为标志的测量技术,被广泛应用于人体动力学的研究中。但该领域仍面临不少难题,人体动力学仿真分析仍属一门发展中的学科。

骨肌生物力学仿真建模是骨肌生物力学研究的首要任务。目前,普遍的做法是按本书第2章所述方法,建立人体全身或某部位的骨肌系统几何模型,用具有不同自由度的机械铰链代替关节将骨骼连接,将肌肉转化为等效力线,用基于多刚体动力学的理论进行计算分析,求解关节、肌肉与相关软组织中的力学信息。

斯坦福大学神经生物力学实验室的Delp等[7]于1990年建立了较完整的下肢骨肌系统生物力学仿真模型,包含7个自由度和43条肌肉单元,是目前商业软件SIMM的前身。随后,该实验室又建立了15个自由度、50条肌肉单元的上肢骨肌系统模型[8]。2010 年,Arnold 等[9]在原有 7 自由度下肢骨肌系统模型基础上结合 21 具尸体肌肉形态测量数据,重新建立一个下肢骨肌系统模型。德克萨斯大学奥斯汀分校Anderson和 Pandy 建立了一个 23 自由度、54 个肌肉组的下肢模型,于 1999 年和 2001 年分别对垂直跳跃[10]和正常步态[11]进行了动态分析。Garner 等[12]建立了人体上肢骨肌系统模型,其骨骼面模型用美国虚拟人(VHM)男性 CT 数据建成,胸锁、肩锁和肩关节简化为三自由度的球窝关节,肱尺和桡尺关节分别简化为一个自由度的铰链关节,腕关节简化为两个互相垂直的铰链关节,26 块肌肉被简化成 42 根线单元,用于开展上肢动力学研究。

　　国内方面,2006 年,浙江大学计算机科学与技术学院徐孟[13]建立了面向人机工程仿真分析的人体生物力学模型,包含共 50 块肌肉,其中,下肢部分共 24 块。清华大学杨义勇等[14]建立了 4 刚体 10 个肌肉组的骨肌生物力学模型,用于分析负重深蹲过程中下肢的肌肉力。2009 年,上海交通大学在国家自然科学基金重点项目"中国力学虚拟人"[15]的支持下,建立了人体全身肌骨系统生物力学仿真模型,含全身所有 206 块骨骼,并将 148 块主要力学相关肌肉转化为 458 根力线。

4.2　人体骨肌动力学仿真计算原理

　　人体骨肌动力学仿真计算的目的是求取一个行为运动中发生在人体中的关节力和肌肉力,其基本原理是将人体转化为多刚体动力学模型,按多刚体动力学理论建立方程和求解。为求解肌肉力,在多刚体动力学基础上进一步产生反向动力学和正向动力学两种不同的计算原理和方法。

4.2.1　多刚体动力学计算原理

　　人体多刚体动力学就是根据解剖学原理将人体肢体的各体段分为若干个独立的刚体,每个刚体具有质量、质心和转动惯量等物理特性,相邻刚体之间通过铰(关节)连接在一起,在连接点处施加弹簧-阻尼器,以模拟软组织(肌肉、韧带等)的作用及相邻刚体间相对运动的某些限制。这样,人体就被简化成为具有有限个自由度的多刚体系统,构成一个空间机构,用其确定肢体的位置、姿态和运动,进而进行人体动力学仿真分析[16]。

　　针对该多刚体模型,需要进一步建立包含所关心未知量的动力学方程和约束方程。动力学方程是指力与运动间关系的方程,可按矢量力学方法和分析力学方法建立。约束方程是指针对各种关节约束模型(如球铰模型)列出的对肢体位置及姿态的限制方程。

　　如图 4.1 所示,点 P_1、P_2 和 P_3 分别为体段 1、2 和 3 的质心位置。$\ddot{\alpha}_1$、$\ddot{\beta}_1$ 和 $\ddot{\gamma}_1$

分别为体段 1 绕 x、y 和 z 轴转动的角加速度，$\ddot{\alpha}_2$、$\ddot{\beta}_2$ 和 $\ddot{\gamma}_2$ 分别为体段 2 绕 x、y 和 z 轴转动的角加速度，$\ddot{\alpha}_3$、$\ddot{\beta}_3$ 和 $\ddot{\gamma}_3$ 分别为体段 3 绕 x、y 和 z 轴转动的角加速度。$\ddot{s}_1$、$\ddot{s}_2$ 和 $\ddot{s}_3$ 分别为体段 1、2 和 3 在空间的平移加速度。F_1^p 和 M_1^p 分别为体段 1 近端所受的关节力和关节力矩，F_1^d 和 M_1^d 分别为体段 1 远端所受的关节力和关节力矩；F_2^p 和 M_2^p 分别为体段 2 近端所受的关节力和关节力矩，F_2^d 和 M_2^d 分别为体段 2 远端所受的关节力和关节力矩；F_3^p 和 M_3^p 分别为体段 3 近端所受的关节力和关节力矩，F_3^e 和 M_3^e 分别为施加在体段 3 上的外力和外力矩，力的作用点为 P_3^e。G_1、G_2 和 G_3 分别为体段 1、2 和 3 所受的重力（对航天员而言此处为微重），方向均沿 y 轴负方向。

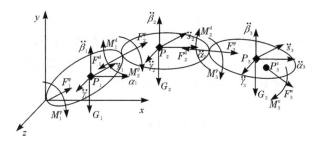

图 4.1　体段受力分析示意图

若要求解三个体段上的关节力和关节力矩，需要首先对体段 3 进行分析，然后通过牛顿第三定律逆推分析体段 2 和体段 1。以体段 3 为研究对象。设体段 3 质量为 m_3，I_{3x}、I_{3y} 和 I_{3z} 分别是体段 3 绕 x、y 和 z 轴的转动惯量，M_{I3x}、M_{I3y} 和 M_{I3z} 分别为使体段 3 绕 x、y 和 z 轴产生转动角加速度的惯性力矩，F_{3s} 为使体段 3 产生平移的惯性力。则根据牛顿第二定律，可得

$$\left| \boldsymbol{G}_3 \right| = m_3 g$$
$$\boldsymbol{M}_{I3x} = \boldsymbol{I}_{3x} \ddot{\alpha}_3$$
$$\boldsymbol{M}_{I3y} = \boldsymbol{I}_{3y} \ddot{\beta}_3 \tag{4.1}$$
$$\boldsymbol{M}_{I3z} = \boldsymbol{I}_{3z} \ddot{\gamma}_3$$
$$\boldsymbol{F}_{3s} = m_3 \ddot{s}_3$$

由牛顿-欧拉平衡方程可得矢量关系为

$$\boldsymbol{F}_{3s} + \boldsymbol{G}_3 + \boldsymbol{F}_3^e + \boldsymbol{F}_3^p = 0$$
$$\boldsymbol{M}_{I3x} + \boldsymbol{M}_{I3y} + \boldsymbol{M}_{I3z} + \boldsymbol{M}_3^p + \boldsymbol{M}_3^e = 0 \tag{4.2}$$

设点 P_3 在世界坐标系下的坐标值为 (X_{P3}, Y_{P3}, Z_{P3})，点 P_3^e 在世界坐标系下的坐标值为 $(X_{P3}^e, Y_{P3}^e, Z_{P3}^e)$，$F_{3sx}$、$F_{3sy}$ 和 F_{3sz} 分别为 $\boldsymbol{F}_{3s}$ 在 x、y 和 z 三个轴方向的分量，G_{3x}、G_{3y} 和 G_{3z} 分别为 $\boldsymbol{G}_3$ 在 x、y 和 z 三个轴方向的分量，F_{3x}^e、F_{3y}^e 和 F_{3z}^e 分别

为 $\boldsymbol{F}_3^{e}$ 在 x、y 和 z 三个轴方向的分量，$\boldsymbol{F}_{3x}^{p}$、$\boldsymbol{F}_{3y}^{p}$ 和 $\boldsymbol{F}_{3z}^{p}$ 分别为 $\boldsymbol{F}_3^{p}$ 在 x、y 和 z 三个轴方向的分量，将部件 3 上所有力系简化到世界坐标系原点 O，则上式中力平衡方程转换成世界坐标系 x、y、z 下的代数平衡方程，即

$$\boldsymbol{F}_{3sx} + \boldsymbol{G}_{3x} + \boldsymbol{F}_{3x}^{e} + \boldsymbol{F}_{3x}^{p} = 0$$
$$\boldsymbol{F}_{3sy} + \boldsymbol{G}_{3y} + \boldsymbol{F}_{3y}^{e} + \boldsymbol{F}_{3y}^{p} = 0 \qquad (4.3)$$
$$\boldsymbol{F}_{3sz} + \boldsymbol{G}_{3z} + \boldsymbol{F}_{3z}^{e} + \boldsymbol{F}_{3z}^{p} = 0$$

化简得

$$\boldsymbol{F}_{3sx} + \boldsymbol{F}_{3x}^{e} + \boldsymbol{F}_{3x}^{p} = 0$$
$$\boldsymbol{F}_{3sy} - |\boldsymbol{G}_3| + \boldsymbol{F}_{3y}^{e} + \boldsymbol{F}_{3y}^{p} = 0 \qquad (4.4)$$
$$\boldsymbol{F}_{3sz} + \boldsymbol{F}_{3z}^{e} + \boldsymbol{F}_{3z}^{p} = 0$$

空间力系向任一点简化，一般可得到一力和一力偶，该力通过简化中心，其大小和方向等于力系的主矢，该力偶的力偶矩矢等于力系对简化中心的主矩。设力的作用点在世界坐标系下的坐标值为 (X, Y, Z)，则对于任一力对轴之矩的解析式为

$$\boldsymbol{M}_x(F) = Y\boldsymbol{F}_Z - Z\boldsymbol{F}_Y$$
$$\boldsymbol{M}_y(F) = Z\boldsymbol{F}_X - X\boldsymbol{F}_Z \qquad (4.5)$$
$$\boldsymbol{M}_z(F) = X\boldsymbol{F}_Y - Y\boldsymbol{F}_X$$

设 $\boldsymbol{M}_{3x}^{e}$、$\boldsymbol{M}_{3y}^{e}$ 和 $\boldsymbol{M}_{3z}^{e}$ 分别为 $\boldsymbol{M}_3^{e}$ 在 x、y 和 z 三个轴方向的分量，$\boldsymbol{M}_{3x}^{p}$、$\boldsymbol{M}_{3y}^{p}$ 和 $\boldsymbol{M}_{3z}^{p}$ 分别为 $\boldsymbol{M}_3^{p}$ 在 x、y 和 z 三个轴方向的分量。代入牛顿-欧拉力矩平衡方程可得

$$\boldsymbol{M}_{13x} + \boldsymbol{M}_{3x}^{p} + \boldsymbol{M}_{3x}^{e} + Y_{P3}\boldsymbol{F}_{3sz} - Z_{P3}\boldsymbol{F}_{3sy} + Y_{P3}\boldsymbol{G}_{3z} - Z_{P3}\boldsymbol{G}_{3y} + Y_{P3}^{e}\boldsymbol{F}_{3z}^{e}$$
$$- Z_{P3}^{e}\boldsymbol{F}_{3y}^{e} + Y_{P3}\boldsymbol{F}_{3z}^{p} - Z_{P3}\boldsymbol{F}_{3y}^{p} = 0$$
$$\boldsymbol{M}_{13y} + \boldsymbol{M}_{3y}^{p} + \boldsymbol{M}_{3y}^{e} + Z_{P3}\boldsymbol{F}_{3sx} - X_{P3}\boldsymbol{F}_{3sz} + Z_{P3}\boldsymbol{G}_{3x} - X_{P3}\boldsymbol{G}_{3z} + Z_{P3}^{e}\boldsymbol{F}_{3x}^{e}$$
$$- X_{P3}^{e}\boldsymbol{F}_{3z}^{e} + Z_{P3}\boldsymbol{F}_{3x}^{p} - X_{P3}\boldsymbol{F}_{3z}^{p} = 0 \qquad (4.6)$$
$$\boldsymbol{M}_{13z} + \boldsymbol{M}_{3z}^{p} + \boldsymbol{M}_{3z}^{e} + X_{P3}\boldsymbol{F}_{3sy} - Y_{P3}\boldsymbol{F}_{3sx} + X_{P3}\boldsymbol{G}_{3y} - Y_{P3}\boldsymbol{G}_{3x} + X_{P3}^{e}\boldsymbol{F}_{3y}^{e}$$
$$- Y_{P3}^{e}\boldsymbol{F}_{3x}^{e} + X_{P3}\boldsymbol{F}_{3y}^{p} - Y_{P3}\boldsymbol{F}_{3x}^{p} = 0$$

化简得

$$\boldsymbol{M}_{13x} + \boldsymbol{M}_{3x}^{p} + \boldsymbol{M}_{3x}^{e} + Y_{P3}\boldsymbol{F}_{3sz} - Z_{P3}\boldsymbol{F}_{3sy} + Z_{P3}|\boldsymbol{G}_3| + Y_{P3}^{e}\boldsymbol{F}_{3z}^{e}$$
$$- Z_{P3}^{e}\boldsymbol{F}_{3y}^{e} + Y_{P3}\boldsymbol{F}_{3z}^{p} - Z_{P3}\boldsymbol{F}_{3y}^{p} = 0$$
$$\boldsymbol{M}_{13y} + \boldsymbol{M}_{3y}^{p} + \boldsymbol{M}_{3y}^{e} + Z_{P3}\boldsymbol{F}_{3sx} - X_{P3}\boldsymbol{F}_{3sz} + Z_{P3}^{e}\boldsymbol{F}_{3x}^{e}$$
$$- X_{P3}^{e}\boldsymbol{F}_{3z}^{e} + Z_{P3}\boldsymbol{F}_{3x}^{p} - X_{P3}\boldsymbol{F}_{3z}^{p} = 0 \qquad (4.7)$$
$$\boldsymbol{M}_{13z} + \boldsymbol{M}_{3z}^{p} + \boldsymbol{M}_{3z}^{e} + X_{P3}\boldsymbol{F}_{3sy} - Y_{P3}\boldsymbol{F}_{3sx} - X_{P3}|\boldsymbol{G}_3|$$
$$+ X_{P3}^{e}\boldsymbol{F}_{3y}^{e} - Y_{P3}^{e}\boldsymbol{F}_{3x}^{e} + X_{P3}\boldsymbol{F}_{3y}^{p} - Y_{P3}\boldsymbol{F}_{3x}^{p} = 0$$

综上可得空间力系平衡方程为

$$\boldsymbol{F}_{3x}^{\mathrm{p}} + \boldsymbol{F}_{3sx} + \boldsymbol{F}_{3x}^{\mathrm{e}} = 0$$

$$\boldsymbol{F}_{3y}^{\mathrm{p}} + \boldsymbol{F}_{3sy} - |\boldsymbol{G}_3| + \boldsymbol{F}_{3y}^{\mathrm{e}} = 0 \qquad (4.8)$$

$$\boldsymbol{F}_{3z}^{\mathrm{p}} + \boldsymbol{F}_{3sz} + \boldsymbol{F}_{3z}^{\mathrm{e}} = 0$$

$$\boldsymbol{M}_{I3x} + \boldsymbol{M}_{3x}^{\mathrm{p}} + \boldsymbol{M}_{3x}^{\mathrm{e}} + Y_{P3}\boldsymbol{F}_{3sz} - Z_{P3}\boldsymbol{F}_{3sy} + Z_{P3}|\boldsymbol{G}_3| + Y_{P3}^{\mathrm{e}}\boldsymbol{F}_{3z}^{\mathrm{e}}$$
$$- Z_{P3}^{\mathrm{e}}\boldsymbol{F}_{3y}^{\mathrm{e}} + Y_{P3}\boldsymbol{F}_{3z}^{\mathrm{p}} - Z_{P3}\boldsymbol{F}_{3y}^{\mathrm{p}} = 0$$

$$\boldsymbol{M}_{I3y} + \boldsymbol{M}_{3y}^{\mathrm{p}} + \boldsymbol{M}_{3y}^{\mathrm{e}} + Z_{P3}\boldsymbol{F}_{3sx} - X_{P3}\boldsymbol{F}_{3sz} + Z_{P3}^{\mathrm{e}}\boldsymbol{F}_{3x}^{\mathrm{e}}$$
$$- X_{P3}^{\mathrm{e}}\boldsymbol{F}_{3z}^{\mathrm{e}} + Z_{P3}\boldsymbol{F}_{3x}^{\mathrm{p}} - X_{P3}\boldsymbol{F}_{3z}^{\mathrm{p}} = 0$$

$$\boldsymbol{M}_{I3z} + \boldsymbol{M}_{3z}^{\mathrm{p}} + \boldsymbol{M}_{3z}^{\mathrm{e}} + X_{P3}\boldsymbol{F}_{3sy} - Y_{P3}\boldsymbol{F}_{3sx} - X_{P3}|\boldsymbol{G}_3| + X_{P3}^{\mathrm{e}}\boldsymbol{F}_{3y}^{\mathrm{e}}$$
$$- Y_{P3}^{\mathrm{e}}\boldsymbol{F}_{3x}^{\mathrm{e}} + X_{P3}\boldsymbol{F}_{3y}^{\mathrm{p}} - Y_{P3}\boldsymbol{F}_{3x}^{\mathrm{p}} = 0$$

解得

$$\boldsymbol{F}_{3x}^{\mathrm{p}} = -\boldsymbol{F}_{3sx} - \boldsymbol{F}_{3x}^{\mathrm{e}}$$

$$\boldsymbol{F}_{3y}^{\mathrm{p}} = -\boldsymbol{F}_{3sy} + |\boldsymbol{G}_3| - \boldsymbol{F}_{3y}^{\mathrm{e}} \qquad (4.9)$$

$$\boldsymbol{F}_{3z}^{\mathrm{p}} = -\boldsymbol{F}_{3sz} - \boldsymbol{F}_{3z}^{\mathrm{e}}$$

$$\boldsymbol{M}_{3x}^{\mathrm{p}} = -(\boldsymbol{M}_{I3x} + \boldsymbol{M}_{3x}^{\mathrm{e}} + Y_{P3}\boldsymbol{F}_{3sz} - Z_{P3}\boldsymbol{F}_{3sy} + Z_{P3}|\boldsymbol{G}_3| + Y_{P3}^{\mathrm{e}}\boldsymbol{F}_{3z}^{\mathrm{e}}$$
$$- Z_{P3}^{\mathrm{e}}\boldsymbol{F}_{3y}^{\mathrm{e}} + Y_{P3}\boldsymbol{F}_{3z}^{\mathrm{p}} - Z_{P3}\boldsymbol{F}_{3y}^{\mathrm{p}})$$

$$\boldsymbol{M}_{3y}^{\mathrm{p}} = -(\boldsymbol{M}_{I3y} + \boldsymbol{M}_{3y}^{\mathrm{e}} + Z_{P3}\boldsymbol{F}_{3sx} - X_{P3}\boldsymbol{F}_{3sz} + Z_{P3}^{\mathrm{e}}\boldsymbol{F}_{3x}^{\mathrm{e}}$$
$$- X_{P3}^{\mathrm{e}}\boldsymbol{F}_{3z}^{\mathrm{e}} + Z_{P3}\boldsymbol{F}_{3x}^{\mathrm{p}} - X_{P3}\boldsymbol{F}_{3z}^{\mathrm{p}})$$

$$\boldsymbol{M}_{3z}^{\mathrm{p}} = -(\boldsymbol{M}_{I3z} + \boldsymbol{M}_{3z}^{\mathrm{e}} + X_{P3}\boldsymbol{F}_{3sy} - Y_{P3}\boldsymbol{F}_{3sx} - X_{P3}|\boldsymbol{G}_3| + X_{P3}^{\mathrm{e}}\boldsymbol{F}_{3y}^{\mathrm{e}}$$
$$- Y_{P3}^{\mathrm{e}}\boldsymbol{F}_{3x}^{\mathrm{e}} + X_{P3}\boldsymbol{F}_{3y}^{\mathrm{p}} - Y_{P3}\boldsymbol{F}_{3x}^{\mathrm{p}})$$

同理,以体段 2 为研究对象。设体段 2 质量为 m_2, $\boldsymbol{I}_{2x}$、$\boldsymbol{I}_{2y}$ 和 $\boldsymbol{I}_{2z}$ 分别是体段 2 绕 x、y 和 z 轴的转动惯量,$\boldsymbol{M}_{I2x}$、$\boldsymbol{M}_{I2y}$ 和 $\boldsymbol{M}_{I2z}$ 分别为使体段 2 绕 x、y 和 z 轴产生转动角加速度的惯性力矩,$\boldsymbol{F}_{2s}$ 为使体段 2 产生平移的惯性力。

可得

$$\boldsymbol{F}_{2x}^{\mathrm{p}} = -\boldsymbol{F}_{2sx} - \boldsymbol{F}_{2x}^{\mathrm{d}}$$

$$\boldsymbol{F}_{2y}^{\mathrm{p}} = -\boldsymbol{F}_{2sy} + |\boldsymbol{G}_2| - \boldsymbol{F}_{2y}^{\mathrm{d}} \qquad (4.10)$$

$$\boldsymbol{F}_{2z}^{\mathrm{p}} = -\boldsymbol{F}_{2sz} - \boldsymbol{F}_{2z}^{\mathrm{d}}$$

$$\boldsymbol{M}_{2x}^{\mathrm{p}} = -(\boldsymbol{M}_{I2x} + \boldsymbol{M}_{2x}^{\mathrm{d}} + Y_{P2}\boldsymbol{F}_{2sz} - Z_{P2}\boldsymbol{F}_{2sy} + Z_{P2}|\boldsymbol{G}_2| + Y_{P2}\boldsymbol{F}_{2z}^{\mathrm{p}} - Z_{P2}\boldsymbol{F}_{2y}^{\mathrm{p}})$$

$$\boldsymbol{M}_{2y}^{\mathrm{p}} = -(\boldsymbol{M}_{I2y} + \boldsymbol{M}_{2y}^{\mathrm{d}} + Z_{P2}\boldsymbol{F}_{2sx} - X_{P2}\boldsymbol{F}_{2sz} + Z_{P2}\boldsymbol{F}_{2x}^{\mathrm{p}} - X_{P2}\boldsymbol{F}_{2z}^{\mathrm{p}})$$

$$\boldsymbol{M}_{2z}^{\mathrm{p}} = -(\boldsymbol{M}_{I2z} + \boldsymbol{M}_{2z}^{\mathrm{d}} + X_{P2}\boldsymbol{F}_{2sy} - Y_{P2}\boldsymbol{F}_{2sx} - X_{P2}|\boldsymbol{G}_2| + X_{P2}\boldsymbol{F}_{2y}^{\mathrm{p}} - Y_{P2}\boldsymbol{F}_{2x}^{\mathrm{p}})$$

同理,以体段 1 为研究对象。设体段 1 质量为 m_1, $\boldsymbol{I}_{1x}$、$\boldsymbol{I}_{1y}$ 和 $\boldsymbol{I}_{1z}$ 分别是体段 1 绕 x、y 和 z 轴的转动惯量,$\boldsymbol{M}_{I1x}$、$\boldsymbol{M}_{I1y}$ 和 $\boldsymbol{M}_{I1z}$ 分别为使体段 1 绕 x、y 和 z 轴产生转动角加速度的惯性力矩,$\boldsymbol{F}_{1s}$ 为使体段 1 产生平移的惯性力。

可得

$$F_{1x}^{p} = -F_{1sx} - F_{1x}^{d}$$

$$F_{1y}^{p} = -F_{1sy} + |G_1| - F_{1y}^{d} \qquad (4.11)$$

$$F_{1z}^{p} = -F_{1sz} - F_{1z}^{d}$$

$$M_{1x}^{p} = -(M_{I1x} + M_{1x}^{d} + Y_{P1}F_{1sz} - Z_{P1}F_{1sy} + Z_{P1}|G_1| + Y_{P1}F_{1z}^{p} - Z_{P1}F_{1y}^{p})$$

$$M_{1y}^{p} = -(M_{I1y} + M_{1y}^{d} + Z_{P1}F_{1sx} - X_{P1}F_{1sz} + Z_{P1}F_{1x}^{p} - X_{P1}F_{1z}^{p})$$

$$M_{1z}^{p} = -(M_{I1z} + M_{1z}^{d} + X_{P1}F_{1sy} - Y_{P1}F_{1sx} - X_{P1}|G_1| + X_{P1}F_{1y}^{p} - Y_{P1}F_{1x}^{p})$$

4.2.2　多刚体动力学方程的反向动力学计算原理

逆向求解法是多刚体动力学方程的一种方法,这里称为反向动力学解法。

先通过运动捕捉系统获得各肢体的空间位置信息,以及三维测力台等测力系统获得的外载荷,将其代入上述力及力矩平衡方程,可以直接求解人体关节力和关节力矩。

关节力矩系由肌肉的作用产生,当上述动力学方程中的关节力矩计入肌肉的作用力时,由于所构建的平衡方程的数量通常小于关节及肌肉力的未知数的数量,基于反向动力学求解关节接触力(力矩)及肌肉束力(力矩)时,通常须附加优化计算内容,增加方程数。例如,针对人体行为运动,增加促成肢体运动的所有肌肉束力的总和或能量的总和为最小值等,以此来分配各肌肉力束的贡献。

反向动力学计算方法其步骤如图 4.2 所示。首先根据试验测得的关节运动学参数,通过反向动力学计算出关节力矩 T_{MT}。然后对于某一瞬时,优化分配肌肉力。优化目标函数为 $J(F_{MT})$,其具体形式有肌肉力和、能量和等,优化目标是寻找最佳肌肉力组合,使得 $J(F_{MT})$ 最小,并且满足 $R(q)F_{MT} = T_{MT}$,$0 \leqslant F_{MT} \leqslant F_{max}$ 等限制条件,其中,$R(q)F_{MT}$ 表示肌肉力矩和,$R(q)$ 为肌肉力臂。

基于反向动力学的肌肉力静态优化算法认为,肌肉的收缩是一个准静态的过程,每一个时间段的收缩状态是独立的,肌肉力仅由当前肌肉刺激信号决定,在每一个运动时刻独立地进行肌力计算。1973 年,Seireg 等[17]首先建立了基于最小肌肉力的线性优化目标函数,如下式所示:

$$J = \sum_{i=1}^{n} (F_i)^p, \quad p > 0 \qquad (4.12)$$

Crowninshield[18]建立的基于生理横截面积(physiological cross-sectional area,PCSA)的最小肌肉力的优化目标函数如下式所示,其中,$p = 3$。

$$J = \sum_{i=1}^{n} \left(\frac{F_i}{A_i}\right)^p, \quad p > 0 \qquad (4.13)$$

式中,J 为目标函数;F_i 为第 i 块肌肉力;n 为肌肉数;A_i 为第 i 块肌肉的 PCSA。

约束条件:

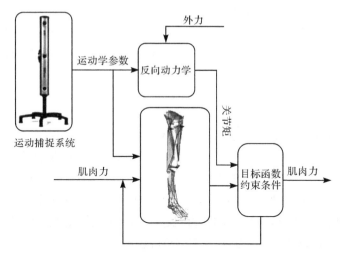

图 4.2　反向动力学计算方法

$$\sum_{i=1}^{n} (\boldsymbol{R}_i \boldsymbol{F}_i) = \boldsymbol{M}_{\text{ext}} \tag{4.14}$$

$$0 \leqslant \boldsymbol{F}_i \leqslant \sigma_i \cdot \text{PCSA}_i \tag{4.15}$$

式中,$\boldsymbol{F}_i$ 表示未知肌肉力;PCSA$_i$ 为肌肉生理横截面积;n 为未知肌肉力数目;$\boldsymbol{M}_{\text{ext}}$ 为肌肉作用在各关节的总力矩;$\boldsymbol{R}_i$ 为肌肉关于各关节转动轴的力臂;σ_i 为肌肉极限张力。

4.2.3　多刚体动力学方程的前向动力学计算原理

正向求解法是多刚体动力学方程的又一种方法,这里称为前向动力学解法。

前向动力学又称正向动力学,是指已知人体各肢体的初始状态,通过设定关节力、肌肉力和肌肉力矩,从而驱动人体各肢体运动,产生各种位姿,并对外界产生相应的作用力及作用力矩。然后对计算所得与实际测得肢体运动位姿进行比较,反复修正最初设定,最终获得关节力、肌肉力与肌肉力矩。

Zajac[19]把肌肉动力学分为肌肉激活动过程和肌肉收缩动过程。

肌肉激活模型将兴奋值 $e(t)$ 转化为肌肉激活值 $a(t)$,其中,$e(t)$ 值可以通过优化或者测量肌电信号获得。

由肌丝滑行理论可知,动作电位与肌肉力的产生并不同步,兴奋值 $e(t)$ 转化为肌激活值 $a(t)$ 时具有同样延迟,因此,首先采用递归滤波得到延迟处理后的兴奋值 $u(t)$,即

$$u(t) = \alpha e(t-d) - \beta_1 u(t-1) - \beta_2 u(t-2) \tag{4.16}$$

式中,$e(t)$ 为高通滤波、整流、低通滤波及归一化处理后的 EMG 信号;α 为递增系

数；β_1、β_2 为回归系数；d 延迟系数。

此外，肌电信号与力呈非线性关系，延迟处理后的兴奋值 $u(t)$ 与肌肉激活值 $a(t)$ 同样呈非线性关系。目前还没有统一的模型。下式为 Potvin 等[20] 使用的关系式：

$$a(t) = \frac{e^{Au(t)} - 1}{e^A - 1} \tag{4.17}$$

式中，$u(t)$ 为延迟处理后的兴奋值；A 为非线性形状因数，$-3 < A < 0$。

肌肉收缩动模型将肌肉激活值转化为肌肉力值，Hill 模型被广泛应用到此研究中。如图 4.3 所示[21]，CE 为收缩单元（肌小节），PE 为被动单元，主要是肌小节周围的弹性组织，l_M 为肌纤维长度，l_T 为肌腱长度，α 为肌纤维角。肌肉力大小 F_{MT} 取决于肌肉激活值 $a(t)$、CE 的"力-长度 $f(l)$"和"力-速度 $f(v)$"特性、被动单元的"力-长度 $f_p(l)$"特性。肌肉力 $\boldsymbol{F}^{mt}(t)$ 可表示为

$$\boldsymbol{F}^{mt}(t) = \boldsymbol{F}^{max}\left[f(l)f(v)a(t) + f_p(l)\right]\cos\alpha \tag{4.18}$$

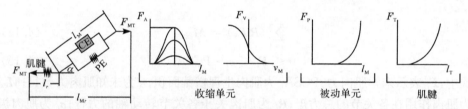

图 4.3　Hill 模型

若要获取相关参数，通常的处理方法是：首先将肌电测量所采集的表面肌电信号处理并线性化，即先进行高通滤波，再进行全波整流，然后低通滤波，最后用最大等容收缩下的肌电信号峰值作线性化处理，计算得到的线性化值即近似等于肌肉激活度 $a(t)$，范围为 0～1[22]。所有滤波器选用二阶巴特沃斯双向滤波，这可以避免信号时移。如果无法通过表面肌电信号测得肌肉的肌电信号，则可以参考文献中的电极测量深层肌肉的肌电信号值。根据前述关节坐标系及空间坐标变换，可以计算出骨骼刚体运动时肌肉在骨骼上的起止位置，从而计算出每一时刻的肌肉长度、肌肉的收缩或拉伸速度。

当 EMG 输入为 0 的情况下，可以采用基于运动学参数的肌肉力算法，由 Hill 模型推得该方法肌肉力由如下公式表示：

$$\boldsymbol{F}_j^{mt}(t) = (\boldsymbol{F}_j^{CE} + \boldsymbol{F}_j^{PEE})\cos(\varphi_j(t)) \tag{4.19}$$

式中，$\boldsymbol{F}_j^{CE}$ 代表收缩单元的力；$\boldsymbol{F}_j^{PEE}$ 代表并行弹性单位的力。$\boldsymbol{F}_j^{CE}$ 由下式进行计算：

$$\boldsymbol{F}_j^{CE} = \frac{b\boldsymbol{F}_j^0 + a\dot{L}_j^{CE}}{b - \dot{L}_j^{CE}} \tag{4.20}$$

式中，a、b 为肌肉固有的常数；L_j^{CE} 和 $\dot{L}_j^{\mathrm{CE}}$ 分别为肌肉的长度和收缩速度；等张力 F_j^0 则由下式计算：

$$F_j^0 = F_j^{\max}\left[1-\left(\frac{L_j^{\mathrm{CE}}-L_j^{\mathrm{CEOPT}}}{w}\right)^2\right] \tag{4.21}$$

其中，$F_j^{\max}$ 为肌肉的最大等张力，能够通过实验测量得到；L_j^{CEOPT} 为肌肉的优化长度；w 为表征肌肉宽度的形参，对于人体骨骼肌应取值 $0.56L_j^{\mathrm{CEOPT}}$。而肌纤维夹角 $\varphi_j(t)$ 则是随着肌纤维长度的变化而不断改变，它能够通过以下公式计算：

$$\varphi_j(t) = \arcsin\left(\frac{L_{\mathrm{m}j}^0 \sin\varphi_j^0}{L_j^{\mathrm{m}}(t)}\right) \tag{4.22}$$

式中，$L_j^{\mathrm{m}}(t)$ 为 t 时刻的肌纤维长度；φ_j^0 为在优化肌纤维长度 $L_{\mathrm{m}j}^0$ 处的夹角，参考相关文献可以获得[23]。

图 4.4 为前向动力学的数据流框图。将 e 作为已知量，通过上述计算获得肌肉力，进而获得肌肉力矩，将其输入多刚体动力学方程，获得相应的惯性力和加速度 q，进一步通过两次积分获得肢体的位移和姿态，与实际姿态对比，通过反复迭代，获得最终肌肉力的解。

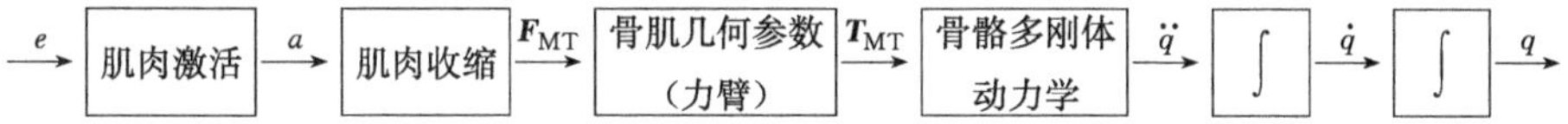

图 4.4　前向动力学

4.3　人体骨肌动力学仿真计算模型

与上述多刚体动力学计算原理相匹配，人体骨肌系统动力学计算模型分为无肌力元素的棍棒模型和含肌肉力元素的骨肌系统生物力学仿真模型两种。

4.3.1　棍棒模型

Hanavan[24]于 1964 年提出了一个 15 刚体的人体模型，该模型把人体分为头、上躯干、下躯干、大腿、小腿、足、上臂、前臂、手等共 15 个密度相同的实心刚体[图 4.5(a)]。出于不同问题的需要，许多专家学者根据各自所研究的主要问题和目标，从不同的角度对人体进行了不同程度的合理简化，提出了不同的人体多刚体模型。Hanavan 模型中有 3 个缺陷影响了实验的精度：人体环节被假设成没有弹性的刚体；环节和环节是独立的；各环节内部是等密度的。然而在现实中，人体的复杂性却与这些假设恰恰相反。有的专家学者在研究人体运动时提出了系统仿真的观点，在刚体模型的基础上增加肌肉-神经系统的作用模型，典型代表人物是南非的运动生物力学专家 Hatze。Hatze 于 1980 年发明了一种更为具体的人体模型,他建立的人体模型是人体骨骼、肌肉、神经系统的综合模型,其中,肌肉的功能、神经系统的传递等均作了合适的力学模型并以数学形式进行了描述,如图 4.5(b)所示,图中数字是人体各体段的序号,共 18 个体段。

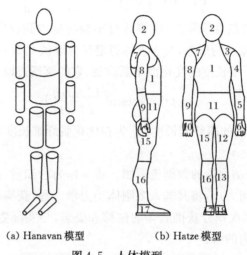

（a）Hanavan 模型　　　　　　（b）Hatze 模型

图 4.5　人体模型

1. 人体多刚体动力学建模的基本要素

通常一个多刚体系统有构件、约束、力和运动激励等四个要素。构件可以是质点、质点系或刚体。约束通常指的是机构学中的运动副,典型的约束铰链有球铰链、万向节和转动副等(图 4.6)。相邻刚体间还有一种连接方式,即用弹簧、阻尼等无质量力元件的连接(又称力元)。力(矩)有外界作用在刚体上的力(矩),也有两个相邻刚体之间的内力(矩),主要有重力、铰链约束反力(矩),有时还要考虑摩擦力。主动力可以是外力也可以是内力。运动激励作用在运动副上,使它所连接的机构产生一定的运动。

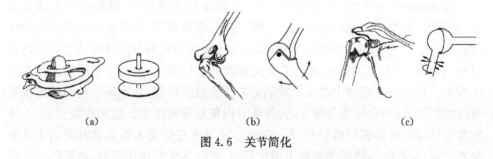

（a）　　　　　　　　　（b）　　　　　　　　　（c）

图 4.6　关节简化

人在运动时受到外力和内力的综合作用,如地面摩擦力、器械或地面支撑力等、人体各部分的重力、关节两端的肌肉力等,根据仿真的实际目的,一般只需考虑部分的作用力。多刚体动力学方法的关键是要计算一组约束力(或力矩),使物体的运动符合所给定的约束。多刚体系统动力学的建模可以归纳为三大类:第一类是利用动量及动量矩定理的矢量力学方法,即直接从矢量形式的牛顿力学基本原理出发建立牛顿-欧拉动力学方程,矢量力学具有几何直观性强的优点,但在处理受约束的质点系时由于约束力的出现而显得十分繁琐;第二类是利用D'Alembert原理的分析力学方法,分析力学是用纯粹解析的方法讨论力学问题,它特别适合于处理约束质点系;第三类是利用高斯原理的变分方法。基于以上三种不同的出发点,目前已形成几种各具特色的研究方法,如 Roberson-Wittenberg 方法、Kane 方法、旋量方法和变分方法等。这些方法具有共同点,都是建立一种通用的、适用于计算机解算的动力学方程。

2. 人体多刚体动力学棍棒模型

基于人体多刚体力学原理,人体模型可以简化为人体棍棒模型,如图 4.7 所示。棍棒模型是最简单的人体结构表示方法,它由点和线段组成,分别表示关节点和人体体段的中轴线。棍棒模型可用来指导对图像特征的拟合,如骨骼或体段的拟合,以获得人体姿态。通过运动捕捉系统采集受试者身上特征点位置粘贴的 Marker 点三维坐标,在运动分析软件中,可驱动棍棒模型分析人体运动信息,也可以驱动人体骨骼模型或驱动角色模型,进行三维动画制作、虚拟仿真等。图 4.8 显示了利用 Vicon 运动捕捉系统对人体运动测量数据进行分析后分别给出的 Marker 点运动轨迹输出[图 4.8(a)]、棍棒运动输出[图 4.8(b)]和角色输出模式 [图 4.8(c)]。

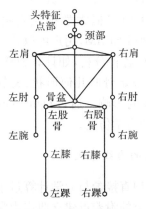

图 4.7　人体棍棒模型

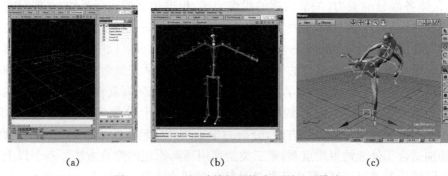

(a)　　　　　　　　　　　(b)　　　　　　　　　　　(c)

图 4.8　Vicon 运动捕捉系统中不同显示模式

4.3.2　骨肌动力学计算模型

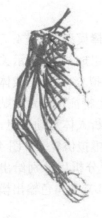

对肌肉力理论分析的首要步骤是建立包含肌肉力元素的骨肌系统的动力学模型。图 4.9 为 Garner 等[12]建立的人体上肢动力学骨肌模型,其骨骼表面模型是由美国虚拟人(VHM)男性 CT 数据重建而成,各骨骼为不可变形的刚体。胸锁、肩锁和肩关节简化为三自由度的球窝关节,肱尺关节和桡尺关节分别简化为一个自由度的铰链关节,腕关节简化为两个互相垂直的铰链关节。26 块肌肉路径被简化成 42 根线单元。

人们对交互式骨肌建模系统的研究始于 20 世纪 90 年代初,现已形成了许多商业化的骨肌仿真建模软件,如 Anybody、SIMM。其中,SIMM 全称交互式骨肌建模软件,由斯坦福大学神经生物力学实验室等联合开发。

图 4.9　上肢模型

图 4.10 为其软件结构[25]。通过 SIMM,用户可以建立由骨骼、关节、肌肉、韧带等组成的骨肌模型,并对它进行各种分析,如计算力臂、肌肉和肌腱长度、肌肉力及关节矩等。用户还可以交互设定骨肌几何形状、关节运动学等参数,分析由此给其他参数和运动仿真等带来的影响。通过 Dynamics Pipeline 模块及 SD/FAST 软件,可以进行骨肌模型的动力学仿真。

1. 肌肉系统模型中肌肉的力线替代

用人体肌肉系统几何模型直接参与力学计算过于复杂,在生物力学研究中通常将肌肉依据肌纤维在骨骼上的附着点建立肌肉力学虚拟线,通过这些肌肉力学虚拟线来替代实际的肌肉力的作用。肌肉力线建模方法包括以下四种:

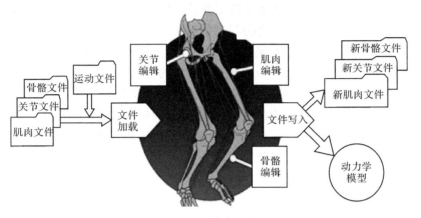

图 4.10　SIMM 结构

（1）直接在肌肉的起止点间建立直线模型。

（2）根据肌肉的解剖特性在起点和止点之间建立一个固定的中间点作为代止点，使肌肉的线模型通过起点、中间代止点和止点，在人体运动过程中，肌肉会通过代止点伸缩。

（3）MPP 肌肉模型[26]。肌肉路径平面(muscle path plane，MPP)由肌肉起止点(P 和 Q)和肌肉路径平面控制点(MPP control point，MCP)组成，在该平面内所构建的 Hermite 曲线即为 MPP 肌肉模型。MCP 的选择主要是根据肌肉和关节特征，如对跨肩关节的肌肉而言，MCP 可以是盂肱关节中心；对肘关节而言，MCP 可以是肘关节运动中心，或者肌肉横截面质心线空间拟合平面与关节旋转轴的交点。MPP 平面要素及肌肉起止点作用于骨骼的作用反力 F_P 和 F_Q 构成了肌肉黑箱的基本要素。

（4）缠绕型的肌肉模型。这种缠绕型的肌肉模型需要预先定义如球面或圆柱面之类的曲面，并且肌肉在人体运动过程中能够一直缠绕在预先定义的曲面上。

中国力学虚拟人项目根据肌肉类型的区别采用前三种肌肉建模方法。作者在骨肌系统几何建模的基础上，同时在有经验的解剖学医生的指导下，统观全部层切图像，确定出每个骨骼肌束的起止点坐标，在人体骨骼系统的三维模型上完成了人体肌肉系统的力线替代。图 1.15 所示为中国力学虚拟人项目所建立的人体骨肌动力学计算模型。

2. 关节的处理

目前，对于关节的处理主要是依据 ISB 对关节运动关系的定义来进行建模的。通过对人体踝关节、膝关节、髋关节、肩关节、肘关节等部分的局部坐标和相对运动关系的定义,通过坐标系统的变换及人体结构的复杂变换和变形,从而实现人体关节的仿真建模与肢体部分模型的组装。以踝关节为例,首先在两个相邻的肢体之间建立了一个笛卡儿坐标系(CCS),坐标轴的方向则是依据发生在关节处的线性位移相对于初始中间位置的方向确定的,从而在两个这样的笛卡儿坐标系基础上形成踝关节坐标系,其中两个坐标轴是固定在胫腓骨下端面上的,第三个坐标轴则是垂直于这个平面的。因此,踝关节的运动被此坐标系在三个坐标轴上的位移和旋转分量所描述,如图 2.14 所示。局部坐标到总体坐标之间的转换则是通过式(2.27)旋转变换矩阵完成。

4.3.3　坐标系统

在人体动力学建模过程中,涉及全局坐标系、人体直立惯量计算坐标系、世界坐标系及局部坐标系四种不同的坐标系,坐标轴的定义各有不同。全局坐标系是以运动过程测量中空间某一点为原点建立的坐标系:Z 轴垂直向上;测试者正面向前走的方向为 Y 轴正向,X 轴指向测试者右侧。人体直立惯量计算坐标系是为了计算人体不同部位转动惯量时原始参考坐标系:X 轴是指人体呈直立姿势时,通过质心垂直于矢状面的轴,轴正方向向左;Y 轴是指人体呈直立姿势时,人体矢状面上垂直脊柱的轴,轴正方向向前;Z 轴是垂直 X、Y 轴,正方向向下的轴。在计算过程中,由于测试者位置一直在移动,也不可能处于直立姿势,所以直接使用会给计算带来很大不便和偏差。中国骨肌力学虚拟人研究为了方便计算,遵从如下两个坐标系,即世界坐标系和局部坐标系。世界坐标系以计算位置点为原点,坐标轴方向与全局坐标系坐标轴方向一致。实际计算中,世界坐标系的位置不断发生改变,但坐标轴方向保持不变,即:Z 轴竖直向上,Y 轴正方向朝前,X 轴正方向朝右,如图 1.4(a)所示。局部坐标系是以关节所在躯干的相关位置点建立的坐标系。局部坐标系的位置与坐标轴方向随着时间变化而变化:Z 轴沿肢体中轴,方向由肢体远端指向近端;X 轴垂直肢体矢状面,方向向右;Y 轴垂直 X、Z 轴,按右手法则确定[27]。中国力学虚拟人的整体坐标系统可以确定人体重要结构的每一个体位的空间绝对坐标及相对坐标,在图像的分割、匹配、模型重建和人体运动学、动力学计算中起重要作用。

4.3.4　标准模型的参数转换

1. 棍棒模型与实际人体对象间的参数转换

由于在实验者皮肤表面按棍棒模型[图 4.11(a)]的规定贴上主动发光式 Marker 点[图 4.11(b)],由红外摄像头捕捉到各 Marker 的瞬时空间坐标后,软件将根据实际 Marker 点与棍棒模型 Marker 点之间的对应关系,以及实际 Marker 点之间的距离,自动将棍棒模型尺寸转化为实验者的实际尺寸。

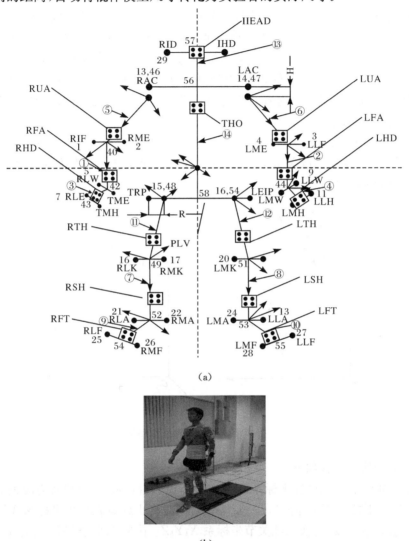

(a)

(b)

图 4.11　人体 Marker 点与棍棒模型 Marker 点的对应

2. 骨肌生物力学模型与实际人体对象间的参数转换

随着人体生物力学的发展,人们越来越关注运动过程中人体肌肉力学特性,对肌肉力的分析需要构建完善的骨肌模型,这样可以方便地分析肌肉的动态特性。伴随图像技术的进步,出现了大量的越来越完善的人体骨肌系统模型。但是,如何将人体骨肌系统模型应用于活体进行动态分析成为迫切需要解决的问题。

　　首先,将人体按各肢体分为很多个体段,并假设人体运动过程中,骨骼和体段均是刚体,肌肉附着点在骨骼上的相对空间坐标值是不变的,即肌肉附着点在关节坐标系下的坐标不变。为了获得关节运动过程中肌肉附着点随骨骼运动的空间位置变化,需要将肌肉附着点在世界坐标系 A 下的坐标值变换为关节坐标系下的坐标值。假设骨肌模型上的关节坐标系与活体上的关节坐标系有一一对应的关系,可以将模型上关节坐标系下的坐标值变换到活体世界坐标系 B 下任一时刻的坐标值。最后通过肌肉附着点随骨骼运动的空间位置变化可以分析运动过程中肌肉的变化状况[28]。

　　以下肢为例,如图 4.12 所示,A 为骨肌模型世界坐标系,B 为活体世界坐标系。假设 P 和 Q 为跨膝关节某一肌肉的起点和止点,起点 P 在大腿的骨骼上,止点 Q 在小腿的骨骼上。

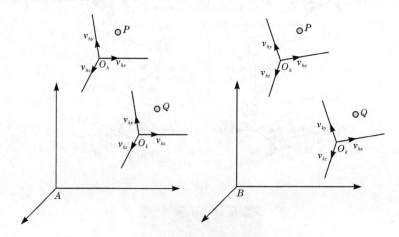

图 4.12　骨肌模型坐标系和活体坐标系示意

坐标变换的步骤如下:

（1）将起点 P 在世界坐标系 A 下的坐标值 (x_{PA}, y_{PA}, z_{PA}) 转换为髋关节坐标系 $X_h Y_h Z_h$ 下的局部坐标值 (x_{Ph}, y_{Ph}, z_{Ph}),同时将止点 Q 在世界坐标系 A 下的坐标值 (x_{QA}, y_{QA}, z_{QA}) 转换为膝关节坐标系 $X_k Y_k Z_k$ 下的局部坐标值 (x_{Qk}, y_{Qk}, z_{Qk})。

$$(x_{Ph}, y_{Ph}, z_{Ph}) = (x_{PA}, y_{PA}, z_{PA}, 1)T_h R_h$$

$$= (x_{PA}, y_{PA}, z_{PA}, 1)\begin{bmatrix} 1 & 0 & 0 & 0 \\ 0 & 1 & 0 & 0 \\ 0 & 0 & 1 & 0 \\ -x_h & -y_h & -z_h & 1 \end{bmatrix}\begin{bmatrix} v_{hx1} & v_{hy1} & v_{hz1} & 0 \\ v_{hx2} & v_{hy2} & v_{hz2} & 0 \\ v_{hx3} & v_{hy3} & v_{hz3} & 0 \\ 0 & 0 & 0 & 1 \end{bmatrix} \quad (4.23)$$

$$(x_{Qk}, y_{Qk}, z_{Qk}) = (x_{QA}, y_{QA}, z_{QA}, 1)T_k R_k$$

$$
= (x_{QA}, y_{QA}, z_{QA}, 1)
\begin{bmatrix}
1 & 0 & 0 & 0 \\
0 & 1 & 0 & 0 \\
0 & 0 & 1 & 0 \\
-x_k & -y_k & -z_k & 1
\end{bmatrix}
\begin{bmatrix}
v_{kx1} & v_{ky1} & v_{kz1} & 0 \\
v_{kx2} & v_{ky2} & v_{kz2} & 0 \\
v_{kx3} & v_{ky3} & v_{kz3} & 0 \\
0 & 0 & 0 & 1
\end{bmatrix}
\quad (4.24)
$$

（2）将起点 P 在髋关节坐标系 $X_h Y_h Z_h$ 下的局部坐标值 (x_{Ph}, y_{Ph}, z_{Ph}) 转换为任一时刻 t 世界坐标系 B 下的坐标值 (x_{PB}, y_{PB}, z_{PB})，同时将止点 Q 在膝关节坐标系 $X_k Y_k Z_k$ 下的局部坐标值 (x_{Qk}, y_{Qk}, z_{Qk}) 转换为任一时刻 t 世界坐标系 B 下的坐标值 (x_{QB}, y_{QB}, z_{QB})。

$$
(x_{PB}, y_{PB}, z_{PB}, 1)^t = (x_{Ph}, y_{Ph}, z_{Ph})(R_h^t)^{-1}(T_h^t)^{-1}
$$

$$
= (x_{Ph}, y_{Ph}, z_{Ph})
\begin{bmatrix}
v_{hx1}^t & v_{hy1}^t & v_{hz1}^t & 0 \\
v_{hx2}^t & v_{hy2}^t & v_{hz2}^t & 0 \\
v_{hx3}^t & v_{hy3}^t & v_{hz3}^t & 0 \\
0 & 0 & 0 & 1
\end{bmatrix}^{-1}
\begin{bmatrix}
1 & 0 & 0 & 0 \\
0 & 1 & 0 & 0 \\
0 & 0 & 1 & 0 \\
-x_h^t & -y_h^t & -z_h^t & 1
\end{bmatrix}^{-1}
\quad (4.25)
$$

$$
(x_{QB}, y_{QB}, z_{QB}, 1)^t = (x_{Qk}, y_{Qk}, z_{Qk})(R_k^t)^{-1}(T_k^t)^{-1}
$$

$$
= (x_{Qk}, y_{Qk}, z_{Qk})
\begin{bmatrix}
v_{kx1}^t & v_{ky1}^t & v_{kz1}^t & 0 \\
v_{kx2}^t & v_{ky2}^t & v_{kz2}^t & 0 \\
v_{kx3}^t & v_{ky3}^t & v_{kz3}^t & 0 \\
0 & 0 & 0 & 1
\end{bmatrix}^{-1}
\begin{bmatrix}
1 & 0 & 0 & 0 \\
0 & 1 & 0 & 0 \\
0 & 0 & 1 & 0 \\
-x_k^t & -y_k^t & -z_k^t & 1
\end{bmatrix}^{-1}
\quad (4.26)
$$

（3）在世界坐标系 B 下，如果假设 P 和 Q 连线为肌肉的力线，连线的长度代表肌肉长度，则膝关节中心到 PQ 连线的距离即肌肉在此空间位置相对于膝关节中心的力臂长度。

4.3.5　中国骨肌力学虚拟人动力学仿真计算模型的特点

图 1.14 所示中国力学虚拟人骨肌生物力学仿真模型具有如下特点：

（1）根据标准中国人体的数据，建立中国典型人体的骨骼系统三维几何仿真模型，包括人体全身 206 块骨骼。

（2）骨骼肌转化为相应的力线，全身共有 148 块力学相关肌肉，转化为 458 根力线。

（3）该模型数据库中包含了人体各分段的动力学计算物理参数。

（4）该骨肌系统模型中所有骨骼模型同时是有限元计算所需的网格模型，动力学和肌肉力计算结果可直接加于其上，进行有限元分析。

（5）在没有人体个性化研究需求时，中国力学虚拟人骨肌系统力学仿真模型可直接使用。当有个性化需求时，可通过近似变换加以使用。

图 4.13 是运用此模型对人体步态所进行的运动学、动力学分析实例。首先

通过运动捕捉测量实验,获得受试者步态中的红外标记点运动信息;然后通过参数匹配和运动学分析模块,获得受试者步态中全身骨肌系统的运动学参数,根据这些运动学参数对步态运动进行虚拟再现;同时这些运动学参数经过集成数据接口的处理,可以输入到动力学分析模块,进行受试者步态动力学计算分析,从而得到步态中的各种动力学参数,为进一步的研究应用提供依据。

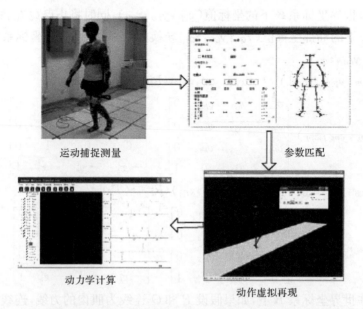

运动捕捉测量　　　　　　　　　参数匹配

动力学计算

动作虚拟再现

图 4.13　中国力学虚拟人骨肌系统运动学与动力学仿真模型(以步态为例)

4.4　人体力测量

外界加于人体骨肌系统的载荷是求解人体多刚体动力学方程的重要条件。现代技术已能对人体行为运动中各种外力进行测量,测量结果将作为已知量代入方程。

4.4.1　足底力测量

人体在做站立、步行、奔跑等动作时,足底受到地面的作用力(ground reaction force,GRF)。GRF 为平面上的非均匀分布力,通常简化为 F_x、F_y、F_z、M_x、M_y 和 M_z 六个参量,如图 4.14 所示。为了完整描述 GRF,除了上述参数,还需要知道 GRF 合力中心(center of pressure,CP)位置 (x,y)。目前,测量 GRF 的常见仪器为三维测力台,它的基本组成为一块长方形的金属板面和分布于板面四角的三轴力传感器,可测量上下、左右、前后三个方向的受力大小。根据传感器的不同,三维测力台可以分为石英压电晶体式和电阻应变片式两大类[29]。当测试者的脚踏在台面时,受力分析如图 4.14 所示。根据牛顿力学公式,可以得出以下计算关系式:

$$F_x = F_{x1} + F_{x2} + F_{x3} + F_{x4}$$
$$F_y = F_{y1} + F_{y2} + F_{y3} + F_{y4} \tag{4.27}$$
$$F_z = F_{z1} + F_{z2} + F_{z3} + F_{z4}$$

$$x = \frac{(F_{z1} + F_{z4})a}{F_z}$$
$$y = \frac{(F_{z3} + F_{z4})b}{F_z} \tag{4.28}$$

$$M_x = -(F_{z3} + F_{z4})b - F_z y$$
$$M_y = (F_{z1} + F_{z4})a + F_z x \tag{4.29}$$
$$M_z = -(F_{y1} + F_{y4})a + (F_{x3} + F_{x4})b - F_y x + F_x y$$

式中,F_{xi}、F_{yi}、F_{zi}分别为第 i 个传感器在 x、y、z 方向的力值,$i=1,2,3,4$;F_x、F_y、F_z分别为沿 x、y、z 方向的总和力;x、y 为 CP 点的坐标;M_x、M_y、M_z分别为围绕 CP 点 x、y、z 方向的力矩;a、b 分别为测力平台宽度与长度。

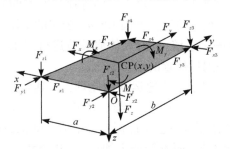

图 4.14　测力平台受力示意图

由于传感器与计算机相连,通过数据的采集和计算,就可以得出上述参数随时间的变化曲线。由公式可知,当 F_z 的数值很小时(小于 2% 体重),微小的测量偏差将会给 GRF 中心位置 (x,y) 的计算带来很大的误差[30]。图 4.15 为正常步态下的足底力 F_z 的测量计算结果。足底力是计算下肢关节力的重要数据。

4.4.2　肢体力测量

肢体力是指人的上、下肢对外界的作用力,它来自人的肌力,并在关节上产生关节反力。后者是设计人工关节的重要依据。

肌力是肌肉收缩的力量,虽然本章后面将介绍肌肉力的计算方法,但仍属一种发展中的理论。肌电测量与肌力测量是获取肢体力的重要手段。

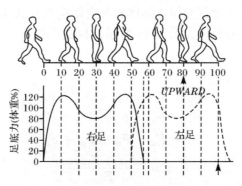

图 4.15　正常步态下的足底力测量计算结果

肌力测量的目的包含两个方面:一方面是为了科学研究的需要;另一方面用于体育界运动员的科学训练。为此,世界上很多公司推出了相关的产品,如Cybex6000、Biodex2AP、Kin-Com、KINITECH、IKARUS 等。Biodex2AP 可以实现 7 种关节的运动测量:肩关节内外旋、肩关节外展、肘关节屈伸、腕关节屈伸、髋关节屈伸、膝关节屈伸、踝关节内外翻,并能测出在各种速度下各关节角度所对应的最大力量;不同等速状态下出现的峰力矩值所对应的关节角度;不同等速状态和不同重复次数下的功率及总的做功;不同等速状态下的力量耐力;不同等速状态下的离心性力和精力最大值等。德国 BFMC 公司的 IKARUS 产品则是一种专门用于肩关节的力学测量系统,可对人体肩关节进行三维测量和运动模拟,并给出每个几何平面上任一测量位置的做功变化。

上述设备的设计全都基于等速运动的原理。等速运动是一种速度恒定而阻力可变的运动,运动中的速度预先在仪器上设定,一旦速度设定,不管受试者用多大的力量,肢体运动的速度都不会超过预先设定值。受试者的主观用力只能使肌肉张力增高,力矩输出增加,而不能产生加速度(开始和结束得瞬时除外)。等速肌肉收缩兼有等张收缩和等长收缩的特点。研究表明,等速肌力测试具有很好的精确性和可重复性,如果将等速运动中肌肉收缩的过程诸多参数采集并用于计算机进行处理,可以得到力矩曲线和多项反映肌肉功能的参数,对临床中各种运动系统伤病的康复训练都具有重要意义。

4.4.3　足底压力分布测量

使用测力板测得的 CP 值只是压力分布的平均值,它不能提供足底接触面的压力分布。例如,在进行步态研究过程中,当足处于站立中相阶段,足与地面的接触区主要为足前部和足后跟,而通过上述测力台测得的 CP 位置处于足弓部位。

随着生物医学的发展,人们开始越来越多的关心足底压力的分布情况。例如,将足底压力分布测量用于人工关节置换前后功能和疗效的评定;通过足底压力的分析,为假肢和人工关节设计提供理论基础等。由此,多传感器的测力台应运而生,这种测力台安装有几十到几千个传感器,并且通过计算机对数据进行采集和分析。

　　Tekscan 研发的 F-scan 系统可获取糖尿病足等有关神经损坏足的病理信息。图 4.16 显示了糖尿病足底压力和正常足的比较,其中深黑色区域代表高应力。在这个病例研究中,足神经损伤的病人穿带有 F-scan 薄型软垫感测片的普通鞋,使研究者和病人都能更直观看到正常与非正常足底的动态压力数据,并以此为据分析足底组织与鞋具的摩擦,设计缓解溃疡的鞋具。

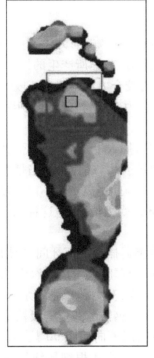 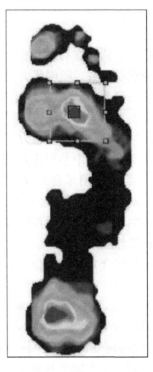

　　　　　　　　　(a)　　　　　　　　　　　　　　(b)

图 4.16　F-scan 系统测得的正常足底压力图(a)和糖尿病足底压力图(b)分布比较

　　对糖尿病患者测定足底压力,可以根据足压增高的区域设计专用的治疗鞋、鞋垫或全接触石膏模型(TCPC),以平衡足底压力分布,缓解高足压,减少足底磨损引发的溃疡。图 4.17 是采用足底压力测量和 CAD/CAM 系统设计与制作糖尿病鞋垫。

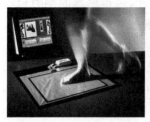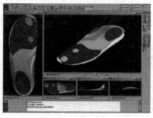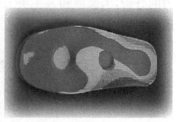

图 4.17　个性化鞋垫的测试、设计与制造

4.4.4　牙合力测量

牙合力是指上下颌牙在行使功能过程中所产生的力量,也称咀嚼压力,是研究牙齿摩擦学的重要参数。咀嚼肌力是咀嚼肌收缩所产生的最大力量,而牙合力仅是咀嚼肌力的一部分[31]。牙合力可分为咬合力和咀嚼力。咬合力是牙合力计通过将探头置于上下牙间测得的力,是静止力。咀嚼力是指在咀嚼过程中上下牙间产生的力,随时间而变化,是动态力。

将牙合力计探头测试中心对准被测牙,插入上下牙间,嘱受试者咬至不适为止,可测得最大咬合力。用牙合力仪测量咬合力,最大的缺陷是要人为地在上下牙间插入一定厚度的测力探头,这样使上下颌间距离产生不同程度升高,同时,亦不能准确地反映生理状态下咀嚼食物时牙齿受力情况,但这种测定方法仪器设计简单,使用方便,仍然应用广泛[32]。

咀嚼力测量与咬合力测量类似,将传感器插入上下牙间,应用牙合力仪记录咀嚼周期内的咀嚼力。中国人民解放军第四军医大学口腔医学院开发了微机化多功能牙合力测试仪,此仪器由四部分组成:测力传感器、动态应变放大器、数据采集接口和微型计算机[33]。其中,测力传感器由高精密级箔式电阻应变片组成,在不锈钢制成的应变筒内壁中段,沿圆周方向相距 90°按不同轴向共粘贴 4 片,如图 4.18 所示。4 个应变片联成全桥后,由 4 根细导线组成的引线从筒底壁小孔中穿出,引线再连接到微机化测试仪上,小孔与引线用硅橡胶密封,以防口水浸湿。

实验过程中,为每位受试者按常规方法制作全口义齿,在上颌义齿左侧第一磨牙处用环氧树脂安装一传感器;在上颌义齿右侧第一磨牙区基托组织面处安装另一传感器,如图 4.19 所示。

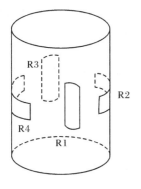
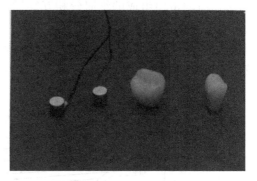

图 4.18　测力传感器

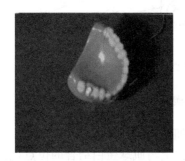
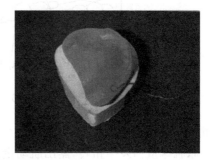

图 4.19　测试义齿及传感器安装

4.5　肌肉力与肌电信号

4.5.1　肌肉力的产生机理与影响因素

目前,人体动力学计算可以明确地给出关节力矩,它由众多肌肉束力的共同作用产生,但各肌肉束对产生这一关节力矩的贡献如何分配是至今人们正在研究的课题,由此人们提出了各种优化算法,不过由于各肌肉束的力至今无法测量,这些算法都缺少实验的验证。

1. 肌肉的收缩机制

肌肉力的微观产生机理一直是众多学者探讨的课题。目前,比较流行的、系统地阐述肌肉微观力学性质的理论是肌丝滑行理论。

肌肉收缩是肌肉对神经刺激所产生的化学-力学耦合反应。骨骼肌的构造如图 1.9 所示。肌小节是肌肉收缩的基本单元。在每个肌小节中,由肌球蛋白组成的粗肌丝和由肌动蛋白组成的细肌丝相互穿插排列。粗肌丝上的肌球蛋白结构似豆芽状，根茎部相互融为一体，头部单向排列。当接收到收缩信号时，它的头部翘起，与细肌丝上的位点结合形成蛋白复合体，称为横桥，如图 4.20 所示。横桥卷曲，拉动细肌丝向 M 线滑动，导致肌小节缩短，粗细肌丝重合部变宽，导致肌肉收缩。

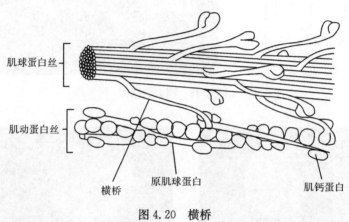

肌球蛋白丝

肌动蛋白丝

横桥　　　原肌球蛋白　　　　　　　肌钙蛋白

图 4.20　横桥

横桥的运行受肌浆 Ca^{2+} 浓度调控。当肌浆中 Ca^{2+} 浓度升高时：

（1）原肌球蛋白发生扭转，露出肌动蛋白上与肌球蛋白结合的位点（静息时处于遮挡状态），消除了静息时对肌纤蛋白与横桥结合的障碍。

（2）同时，细胞内 ATP 酶与肌球蛋白头结合，蛋白头部的 ATP 酶水解为无机磷（Pi）与 ADP，由于肌球蛋白与肌动蛋白携带相反电荷，两者开始靠近并形成横桥，此时横桥处于高势能状态。三磷腺苷是一种不稳定的高能化合物，水解时释放出的能量较多，是横桥卷动做功的能量来源。

（3）紧接着横桥放出 ADP，并发生构象变化而卷动，把细肌丝拉向 M 线方向，粗细肌丝开始相对滑行。

（4）释放 ADP 后的肌球蛋白处于僵直态，需要再次结合 ATP 才能从细肌丝上解离。

（5）如果肌浆内 Ca^{2+} 浓度仍很高，伴随肌球蛋白与 ATP 的再次结合与水解，便又可出现横桥同细肌丝上新位点的再结合、再卷动，进入下一个循环周期。如此反复进行，称为横桥循环或横桥周期，如图 4.21 所示。只要 Ca^{2+} 保持高浓度，该过程将反复进行。

一旦肌浆中的 Ca^{2+} 浓度减少时，横桥与肌动蛋白分子解离，则出现相反的变化，在肌小节中的一种肌联蛋白作用下肌小节恢复原状，肌肉舒张。在整个过程中，Ca^{2+} 是触发肌丝相对滑行的因子，因此又称它为去抑制因子。而横桥的做功循环实质上是化学能与机械能的转换过程。

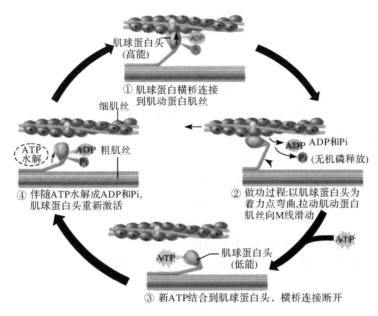

图 4.21　肌肉的收缩机制

2. 兴奋收缩耦联

在以膜电位变化为特征的兴奋过程与以肌丝滑行为基础的收缩活动之间存在的能把两者联系起来的中介过程叫兴奋收缩耦联（excitation-contraction coupling）[34]，包括如下主要过程：

（1）当肌细胞膜兴奋时，动作电位可沿着凹入细胞内的横管膜传导，引起横管膜产生动作电位。

（2）当动作电位传到终末池时，激活 T 管和 L 形 Ca^{2+} 通道，L 形 Ca^{2+} 通道发生构型改变，消除对终末池膜上 Ca^{2+} 释放通道的堵塞作用，而使终末池内的 Ca^{2+} 大量进入肌浆，足够与肌钙蛋白结合达到饱和，从而触发肌丝的相对滑行，肌肉收缩。

（3）肌浆网上的 Ca^{2+} 泵对 Ca^{2+} 的亲和力高于肌钙蛋白。当肌浆中 Ca^{2+} 浓度升高时，便使肌浆网上的 Ca^{2+} 泵激活，由肌浆网释放的 Ca^{2+} 在与肌钙蛋白短暂结合后，最终全部被 Ca^{2+} 泵逆着浓度梯度由肌浆中转运到肌浆网中（由分解 ATP 获得能量），遂使肌浆中 Ca^{2+} 浓度下降到静息浓度；被回收的 Ca^{2+} 与终末池中的扣钙素结合，使肌浆网中的 Ca^{2+} 浓度下降，有助 Ca^{2+} 泵的转运和终末池中贮存更多的 Ca^{2+}。

（4）肌钙蛋白与原肌球蛋白质的构象也随之恢复静息时的状态，重新阻碍横桥与肌动蛋白质的结合，细肌丝滑出，肌肉舒张。触发骨骼肌兴奋-收缩耦联所需

要的 Ca^{2+} 100%来自肌浆网。

3. 肌肉力的关联因素

决定肌肉力的因素很多,这里只讨论与解剖学和力学相关的因素。

一块肌肉全部肌纤维收缩力的合力即这块肌肉的拉力,它有一定的大小、方向和作用点,与肌纤维的数量、排列位置和走向有关。

1) 肌肉力的大小

实验表明,肌肉力的大小与肌纤维的数量成正比。与一块肌肉纵轴垂直的截面积称为解剖横断面;与一块肌肉所有纤维垂直的断面称为生理横断面。显然,肌肉力 F_M 的最大值应与生理横截面积 PCSA 成正比,即

$$F_M = \lambda \cdot PCSA \tag{4.30}$$

式中,λ 为肌力力系数;PCSA 为生理横截面积。

测量生理截面积面积较准确的方法是用肌肉的体积 V 与肌纤维平均长度 L 的比值计算,即

$$PCSA = \frac{V}{L} = \frac{m}{L\rho} \tag{4.31}$$

式中,L 为肌纤维平均长度;m 为肌肉的质量;ρ 为肌肉的密度。

把式(4.30)代入式(4.31),得

$$F_M = \frac{\lambda m}{L\rho} \tag{4.32}$$

此式表明,在相同状态下(即 λ 相同),体积或质量相同的两块肌肉(假定密度也相同),肌纤维平均长度短的,生理横截面积大,因而所能产生的最大肌力也大。

2) 肌肉力的方向

肌肉力的方向与肌纤维的排列位置和走向有关。构造最简单的梭状肌的肌纤维与肌肉的纵轴近似平行排列,其生理截面积与解剖横断面相同[图 4.22(a)],肌力的作用点为起止附着点,方向与肌纤维的纵轴方向一致。羽状肌的肌纤维分为两组,每组肌纤维自行平行,而两组肌纤维成一定角度,其生理截面积要比解剖截面大得多[图 4.22(b)],肌力的方向沿着肌肉的纵轴,作用点位于纵轴的起止点。半羽状肌的肌纤维是平行排列的,但与肌腱成一定角度,其生理横断面也大于其解剖横断面[图 4.22(c)],肌力的方向与肌纤维平行,作用点位于起止面的中心。扇形肌的肌纤维相交于一点[图 4.22(d)],其生理横断面与解剖横断面不一致,肌力的方向沿扇形的角平分线方向,作用点位于起止面的中心。

上面讨论的是几种典型肌肉的解剖特征及肌肉力大小与作用点,在特定的功能运动中,肌肉力大小应该按照给定的力学条件确定。但肌肉力的最大值所对应的 λ_{max} 表示单位生理横断面积所能产生的最大肌力,称为绝对肌力。根据

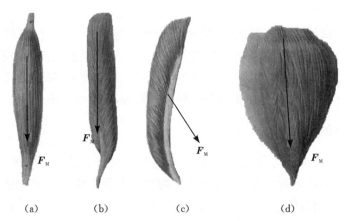

| (a) | (b) | (c) | (d) |

图 4.22　几种典型肌肉的解剖特征及肌肉力的大小与作用点

式(4.30)~式(4.32),在体积相同的情况下,羽状肌比梭形肌的绝对肌力大得多。然而,肌纤维短,收缩的幅度就小,因而产生的肢体运动不灵巧。所以,羽状肌多分布于运动力量大的下肢,而梭状肌多分布于活动灵巧的上肢。这些特点也是功能适应性决定的。

4.5.2　肌肉的等长收缩与等张收缩

根据肌肉收缩时肌长度和肌张力的变化情况,可将肌肉收缩分为三种形式,即缩短收缩、拉长收缩和等长收缩。

1) 缩短收缩

又称向心收缩(concentric contraction),是实现动力性运动的基础和肌肉运动的主要形式。在向心收缩形式下,肌肉产生的张力足以克服阻力,致使肌肉明显缩短,导致身体一定部位移动。肌肉生理学家根据离体肌肉的收缩特性,把向心收缩称为等张收缩(isotonic contraction),理由是外加阻力恒定时,当张力发展到足以克服外加阻力后,张力不再发生变化。但在整体情况下,几乎不可能建立一个完全等张的条件。在关节角度不同时,肌肉收缩产生的张力则不尽相同。在关节运动的整个范围内,肌肉用力最大的一点称为"顶点",在此关节角度下,骨杠杆效率最差。实验结果表明,肌肉最大收缩张力是肌长度和收缩速度的函数。所以严格地讲,等张条件并不存在。如果肌肉不以最大张力收缩,可通过外部约束的控制使肌肉在一定范围内形成近似的等张收缩[35]。

2) 拉长收缩

肌肉张力小于外加阻力使肌长度拉长,也称离心收缩(eccentric contraction),具有缓冲、制动、减速、克服重力等作用,一定程度上避免了运动损伤。

3) 等长收缩

即静力性收缩,在该形式下,肌肉产生张力等于外加阻力,肌长度不发生变化,但在整体情况下很难建立一个完全等长的条件。根据肌肉的内收缩理论,静力性收缩时肌节也有微小的缩短,但由于肌肉的结缔组织和肌腱具有一定的弹性,受肌力作用时被拉长,从而弥补了肌节的缩短,故总长度不变。

4.5.3　肌肉的做功

在人体的日常活动中,骨骼肌经常克服肢体自身的重量或外部负载做功(图4.23)。从能量转化的角度讲,肌肉的做功实际上是人体内的化学能转换为机械能的过程,而这种转换主要通过肌球蛋白马达或横桥的做功循环来完成[36]。在4.5.2节中已讨论了等长收缩与等张收缩,而从肌肉做功的工况来讲,主要可分为以下三种类型:

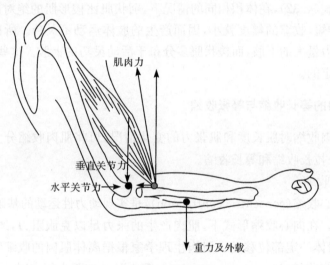

图 4.23　肌肉力

（1）向心收缩。肌肉在对抗外负载时长度缩短,此时肌肉对外负载做正功。例如,当人的小臂提起重物时,肱二头肌所经历的便是向心收缩过程。

（2）离心收缩。肌肉在对抗外负载时长度增加,此时肌肉做负功(负载对肌肉做功)。例如,当人的小臂将提起的重物再放下时,肱二头肌将经历离心收缩。

（3）等长收缩。肌肉对抗负载时长度不变。当小臂与大臂成一定夹角(如90°)将重物悬在空中时,肱二头肌经历等长收缩。实际上,在这种情况下,肌肉并未做功,但能量消耗仍然存在。

早在 1938 年,Hill[37]通过测量肌肉收缩时的放热量对肌肉的做功特性进行了仔细的研究,总结出著名的 Hill 方程,描述了在恒定刺激强度下肌肉力与收缩速度的稳态关系,总体来说是一种较为宏观的描述。Hill 方程在生物医学工程领域有着重要影响,并一直沿用至今。自从肌小节、粗细肌丝及肌球蛋白等结构被揭示出来后,Huxley[38]于 1957 年给出了肌肉做功的微观解释。Huxley的描述现已被广泛接受,并经多人修正与补充[39~41]。以下将基于Huxley描述从微观角度简单解释上述三种工况:

当肌肉处于激活态(胞浆 Ca^{2+} 浓度升高),肌球蛋白结合并水解 ATP 后,向细肌丝上的结合位点靠近[42];ATP 分子的能量促使肌球蛋白与细肌丝强结合以形成稳固的横桥,放出 Pi 的同时令横桥的分子结构发生构象变化并扭转[43]。由于横桥本身具有一定的刚度(约 1pN/nm)[44],这样的扭转使得横桥产生了朝向 M 线方向的弹性力,这是 ATP 的化学能转化为横桥弹性能的过程。当释放 ADP 后,横桥进一步扭转,令其具有更大的弹性能。此时,若处于结合态的肌球蛋白数目足够多,以使其产生的瞬时合力(肌肉的宏观力)大于外负载,则大量横桥所积蓄的弹性能将得以释放,转化为负载的动能,这一过程中横桥弹性能转化为机械能,在宏观上表现为向心收缩。另一方面,若在当前刺激强度下固定肌肉的长度,使之处于等长收缩过程,则所结合的横桥将处于最大主动形变,所有横桥的合力等于外负载,在这种情况下,虽然肌肉不做功,但每个横桥仍然处于不断结合与脱离的循环过程,只是从统计学意义上看,所结合横桥的比例稳定不变,而 ATP 的能量则用于维持横桥的弹性势能,肌肉处于内耗状态。此外,若当前结合的横桥数目不够,使肌肉的合力不足以抵抗外负载,横桥在达到最大主动形变之后被进一步被动拉伸,ATP 的能量与外负载所做的功同时转变为横桥的弹性势能,从宏观上表现为离心收缩。因此,在这种情况下,肌肉产生的拉力将大于同等刺激强度下的等长收缩力[45]。需要注意的是,无论在何种工况下,横桥或外负载所做的功都有一部分转变为肌肉内部弹性元(肌联蛋白、肌腱等)的弹性势能。由于肌浆及联结组织的阻尼特性,在肌肉做功或各弹性势能释放时都会伴随着热能损耗;并且虽然横桥对 ATP 能量的利用效率很高,但仍有部分能量转变为热能,这些因素共同使得肌肉在工作时温度升高。

从另一个角度讲,在特定的负载下,实际上是横桥结合的数目决定了肌肉处于何种做功状态,而在某一时刻有多少肌球蛋白能够做功则由以下几个因素影响:

(1) 运动神经元对肌肉的刺激强度。刺激强度的影响表现在两方面:每根肌纤维的激活度与肌纤维募集数量的大小[46]。这里只讨论前一种影响,表现为肌膜动作电位的频率。当频率增加时,L 形 Ca^{2+} 通道的开放比例变大,肌浆$[Ca^{2+}]$与被激活肌钙蛋白数目都上升。$[Ca^{2+}]$的升高使得肌球蛋白与细肌丝的平均接近速率增加,横桥循环速度加快。肌钙蛋白的数目则影响着可结合做功的横桥数目,两者都调节着某一时刻横桥结合的数量。

(2) 粗细肌丝的重叠长度。由于肌球蛋白做功的必要条件是能与细肌丝结合,所以,只有粗肌丝与细肌丝的重叠部分才是有效做功区域。对某种肌肉来说,重叠长度由肌小节的长度决定,在某一长度下,能够结合的横桥数目也不同,因此,肌肉产生的最大力也不同。与 Hill 提出的力-速度关系对应,Huxley 等通过实验总结的力-长度关系即描述了重叠长度对肌肉力的影响[47]。

以上两个因素共同决定了横桥的瞬时结合数量,而在肌肉做功时,实际上也调节着肌肉的功率。然而,在肌肉随意运动时,最根本的控制源头还是运动神经元所发送的刺激信号,在肌肉所能产生的最大力范围内,控制着肌肉在各种工况之间自如地转换。

4.5.4　肌肉的电生理特征与肌电测量

1. 肌肉的电生理特性

跨膜静息电位(transmembran resting potential)简称静息电位(resting potential),指细胞未受刺激时存在于细胞膜内外两侧的电位差。各种可兴奋细胞在受刺激而兴奋时,在细胞膜的静息电位的基础上发生一次短暂的电位波动,称为动作电位。

在物理化学的观察中早已发现[48],如果把不同浓度的电解质溶液用一层半透膜隔开,由于膜对不同电解质离子的通透性不同,在膜的两侧有可能出现一定数值的电位差。生物电现象的产生正是细胞膜对离子选择性通透造成的。各类细胞膜内外离子分布的共同特点是:膜内 K^+ 浓度大于膜外约为 $20\sim40$ 倍;膜外 Na^+ 浓度大于膜内为 $7\sim12$ 倍。目前,公认的学说认为细胞在安静时只对 K^+ 有通透性,细胞的静息电位是由细胞安静时 K^+ 的外向扩散造成的,因此,静息电位的数值就相当于 K^+ 的平衡电位值。根据类似原理也可以设想,动作电位的产生是由于细胞膜的通透性在受刺激时发生了一次短暂的可逆性改变的结果。

在肌电信号检测中,由于肌纤维被包围在容积导体中,因此,可以从肌纤维外引导出肌电电位。由于组成单一运动单位的各肌纤维都会产生动作电位,并在其周围产生电场,因此,通过容积导体记录到的肌电电位不是单一肌纤维的电活动,而是具有一定分布的几十乃至几百条肌纤维的电活动。引导出的肌电是这些肌纤维电场的综合电场,这个综合电场随着肌肉兴奋的传播过程在每一瞬时均有一定的空间分布,电极记录到的肌电信号正是各兴奋肌纤维所形成电场的空间和时程分布的综合结果,这样引导出的肌电电位幅度、形状、宽度等波形特征都会受到电极形状和位置的直接影响。

2. 肌电仪及肌电信号

按照信号传输的方式,肌电仪可以分为有线传输系统和无线传输系统两类。有线传输肌电仪系统主要由电极、信号处理器和计算机组成,如图 4.24(a)所示;无线传输肌电仪系统主要由电极、信号发射器、信号接收器、信号处理器和计算机组成,如图 4.24(b)所示。肌电电极可分为针电极和表面电极两大类,如图 4.25所示。针电极的特点是:电极与身体组织接触面小,电极的作用区域小,可对肌肉特定部位的肌电信号进行较精确的测量,同时可用于深层肌肉的肌电测量。临床中为提取单一运动单位动作电位常采用针电极,以减少其他肌肉组织动作电位及其他电生理信号的影响。但针电极提取肌电须将电极插入肌肉,需要较高的操作技术,并对受试者有一定的损伤,故在运动生物力学研究中较少使用。表面电极也称皮肤电极,一般为圆盘形的金、银或不锈钢极板,也有采用锌或铅等材质,其形式简单,一般只需粘贴或缚于躯体被测部位即可使用,而且对受试者无损伤。但由于电极的作用区域大,在测量中须通过皮肤耦合,故测量中影响因素较多,较难保证测量的一致性。另外,表面电极不宜做深层肌肉的肌电检测,这是由于肌电信号在身体组织中长距离传导将使其高频成分损失而造成信号严重失真。

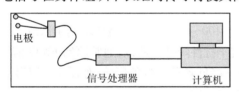 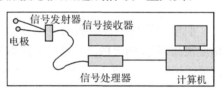

（a）有线传输　　　　　　　　　　　　（b）无线传输

图 4.24　肌电仪的基本组成

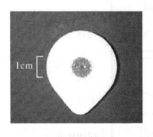 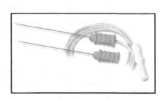

（a）表面电极　　　　　　　　　（b）针电极

图 4.25　肌电电极

为了减少干扰,在进行表面肌电测量前,必须对人体皮肤做清洁处理。首先去除贴片区域的毛发和死皮,再用酒精溶液清洗,并干燥。测量中,测量电极粘贴在人体皮肤表面肌肉中心处，与肌肉纤维走向平行，并且远离肌腱和神经分布区。图4.26为肌肉不同部位测得的EMG信号，图4.26(a)～(d)分别对应肌肉的神经分布区、肌腹中心、肌腹侧部、肌腱四个测试点，由图可知，肌腹中心处测得的EMG信号幅度最大，受干扰最小[49]。

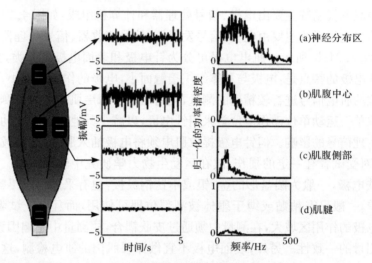

图4.26　肌肉不同部位的EMG信号

　　肌电信号是一种微弱的电信号（幅度在100～5000μV），这就要求测量系统的灵敏度很高，但高的灵敏度势必导致仪器的抗干扰性降低。所以，通常原始EMG信号需要通过放大、整流、滤波等信号处理手段来降低各种干扰的影响，如图4.27所示。

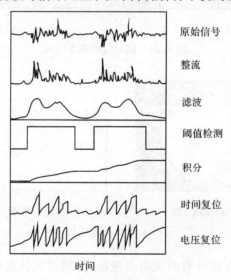

图4.27　EMG信号处理

表面肌电(surface electromyography,sEMG)信号的分析方法有频域法、时域法、幅频联合分析法和小波分析法。

时域法是对 sEMG 信号进行 FFT 转换,获得 sEMG 信号的频谱或功率谱,反映 sEMG 信号在不同频率分量的变化,较好地在频率维度上反映 sEMG 的变化。目前,在频域分析方面常用以下两种指标进行分析,即平均功率频率(mean power frequency,MPF)和中位频率(median frequency,MF)。

时域分析是将肌电信号看作时间的函数,用来刻画时间序列信号的振幅特征,主要包括积分肌电值(IEMG)、均方根值(RMS)、平均振幅(MA)等。积分肌电值是指所得肌电信号经整流滤波后单位时间内曲线下面积的总和,它可反映肌电信号随时间的强弱变化。肌电积分用于分析肌肉在单位时间内的收缩特性,其计算公式如下:

$$\text{IEMG} = \int_{t}^{t+T} |\text{EMG}(t)| \, \mathrm{d}t \tag{4.33}$$

在表面肌电图研究中,IEMG 被认为是反映肌肉张力的一个重要指标。目前,EMG 信号分析主要用于以下几个方面:①测定肌肉应激激活状态的起始时间;②估计肌肉力的大小;③通过 EMG 信号的频谱分析,对肌肉的疲劳状态进行估计。

RMS 和 IEMG 一样也可在时间维度上反映 sEMG 信号振幅的变化特征,它直接与 EMG 信号的电功率相关,具有更加直接的物理意义。MA 反映肌肉电信号的强度与参与的运动单位数目。

幅频联合分析(joint analysis of EMG spectrum and application,JASA)由 Luttmann 等最先提出,是一种同时考虑 EMG 振幅和频谱变化的用于疲劳测定的方法。幅频联合分析同时对 sEMG 信号的振幅和频谱变化加以综合考虑,有效辨别因肌力增加或因疲劳状态而产生的肌电信号变化的类似现象。

小波分析法是一种把时域和频域结合起来的分析方法,具有可变的时域和频域分析窗口,为信号的实时处理提供了一条可靠的途径。通过适当的小波变换,对于不同功能状态下的肌电信号,可以在不同尺度下观察其频率的变化和时间的特性。

3. 肌电测量

在生物力学领域,Bechtol 较早采用 EMG 信号测量方法测定人体下肢肌肉在步态下的激活状态,Crowninshield[18]采用 EMG 作为对人体下肢肌肉力计算算法优劣评定的标准,Dietz 等[50]分析了正常人与帕金森综合征患者在步行时,下肢肌肉 EMG 信号的不同特征。Vaughan 等[51]在对人体完整步态下自然股骨与人工髋关节的力学特性进行研究过程中,测得了人体下肢 28 块肌肉的 EMG 信号。

图 4.28为按照专业组织,表面肌电用于非侵入评估肌肉(Surface EMG for Noninvasive Assessment of Muscles,SENIAM)推荐,下肢 8 块肌肉的电极粘贴位置。图 4.29 为关键步态相的肌肉激活状态。

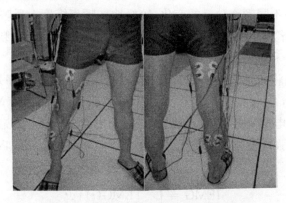

图 4.28　下肢 8 块肌肉的电极粘贴位置

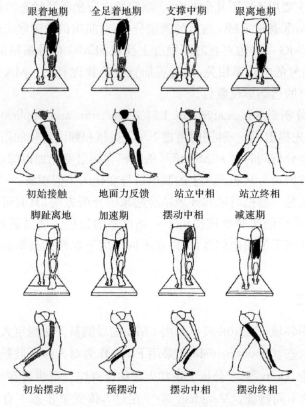

图 4.29　步态中下肢主要肌肉的激活状态

本书作者在中国力学虚拟人研究中广泛采用肌电测量数据开展各项研究。图 4.30 为采用 K6-I 型诊断系统对受试者进行咀嚼口香糖运动的肌电信号采集。电极置放在颞肌前束（temporal anterior，TA）、咬肌（masset muscle，MM）和二腹肌前腹（digastric anterior，DA）位置。测得的肌电信号如图 4.31 所示。

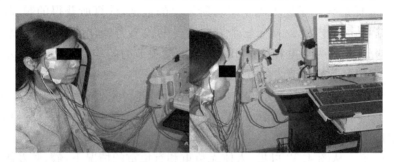

图 4.30　咀嚼肌肌电测试现场

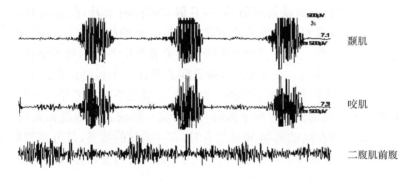

图 4.31　肌电信号（纵坐标单位：μV；横坐标单位：s）

4.6　人体多刚体动力学仿真计算

4.6.1　下肢六项典型运动的关节力与关节力矩

人体每天都可能进行走、跑、蹲、跪、上/下楼梯等六项典型行为运动。

国内外众多学者已经对步态运动进行了多方位的研究，对其他典型运动的研究却相对较少，但对它们的认识在各领域都十分重要。本节利用运动捕捉系统及足底力测量系统对六项典型行为运动进行测量，并利用反向动力学方法获取运动过程中下肢髋、膝和踝关节的关节力和关节力矩，以及它们的最值区间，为研究人体运动规律及关节假体设计提供科学有效的依据。考虑到各种典型行为运动中人体经常负重运动，所以，本节对典型行为运动下无负重与有负重状态所产生的关节力和关节力矩分别进行了计算与对比分析。

1. 下肢各关节的关节力变化与分析

本节给出 35 位中国研究对象在六种典型运动中,无负重与有负重的状态下,根据运动捕捉系统及足底力测量平台所采集的数据,计算所获得的髋、膝及踝关节在一个运动周期内沿 x、y、z 三个方向所受的关节力变化曲线。实线和点线分别表示研究对象在无负重和负重 9kg 情况下的关节力的均值;灰色带表示研究对象在无负重情况下的关节力的方差。

本节所有图中纵坐标所示的数值均为每个研究对象各关节上所受关节力(单位:N)与其体重的比值(单位:kg),故纵坐标数值的单位为 N/kg。横坐标表示一个完整的运动周期。

(1) 行走。从图 4.32 可见,人体无负重和有负重的情况下,髋、膝及踝关节在一个行走周期内沿 x、y、z 三个方向所受的关节力变化趋势基本一致。对于大部分情况,有负重的时候,曲线的峰值偏高,且偏差带同时上升,但膝关节在 y 方向上所受关节力,有负重和无负重状态下非常相近。运动周期在 0~40% 左右时为摆动相,这时踝关节沿 x、y、z 三个方向所受的关节力几乎为 0,膝关节在 x 和 z 方向上所受的关节力也很小。x 方向上,膝及踝关节在一个运动周期内有两个明显的波峰(M 曲线);髋关节和膝关节的方差带大于踝关节的方差带。y 方向上,髋及踝关节在一个运动周期内有两个波峰(M 曲线),但前者波峰值先大后小,后者则先小后大,膝关节在运动周期 50% 左右时,有一明显的波谷,且方差带明显大于髋关节和踝关节的方差带。z 方向上,三个关节的关节力变化曲线非常相似,在脚跟着地后,都出现两个波谷(W 曲线),力值的变化范围也很相近,支撑相内的方差带要大于摆动相内的方差带。

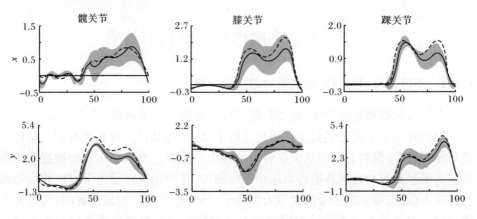

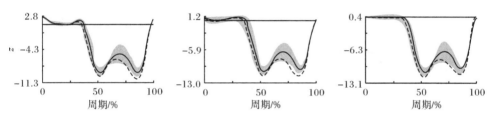

图 4.32　行走时髋、膝、踝关节上关节力曲线

（2）慢跑。从图 4.33 中可见，慢跑过程中，髋、膝及踝关节在一个运动周期内沿 x、y、z 三个方向所受的关节力变化曲线均为单峰图形。运动周期在 $0\sim50\%$ 左右时为摆动相，摆动相的时间要明显长于行走过程，这时踝关节沿 x、y、z 三个方向所受的关节力几乎为 0，膝关节在 x 和 z 方向上所受的关节力也很小。x 方向上，膝及踝关节在运动周期 80% 左右关节力达到峰值；髋关节在支撑相上的方差带要大于膝关节和踝关节在支撑相上的方差带。y 方向上，髋及踝关节也在运动周期 80% 左右关节力达到峰值；膝关节则是在运动周期 75% 左右时有个明显的波谷，且方差带波动较大。z 方向上，三个关节的关节力变化曲线图非常相似，在脚跟着地后都出现一个波谷（这区别于行走中的 W 曲线），且力值的变化范围也很相近；支撑相内的方差带要大于摆动相内的方差带。

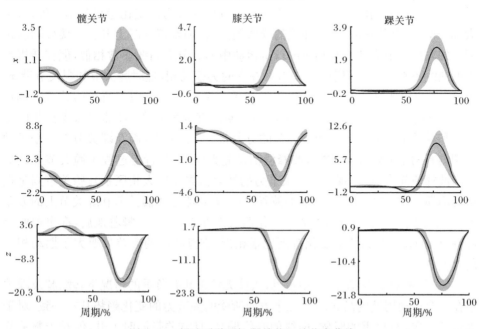

图 4.33　慢跑时髋、膝、踝关节上关节力曲线

（3）上楼梯。从图 4.34 中可见，人体无负重和有负重的情况下，髋、膝及踝关

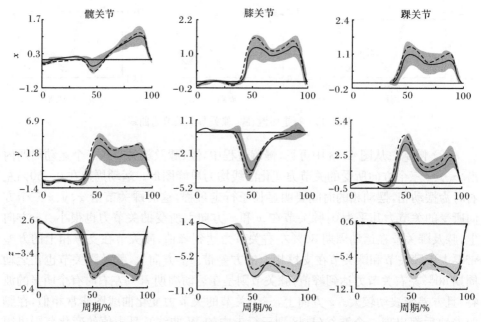

图 4.34　上楼梯时髋、膝、踝关节上关节力曲线

节在一个运动周期内沿 x、y、z 三个方向所受的关节力的变化趋势基本一致,对于大部分情况,有负重的时候,曲线的峰值偏高,且偏差带同时上升。上楼梯运动过程中的九组关节力曲线与相应的行走运动中的关节力曲线非常相似,但在转折点上的曲线不够圆滑。周期在 $0 \sim 37\%$ 左右时为摆动相,这时膝关节和踝关节沿 x、y、z 三个方向所受的关节力几乎为 0,髋关节在 x、y、z 方向上所受的关节力也很小。x 方向上,膝及踝关节在一个运动周期内有两个波峰(M 曲线);支撑相内膝关节和踝关节的方差带大于髋关节的方差带。y 方向上,髋及踝关节在一个运动周期内有两个波峰(M 曲线),波峰值都是先大后小(与行走过程中髋关节上关节力的波峰值先大后小、踝关节上关节力的波峰值先小后大相区别);膝关节则是在运动周期 50% 左右时有个明显的波谷,且方差带略小于髋关节和踝关节上的方差带。z 方向上,三个关节的关节力变化曲线图非常相似,在脚着地后,都出现两个波谷(W 曲线),且力值的变化范围也很相近;支撑相内的方差带要大于摆动相内的方差带。

(4) 下楼梯。从图 4.35 中可见,人体无负重和有负重的情况下,髋、膝及踝关节在一个运动周期内沿 x、y、z 三个方向所受的关节力的变化趋势基本一致,对于大部分情况,有负重的时候,曲线的峰值偏高,且方差带同时上升,但对于髋关节在 x 方向和膝关节在 y 方向上则刚好相反。下楼梯运动过程中的九组关节力曲线与相应的上楼梯运动中的关节力曲线在支撑相是左右翻转的关系。周期在 $0 \sim$

37%左右时为摆动相,这时膝关节和踝关节沿 x、y、z 三个方向所受的关节力几乎为 0,髋关节在 x、y、z 方向上所受的关节力也很小。x 方向上,髋、膝、踝关节在一个运动周期内的曲线相似,且方差带均较大。y 方向上,髋和踝关节在一个运动周期内有两个波峰(M 曲线),前者波峰值先大后小,后者波峰值先小后大(与上楼梯过程中髋和踝关节上关节力的波峰值均先大后小相区别);膝关节上关节力变化曲线依然跟髋、踝关节上关节力变化曲线方向相反。z 方向上,三个关节的关节力变化曲线图非常相似,在脚着地后都出现两个波谷(W 曲线),且力值的变化范围也很相近;支撑相内的方差带要大于摆动相内的方差带。

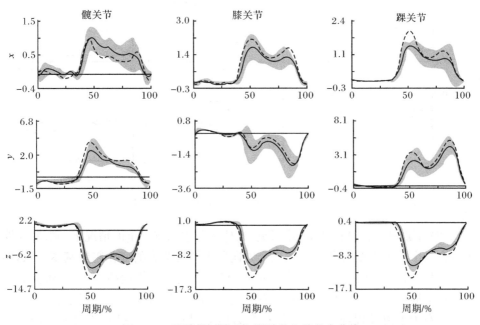

图 4.35　下楼梯时髋、膝、踝关节上关节力曲线

(5)下蹲站起。从图 4.36 中可见,人体无负重和有负重的情况下,髋、膝及踝关节在一个行走周期内沿 x、y、z 三个方向所受的关节力的变化趋势基本一致,但由于曲线本身方差较大,所以曲线较前面四种运动而言,波动较大;对于大部分情况,有负重的时候,曲线的峰值偏高,且偏差带同时上升。运动周期在 0~40% 左右时为下蹲过程,40%~80% 左右为站立过程,80%~100% 左右为站立后平衡过程。平衡过程中,膝关节和踝关节沿 x 和 y 方向所受的关节力几乎为 0。运动周期 40% 左右的位置(即下蹲和站立转折位),大部分关节力曲线均达到一个峰值。x 方向上,髋、膝及踝关节在一个运动周期内有一个明显的峰值;且峰值附近的方差带较其他位置偏大。y 方向上,膝和踝关节在一个运动周期内有一个峰值,髋关节上关节力曲线波动较大,且变化范围较小;它们的方差带均无明显特征。z 方向

上,髋和踝关节上关节力变化曲线图非常相似,但波动均较大,且无明显规律;膝关节上关节力变化曲线特征相对单一,绝对值呈先减小后增大的趋势。

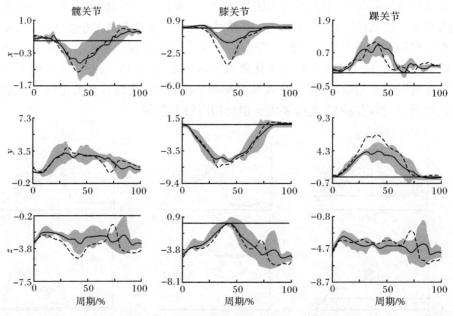

图 4.36　下蹲站起时髋、膝、踝关节上关节力曲线

　　(6)下跪站起。从图 4.37 中可见,人体无负重和有负重的情况下,髋、膝及踝关节在一个行走周期内沿 x、y、z 三个方向所受的关节力的变化趋势基本一致,曲线方差较大;对于大部分情况,有负重的时候,曲线的峰值偏高,且偏差带同时上升。运动周期在 0~25% 左右时为下蹲过程,25%~35% 左右为下跪过程,35%~65% 左右为平衡过程,65%~75% 左右为跪立过程,75%~100% 左右为蹲立过程。平衡过程中,膝关节沿 x 和 y 方向所受的关节力几乎为 0,踝关节沿 x 和 z 方向所受的关节力也几乎为 0,其他关节力值也相对较小。运动周期 25% 和 75% 左右的位置(即下蹲和下跪转折位,跪立和蹲立转折位),大部分关节力曲线均达到一个峰值。x 方向上,膝关节在一个运动周期内有两个明显的峰值;髋关节和踝关节关节力曲线的变化趋势规律不强,波动较大。y 方向上,膝和踝关节在一个运动周期内有两个峰值,髋关节上关节力曲线波动较大,且变化范围较小;它们的方差带均无明显特征。z 方向上,膝和踝关节上关节力变化曲线图非常相似,但膝关节上关节力变化曲线波动均较大;髋关节上关节力变化曲线与膝关节和踝关节上关节力变化曲线正好相反。

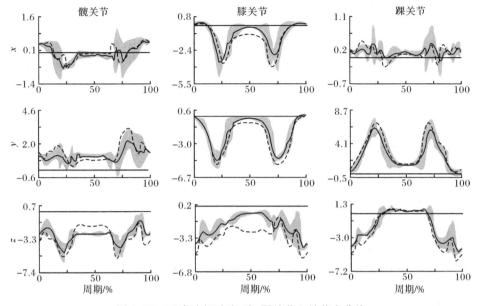

图 4.37　下跪站起时髋、膝、踝关节上关节力曲线

2. 下肢各关节的关节力矩变化与分析

与之前关节力内容类似,本节为研究对象在六种典型运动中,无负重与有负重的状态下,根据运动捕捉系统及足底力测量平台所采集的数据,计算所获得的髋、膝及踝关节在一个运动周期内沿 x、y、z 三个方向所受的关节力矩变化曲线。实线和点线分别表示无负重和负重 9kg 的情况;灰色带表示无负重和负重 9kg 的情况下的样本方差。

本节所有图中纵坐标所示的数值均为每个研究对象各关节上所受关节力矩(单位:N·m)与其体重的比值(单位:kg),故纵坐标数值的单位为 N·m/kg。横坐标表示一个完整的运动周期。

(1)行走。从图 4.38 中可见,人体无负重和有负重的情况下,髋、膝及踝关节在一个行走周期内沿 x、y、z 三个方向所受的关节力矩的变化趋势基本一致,对于大部分情况,有负重的时候,曲线的峰值偏高,且方差带同时上升。运动周期在 0～40％ 左右时为摆动相,这时踝关节沿 x、y、z 三个方向所受的关节力矩值为 0。x 方向上,髋关节和踝关节都有一个明显的波谷,髋关节上的关节力矩曲线震荡较大;髋关节的方差带大于膝关节和踝关节的方差带。y 方向上,髋和踝关节上所受关节力矩正好相反,但它们在一个运动周期内都有两个绝对值极大值点;髋关节和膝关节在运动周期 50％ 左右时有个明显的波谷,且方差带较踝关节上的方差带明显。z 方向上,膝关节和踝关节在运动周期 50％ 左右时有个明显的波峰,此时髋关节上所受关节力矩反向达最大值。

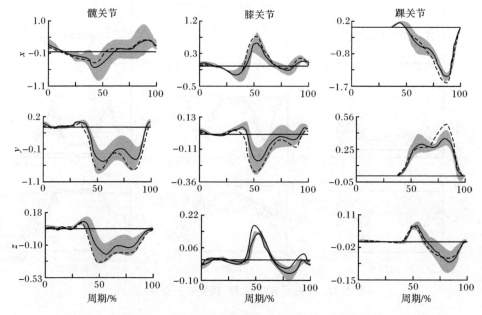

图 4.38　行走时髋、膝、踝关节上关节力矩曲线

（2）慢跑。从图 4.39 中可见，慢跑过程中，髋、膝及踝关节在一个运动周期内

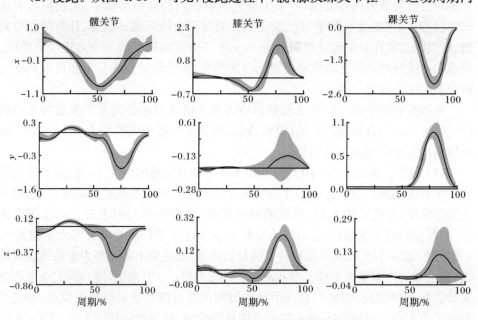

图 4.39　慢跑时髋、膝、踝关节上关节力矩曲线

沿 x、y、z 三个方向所受的关节力的变化曲线均为单峰图形。运动周期在 $0\sim55\%$ 左右时为摆动相,摆动相的时间要明显长于行走过程,这时踝关节沿 x、y、z 三个方向所受的关节力矩为 0,膝关节在 x 和 z 方向上所受的关节力矩也几乎为 0。x 方向上,膝和踝关节在摆动中位关节力矩达到波谷,即髋关节和膝关节在 x 的负方向力矩达到最大;膝关节和踝关节上关节力矩在过支撑中位后达到一个峰值。y 方向上,髋、膝和踝三个关节的关节力矩绝对值都从摆动中位之后开始变大,一直持续到支撑中位,达到最大值,然后开始减小;膝关节上关节力矩的方差带特别大,说明研究对象在支撑相上的内外收力矩差别比较大。z 方向上,同 y 方向相似,髋、膝和踝三个关节的关节力矩绝对值都从摆动中位之后开始变大,一直持续到支撑中位,达到最大值,然后开始减小;但支撑相上髋和膝关节上关节力矩的方差带偏大。

　　(3) 上楼梯。从图 4.40 中可见,人体无负重和有负重的情况下,髋、膝及踝关节在一个运动周期内沿 x、y、z 三个方向所受的关节力矩的变化趋势基本一致,对于髋关节和踝关节,有负重的时候,曲线的峰值偏高,且偏差带同时上升。上楼梯的摆动相上,除髋关节 x 方向上外,三个关节沿 x、y、z 三个方向所受的关节力矩均近似为 0。x 方向上,髋关节和踝关节在支撑相上的方差带特别大,而且髋关节的曲线变化趋势也不明显,膝关节和踝关节上关节力矩在足跟着地后,绝对值开始增大,在运动周期 50% 左右,膝关节上关节力矩达到最大;在支撑中位上,各关

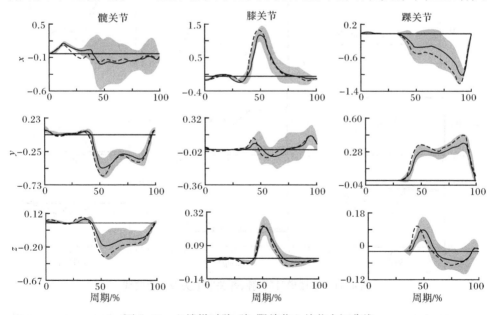

图 4.40　上楼梯时髋、膝、踝关节上关节力矩曲线

节上的关节力矩没有明显变化特征。y 方向上，膝关节上的关节力矩方差较大，髋关节和踝关节在足跟着地后，关节力矩的绝对值迅速增大，并在支撑相内长期维持高位，膝关节上关节力矩的曲线变化趋势没有明显特征。z 方向上，三个关节在足跟着地后，关节力矩的绝对值都开始增大，并在周期 50% 左右达到峰值；髋关节和踝关节上关节力矩的方差带偏大。

（4）下楼梯。从图 4.41 中可见，人体无负重和有负重的情况下，髋、膝及踝关节在一个运动周期内沿 x、y、z 三个方向所受的关节力矩的变化趋势基本一致，对于髋关节和踝关节，有负重的时候，曲线的峰值偏高，且方差带同时上升。下楼梯的摆动相上，除髋关节 x 方向上外，三个关节沿 x、y、z 三个方向所受的关节力矩均近似为 0。x 方向上，髋关节和膝关节在支撑相上的方差带特别大，而且髋关节的曲线变化趋势也不明显，膝关节和踝关节上关节力矩在足跟着地后，绝对值开始增大，膝关节的关节力矩曲线为 M 曲线，而踝关节上的关节力矩曲线为 W 曲线。y 方向上，髋关节和踝关节在足跟着地后，关节力矩的绝对值迅速增大，并在支撑相内长期维持高位，膝关节上关节力矩的曲线变化趋势没有明显特征，且方差较大。z 方向上，三个关节在足跟着地后，关节力矩的绝对值都开始增大，膝关节的关节力矩曲线为 M 曲线，但踝关节上关节力矩的曲线变化趋势波动很大，且方差较大。

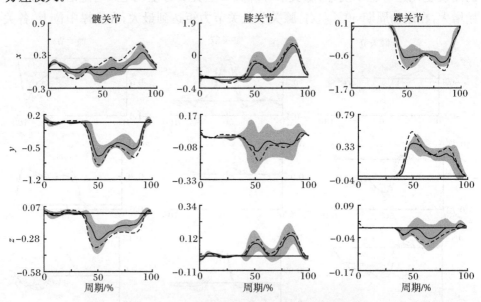

图 4.41　下楼梯时髋、膝、踝关节上关节力矩曲线

（5）下蹲站起。从图 4.42 中可见，人体无负重和有负重的情况下，髋、膝及踝关节在一个行走周期内沿 x、y、z 三个方向所受的关节力矩的变化趋势基本一致，

但由于曲线本身方差较大,所以曲线较前面四种运动而言,波动较大;对于大部分情况,有负重的时候,曲线的峰值偏高,且偏差带同时上升。x 方向上,髋关节和踝关节上关节力矩的方差带特别大,而且曲线波动也较大,蹲下降中位对踝关节上关节力矩影响较大,其曲线出现转折;而对髋关节和膝关节而言,它们所受关节力矩的绝对值从蹲高点开始就逐渐增大,到达蹲低点位置时,又开始减小。y 方向上,髋关节和踝关节上关节力矩曲线在蹲下降中位出现转折;关节力矩的绝对值从蹲高点开始就逐渐增大,到达蹲低点位置时,又开始减小;踝关节上关节力矩的曲线图对称性不是很好。z 方向上,髋和膝关节上所受关节力矩的绝对值从蹲高点开始就逐渐增大,到达蹲低点位置时,又开始减小;髋关节在蹲上升相的方差非常大;踝关节上关节力矩的曲线没有明显特征。

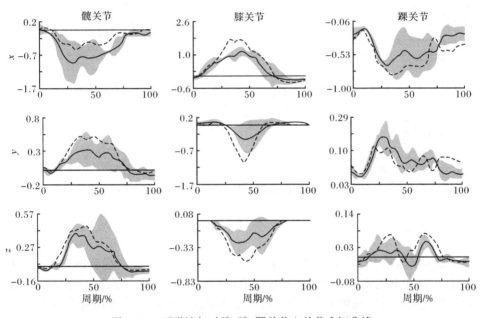

图 4.42　下蹲站起时髋、膝、踝关节上关节力矩曲线

　　(6) 下跪站起。从图 4.43 中可以看出,人体无负重和有负重的情况下,髋、膝及踝关节在一个行走周期内沿 x、y、z 三个方向所受的关节力的变化趋势基本一致,曲线方差较大;对于大部分情况,有负重的时候,曲线的峰值偏高,且偏差带同时上升。跪的运动过程中,关节力矩的曲线总体趋势的对称性较好。x 方向上,膝关节上关节力矩曲线为 M 曲线,而踝关节上关节力矩曲线则刚好相反,为 W 曲线;从跪高点开始,关节力矩的绝对值开始增大,一直到快接近跪下降低点的时候,开始减小;中间有一个很明显的平衡相区域,在该阶段,踝关节上关节力矩的值为 0。y 方向上,可以看出明显的第一跪下降相,经过该阶段后,三个关节上关

节力矩的绝对值从跪高点开始就逐渐增大,到达跪低点位置时,膝关节上关节力矩绝对值开始减小;平衡相后的曲线变化规律刚好与平衡相前的规律相反。z 方向上,三个关节上关节力矩的曲线变化规律与 y 方向上对应的曲线变化规律相似。

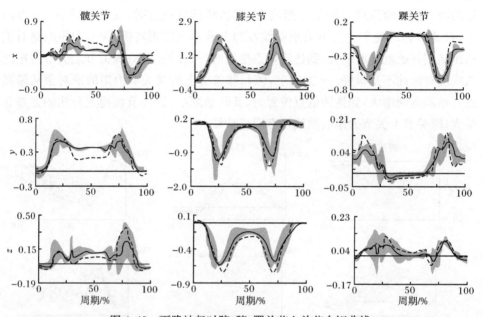

图 4.43　下跪站起时髋、膝、踝关节上关节力矩曲线

4.6.2　关节力与关节接触力

用多刚体动力学方程计算所得关节力是完成行为运动时受到的来自关节的支点反力,并不代表关节表面实际接触力,因为关节力矩是由肌肉群来实现,在整个下肢肌肉束的收缩构成关节力矩时,还会形成一个附加力作用在关节上,是一种内力。关节表面接触力应是上述两种力的叠加。

由于目前尚无法通过理论计算准确的获得肌肉力,因此,关节接触力也很难获得,人们通常采用两种确定方法。

1. 理论计算法

通过反向动力学计算获得关节力,如同我们上面进行的工作,然后继续进行肌肉力计算,将计算所得结果叠加到关节力上,形成关节接触力。

2. 直接测量法

国外有人努力通过实际测试获取髋关节中的接触力。由于伦理学的限制,这项测试工作很难进行。目前,最宝贵的一项试验是在柏林自由大学利用一位进行人工髋关节置换患者提供的志愿行为进行的,在他的人工髋关节内部装置了压力传感器,利用无线传输的方式将测得的压力信号传输至体外,图 4.44 是柏林自由大学测试得到的步态、上/下楼梯、下蹲时髋关节接触力测试结果[52]。必须指出的是,该测量结果是来自一位装了人工关节的患者,与正常人的运动相比有一定差距,特别是上、下楼梯。

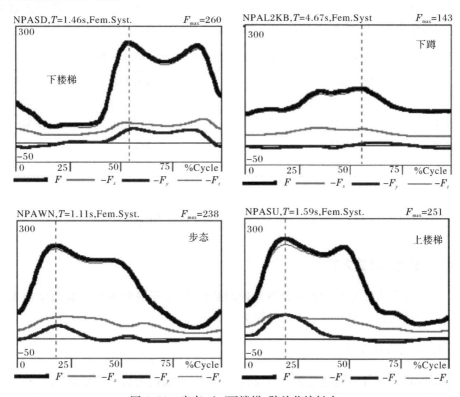

图 4.44　步态、上/下楼梯、髋关节接触力

将图 4.44 与 4.6.1 关节力反向动力学计算结果对比可以发现,在各种行为运动中,关节力随时间的变化曲线和实际测量得到的关节接触力变化曲线是一致的,这很好地证明了关节力计算结果的正确性,其变化规律可以代表关节内部接触力的变化规律,但关节力计算数值与关节接触力不同。

上海交通大学季文婷博士对正常步态下关节力和肌肉力进行了完整的计算,通过叠加得到了髋关节接触力。表 4.1 为三个典型相位计算所得关节力和关节接触力数值,从表 4.1 可见,关节接触力为关节力的 2.5～3.0 倍。

表 4.1　理论计算获得的步态条件下髋关节力和接触力(体重 45kg)

	计算所得关节接触力/N	计算所得关节力/N	比例/%
足底触地	1916	650	2.947
行进间	813	346	2.350
足底离地	1623	630	2.576

将柏林自由大学实测结果和上海交通大学计算结果列于表 4.2 进行比对可以发现,在步态、上楼梯、下楼梯与下蹲动作时,两者的比值基本约 2.3~3.3。

表 4.2　股骨关节接触力测量数据表(体重以 85kg 为例)

	测量所得关节接触力/N	计算所得关节力/N	比例/%
步态	2015.8	885	2.276
上楼梯	2125.9	637.5	3.335
下楼梯	2202.2	952	2.313
下蹲	1211.2	400	3.028

4.7　人体肌肉力计算分析

4.7.1　肌肉力计算方法

在 4.2 节人体骨肌动力学计算原理的基础上,基于骨肌系统生物力学仿真模型进一步衍生出一系列的肌肉力计算方法。

1. 肌肉力计算方法的分类

根据输入条件不同及是否具有反馈信号,可将肌肉力计算方法归为六种。肌肉力计算方法分为有反馈和无反馈两种情况。对无反馈而言,根据目标函数的不同,又将其划分为以内力为目标和以运动参数为目标两种情况。

(1) 以内力为目标的无反馈肌肉力计算方法。以内力(肌肉力、关节接触力)为目标的情况下,外部可通过运动捕捉系统和足底力测量平台获得被测量对象的运动学和动力学参数,从而计算人体内部难以测量的肌肉力值,如图 4.45 所示。

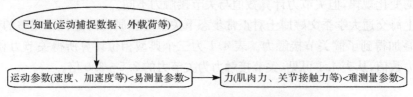

图 4.45　以内力为目标的无反馈肌肉力计算

（2）以运动参数为目标的无反馈肌肉力计算方法。以运动参数为目标的情况下，可以预置肌肉的内部兴奋度值，根据某些肌肉力计算模型，对肌肉力进行计算，从而驱动研究对象运动，获得的运动学参数和动力学参数可以与外部通过运动捕捉系统和足底力测量平台获得被测量对象的运动学和动力学参数对比，最终判断所预置的肌肉内部兴奋度值是否合理，这种情况下，肌肉力可作为中间变量输出，如图 4.46 所示。

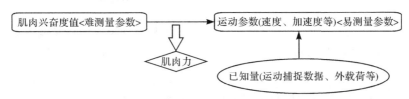

图 4.46　以运动参数为目标的无反馈肌肉力计算

对有反馈而言，根据输入的不同，又将其划分为无输入、输入 EMG 信号、输入运动捕捉数据和外载荷、既输入 EMG 信号又输入运动捕捉数据和外载荷四种情况。

（1）无输入带反馈肌肉力计算方法。对于无输入的情况，跟前面所讲的以运动参数为目标的情况类似，只是对预置的内部兴奋度值所驱动计算获得的运动学参数和动力学参数不需要验证，如图 4.47 所示。

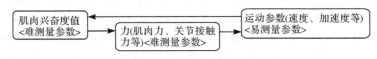

图 4.47　无输入带反馈肌肉力计算

（2）输入 EMG 信号带反馈肌肉力计算方法。对于输入 EMG 信号的情况，可以对预置的内部肌肉的兴奋度值进行验证和判断，如图 4.48 所示。

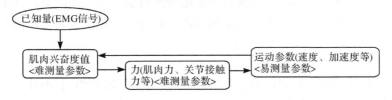

图 4.48　输入 EMG 信号带反馈肌肉力计算

（3）输入运动参数带反馈肌肉力计算方法。对于输入运动捕捉数据和外载荷的情况，则跟前面所讲的以运动参数为目标的情况类似，只是中间加入了反馈信号，如图 4.49 所示。

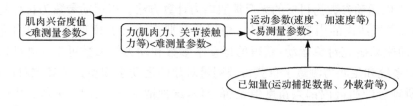

图 4.49　输入运动参数带反馈肌肉力计算

（4）多信号输入带反馈肌肉力计算。对于既输入 EMG 信号又输入运动捕捉数据和外载荷的情况，则是增加了约束，从而获得更准确的结果，如图 4.50 所示。

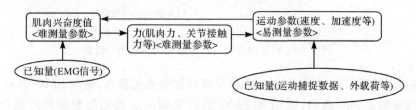

图 4.50　多信号输入带反馈肌肉力计算

2. 肌肉力计算的优化方法

在生物力学中，常采用基于骨肌系统模型的优化计算法计算肌肉力，如基于反向动力学的静态优化方法（inverse dynamics-based static optimization）、数据跟踪法（forward dynamics assisted data tracking）、优化控制法（optimal control strategies）。第一种方法属于静态优化方法，后两种方法属于动态优化方法。

1）基于反向动力学的静态优化方法

如图 4.51 所示，首先根据试验测得关节运动学参数，通过反向动力学计算出关节转矩（joint torques）T_{MT}。然后对于运动的某一瞬时优化分配肌肉力，其基本思想是：针对任何行为运动，促成肢体运动的所有肌肉力束力的总和或能量的总和为最小值，以此来分配各肌肉力束的贡献。该方法为按输入条件不同及是否具有反馈信号分类中的第一种方法。

2）数据跟踪法

如图 4.52 所示，该方法假设运动模拟结果与实际运动相同，则计算的肌肉力就代表实际肌肉力的大小。此方法的输入为肌肉兴奋值 e，通过前向动力学计算得到肌肉力和关节运动参数，通过计算目标函数 $J(q-q_{exp})$，比较计算结果参数与试验测得的关节参数的偏差。采用优化算法，选择最优的 a 值，使得 $J(q-q_{exp})$ 最小，经前向动力学方法计算得到的肌肉力 F_{MT} 即为最优计算值。该方法为按输入条件不同及是否具有反馈信号分类中的第二种方法。

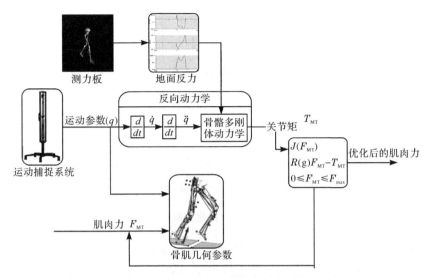

图 4.51　基于反向动力学的静态优化方法

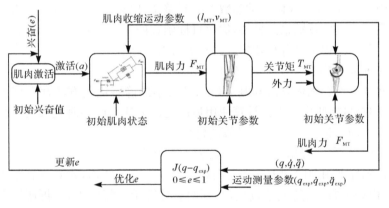

图 4.52　数据跟踪法

3）优化控制法

当运动参数无法测量时,可以采用优化控制法计算肌肉力大小。如图 4.53 所示,此方法与数据跟踪法不同的点是:肌肉力参与到优化计算中,计算过程不涉及试验测得的关节参数。优化目标函数 $J(F_{MT}, q)$ 与运动参数有关,如最大跳跃高度。经过优化计算,选择最优的 e 值,经前向动力学方法计算得到的肌肉力 F_{MT} 即为最优计算值。该方法为按输入条件不同及是否具有反馈信号分类中的第三种方法。

基于动态优化方法和基于反向动力学的静态优化方法各有优缺点。前者的输入为肌肉兴奋值 e,从 e 到肌肉力的转化模型复杂。而对于广泛应用的 Hill 模

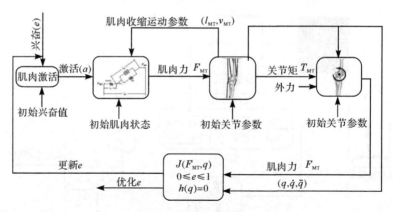

图 4.53　优化控制法

型,需要对肌肉力臂、肌腱松弛长度等参数进行测量,目前没有快速简便的方法。另外,动态优化方法计算时间长,不能提供实时的优化结果。与后者相比,前者的优点是包含了肌肉生理和力学特性模型。使用基于反向动力学的静态优化方法进行肌肉力的计算时,人体运动参数参与到整个计算过程,所以,肌肉力的计算值对运动测量参数比较敏感。另外,优化目标函数的选取没有生理学依据。两种方法存在的共同问题是没有有效的方法验证肌肉计算值。

4) 其他优化方法

虽然基于动态优化方法和基于反向动力学的静态优化方法存在许多不足之处,但它们是目前肌肉力理论计算使用最广泛的方法。许多研究人员也提出了一些改进方法,如 EMG 信号参与计算的优化方法。

Buchanan 等[53]提出了一种混合的前向-反向动力学模型,如图 4.54 所示。此模型首先分别用前向动力学和反向动力学计算关节转矩,并对计算结果进行比较,调整模型参数,重复上述过程,直到两者计算结果相同为止,再使用调整后的模型来计算肌肉力,该方法为按输入条件不同及是否具有反馈信号分类中的第五种方法。Anderson 和 Pandy[11]用优化的方法研究人体完整步态,比较了静态优化方法和动态优化方法计算得到的肌肉力,得出结论:两种方法等价,可以交互使

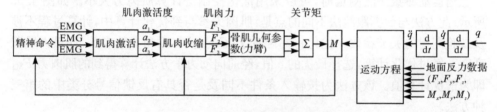

图 4.54　混合的前向-反向动力学模型

用。并且进一步指出,反向动力学分析方法适用于运动学参数易于测量的常规运动。对于那些可能对人体造成严重伤害、无法获知准确运动学参数的运动,采用前向动力学模拟的方法。

4.7.2　中国力学虚拟人肌肉力计算软件——CMVHuman

中国力学虚拟人肌肉力计算平台由上海交通大学开发,利用运动捕捉系统对正常人和非正常人的步态等运动进行数据采集,将数据输入本软件,即可计算人体上肢和下肢运动过程中主要肌肉的发力,有利于加强对人体运动的分析、校正非正常人的运动协调、提高运动员的运动技能、研究肌肉形态与力之间的关系等。

中国力学虚拟人肌肉力计算平台以 VC♯ 为编程语言,在 Microsoft Visual Studio 2008 下编译,以 Windows XP 为操作系统平台,涉及相关 MFC 应用。可视化部分采用开放源码,跨平台、支援平行处理的视觉化工具函式库(VTK),该函式库以开放源码的 BSD 授权释出。软件界面如图 4.55 所示。

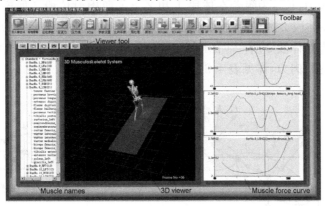

图 4.55　中国力学虚拟人软件界面

如图 4.55 所示,软件共由五个模块组成,包含工具栏、可视工具、肌肉名树图、三维可视窗口及肌肉力曲线窗口。其中,工具栏中有 18 个按钮,该软件通过导入运动捕捉系统所采集静态文件、中国力学虚拟人所构建标准骨数据、运动捕捉系统所采集运动学参数、三维足底测力台所采集脚底力、最大等容收缩力、肌肉生理横截面积,设置被测对象参数、缩放参数,预处理等一系列步骤,完成人体相关运动过程中各肌肉的肌肉力计算。同时,软件还提供三维图像浏览的功能,可以观测原始数据所驱动的骨肌系统的运动状态。完成所有计算之后,该软件还可以用图表或者数据流的方式输出相关的计算结果,以供研究者后续分析。

如图 4.56 所示,点 P_0、P_1、P_2 和 P_3 分别为体段 0、1、2 和 3 的质心位置。点 P_{01}、P_{12} 和 P_{23} 分别为相邻体段接触力作用点。点 P_{m0}^i、P_{m1}^i、P_{m2}^i 和 P_{m3}^i 分别为体段 0、1、2 和 3 上肌肉的附着点位置。$\ddot{\alpha}_0$、$\ddot{\beta}_0$ 和 $\ddot{\gamma}_0$ 分别为体段 0 绕 x、y 和 z 轴转动的角

加速度，$\ddot{\alpha}_1$、$\ddot{\beta}_1$ 和 $\ddot{\gamma}_1$ 分别为体段 1 绕 x、y 和 z 轴转动的角加速度，$\ddot{\alpha}_2$、$\ddot{\beta}_2$ 和 $\ddot{\gamma}_2$ 分别为体段 2 绕 x、y 和 z 轴转动的角加速度，$\ddot{\alpha}_3$、$\ddot{\beta}_3$ 和 $\ddot{\gamma}_3$ 分别为体段 3 绕 x、y 和 z 轴转动的角加速度。$\ddot{s}_0$、$\ddot{s}_1$、$\ddot{s}_2$ 和 $\ddot{s}_3$ 分别为体段 0、1、2 和 3 在空间的平移加速度。F_0^{td} 为体段 0 远端所受的接触力，F_1^{tp} 和 F_1^{td} 分别为体段 1 近端和远端所受的接触力，F_2^{tp} 和 F_2^{td} 分别为体段 2 近端和远端所受的接触力，F_3^{tp} 为体段 3 近端所受的接触力，F_0^e 和 M_0^e 分别为施加在体段 0 上的外力和外力矩，力的作用点为 P_0^e，F_3^e 和 M_3^e 分别为施加在体段 3 上的外力和外力矩，力的作用点为 P_3^e。G_0、G_1、G_2 和 G_3 分别为体段 0、1、2 和 3 所受的重力，方向均沿 y 轴负方向。F_{m01}^i 为附着在体段 0 和 1 上的肌肉对体段 0 所产生的肌肉力，F_{m02}^i 为附着在体段 0 和 2 上的肌肉对体段 0 所产生的肌肉力，F_{m10}^i 为附着在体段 0 和 1 上的肌肉对体段 1 所产生的肌肉力，F_{m12}^i 为附着在体段 1 和 2 上的肌肉对体段 1 所产生的肌肉力，F_{m13}^i 为附着在体段 1 和 3 上的肌肉对体段 1 所产生的肌肉力，F_{m20}^i 为附着在体段 0 和 2 上的肌肉对体段 2 所产生的肌肉力，F_{m21}^i 为附着在体段 1 和 2 上的肌肉对体段 2 所产生的肌肉力，F_{m23}^i 为附着在体段 2 和 3 上的肌肉对体段 2 所产生的肌肉力，F_{m31}^i 为附着在体段 1 和 3 上的肌肉对体段 3 所产生的肌肉力，F_{m32}^i 为附着在体段 2 和 3 上的肌肉对体段 3 所产生的肌肉力，详见表 4.3。

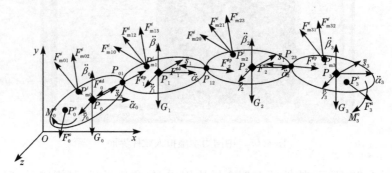

图 4.56　体段受力分析示意图

表 4.3　肌肉起止点位置列表

力	O	I
$F_{m31}/F_{m13}(i=1\sim j)$	FCR	1	3
	FCU	1	3
	ECRl	1	3
	ECRb	1	3
	ECU	1	3
$F_{m32}/F_{m23}(i=j\sim k)$			

续表

力		O	I
$F_{m21}^i/F_{m12}^i\,(i=k\sim l)$	TRCm	1	2
	TRClt	1	2
	BICl	1	2
	BRA	1	2
	BRD	1	2
	PRNT	1	2
$F_{m20}^i/F_{m02}^i\,(i=l\sim m)$	TRClg	0	2
	BICs	0	2
$F_{m10}^i/F_{m01}^i\,(i=m\sim n)$	PMJc	0	1
	PMJs	0	1
	PMJr	0	1
	LTDt	0	1
	LTDl	0	1
	LTDi	0	1
	DLTc	0	1
	DLTa	0	1
	DLTs	0	1
	SUPR	0	1
	INFR	0	1
	SBSC	0	1
	TMN	0	1
	TMJ	0	1
	CBCB	0	1

若人体各体段肌肉简化为直线模型,则由牛顿第三定律可得

$$F_{m01}^i = - F_{m10}^i$$

$$F_{m02}^i = - F_{m20}^i$$

$$F_{m12}^i = - F_{m21}^i$$

$$F_{m13}^i = - F_{m31}^i$$

$$F_{m23}^i = - F_{m32}^i \tag{4.34}$$

若要求解三个体段上的接触力和肌肉力,需要首先对体段 3 进行分析,然后通过牛顿第三定律逆推分析体段 2 和体段 1。以体段 3 为研究对象。设体段 3 质量为 m_3,I_{3x}、I_{3y} 和 I_{3z} 分别是体段 3 绕 x、y 和 z 轴的转动惯量,M_{I3x}、M_{I3y} 和 M_{I3z} 分

别为使体段 3 绕 x、y 和 z 轴产生转动角加速度的惯性力矩，F_{3s} 为使体段 3 产生平移的惯性力。则根据牛顿第二定律，

$$| \boldsymbol{G}_3 | = m_3 g$$
$$\boldsymbol{M}_{\mathrm{I}3x} = \boldsymbol{I}_{3x} \ddot{\alpha}_3$$
$$\boldsymbol{M}_{\mathrm{I}3y} = \boldsymbol{I}_{3y} \ddot{\beta}_3 \qquad (4.35)$$
$$\boldsymbol{M}_{\mathrm{I}3z} = \boldsymbol{I}_{3z} \ddot{\gamma}_3$$
$$F_{3s} = m_3 \ddot{s}_3$$

由牛顿-欧拉平衡方程可得矢量关系为

$$F_{3s} + \boldsymbol{G}_3 + F_3^{\mathrm{e}} + F_3^{\mathrm{tp}} + \sum_{i=1}^{j} F_{\mathrm{m}31}^i + \sum_{i=j}^{k} F_{\mathrm{m}32}^i = 0$$
$$\boldsymbol{M}_{\mathrm{I}3x} + \boldsymbol{M}_{\mathrm{I}3y} + \boldsymbol{M}_{\mathrm{I}3z} + \boldsymbol{M}_3^{\mathrm{e}} = 0 \qquad (4.36)$$

设点 P_3 在世界坐标系下的坐标值为 (X_{P3}, Y_{P3}, Z_{P3})，点 P_{23} 在世界坐标系下的坐标值为 $(X_{P23}, Y_{P23}, Z_{P23})$，点 P_3^{e} 在世界坐标系下的坐标值为 $(X_{P3}^{\mathrm{e}}, Y_{P3}^{\mathrm{e}}, Z_{P3}^{\mathrm{e}})$，点 $P_{\mathrm{m}3}^i$ 在世界坐标系下的坐标值为 $(X_{\mathrm{m}3}^i, Y_{\mathrm{m}3}^i, Z_{\mathrm{m}3}^i)$，$F_{3sx}$、$F_{3sy}$ 和 F_{3sz} 分别为 F_{3s} 在 x、y 和 z 三个轴方向的分量，$\boldsymbol{G}_{3x}$、$\boldsymbol{G}_{3y}$ 和 $\boldsymbol{G}_{3z}$ 分别为 $\boldsymbol{G}_3$ 在 x、y 和 z 三个轴方向的分量，F_{3x}^{e}、F_{3y}^{e} 和 F_{3z}^{e} 分别为 F_3^{e} 在 x、y 和 z 三个轴方向的分量，F_{3x}^{tp}、F_{3y}^{tp} 和 F_{3z}^{tp} 分别为 F_3^{tp} 在 x、y 和 z 三个轴方向的分量，将部件 3 上所有力系简化到世界坐标系原点 O，则上式中力平衡方程转换成世界坐标系 xyz 下的代数平衡方程为

$$F_{3sx} + \boldsymbol{G}_{3x} + F_{3x}^{\mathrm{e}} + F_{3x}^{\mathrm{tp}} + \sum_{i=1}^{j} F_{\mathrm{m}31x}^i + \sum_{i=j}^{k} F_{\mathrm{m}32x}^i = 0$$
$$F_{3sy} + \boldsymbol{G}_{3y} + F_{3y}^{\mathrm{e}} + F_{3y}^{\mathrm{tp}} + \sum_{i=1}^{j} F_{\mathrm{m}31y}^i + \sum_{i=j}^{k} F_{\mathrm{m}32y}^i = 0 \qquad (4.37)$$
$$F_{3sz} + \boldsymbol{G}_{3z} + F_{3z}^{\mathrm{e}} + F_{3z}^{\mathrm{tp}} + \sum_{i=1}^{j} F_{\mathrm{m}31z}^i + \sum_{i=j}^{k} F_{\mathrm{m}32z}^i = 0$$

化简得

$$F_{3sx} + F_{3x}^{\mathrm{e}} + F_{3x}^{\mathrm{tp}} + \sum_{i=1}^{j} F_{\mathrm{m}31x}^i + \sum_{i=j}^{k} F_{\mathrm{m}32x}^i = 0$$
$$F_{3sy} - | \boldsymbol{G}_3 | + F_{3y}^{\mathrm{e}} + F_{3y}^{\mathrm{tp}} + \sum_{i=1}^{j} F_{\mathrm{m}31y}^i + \sum_{i=j}^{k} F_{\mathrm{m}32y}^i = 0 \qquad (4.38)$$
$$F_{3sz} + F_{3z}^{\mathrm{e}} + F_{3z}^{\mathrm{tp}} + \sum_{i=1}^{j} F_{\mathrm{m}31z}^i + \sum_{i=j}^{k} F_{\mathrm{m}32z}^i = 0$$

空间力系向任一点简化，一般可得到一力和一力偶，该力通过简化中心，其大小和方向等于力系的主矢，该力偶的力偶矩矢等于力系对简化中心的主矩。设力的作用点在世界坐标系下的坐标值为 (x, y, z)，则对于任一力对轴之矩的解析

式为

$$\boldsymbol{M}_x(F) = YF_Z - ZF_Y$$
$$\boldsymbol{M}_y(F) = ZF_X - XF_Z \tag{4.39}$$
$$\boldsymbol{M}_z(F) = XF_Y - YF_X$$

设 $\boldsymbol{M}_{3x}^{\mathrm{e}}$、$\boldsymbol{M}_{3y}^{\mathrm{e}}$ 和 $\boldsymbol{M}_{3z}^{\mathrm{e}}$ 分别为 $\boldsymbol{M}_3^{\mathrm{e}}$ 在 x、y 和 z 三个轴方向的分量,代入牛顿-欧拉力矩平衡方程可得

$$\boldsymbol{M}_{\mathrm{I}3x} + \boldsymbol{M}_{3x}^{\mathrm{e}} + Y_{P3}F_{3sz} - Z_{P3}F_{3sy} + Y_{P3}\boldsymbol{G}_{3z} - Z_{P3}\boldsymbol{G}_{3y} + Y_{P3}^{\mathrm{e}}F_{3z}^{\mathrm{e}} - Z_{P3}^{\mathrm{e}}F_{3y}^{\mathrm{e}} + Y_{P23}F_{3z}^{\mathrm{tp}}$$
$$- Z_{P23}F_{3y}^{\mathrm{tp}} + \sum_{i=1}^{j}(Y_{\mathrm{m}3}^{i}F_{\mathrm{m}31z}^{i} - Z_{\mathrm{m}3}^{i}F_{\mathrm{m}31y}^{i}) + \sum_{i=j}^{k}(Y_{\mathrm{m}3}^{i}F_{\mathrm{m}32z}^{i} - Z_{\mathrm{m}3}^{i}F_{\mathrm{m}32y}^{i}) = 0$$

$$\boldsymbol{M}_{\mathrm{I}3y} + \boldsymbol{M}_{3y}^{\mathrm{e}} + Z_{P3}F_{3sx} - X_{P3}F_{3sz} + Z_{P3}\boldsymbol{G}_{3x} - X_{P3}\boldsymbol{G}_{3z} + Z_{P3}^{\mathrm{e}}F_{3x}^{\mathrm{e}} - X_{P3}^{\mathrm{e}}F_{3z}^{\mathrm{e}} + Z_{P23}F_{3x}^{\mathrm{tp}}$$
$$- X_{P23}F_{3z}^{\mathrm{tp}} + \sum_{i=1}^{j}(Z_{\mathrm{m}3}^{i}F_{\mathrm{m}31z}^{i} - X_{\mathrm{m}3}^{i}F_{\mathrm{m}31y}^{i}) + \sum_{i=j}^{k}(Z_{\mathrm{m}3}^{i}F_{\mathrm{m}32z}^{i} - X_{\mathrm{m}3}^{i}F_{\mathrm{m}32y}^{i}) = 0$$

$$\boldsymbol{M}_{\mathrm{I}3z} + \boldsymbol{M}_{3z}^{\mathrm{e}} + X_{P3}F_{3sy} - Y_{P3}F_{3sx} + X_{P3}\boldsymbol{G}_{3y} - Y_{P3}\boldsymbol{G}_{3x} + X_{P3}^{\mathrm{e}}F_{3y}^{\mathrm{e}} - Y_{P3}^{\mathrm{e}}F_{3x}^{\mathrm{e}} + X_{P23}F_{3y}^{\mathrm{tp}}$$
$$- Y_{P23}F_{3x}^{\mathrm{tp}} + \sum_{i=1}^{j}(X_{\mathrm{m}3}^{i}F_{\mathrm{m}31z}^{i} - Y_{\mathrm{m}3}^{i}F_{\mathrm{m}31y}^{i}) + \sum_{i=j}^{k}(X_{\mathrm{m}3}^{i}F_{\mathrm{m}31z}^{i} - Y_{\mathrm{m}3}^{i}F_{\mathrm{m}31y}^{i}) = 0$$

$$\tag{4.40}$$

化简得

$$\boldsymbol{M}_{\mathrm{I}3x} + \boldsymbol{M}_{3x}^{\mathrm{e}} + Y_{P3}F_{3sz} - Z_{P3}F_{3sy} + Z_{P3}\mid\boldsymbol{G}_3\mid + Y_{P3}^{\mathrm{e}}F_{3z}^{\mathrm{e}} - Z_{P3}^{\mathrm{e}}F_{3y}^{\mathrm{e}} + Y_{P23}F_{3z}^{\mathrm{tp}} - Z_{P23}F_{3y}^{\mathrm{tp}}$$
$$+ \sum_{i=1}^{j}(Y_{\mathrm{m}3}^{i}F_{\mathrm{m}31z}^{i} - Z_{\mathrm{m}3}^{i}F_{\mathrm{m}31y}^{i}) + \sum_{i=j}^{k}(Y_{\mathrm{m}3}^{i}F_{\mathrm{m}32z}^{i} - Z_{\mathrm{m}3}^{i}F_{\mathrm{m}32y}^{i}) = 0$$

$$\boldsymbol{M}_{\mathrm{I}3y} + \boldsymbol{M}_{3y}^{\mathrm{e}} + Z_{P3}F_{3sx} - X_{P3}F_{3sz} + Z_{P3}^{\mathrm{e}}F_{3x}^{\mathrm{e}} - X_{P3}^{\mathrm{e}}F_{3z}^{\mathrm{e}} + Z_{P23}F_{3x}^{\mathrm{tp}} - X_{P23}F_{3z}^{\mathrm{tp}}$$
$$+ \sum_{i=1}^{j}(Z_{\mathrm{m}3}^{i}F_{\mathrm{m}31z}^{i} - X_{\mathrm{m}3}^{i}F_{\mathrm{m}31y}^{i}) + \sum_{i=j}^{k}(Z_{\mathrm{m}3}^{i}F_{\mathrm{m}32z}^{i} - X_{\mathrm{m}3}^{i}F_{\mathrm{m}32y}^{i}) = 0$$

$$\boldsymbol{M}_{\mathrm{I}3z} + \boldsymbol{M}_{3z}^{\mathrm{e}} + X_{P3}F_{3sy} - Y_{P3}F_{3sx} - X_{P3}\mid\boldsymbol{G}_3\mid + X_{P3}^{\mathrm{e}}F_{3y}^{\mathrm{e}} - Y_{P23}F_{3x}^{\mathrm{e}} + X_{P23}F_{3y}^{\mathrm{tp}}$$
$$- Y_{P23}F_{3x}^{\mathrm{tp}} + \sum_{i=1}^{j}(X_{\mathrm{m}3}^{i}F_{\mathrm{m}31z}^{i} - Y_{\mathrm{m}3}^{i}F_{\mathrm{m}31y}^{i}) + \sum_{i=j}^{k}(X_{\mathrm{m}3}^{i}F_{\mathrm{m}32z}^{i} - Y_{\mathrm{m}3}^{i}F_{\mathrm{m}32y}^{i}) = 0$$

$$\tag{4.41}$$

综上可得空间力系平衡方程为

$$F_{3sx} + F_{3x}^{\mathrm{e}} + F_{3x}^{\mathrm{tp}} + \sum_{i=1}^{j}F_{\mathrm{m}31x}^{i} + \sum_{i=j}^{k}F_{\mathrm{m}32x}^{i} = 0$$

$$F_{3sy} - \mid\boldsymbol{G}_3\mid + F_{3y}^{\mathrm{e}} + F_{3y}^{\mathrm{tp}} + \sum_{i=1}^{j}F_{\mathrm{m}31y}^{i} + \sum_{i=j}^{k}F_{\mathrm{m}32y}^{i} = 0$$

$$F_{3sz} + F_{3z}^{\mathrm{e}} + F_{3z}^{\mathrm{tp}} + \sum_{i=1}^{j}F_{\mathrm{m}31z}^{i} + \sum_{i=j}^{k}F_{\mathrm{m}32z}^{i} = 0$$

$$M_{I3x} + M_{3x}^{e} + Y_{P3}F_{3sz} - Z_{P3}F_{3sy} + Z_{P3} \mid G_3 \mid + Y_{P3}^{e}F_{3z}^{e} - Z_{P3}^{e}F_{3y}^{e} + Y_{P23}F_{3z}^{tp}$$

$$- Z_{P23}F_{3y}^{tp} + \sum_{i=1}^{j}(Y_{m3}^{i}F_{m31z}^{i} - Z_{m3}^{i}F_{m31y}^{i}) + \sum_{i=j}^{k}(Y_{m3}^{i}F_{m32z}^{i} - Z_{m3}^{i}F_{m32y}^{i}) = 0$$

$$M_{I3y} + M_{3y}^{e} + Z_{P3}F_{3sx} - X_{P3}F_{3sz} + Z_{P3}^{e}F_{3x}^{e} - X_{P3}^{e}F_{3z}^{e} + Z_{P23}F_{3x}^{tp}$$

$$- X_{P23}F_{3z}^{tp} + \sum_{i=1}^{j}(Z_{m3}^{i}F_{m31z}^{i} - X_{m3}^{i}F_{m31y}^{i}) + \sum_{i=j}^{k}(Z_{m3}^{i}F_{m32z}^{i} - X_{m3}^{i}F_{m32y}^{i}) = 0$$

$$M_{I3z} + M_{3z}^{e} + X_{P3}F_{3sy} - Y_{P3}F_{3sx} - X_{P3} \mid G_3 \mid + X_{P3}^{e}F_{3y}^{e} - Y_{P3}^{e}F_{3x}^{e} + X_{P23}F_{3y}^{tp}$$

$$- Y_{P23}F_{3x}^{tp} + \sum_{i=1}^{j}(X_{m3}^{i}F_{m31z}^{i} - Y_{m3}^{i}F_{m31y}^{i}) + \sum_{i=j}^{k}(X_{m3}^{i}F_{m32z}^{i} - Y_{m3}^{i}F_{m32y}^{i}) = 0$$

$$(4.42)$$

同理,以体段 2 为研究对象。设体段 2 质量为 m_2,I_{2x}、I_{2y} 和 I_{2z} 分别是体段 2 绕 x、y 和 z 轴的转动惯量,M_{I2x}、M_{I2y} 和 M_{I2z} 分别为使体段 2 绕 x、y 和 z 轴产生转动角加速度的惯性力矩,F_{2s} 为使体段 2 产生平移的惯性力。可得空间力系平衡方程为

$$F_{2sx} + F_{2x}^{td} + F_{2x}^{tp} + \sum_{i=l}^{m}F_{m20x}^{i} + \sum_{i=k}^{l}F_{m21x}^{i} + \sum_{i=k}^{k}F_{m23x}^{i} = 0$$

$$F_{2sy} - \mid G_2 \mid + F_{2y}^{td} + F_{2y}^{tp} + \sum_{i=l}^{m}F_{m20y}^{i} + \sum_{i=k}^{l}F_{m21y}^{i} + \sum_{i=k}^{k}F_{m23y}^{i} = 0$$

$$F_{2sz} + F_{2z}^{td} + F_{2z}^{tp} + \sum_{i=l}^{m}F_{m20z}^{i} + \sum_{i=k}^{l}F_{m21z}^{i} + \sum_{i=k}^{k}F_{m23z}^{i} = 0$$

$$M_{I2x} + Y_{P2}F_{2sz} - Z_{P2}F_{2sy} + Z_{P2} \mid G_2 \mid + Y_{P23}^{td}F_{2z}^{td} - Z_{P23}^{td}F_{2y}^{td} + Y_{P12}F_{2z}^{tp} - Z_{P12}F_{2y}^{tp}$$

$$+ \sum_{i=l}^{m}(Y_{m2}^{i}F_{m20z}^{i} - Z_{m2}^{i}F_{m20y}^{i}) + \sum_{i=k}^{l}(Y_{m2}^{i}F_{m21z}^{i} - Z_{m2}^{i}F_{m21y}^{i})$$

$$+ \sum_{i=j}^{k}(Y_{m2}^{i}F_{m23z}^{i} - Z_{m2}^{i}F_{m23y}^{i}) = 0$$

$$M_{I2y} + Z_{P2}F_{2sx} - X_{P2}F_{2sz} + Z_{P23}^{td}F_{2x}^{td} - X_{P23}^{td}F_{2z}^{td} + Z_{P12}F_{2x}^{tp} - X_{P12}F_{2z}^{tp}$$

$$+ \sum_{i=l}^{m}(Z_{m2}^{i}F_{m20x}^{i} - X_{m2}^{i}F_{m20z}^{i}) + \sum_{i=k}^{l}(Z_{m2}^{i}F_{m21x}^{i} - X_{m2}^{i}F_{m21z}^{i})$$

$$+ \sum_{i=j}^{k}(Z_{m2}^{i}F_{m23x}^{i} - X_{m2}^{i}F_{m23z}^{i}) = 0$$

$$M_{I2z} + X_{P2}F_{2sy} - Y_{P2}F_{2sx} - X_{P2} \mid G_2 \mid + X_{P23}^{td}F_{2y}^{td} - Y_{P23}^{td}F_{2x}^{td} + X_{P12}F_{2y}^{tp} - Y_{P12}F_{2x}^{tp}$$

$$+ \sum_{i=l}^{m}(X_{m2}^{i}F_{m20y}^{i} - Y_{m2}^{i}F_{m20x}^{i}) + \sum_{i=k}^{l}(X_{m2}^{i}F_{m21y}^{i} - Y_{m2}^{i}F_{m21x}^{i})$$

$$+ \sum_{i=j}^{k} (X_{\text{m}2}^i F_{\text{m}23y}^i - Y_{\text{m}2}^i F_{\text{m}23x}^i) = 0 \tag{4.43}$$

同理,以体段 1 为研究对象。设体段 1 质量为 m_1,$\boldsymbol{I}_{1x}$、$\boldsymbol{I}_{1y}$ 和 $\boldsymbol{I}_{1z}$ 分别是体段 1 绕 x、y 和 z 轴的转动惯量,$\boldsymbol{M}_{\text{I}1x}$、$\boldsymbol{M}_{\text{I}1y}$ 和 $\boldsymbol{M}_{\text{I}1z}$ 分别为使体段 1 绕 x、y 和 z 轴产生转动角加速度的惯性力矩,F_{1s} 为使体段 1 产生平移的惯性力。可得空间力系平衡方程为

$$F_{1sx} + F_{1x}^{\text{td}} + F_{1x}^{\text{tp}} + \sum_{i=m}^{n} F_{\text{m}10x}^i + \sum_{i=k}^{l} F_{\text{m}12x}^i + \sum_{i=1}^{j} F_{\text{m}13x}^i = 0$$

$$F_{1sy} - |\boldsymbol{G}_1| + F_{1y}^{\text{td}} + F_{1y}^{\text{tp}} + \sum_{i=m}^{n} F_{\text{m}10y}^i + \sum_{i=m}^{l} F_{\text{m}12y}^i + \sum_{i=1}^{j} F_{\text{m}13y}^i = 0$$

$$F_{1sz} + F_{1z}^{\text{td}} + F_{1z}^{\text{tp}} + \sum_{i=m}^{n} F_{\text{m}10z}^i + \sum_{i=k}^{l} F_{\text{m}12z}^i + \sum_{i=1}^{j} F_{\text{m}13z}^i = 0$$

$$\boldsymbol{M}_{\text{I}1x} + Y_{P1} F_{1sz} - Z_{P1} F_{1sy} + Z_{P1} |\boldsymbol{G}_1| + Y_{P12}^{\text{td}} F_{1z}^{\text{td}} - Z_{P12}^{\text{td}} F_{1y}^{\text{td}} + Y_{P01} F_{1z}^{\text{tp}} - Z_{P01} F_{1y}^{\text{tp}}$$

$$+ \sum_{i=m}^{n} (Y_{\text{m}1}^i F_{\text{m}10z}^i - Z_{\text{m}1}^i F_{\text{m}10y}^i) + \sum_{i=k}^{l} (Y_{\text{m}1}^i F_{\text{m}12z}^i - Z_{\text{m}1}^i F_{\text{m}12y}^i)$$

$$+ \sum_{i=1}^{j} (Y_{\text{m}1}^i F_{\text{m}13z}^i - Z_{\text{m}1}^i F_{\text{m}13y}^i) = 0$$

$$\boldsymbol{M}_{\text{I}1y} + Z_{P1} F_{1sx} - X_{P1} F_{1sz} + Z_{P12}^{\text{td}} F_{1x}^{\text{td}} - X_{P12}^{\text{td}} F_{1z}^{\text{td}} + Z_{P01} F_{1x}^{\text{tp}} - X_{P01} F_{1z}^{\text{tp}}$$

$$+ \sum_{i=m}^{n} (Z_{\text{m}1}^i F_{\text{m}10x}^i - X_{\text{m}1}^i F_{\text{m}10z}^i) + \sum_{i=k}^{l} (Z_{\text{m}1}^i F_{\text{m}12x}^i - X_{\text{m}1}^i F_{\text{m}12z}^i)$$

$$+ \sum_{i=1}^{j} (Z_{\text{m}1}^i F_{\text{m}13x}^i - X_{\text{m}1}^i F_{\text{m}13z}^i) = 0$$

$$\boldsymbol{M}_{\text{I}1z} + X_{P1} F_{1sy} - Y_{P1} F_{1sx} - X_{P1} |\boldsymbol{G}_1| + X_{P12}^{\text{td}} F_{1y}^{\text{td}} - Y_{P12}^{\text{td}} F_{1x}^{\text{td}} + X_{P01} F_{1y}^{\text{tp}} - Y_{P01} F_{1x}^{\text{tp}}$$

$$+ \sum_{i=m}^{n} (X_{\text{m}1}^i F_{\text{m}10y}^i - Y_{\text{m}1}^i F_{\text{m}10x}^i) + \sum_{i=k}^{l} (X_{\text{m}1}^i F_{\text{m}12y}^i - Y_{\text{m}1}^i F_{\text{m}12x}^i)$$

$$+ \sum_{i=1}^{j} (X_{\text{m}1}^i F_{\text{m}13y}^i - Y_{\text{m}1}^i F_{\text{m}13x}^i) = 0$$

$$\tag{4.44}$$

4.7.3　基于 CMVHuman 软件的计算案例

将计算过程分为前处理和后处理两部分。其中,前处理部分包含骨肌模型重建、关节坐标系构建、信号处理、坐标变换、骨肌缩放与匹配、多刚体运动学计算;后处理部分包括具体的两种肌肉力计算方法,即肌肉力静态优化算法和基于肌电信号的前向算法。参考 4.2 节,肌肉力静态优化算法和基于肌电信号的前向算法分别属

于基于多刚体动力学的反向算法和前向算法；若按输入条件不同及是否具有反馈信号分类，前者属于第一种方法，后者属于第六种方法。如图 4.57 所示[54]。

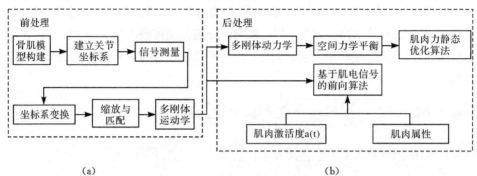

(a)　　　　　　　　　　　　　　　　(b)

图 4.57　肌肉力计算流程图

利用 Optotrak® Certus™ 运动捕捉系统采集被测对象运动学数据，如图 4.58(a)所示。测量运动的同时，用 AMT-8 肌电仪进行无损伤类的表面肌电信号(sEMG)的检测和处理，肌电信号由 ODAUⅡ 自动与运动信号同步。图 4.58(b)所示为三维测力平衡系统，可以测量运动过程中足底力的方向和大小。

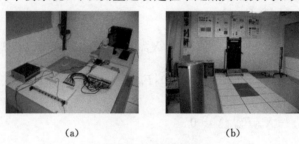

(a)　　　　　　　　　　(b)

图 4.58　实验环境

按照图 4.59 所示，先定义刚体，然后通过刚体坐标计算虚拟光标跟踪点。捕捉数据以 3D EXCEL 文件输出。

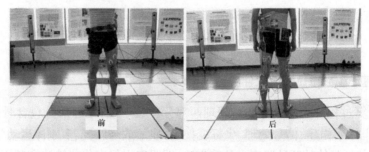

图 4.59　实验过程

考虑到运动测量时绷带等物品会对某些肌肉的变形等产生影响,我们将运动参数测量与肌电信号测量分开进行。但为了与运动测量参数匹配,划分统一的运动周期,在进行肌电信号测量时,同时测量足的运动参数,这样既减少肌电信号的测量误差,还可以很好地划分运动周期。实验中采用 AMT-8 肌电仪,对影响研究对象下肢运动的八块主要肌肉(包括腓肠肌外侧头、股内侧肌、股直肌、股外侧肌、股二头肌、半腱肌、腓肠肌内侧头和胫骨前肌)的肌电信号进行了采集(图 4.59),并从中选择一组比较稳定的、完整的步态数据,采样频率为 1000Hz。

测量完成后,将肌电测量所采集的表面肌电信号处理并线性化,即先进行10Hz 的高通滤波,再进行全波整流,然后以 3Hz 的频率低通滤波,最后用最大等容收缩下的肌电信号峰值作线性化处理,计算得到的线性化值即近似等于肌肉激活度 $a(t)$,范围为 0~1。所有滤波器选用二阶巴特沃斯双向滤波,可以避免信号的时移。

图 4.60 为一个步态周期下,下肢八块主要肌肉分别采用静态优化和基于肌电的肌肉力算法所计算的肌肉力曲线和激活度曲线(A 线为静态优化计算的肌肉力曲线, B 线为基于肌电的肌肉力算法计算曲线, C 线为肌肉激活度)。

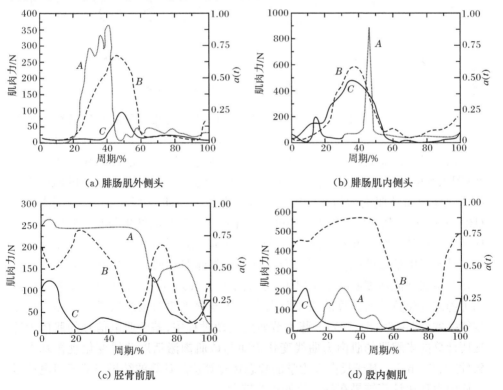

(a) 腓肠肌外侧头　　　　(b) 腓肠肌内侧头

(c) 胫骨前肌　　　　(d) 股内侧肌

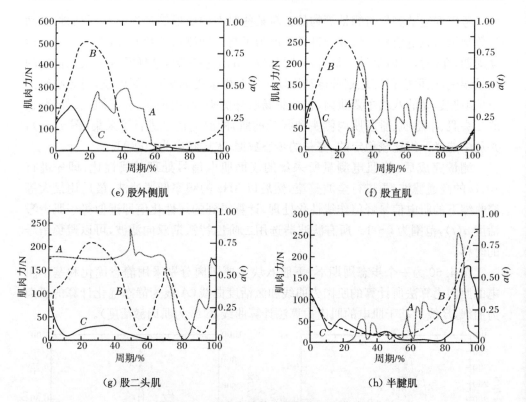

图 4.60　肌肉力计算曲线及激活度曲线

　　在步态周期中,下肢运动主要包含髋关节的屈伸、膝关节的屈伸及踝关节的背屈和跖屈。计算结果显示,踝关节的背屈和跖屈过程中,基于肌电信号的肌肉力算法所计算的腓肠肌的肌肉力曲线变化规律与该肌肉激活度曲线变化规律一致(图 4.60(a)、(b))。基于肌电信号的肌肉力算法所计算的胫骨前肌的肌肉力曲线变化规律与该肌肉激活度曲线变化规律在步态周期 50%～100% 范围内一致(图 4.60(c))。基于反向动力学的静态优化算法所计算的结果与基于肌电信号的肌肉力算法计算结果并不一致,尤其是膝关节伸肌运动过程中的计算结果相差较大。基于肌电信号的肌肉力算法所计算的股外侧肌和股直肌的肌肉力曲线变化规律与该肌肉激活度曲线变化规律一致(图 4.60(e)、(f))。基于反向动力学的肌肉力静态优化算法所计算的股肌肌肉力曲线变化规律与该肌肉激活度曲线变化规律一致(图 4.60(d)、(e))。膝关节屈肌运动过程中,基于肌电信号的肌肉力算法所计算的半腱肌的肌肉力曲线变化规律与该肌肉激活度曲线变化规律基本一致(图 4.60(h))。基于反向动力学的静态优化算法所计算的结果与基于肌电信号的肌肉力算法计算结果在站立位处相差较大。

　　与国外参考文献计算数据相比[55～57],大部分肌肉力计算结果曲线变化趋势基本一致,所有的肌肉激活度的曲线变化趋势一致。基于反向动力学的静态优化算法所计算的结果与基于肌电信号的肌肉力算法计算结果在某些运动阶段中相差较大,涉及很多影响因素,如肌肉路径、关节坐标系、测量对象与模型、实验误差等。

参 考 文 献

[1] 李建设,王良民. 运动生物力学研究技术的发展与存在问题. 中国运动医学杂志,2002,4(21):389—391.

[2] 马和中. 生物力学导论. 北京:北京航空学院出版社,1986:23—26.

[3] 郑秀瑗,等. 运动生物力学进展. 北京:国防工业出版社,1998:78—88.

[4] Gerhard H. Biomechanics of Athletic Movement. Berlin:Springer,1984:121—128.

[5] Bernstein N A. The Coordination and Regulation of Movement. New York:Pergamon Press,1967.

[6] Winter D A. Biomechanics and Motor Control of Human Movement. New York:Wiley,1984.

[7] Delp S L, Loan J P, Hoy M G, et al. An interactive graphics-based model of the lower extremity to study orthopaedic surgical procedures. IEEE Transactions on Biomedical Engineering,1990,37(8):757—767.

[8] Holzbaur K R, Murray W M, Delp S L. A model of the upper extremity for simulating musculoskeletal surgery and analyzing neuromuscular control. Annual of Biomedical Engineering,2005,33(6):829—840.

[9] Arnold E, Ward S, Lieber R, et al. A model of the lower limb for analysis of human movement. Annual of Biomedical Engineering,2010,38(2):269—279.

[10] Anderson F, Pandy M. A dynamic optimization solution for vertical jumping in three dimensions. Computer Methods in Biomechanics and Biomedical Engineering,1999,2(3):201—231.

[11] Anderson F C, Pandy M G. Dynamic optimization of human walking. Journal of Biomechanical Engineering,2001,123(5):381—390.

[12] Garner B A, Pandy M G. A kinematic model of the upper limb based on the visible human project(VHP) image dataset. Computer Methods in Biomechanics and Biomedical Engineering,1999,2(2):107—124.

[13] 徐孟. 面向人机工程仿真分析的人体生物力学模型. 杭州:浙江大学博士学位论文,2006.

[14] 杨义勇,华超,王人成,等. 负重深蹲过程中下肢冗余肌肉力分析. 清华大学学报(自然科学版),2004,44(011):1493—1496.

[15] 王成焘. 中国力学虚拟人. 医用生物力学,2006,21(3):172—178.

[16] 唐刚. 人体典型运动生物力学仿真分析. 上海:上海交通大学博士学位论文,2011.

[17] Seireg A, Arvikar R J. A mathematical model for evaluation of forces in lower extremeties of the musculo-skeletal system. Journal of Biomechanics,1973,6(3):313—322.

[18] Crowninshield R D. A physiologically based criterion for muscle force predictions on locomotion. Bulletin of the Hospital for Joint Diseases Orthopaedic Institute,1983,43(2):

164—170.

[19] Zajac F E. Muscle and tendon: Properties, models, scaling, and application to biomechanics and motor control. Critical Reviews in Biomedical Engineering, 1989, 17(4): 359—411.

[20] Potvin J R, Norman R W, McGill S M. Mechanically corrected EMG for the continuous estimation of erector spinae muscle loading during repetitive lifting. European Journal of Applied Physiology, 1996, V74(1): 119—132.

[21] Erdemir A, McLean S, Herzog W, et al. Model-based estimation of muscle forces exerted during movements. Clinical Biomechanics, 2007, 22(2): 131—154.

[22] Pennestri E, Stefanelli R, Valentini P, et al. Virtual musculo-skeletal model for the biomechanical analysis of the upper limb. Journal of Biomechanics, 2007, 40(6): 1350—1361.

[23] Garner B, Pandy M. Musculoskeletal model of the upper limb based on the visible human male dataset. Computer Methods in Biomechanics and Biomedical Engineering, 2001, 4(2): 93—126.

[24] Hanavan E P A. Mathematics model of the human body. AMRL-TR64-102 Aerosaca Merical Research Lavoratories, 1964.

[25] Delp S L, Loan J P. A computational framework for simulating and analyzing human and animal movement. Computing in Science & Engineering, 2000, 2(5): 46—55.

[26] Tang G, Wang C T. A muscle-path-plane method for representing muscle contraction during joint movement. Computer Methods in Biomechanics and Biomedical Engineering, 2010, 13(6): 723—729.

[27] Wu G, et al. ISB recommendation on definitions of joint coordinate system of various joints for the reporting of human joint motion. Part I: Ankle, hip, and spine. Journal of Biomechanics, 2002, 35(4): 543—548.

[28] 唐刚, 季文婷, 李元超, 等. 基于关节坐标系的肌肉骨骼间附着点坐标转换方法. 医用生物力学, 2010, 25(1): 40—44.

[29] 郑秀瑗. 现代运动生物力学. 北京: 国防工业出版社, 2002.

[30] Winter D A. Biomechanics and Motor Control of Human Movement. 3rd ed. New York: Wiley, 2005.

[31] 朱希涛, 等. 口腔修复学. 北京: 人民卫生出版社, 1988.

[32] 张建. 咀嚼功能研究进展. 国外医学口腔医学分册, 1986, 13: 173.

[33] 姚月玲. 全口义齿修复中垂直颌位及微机化(牙合)力代的研究. 西安: 第四军医大学博士学位论文, 1991.

[34] 杨秀平, 肖向红. 动物生理学(第 I 版). 北京: 高等教育出版社, 2009.

[35] 王清, 李汀, 魏星. 肌肉力量测量方法. 体育科学, 1993, 1(13): 18—26.

[36] Spudich J A. How molecular motors work. Nature, 1994, 372: 515—518.

[37] Hill A V. The heat of shortening and the dynamic constants of muscle. Proceeding of Royal Society B, 1938, 126: 136—195.

[38] Huxley A F. Muscle structure and theories of contraction. Progress of Biophysics, Molecu-

lar Biology,1957,7:255—318.

[39] Stoecker U,Telley I A,Stussi E,et al. A multisegmental cross-bridge kinetics model of the myofibril. Journal of Theoretical Biology,2009,259:714—726.

[40] 殷跃红,郭朝. 分子马达集体运行机制及肌小节动态力学模型. 中国科学:技术科学,2011,41(11):1533—1540.

[41] 郭朝,殷跃红.基于分子马达集体运行机制的骨骼肌收缩动态力学模型——基于分子马达运行机制的骨骼肌生物力学原理(Ⅰ). 中国科学:技术科学,2012,42(6):672—679.

[42] 郭朝,殷跃红. 肌球蛋白分子马达的多力场耦合机理分析. 科学通报,2010,55:2675—2682.

[43] Uyeda T Q,Abramson P D,Spudich J A. The neck region of the myosin motor domain acts as a lever arm to generate movement. Proceeding of National Acadamic Society,1996,93:4459—4464.

[44] Capitanio M,Canepari M,Cacciafesta P,et al. Two independent mechanical events in the interaction cycle of skeletal muscle myosin with actin. PNAS,2006,103(1):87—92.

[45] Cooke R,White H,Pate E. A model of the release of myosin heads from actin in rapidly contracting muscle fibers. Biophysics Journal,1994,66:778—788.

[46] 殷跃红,陈幸. 骨骼肌收缩的生物电化学变频调控原理——基于分子马达运行机制的骨骼肌生物力学原理(Ⅱ). 中国科学:技术科学,2012,42(8):901—910.

[47] Gordon A M,Huxley A F,Julian F J. The variation in isometric tension with sarcomere length in vertebrate muscle fibres. Journal of Physiology,1966,184:170—192.

[48] 丁海曙,容观澳,王广志. 人体运动信息检测与处理. 北京:宇航出版社,1992.

[49] Hermens H J,Freriks B. SENIAM 9:European recommendations for surface electromyography,results of the SENIAM project roessingh research and development,enschede,the netherlands. 1999.

[50] Dietz V,Zijlstra W,Prokop T,et al. Leg muscle activation during gait in Parkinson's disease:Adaptation and interlimb coordination. Electroencephalography and Clinical Neurophysiology,1995,97(6):408—415.

[51] Vaughan C L,Davis B L,O'Connor J C. Dynamics of Human Gait. 2nd ed. Cape Town:Kiboho. Publishers,1999.

[52] Bergmann G,Deuretzbacher G,Heller M,et al. Hip contact forces and gait patterns from routine activities. Journal of Biomechanics,2001,34:859—871.

[53] Buchanan T S,Lloyd D G,Manal K,et al. Estimation of muscle forces and joint moments using a forward-inverse dynamics model. Medicine & Science in Sports & Exercise,2005,37(11):1911—1916.

[54] Tang G,Qian L W,Wei G F,et al. Development of software for human muscle force estimation. Computer Methods in Biomechanics and Biomedical Engineering,2012,15(3):275—283.

[55] Heintz S,Gutierrez-Farewik E. Static optimization of muscle forces during gait in comparison to EMG-to-force processing approach. Gait Posture,2007,26(2):279—288.

[56] Hof A, Elzinga H, Grimmius W, et al. Speed dependence of averaged EMG profiles in walking. Gait Posture, 2002, 16(1):78—86.

[57] Hof A, Elzinga H, Grimmius W, et al. Detection of non-standard EMG profiles in walking. Gait Posture, 2005, 21(2):171—177.

第 5 章　骨骼与软组织的有限元建模与应力分析

5.1　概　　论

在科学技术领域内,对于许多力学问题和物理问题,人们已经得到了它们应遵循的基本方程(常微分方程和偏微分方程)和相应的定解条件。但能用解析法求出精确解的只是少数方程性质比较简单,且几何形状相当规则的问题,对于大多数问题,则不能得到解析答案。解决这类问题的方法有两种:一是简化假设,但得到的解往往不够精确甚至会产生错误;二是数值解法。有限元法是一种采用计算机求解结构静、动态特性等问题的数值解法,于 20 世纪 40 年代初首次提出后,其理论得到迅速发展。有限元法的基本思路是:把很复杂的结构拆分为若干个形状简单的单元,这些单元一般要小到可以用简单的数学模型来描述特性参数在其中的分布,这一步骤称为离散;通过对单元的研究来建立各特性参数之间的关系方程,这一过程称为单元分析。在弹性力学中,单元分析的任务是:建立联系应变与节点位移分量的方程、联系应力与节点位移分量的方程,同时研究单元的节点力和节点位移之间的关系,以及把作用在单元中间的外载荷转化成节点载荷;在单元分析基础上,利用平衡条件和连续条件将各个单元拼装成整体结构。对整体在确定边界条件下进行分析,从而得到整体的参数关系方程组,即矩阵方程,这一过程称为整体分析;解矩阵方程,即可得到各种参数在整体结构中的分布。1956 年,Turner 等[1]首次把有限元法成功应用于航空航天工业结构的静、动态分析中。此后,随着计算机科学的发展和计算能力的不断提升,有限元法已逐步发展成为工程中广泛应用的数值分析方法。1969 年,Friedenberg[2]首次将其应用于医学领域,70 年代起开始广泛应用于口腔科[3]、骨科[4]等领域的生物力学研究中。目前,有限元法在生物力学中的应用研究已取得长足发展,并显示了极大的优越性,成为深化对人体认识、提高骨肌系统功能康复和重建治疗水平的一种有效手段。

本章拟对骨骼肌肉系统的建模方法、生物材料本构关系、生物力学问题数值模拟的边界条件、人体骨肌系统有限元模型的验证、有限元法在生物力学研究中的发展趋势等问题进行阐述和讨论。

5.2　人体骨肌系统的有限元计算模型

基于力学的生物组织仿真建模包括几何建模和力学建模两部分,被广泛关注的研究方法主要有质量弹簧法和有限元法。由于生物组织复杂的非线性特征,质量弹簧法越来越不具有优势,而有限元法由于其解决复杂微分方程的强大能力,越来越受到重视和关注。基于骨肌系统功能解剖特性分析,建立解剖相似性高的人体骨肌肉系统有限元模型,利用有限单元法计算模拟各种骨骼、韧带、肌腱材料本构关系、受力和约束条件,可以对骨骼的动力学行为进行仿真分析,并对骨骼应力、应变、位移等参数可视化显示。

5.2.1　骨骼有限元网格模型的建立

1. 简化模型建立

采用规则形状拼接,建立人体骨组织的三维几何模型和三维有限元模型,该方法敏捷、简单,能够较好反映人体骨骼功能载荷下的受力状态,但几何相似性较差。Pesce Delfino 等[5]通过软件用不同的椭圆体和平面模拟人类颅骨有限元力学模型。模型有面部和上颚椭圆体,有孔基板、鼻腔壁、眼眶圆锥壁等结构,尺寸基本接近成人。同时,根据密质骨连续材料性质获得物理常数,模型单元数为416。焦大宾等[6]设计了双层线性黏弹性固体球壳,充以线性黏弹性流体的人颅颌力学模型(图 5.1)。

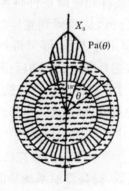

图 5.1　模型分层及冲击力 Pa(θ)的分布形式

2. 基于表面扫描或成像技术建立模型

对于外形复杂、建模精度要求较高、注重表面信息的模型建立,常采用激光扫描、投影光栅、立体摄像等方法获得骨组织的三维几何模型,该方法对模型或人体无任何伤害、建模快速、精度很高,但需要配准,扫描过程烦琐,且无法得到活体内的骨组织几何形态。Lapeer 等[7]利用激光扫描系统获得胎儿颅骨复制品的整个表面扫描数据,数据点记录精度误差小于 1mm,在颅骨表面上形成规则的网格或点矩阵,使数据点易于三角剖分,表面丢失的部分采用薄板样条插值,创建任意复合体的三角网格,并保证优化过的表面网格使颅骨模型具有最优的外貌比例,同时给出了胎儿头盖骨、囟门和骨缝、颅底和上颌骨的材料属性,该模型用于研究子宫压力对胎儿颅骨的影响(图 5.2)。

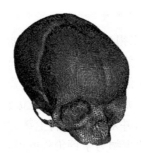

图 5.2　基于激光扫描数据的头颅模型

3. 基于 CT、MRI 数据建立模型

CT 和 MR 断层扫描技术为三维有限元模型的建立提供了数据保证,两种扫描数据的融合不仅可以提供给我们骨组织的几何信息,还可以提供软组织的三维几何信息,使得三维有限元模型的几何相似性、边界约束、载荷的相似性都进一步得到提升。

Bandak 等[8]基于 CT 图像数据,采集几何特征,建立了人类颅颌骨骨折的有限元研究模型,模型包括精确厚度分布的骨组织、软组织成分和不同组成材料的弹性模量相关的密度信息,即头盖骨、面部结构、头皮和脑。Jinushi 等[9]为了研究面弓对颅骨的影响,建立了无下颌骨左侧颅骨模型,模型包括 11 块骨、30 个骨缝和 3 块软骨,模型的单元和节点数分别为 1207 和 1539。中国人民解放军总医院张彤等[10]直接将 CT 断层图像转化为 bmp 格式数据,在 Ansys 中利用轮廓线矢量图通过映射等操作建立了上颌骨复合体的三维有限元模型(图 5.3),该模型由 2602 个单元和 4595 个节点组成。Gross 等[11]将 CT 胶片通过扫描、摄像等方法输入计算机存储,建立了三维面部骨骼在咬力作用下的有限元分析模型。

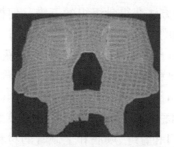

图 5.3　上颌骨复合体三维有限元模型

4. 基于冷冻切片数据建立模型

继美国通过冷冻切片技术得到虚拟人片层数据后，中国亦开展了该领域的研究工作，建立了人体冷冻切片数据库，结合 CT 和 MRI 数据为三维有限元模型的建立提供了更为丰富的几何信息数据和物理信息数据。基于冷冻切片、CT 和 MRI 数据，国内外生物力学领域的专家、学者建立了不同部位的骨骼、肌肉系统的三维有限元模型(图 5.4)[12]，并对人体疾病生物力学机理、临床治疗和康复的生物力学机理、假体优化设计的生物力学评价等问题进行了探讨。

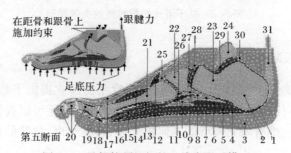

图 5.4　足部软硬组织的三维有限元模型

1.皮质骨；2.松质骨；3.脂肪垫；4.跖腱膜；5.小趾展肌；6.侧肌；7.足底长韧带；8.腓骨长肌腱；

9.跖短韧带；10.外展小指侧肌腱；11.腓骨短肌腱；12.对腓骨肌肌腱；13.骨间足底肌；14.骨间背侧肌；

15.趾长屈肌腱；16.小指趾屈肌；17.趾长伸肌腱；18.小指展肌内侧肌腱；19.矢状平面内关节；20.第五趾；

21.第五跖骨；22.跗骨；23.跟骨外侧；24.距骨外侧突；25.关节背侧韧带；26.关节足底韧带；27.软骨；

28.分歧韧带；29.侧距跟韧带；30.距跟后韧带；31.跟腱

5. 模型建立常用的软件

在 CT 和 MR 扫描数据肌肉骨骼几何信息提取时，常用的商品软件有 Simpleware、Mimics 等，在几何重建方面常用软件有 UG、Pro/E、Imageware、Geomagic、Solidworks 等，在网格模型建立方面有 HyperMesh、Turegrid、Ansys 前处理等。

目前国际上通用的有限元软件主要有 MSCNASTRAN、Ansys、ABAQUS、

MARC、ALGOR 等,各个软件的算法基本相同,但各有优缺点。MSCNASTRAN
和 Ansys 总体功能强大,模块齐全,在我国的市场占有量也最大。ABAQUS 是近
几年进入中国的,它与 CAD 的接口通用性不如 MSCNASTRAN 和 Ansys 效果
好,对于复杂曲面模型从 CAD 转入 ABAQUS 时,模型往往丢失大量几何信息,需
要对模型进行反复的几何修补。MARC 软件在处理高度非线性问题时具有明显
优势,尤其是模拟橡胶等高分子材料时可以取得较好的结果,如轮胎非线性分析。
ALGOR 在国内则较少使用。最初使用有限元分析的目的是为了验证和观察某些
实验的结果,但经过几十年的逐步发展并随着电脑技术的不断升级,有限元分析
已经单独作为骨科生物力学研究有效方法和手段之一。

5.2.2　生物材料本构关系

由有限元分析的基础理论可知,材料的力学性能参数直接影响到刚度矩阵,
因此,确定材料的本构关系对于正确进行有限元分析至关重要。

生物组织一般分为硬组织、软组织和流体组织三大类,从材料的观点来看,它
们都是复合材料,但又不同于工程中一般的复合材料。生物组织是有活性的,这
为其力学特性的实验和理论研究带来很大挑战。

1. 固体材料本构关系

本构关系是关于一个物质点的力学性能的数学表述,一般认为其与应力和应
变有关,而与应力梯度和应变梯度无关,因而也将其称为应力-应变关系,即是应力
状态与应变状态所应满足的数学表达式,因而有时也称为本构方程。

1) 线弹性材料的本构方程

弹性材料的本构理论是目前最为完善的理论,这主要是弹性体的变形热力学
已经取得了相当完善的成果。严格地说,固体介质在变形时,温度会发生变化,这
与气体在压缩和膨胀时温度发生变化一样。因此,给出弹性体的一般定义需要考
虑介质的变形热力学。在等温的变形过程中,温度这个参数将不在本构关系中
出现。

在移去外加载荷作用力后可以完全恢复大小和形状的物体称为弹性体。组
成弹性体的材料称为弹性材料。许多材料在通常的载荷作用下应力值不超出比
例极限,这时的应力与应变呈现为线性关系。线性应力-应变关系的一般表达式有
如下形式:

$$\boldsymbol{\sigma} = \boldsymbol{D}\boldsymbol{\varepsilon} \tag{5.1}$$

式中,$\boldsymbol{\sigma}$ 和 $\boldsymbol{\varepsilon}$ 分别为六维应力矢量和应变矢量:

$$\boldsymbol{\sigma} = \begin{bmatrix} \sigma_x & \sigma_y & \sigma_z & \tau_{yz} & \tau_{zx} & \tau_{xy} \end{bmatrix}^{\mathrm{T}}$$
$$\boldsymbol{\varepsilon} = \begin{bmatrix} \varepsilon_x & \varepsilon_y & \varepsilon_z & \gamma_{yz} & \gamma_{zx} & \gamma_{xy} \end{bmatrix}^{\mathrm{T}} \tag{5.2}$$

D 为由材料常数组成的 6×6 矩阵,称为线弹性本构矩阵或简称为弹性矩阵。可以证明,该矩阵是对称的,即最一般线弹性材料最多有 21 个独立的弹性常数。如果考虑到材料在结构上的对称性,独立的弹性常数的数目还会减少,各向同性材料只有两个独立常数。本章只介绍各向同性材料,更一般的情况可参见通常的弹性力学教材。

对于各向同性材料,D 矩阵可以具体地写成如下形式:

$$D=\frac{E}{1+\nu}\begin{bmatrix} \dfrac{1-\nu}{1-2\nu} & \dfrac{\nu}{1-2\nu} & \dfrac{\nu}{1-2\nu} & 0 & 0 & 0 \\ & \dfrac{1-\nu}{1-2\nu} & \dfrac{\nu}{1-2\nu} & 0 & 0 & 0 \\ 对 & & \dfrac{1-\nu}{1-2\nu} & 0 & 0 & 0 \\ & & & \dfrac{1}{2} & 0 & 0 \\ & 称 & & & \dfrac{1}{2} & 0 \\ & & & & & \dfrac{1}{2} \end{bmatrix} \tag{5.3}$$

式中,E 称为 Young 模量;ν 称为泊松系数或泊松比。E 和 ν 分别在单轴应力下 σ_x-ε_x 和 $-\varepsilon_y$-ε_x 曲线的斜率(图 5.5)。有时,D 矩阵还表示为另外一形式:

$$D=\frac{E}{1+\nu}\begin{bmatrix} K+4G/3 & K-2G/3 & K-2G/3 & 0 & 0 & 0 \\ & K+4G/3 & K-2G/3 & 0 & 0 & 0 \\ 对 & & K+4G/3 & 0 & 0 & 0 \\ & & & G & 0 & 0 \\ & 称 & & & G & 0 \\ & & & & & G \end{bmatrix} \tag{5.4}$$

式中,K 称为体积弹性模量;G 称为切变模量或剪切模量。

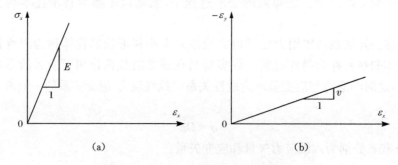

图 5.5　应力-应变曲线与弹性参数关系

应力-应变关系同样可以用另一种形式表述：

$$\varepsilon = C\sigma \tag{5.5}$$

式中，C 为 6×6 的材料常数组成的矩阵，称为弹性柔度矩阵。D 和 C 存在以下关系

$$DC = I$$

即 D 和 C 是互逆的，则

$$D = \frac{1}{E}\begin{bmatrix} 1 & -\nu & -\nu & 0 & 0 & 0 \\ & 1 & -\nu & 0 & 0 & 0 \\ \text{对} & & 1 & 0 & 0 & 0 \\ & & & 2(1+\nu) & 0 & 0 \\ & \text{称} & & & 1(1+\nu) & 0 \\ & & & & & 2(1+\nu) \end{bmatrix} \tag{5.6}$$

利用下式：

$$E = \frac{9GK}{3K+G}, \quad \nu = \frac{3K-2G}{2(3K+G)} \tag{5.7}$$

可将矩阵 C 的元素表示成 G、K 的形式。由于矩阵 D 和 C 互逆，线弹性本构关系式(5.1)和式(5.5)是等价的，本构方程(5.1)和(5.5)亦称为 Hooke 定律。

2) 黏弹性材料的本构方程

将黏性元件与弹性元件组合[13]，将导致所谓的黏弹性介质。将弹性元件和黏性元件并联得到 Kelvin 介质[图 5.6(a)]，也称滞弹性介质。这时，在介质中的总应力 σ 可看做是由于弹性变形对应的应力 σ^e 和黏性阻力对应的应力 σ^v 之和，而介质的总应变 ε 与弹性元件的应变 ε^e 或黏性元件的应变 ε^v 相同，则

$$\sigma = E\varepsilon + \eta\frac{\mathrm{d}\varepsilon}{\mathrm{d}t} \tag{5.8}$$

如果处于静止状态(或准静态)，则

$$\frac{\mathrm{d}\varepsilon}{\mathrm{d}t} = 0$$

弹性介质好像是弹性的 Hooke 介质，随着应变率的增加，介质的应力也增加。如果介质承受常应变，$\varepsilon = \varepsilon_0 =$ 常数，则出现常应力 $\sigma = E\varepsilon_0$，如果介质内承受常应力 $\sigma = \sigma_0 =$ 常数，则对于 $t \geqslant 0$，由式(5.8)可得

$$\varepsilon = \frac{\sigma_0}{E}(1 - \mathrm{e}^{-Et/\eta}) = \frac{\sigma_0}{E}(1 - \mathrm{e}^{-t/t_k}) \tag{5.9}$$

即应变逐渐增加，并趋于值 σ_0/E(图 5.7)，其中，$t_K = \eta/E$ 称为 Kelvin 松弛时间，η 称为黏性系数。

如果将弹性元件与黏弹性元件串联[图 5.6(b)]，得到 Maxwell 介质。在这时，介质的总变形 ε 被看做是弹性变形 ε^e 和黏性变形 ε^v 之和，而总应力 σ 等于弹

性元件内的应力 σ^e 或黏性阻力对应的应力 σ^v。因此,介质的应变率为

$$\frac{d\varepsilon}{dt}=\frac{1}{E}\frac{d\sigma}{dt}+\frac{1}{\eta}\sigma \tag{5.10}$$

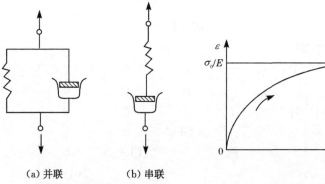

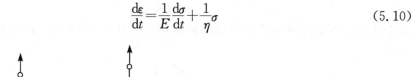

(a) 并联　　　　　(b) 串联

图 5.6　黏弹性介质模型　　　　图 5.7　黏弹性介质蠕变

如果这种介质承受一个常应力,$\sigma=\sigma_0=$常数,它将具有常速率的变形,这与黏性流体的性质类似。当快速加载至 $\sigma=\sigma_0$ 时,立即在介质内出现应变 σ_0/E;如果应力很快地卸除,这时应变率为零。某个常应变保持在介质中,设介质在时刻 $t=0$ 经受应力 σ_0,对应的初始应变为 $\varepsilon_0=\sigma_0/E$,固定该应变,这时 $\varepsilon=\varepsilon_0=$常数,$\dfrac{d\varepsilon}{dt}=0$,则由式(5.10)可得

$$\frac{1}{E}\frac{d\sigma}{dt}+\frac{1}{n}\sigma=0$$

从而解出

$$\sigma=\sigma_0 e^{-t/t_M} \tag{5.11}$$

式中,$t_M=\eta/E$ 称为 Maxwell 松弛时间。从式(5.11)可以看出,保持应变不变,应力按指数规律随时间衰减,并趋于零。这种在常应变下应力随时间减小的性质称为应力松弛(图 5.8)。方程(5.11)经常用来描述松弛效应现象。

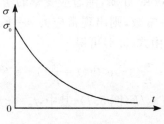

图 5.8　黏弹性材料的应力松弛

2. 人体骨骼组织力学性能及本构方程

骨较硬,其应力-应变关系与常用的工程材料很相似,因此,常用工程方法可用于骨的应力分析,其力学性质可以用一般的材料试验机进行研究,技术上的关键在于试验条件设定和式样的制备。干骨较脆,当应变为 0.4% 时即可破坏,而新鲜骨的最大应变可达到 1.2%,可以用 Cauchy 应变描述[14]。

$$\varepsilon_{ij} = \frac{1}{2}\left(\frac{\partial u_i}{\partial x_j} + \frac{\partial u_j}{\partial x_i}\right), \quad i,j = 1,2,3 \tag{5.12}$$

式中,x_1,x_2,x_3 为直角坐标;u_1,u_2,u_3 为位移在 x_1,x_2,x_3 上的分量;ε_{ij} 为应变分量。在一定的应变范围内,Hooke 定律是可以应用的。单向受载时,在比例极限下,应力 $\boldsymbol{\sigma}$ 和应变 $\boldsymbol{\varepsilon}$ 关系为

$$\boldsymbol{\sigma} = E\boldsymbol{\varepsilon}$$

1) 皮质骨

皮质骨结构基本单元为 Haversian 系统或骨单元 Osteon,其强度与密度之间有一定关系,但关系系数约为 0.40~0.42。皮质骨含水分 12%~23.9%、含有机成分 28.1%~41.8%、其他 37.7%~59.9%,湿密骨的密度为 1990kg·m^{-3}[15]。研究表明,股骨皮质骨的拉伸性能和压缩性能较为接近(表 5.1)。

表 5.1　股骨皮质骨力学性能

参数	拉伸[10,15]	拉伸[11,15]	压缩[11,15]
弹性模量/GPa			
E_1	12.0	12.8	11.7
E_2	13.4	12.8	11.7
E_3	20.0	17.7	18.2
剪切模量/GPa			
G_1	4.5	—	—
G_2	5.6	3.3	—
G_3	6.2	3.3	—
泊松比			
ν_{12}	0.38	0.53	0.63
ν_{13}	0.22	—	—
ν_{23}	0.24	—	—
ν_{21}	0.42	0.53	0.63
ν_{31}	0.37	0.41	0.38
ν_{32}	0.35	0.41	0.38

关于密质骨的力学特性(拉伸强度、最大伸长百分比、弹性模量等)研究比较多,很多学者都做了试验,已经积累了大量的数据[16]。与其线弹性力学特性相比,黏弹性行为的研究相对较少。黏弹性时间常数约为 6.1s,不发生蠕变的最高应力值为 73MPa。

近二十年来,为了满足有限元模型的自动建立,很多专家学者对骨的弹性模量、表观密度和 CT 数之间的定量关系进行了研究[17,18],为有限元模型的快速建立和弹性参数的自动赋值提供了有效手段。

$$E = a + b(\rho)^r \qquad\qquad (5.13)$$

式中,a、b、r 为系数,与骨的部位及类型有关(骨皮质还是松质);E 为弹性模量(GPa);ρ 为骨的表观密度或骨矿密度(g/cm^3)。

2) 松质骨

骨松质的微结构十分复杂,它是由许多针状或片状的骨小梁相交织成的网状结构,其结构特征与工程上的多孔泡沫体极为相似。力学性质与典型的蜂窝状材料相似,可以用网状形变的机制分析[19]。分析的结果取决于三个参数:网格的结构、体积比(或相对密度)及网格壁材料的性质。

(1)骨松质的表观密度。骨松质的表观密度指单位体积内的骨松质的质量,用以表示材料的密度。但是,这不同于基质材料密度,基质材料密度仅反映骨基质内的骨矿化程度,而表观密度不仅反映了骨基质材料的密度,并且还反映了单位体积内骨松质的孔隙率,即综合反映了骨松质的矿化程度和孔隙率。骨松质的表现密度与其力学性能之间有一定的关系。有研究指出,骨松质的弹性模量和压缩强度是表观密度的二次方或三次方。

(2)骨松质的各向异性性质。由于骨松质的多孔结构特点,使得其呈现出较明显的各向不均匀性质,服从 Wolff 定律,局部的骨小梁要适应其承受应力的需要,故不同解剖部位的骨小梁结构差异很大。骨松质的各向异性性质明显大于骨密质。研究表明,在骨松质的负重部位,各向异性性质明显大于非负重部位。

(3)骨松质的黏弹性性质。研究发现,骨松质具有黏弹性性质和蠕变性质,在一定应力作用下,应变随时间而变化,蠕变在开始时速度快,继而变慢,最后又加快蠕变。

3) 关节软骨

软骨和关节软骨都是特殊的结缔组织,均由三要素构成:细胞、镶嵌着细胞的基质和弥漫于整个组织的纤维系统。基质的外观及包含纤维的性质都是多种多样的。据此,软骨通常可分为透明软骨、纤维软骨(含许多胶原纤维)、弹性软骨(含许多弹性纤维)。随软骨在体内的位置不同,其功能各异。软骨是一个复杂的组织,它具有一个确定的超纤维组织的排列,并具有生理的反映和流变的复杂性。

软骨是一种多孔的黏弹性材料,组织间隙被液体所充满。在应力作用下,液体可在组织中流进和流出,软骨的力学性能随液体的含量而变化。事实上,液体在应力下的流动似乎是这种无血管组织取得营养的主要途径。因此,研究应力-应变的关系不仅对于了解软骨传递载荷的特性有必要,而且对于了解组织的健康状况也是非常重要的。

软骨的黏弹性特性通常用准线性黏弹性理论进行描述,假定应力松弛函数与应力和应变两者都有关系,可写为

$$\phi = \phi[E(t), t] = G(t)S^e[E(t)] \tag{5.14}$$

式中,S^e 为弹性响应;$G(t)$ 为归一化松弛函数。应力-应变的关系取积分形式为

$$S(t) = \int_{-\infty}^{t} G(t-\tau)S^e(\tau)\mathrm{d}\tau = S^e[E(t)] - \int_{0}^{t} \frac{\partial G(t-\tau)}{\partial \tau}S^e(\tau)\mathrm{d}t \tag{5.15}$$

式中,S 为 Kirchhoff 应力;E 为 Green 应变。

$$G(t) = \{1 + c[E_1(t/\tau_2) - E_1(t/\tau_1)]\}/[1 + c\log(\tau_2/\tau_1)] \tag{5.16}$$

式中,c、τ_1、τ_2 为材料常数,可以根据应力松弛的实验结果用最小二乘法确定;E_1 为一种指数积分函数,即

$$E_1(z) = \int_{z}^{\infty} \frac{\mathrm{e}^{-t}}{t}\mathrm{d}t, \quad |\arg z| < \pi \tag{5.17}$$

假定 S^e 为一个 E 的幂级数,即

$$S^e = S^e\{E\} = \sum_{i=1}^{n} \alpha_i E^i \tag{5.18}$$

式中,n 为阶数;α_i 为系数。把式(5.16)和式(5.18)代入式(5.15),则产生一个线性方程组,解之得常数 α_i。

根据周期性反复拉伸数据来求弹性响应的方法非常有效,关节软骨在很短的时间内迅速松弛是由于组织第一次承受应力时液体由组织中流出而造成的。

除以上黏弹性本构关系外,对于基于软骨微结构、有关物理、化学过程建立的两相性力学模型,临床应用研究亦具有重要的意义[12]。

3. 韧带、肌腱的力学性能

骨骼系统周围的胶原纤维组织为韧带、肌腱、皮肤等,它们是被动结构,自身不会产生主动运动。

肌腱和韧带是致密、规则的胶原组织,其主要由平行排列的、堆积成的胶原纤维组成,其他的组织材料包括弹性纤维、网状纤维、蛋白多糖及水等。胶原纤维组织具有一定的强度和刚度;弹性纤维组织使胶原组织具有在载荷作用下延伸的能力;而网状纤维提供容积。胶原组织附加成分为基质,是一种胶状材料,能减少纤维间的摩擦。

韧带主要作为一个关节的骨之间的静力支撑,并与关节周围肌肉系统一起对

动力支撑起很大作用。在运动过程中,韧带和肌肉主要是承受张力。关节运动产生的拉伸载荷作用在韧带上,而肌肉收缩也是在肌腱上产生拉伸载荷。

由于韧带损伤而引起的疾病导致个人和社会经济方面的重大影响,据此大大提高了对软组织研究方面的重视。

胶原组织在载荷作用下的力学特性受到三个因素的影响:纤维结构的方向性;弹性纤维和胶原纤维的特性;胶原纤维和弹性纤维之间的比例。相比较而言,肌腱的纤维几乎是平行排列的,这使它能够承受很高的拉伸载荷;韧带结构的方向一致性较差,排列情况随韧带的功能不同而变化,在承受拉伸载荷时,开始仅是那些排列方向与载荷方向一致的纤维被完全拉直并且承受最大的载荷。那些同载荷方向不一致的纤维在被拉直之前只能承受较小的载荷。胶原组织的主要成分是胶原纤维和弹性纤维,占胶原组织的90%左右。这两种纤维在载荷作用下具有不同的性质,胶原纤维是一种类韧性材料,而弹性纤维则是一种类脆性材料。胶原纤维与弹性纤维比例的不同将会影响到胶原组织的力学性能,肌腱的主要功能是将肌肉力传递至骨或筋膜,几乎完全由胶原纤维组成,而肌腱在拉伸载荷下的特性几乎完全与胶原纤维束的拉伸特性相同;韧带的主要功能是稳定活动着的关节和防止过度活动。人体大多数韧带是由胶原纤维组成,但有些韧带(如脊柱中的项韧带和黄韧带)主要由弹性纤维组成,并且几乎完全呈现弹性特性。

实验研究表明,韧带和肌腱具有黏弹性特性,其本构方程可以用准线性黏弹性理论进行描述。

4. 皮肤和皮下软组织的力学性能

皮下组织又称为皮下脂肪组织。皮下脂肪组织是一层比较疏松的组织,它是一个天然的缓冲垫,能缓冲外来压力,同时还是热的绝缘体,能够储存能量。

真实的软组织材料具有十分复杂的结构,它本身具有不可压缩性(体积模量超过剪切模量1000倍)、非线性、黏弹性、非均质和各向异性的特点。目前,只能针对其部分力学特性进行研究(如非线性、黏弹性),且只能通过简化的材料模型进行仿真模拟,使得模拟结果并不能完全反映其真实的物理过程。

在有限元分析中,大多采用超弹性本构方程描述皮肤及皮下软组织的材料力学特性,忽略其黏弹性行为。最早出现的本构模型多为多项式形式模型和Ogden形式模型,均基于连续的介质力学理论,后发展为基于热力学统计理论的模型,即未承受载荷时分子结构是无序的,拉伸时,熵随着弹力的增大而减少。超弹性材料由于应力-应变关系复杂,所以才产生了种类繁多、解析式复杂的本构关系。可以根据问题的具体要求,选择相应的本构模型来模拟材料的力学性能,尽可能用参数少、结构简单的模型得到相对精确的力学行为描述。

1）多项式形式模型

对于各向同性材料，应变能密度分解成应变偏量能和体积应变能两部分，模型如下：

$$U = f(\bar{I}_1 - 3, \bar{I}_2 - 3) + g(J - 1) \tag{5.19}$$

令 $g = \sum_{i=1}^{N} \frac{1}{D_i}(J-1)^{2i}$，把式（5.19）进行泰勒展开，得

$$U = \sum_{i+j=1}^{N} C_{ij}(\bar{I}_1 - 3)^i (\bar{I}_2 - 3)^j + \sum_{i=1}^{N} \frac{1}{D_i}(J-1)^{2i} \tag{5.20}$$

式中，N 为选择的多项式阶数；D_i 的值决定材料是否可压，如果 D_i 都为 0，则代表材料是完全不可压的。对于多项式模型，无论 N 值是多少，初始的剪切模量 μ_0 和初始的体积模量 k_0 都仅依赖于多项式第一阶（$N=1$）的系数：

$$\mu_0 = 2(C_{10} + C_{01}), \quad k_0 = \frac{2}{D_1} \tag{5.21}$$

Cheung 等[20]采用 $N=2$ 时的多项式模型对足底软组织的力学行为进行了模拟。孙培栋等[21]对有限元模型中软组织的超弹参数设定进行了试验验证，证明了应用二阶多项式超弹本构方程模拟软组织的位移-力曲线与试验值曲线吻合良好，进一步说明应用此种模型的合理性。

2）Mooney-Rivlin 模型和 Neo-Hookean 模型

设所有 $C_{ij}=0(j\neq0)$，则得到式（5.20）的缩减多项式模型为

$$U = \sum_{i=1}^{N} C_{i0}(\bar{I}_1 - 3)^i + \sum_{i=1}^{N} \frac{1}{D_i}(J-1)^{2i} \tag{5.22}$$

对于完全多项式，如果 $N=1$，则只有线性部分的应变能保留下来，即 Mooney-Rivlin模型，如式（5.23），力学行为如图 5.9 所示。

$$U = C_{10}(\bar{I}_1 - 3) + C_{01}(\bar{I}_2 - 3) + \frac{1}{D_1}(J-1)^2 \tag{5.23}$$

对于缩减多项式，$N=1$ 时为 Neo-Hookean 模型，如式（5.24），是最简单的超弹性材料本构关系模型，力学行为如图 5.10 所示。

$$U = C_{10}(\bar{I}_1 - 3) + \frac{1}{D_1}(J-1)^2 \tag{5.24}$$

由式（5.24）可知，Neo-Hookean 本构模型中只有一个待测参数 C_{10}，而 C_{10} 与初始剪切模量的关系为 $G=2C_{10}$，通过测量 G 可间接获得待测参数 C_{10}。邹海天[22]通过 MRI 压凹痕活体软组织试验测量法获得 Neo-Hookean 本构模型中参数 C_{10}。Wu[12]应用 Mooney-Rivlin 本构模型模拟了肌肉组织的力学行为，用 Neo-Hookean 本构模型模拟了足踝模型中软骨组织的力学行为。

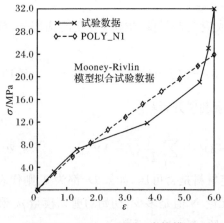

图 5.9 Mooney-Rivlin 本构模型

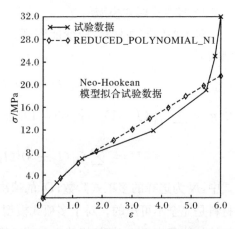

图 5.10 Neo-Hookean 本构模型

3) Yeoh 模型

Yeoh 模型是 $N=3$ 时的缩减多项式的特殊形式,即

$$U = \sum_{i=1}^{3} C_{i0}(\bar{I}_1 - 3)^i + \sum_{i=1}^{N} \frac{1}{D_i}(J-1)^{2i} \tag{5.25}$$

应力-应变关系曲线呈典型的 S 形,如图 5.11 所示。在小变形情况下,C_{10} 代表初始剪切模量;由于第二个系数 C_{20} 一般为负,在中等变形时出现软化;但由于第三个系数 C_{30} 为正,在大变形情况下材料又变硬。

4) Ogden 模型

Ogden 应变能以三个主伸长量 λ_1、λ_2、λ_3 为变量,应变能密度计算式如下:

$$U = \sum_{i=1}^{N} \frac{2\mu_i}{\alpha_i^2}(\bar{\lambda}_1^{\alpha_i} + \bar{\lambda}_2^{\alpha_i} + \bar{\lambda}_3^{\alpha_i} - 3) + \sum_{i=1}^{N} \frac{1}{D_i}(J-1)^{2i} \tag{5.26}$$

式中,$\bar{\lambda}_i = J^{-1/3}\lambda_i$;$\bar{\lambda}_1\bar{\lambda}_2\bar{\lambda}_3 = 1$。Ogden 应变能密度函数的第一部分只与 $\bar{I}_1$ 和 $\bar{I}_2$ 有关。

当 $N=1$,$\alpha_1=2$,$\alpha_2=-2$ 时,则得到 Mooney-Rivlin 模型;当 $N=2$,$\alpha_1=2$ 时,Ogden 模型变为 Neo-Hookean 模型。在 Ogden 模型中(图 5.12),μ_0 由全部系数决定:

$$\mu_0 = \sum_{i=1}^{N} \mu_i \tag{5.27}$$

初始体积模量 k_0 取决于 D_1,与前面描述一致。

Wu 等[23]利用 Ogden 本构模型模拟皮肤和皮下软组织的力学行为,分析了指尖对动载荷的响应特性。

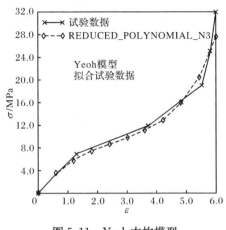

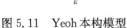

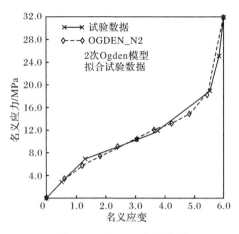

图 5.11 Yeoh 本构模型　　　　　　　图 5.12 Ogden 本构模型

5) Arruda-Boyce 模型

Arruda-Boyce 本构模型的应变能定义如下:

$$U = \mu \sum_{i=1}^{5} \frac{C_i}{\lambda_m^{2i-2}}(\bar{I}_1^i - 3^i) + \frac{1}{D}\left(\frac{J^2-1}{2} - lnJ\right) \tag{5.28}$$

式中,$C_1 = \frac{1}{2}$;$C_2 = \frac{1}{20}$;$C_3 = \frac{11}{1050}$;$C_4 = \frac{19}{7050}$;$C_5 = \frac{519}{673750}$。

Arruda-Boyce 模型也称为八链模型,描述的应力-应变关系曲线如图 5.13 所示。$C_1 \sim C_5$ 的值均由热力学统计方法得到,具有各自相应的物理意义。μ 为初始剪切模量,即 μ_0。系数 λ_m 为锁死应变,位置大约在应力-应变曲线曲率最大处。

6) van der Waals 模型

van der Waals 模型(力学特性如图 5.14 所示)定义的应变能为

$$U = \mu\left\{-(\lambda_m^2 - 1)\left[ln(1-\eta) + \eta\right] - \frac{2}{3}\alpha\left(\frac{\bar{I}-3}{2}\right)^{2/3}\right\} \tag{5.29}$$

式中,$\tilde{I} = (1-\beta)\bar{I}_1 + \beta\bar{I}_2$,参数 β 是把 $\bar{I}_1$ 和 $\bar{I}_2$ 混合成 $\bar{I}$ 所用到的线性参数;$\eta = \sqrt{\frac{\bar{I}-3}{\lambda_m^2-3}}$。共有四个独立参数。

以上模型在 ABAQUS、Ansys 等大型有限元分析软件中均已列出,用户可以根据试验数据做出选择,通过拟合试验数据确定所选本构方程中的系数。

5.2.3 载荷与边界条件

对于人体器官的数值模拟和力学计算分析,载荷包括外部作用力和边界条件,即位移边界和力边界。在不同学科中,载荷的描述也具有差异性,在结构分析

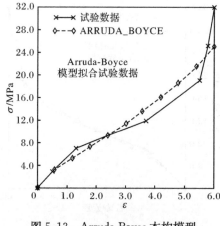

图 5.13　Arruda-Boyce 本构模型　　　图 5.14　van der Waals 本构模型

中的载荷为位移、力、压力、温度、重力。加载施加应符合结构的实际载荷工况,即满足良好的载荷相似性,以提高数值仿真结果的可靠性。

1. 载荷的分类

有限元分析中,所施加的载荷即力边界分为六类:自由度约束、集中力载荷、表面载荷、体积载荷、惯性载荷及耦合场载荷。

1) 自由度约束

将某个自由度赋予一已知的固定值。在结构分析中,约束被指定为位移边界条件或者对称边界条件。

2) 集中力载荷

施加于模型节点的集中载荷,包括力和力矩。

3) 表面载荷

施加于表面上的分布载荷。在结构分析中为压力。

4) 体积载荷

体积载荷或场载荷,结构分析中为温度,热力分析中为热生成率。

5) 惯性载荷

由物体惯性力引起的载荷,如重力加速度、角速度和角加速度。

6) 耦合场载荷

将一种分析的结果作为另一分析的载荷,如可施加磁场分析中计算的磁力作为结构分析中的力载荷。

2. 载荷的施加

大多数载荷可以施加于实体模型(关键点、线或面)上,也可以施加于有限元模型的节点和单元上。在开始求解时,有限元计算分析软件会把所有加载在实体模型上的载荷转换到有限元模型的节点和单元上。

实体模型载荷独立于有限元网格,故网格修改或删除不影响所施加的载荷,且施加实体模型载荷比较容易操作,但实体模型与有限元模型可能会使用不同的坐标系,加载的方向会因此受到影响。在缩减分析中,载荷只能施加于节点定义的主自由度上。

在缩减分析中,在有限元模型上加载更为方便。任何有限元网格修改都将导致载荷无效,需要重新在新网格上施加载荷;大批量节点和单元上加载操作相对繁琐。

5.2.4　中国骨肌力学虚拟人骨骼有限元模型

中国力学虚拟人的模型包含四个专业模型库:足踝专业模型、膝关节专业模型、头部骨骼专业模型和牙列专业模型,其他部位模型包含下肢模型、骨盆模型、躯干模型、颈椎模型、上肢模型。本节重点阐述中国力学虚拟人有限元模型的构成,后续各章将详细阐述各部分的建模数据、建模过程、参数设置、模型验证和应用等问题。

1. 模型总体构成

如图 5.15 所示,模型分两部分,即基于冷冻切片建立的整体模型和基于 CT 或 MR 图像建立的四大专业模块。

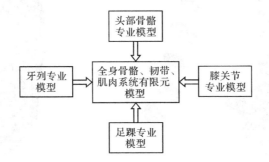

图 5.15　中国力学虚拟人有限元模型构成

2. 基于冷冻切片数据的全身骨骼、韧带、软骨等的有限元模型

模型分头部、颈椎、躯干、骨盆、下肢五部分。

1) 头部

如图 5.16 所示,基于冷冻切片建立的头骨几何模型中,上颌复合体相对完整,但下颌骨有缺失,故基于冷冻切片的头骨有限元模型只包含上颌复合体[图5.16(a)]。完整下颌骨及上颌复合体有限元模型见头部骨骼专业模型。

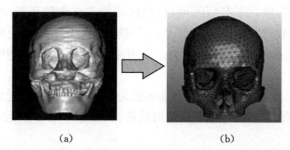

(a)　　　　　　　　(b)

图 5.16　中国力学虚拟人整体有限元模型的头部骨骼模型

2) 颈椎

基于冷冻切片建立的颈椎模型具有精确解剖学结构,包括寰椎、枢椎、C3～C7段椎骨等全部 7 块颈椎椎骨,以及与颈椎相关主要骨骼肌 9 组 25 对肌肉的直线模型。利用 CT 灰度值与骨弹性模量之间的关系,确定椎体松质骨和椎体后部结构的材料属性,并添加韧带、椎间盘、关节突关节软骨等组织结构,如图 5.17 所示。

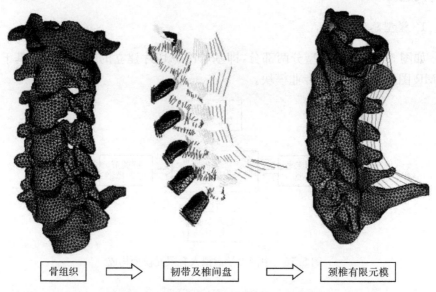

骨组织　⟹　韧带及椎间盘　⟹　颈椎有限元模

图 5.17　全颈椎有限元模型的组成结构图

3) 躯干

基于冷冻切片数据的躯干三维有限元模型包括松质骨、纤维环、髓核、后部结构、肋骨、胸骨和骶骨等,皮质骨和终板采用 shell63 单元模拟,韧带采用实常数不同的 Link10 单元来模拟,如图 5.18 所示。

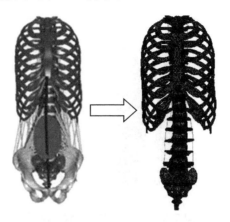

图 5.18 躯干骨骼有限元模型

4) 骨盆

基于冷冻切片数据的骨盆有限元模型包括椎骨、骶骨、髂骨、椎间盘、骶骨韧带、骶髂韧带、骶髂软骨、关节软骨,如图 5.19 所示。

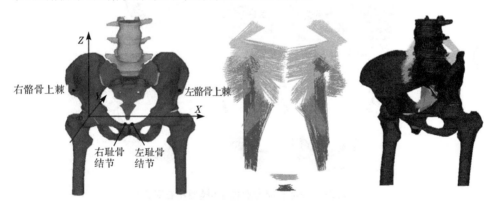

图 5.19 骨盆骨骼及韧带的有限元模型

5) 下肢

如图 5.20 所示,中国力学虚拟人下肢有限元模型包括股骨、髌骨、胫骨和腓骨模型。由于冷冻切片的足踝系统处于非解剖位置,故没有建立有限元模型,足踝系统的专业模型将作为中国力学虚拟人有限元模型补充与增强。

3. 头部骨骼专业有限元模型

如图 5.21 所示,基于 CT 数据建立,包括上颌复合体和下颌骨。有限元模型为模块化组合,便于临床颅颌复合体骨骼缺损、缺失的仿真和重建手术生物力学效果的模拟和分析。

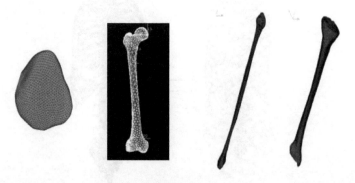

图 5.20 下肢骨骼的有限元模型

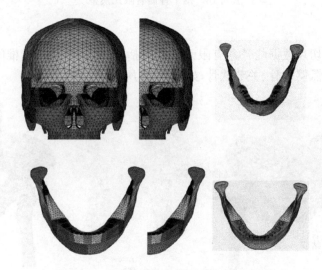

图 5.21 头部骨骼专业模型(模型左右对称)

4. 牙列专业有限元模型

如图 5.22 所示,尸体头骨 CT 扫描和层切技术建立牙列的三维有限元模型,每颗牙齿包含牙槽骨、牙根、牙周膜、牙冠。

5. 膝关节专业有限元模型

如图 5.23 所示,基于 CT 和 MR 数据的膝关节软硬组织三维有限元模型包括股骨远端、髌骨、胫骨近端、腓骨近端、前后交叉韧带、侧副韧带、髌韧带、股四头肌肌腱。

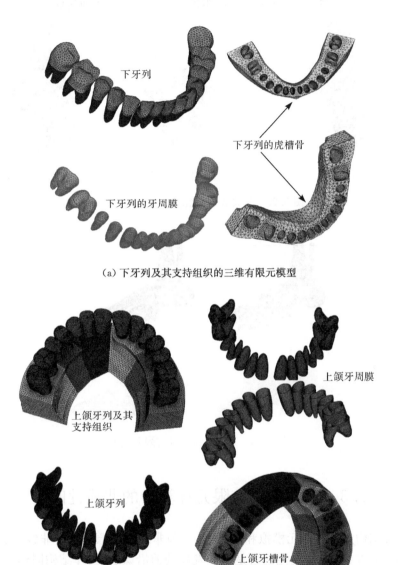

（a）下牙列及其支持组织的三维有限元模型

（b）上牙列及其支持组织的三维有限元模型

图 5.22　牙列及其支持组织三维有限元模型

6. 足踝专业有限元模型

基于健康人体的足踝三维 MRI 扫描图片建立了平衡站立姿态下足踝三维有限元模型（图 5.24），模型中包括了足部全部骨骼及组成踝关节的胫骨和腓骨末端部分、韧带和足底腱膜、关节软骨和外部软组织结构等的详细几何信息。

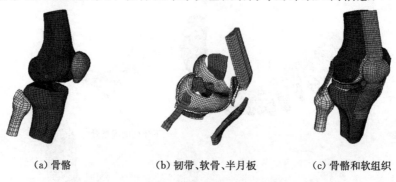

（a）骨骼　　　　　　（b）韧带、软骨、半月板　　　　（c）骨骼和软组织

图 5.23　膝关节软硬组织三维有限元模型

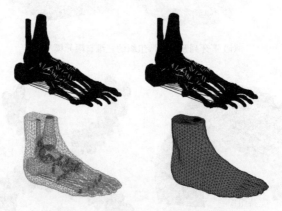

图 5.24　足踝系统三维有限元模型

5.3　骨肌系统有限元计算中的非线性问题

工程结构力学有限元模拟和分析中,三种非线性来源为材料非线性、几何非线性和接触非线性,非线性问题是力学发展的前沿课题,人体结构同样包含这三种非线性问题。

5.3.1　材料非线性问题

人体组织材料的力学性能严格来说均属于非线性材料。

1. 骨骼材料的弹塑性

低应变时,骨骼具有很好的线性应力-应变关系,但在高应变区时,发生屈服,此时材料的响应成为非线性且不可恢复。如图 5.25 所示,弹性变形区和塑性变形区由屈服点分开。偏置线形象地表示了屈服点的确定。这里,曲线未展示预调循环阶段,且假设弹性区域的非线性不强。由应力-应变曲线可得到弹性模量、屈服强度和屈服应变、极限应力和韧性等。

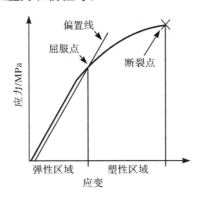

图 5.25　骨骼骨组织试样典型应力-应变曲线

屈服是指应力不增加而应变却显著增加,材料好像不能抵抗变形的现象。骨组织拉压时不呈现明显的屈服,这时屈服点推荐按工程常用的偏移方法来定义,即在 0.2% 应变点处作一条平行于弹性模量定义线的斜线,斜线与曲线的交点即为屈服点。

弹性模量可表明材料受到变形应力时恢复其原来形状和结构的能力。通常,弹性模量定义为曲线初始线性段的斜率,可用最小二乘法拟合得出。但当初始段的非线性较强时,弹性模量定义的误差能放大传递到屈服强度的定义中去;为使定义屈服点的误差最小,宜用二次方程来拟合应力-应变曲线的 0~0.2% 应变部分,并取原点处的切线斜率为弹性模量。注意,当用多引伸计法时,弹性模量应取多个位置测得模量的平均值。

塑性变形的不可压缩性质限制了可应用于弹塑性模拟的单元类型,这是因为模拟不可压缩材料性质将增加对单元的运动学约束。在这种情况下,这个限制要求在单元积分点处的体积要保持常数。在某些单元类型中,这些附加的不可压缩约束使单元产生了过约束。当这些单元不能消除所有这些约束时,就会经历体积自锁,引起单元的响应过于刚硬。通过从单元到单元或从积分点到积分点之间的静水压应力的迅速变化,表明产生了体积自锁。

当模拟材料的不可压缩特性时,完全积分一次单元不受体积自锁的影响,因为在这些单元中,采用的是常数体积应变,可以安全地应用于塑性问题。减缩积分的实体单元在很少的积分点上需要满足不可压缩,因此不会发生过约束,并且可用于大多数弹塑性问题的模拟。如果应变超过了 20%~40%,在使用减缩积分二次单元时需要注意,因为在此量纲上它们可能会承受体积自锁,这种影响可以通过加密网格来降低。如果不使用完全积分二次单元,则选用杂交单元,但这些单元中的附加自由度将耗费大量的计算资源。此外,可以采用修正的二次三角形和四面体单元族,这些修正单元具有很小的剪切和体积自锁。

2. 皮肤、皮下、血管等软组织的超弹性

在有限元分析中,皮肤、皮下组织和血管通常用一种非线性、可恢复(弹性)相应的材料来近似,即用超弹性材料模拟(图 5.26)。

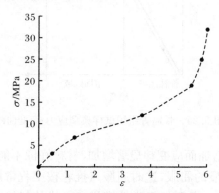

图 5.26　超弹性材料的应力-应变曲线

3. 韧带的非承压性

韧带在实际结构中只能承受拉力,而不承受弯矩和压力。有限元中,一般用非实体索单元模拟韧带的力学行为,索单元材料赋值根据韧带的截面积及刚度系数确定。足踝模型和膝关节模型中,多超弹性材料模拟。

5.3.2　接触非线性问题

人体中的各关节、牙齿咬合和人体与外界之间的相互作用都存在接触问题。接触是一种很普遍的非线性行为,是状态非线性中一个特殊而又重要的类型。接触问题是一种高度非线性行为,需要较大的计算资源。

接触问题存在两大难点:在求解问题之前,不知道接触区域,接触面之间或接触或分开,突然变化。接触状态随载荷、材料、边界条件和其他因素而变化;大多数接触问题需要计算摩擦,摩擦和接触模型都是非线性的,使问题收敛变得困难。接触问题包含两类,即刚形体-柔性体接触、柔性体-柔性体接触。接触方式为点-点、点-面、面-面等。每种接触方式使用的接触单元适用于某类问题。

1. 点-点接触分析

点-点接触单元主要用于模拟点-点的接触行为,为了使用点-点的接触单元,需要预先知道接触位置,这类接触问题只能适用于接触面之间有较小相对滑动的情况(即使在几何非线性情况下)。

如果两个接触面上节点一一对应,相对滑动可以忽略不计,两个面挠度保持小量,可以用点-点接触单元求解面-面接触问题,如植入的关节假体与骨骼接触、接骨板与骨骼接触、固位钉与骨骼的接触等都可定义为点-点接触。

2. 点-面接触分析

点-面接触单元主要用于点-面接触行为建模。面可以是柔性体也可以是刚性体。使用这类接触单元不需要预先知道确切的接触位置,接触面之间也不需要保持一致的网格,并且允许有大的变形和大的相对滑动速度。血管支架和血管之间的接触可以定义为点-面接触。

3. 面-面接触

支持刚性体-柔性体的面-面接触、柔性体-柔性体的面-面接触。刚度较大者定义为目标面,另一则定义为接触面,分别用目标单元和接触单元模拟,称为一个"接触对"。与点-面接触单元相比,面-面接触单元的优点表现为:支持低阶和高阶单元;支持有大滑动和摩擦的大变形;分析结果包含法向压力和摩擦应力;没有刚体表面形状的限制。但与点-面接触单元相比,需要的接触单元较多,因而需要较多的磁盘空间和 CPU 时间。面-面接触可以模拟关节面(自然和人工)的接触、人体碰撞接触问题。

5.4　基于 Micro-CT 的骨骼微有限元建模与应力分析

1973 年,Hounsfield 等[24]首次报告 CT 的临床应用,开创了临床诊断革命性的变化。目前,医学 CT 影像的空间分辨率已由第 1 代 CT 的厘米数量级,进展为第 5 代高分辨 CT 的亚毫米数量级(0.35mm),CT 的空间分辨率已提高约 2 个数量级。近年来,由于研究工作的深入,人们对医学 CT 的分辨率要求越来越高,在这种前提下,空间分辨率可达到 5μm 的 Micro-CT 技术得到了长足的发展。Micro-CT 图像不仅用于骨小梁微结构参数分析,而且广泛应用于微观结构的建模和力学分析。

5.4.1　基于 Micro-CT 的骨骼微有限元建模

Micro-CT 扫描可提供更高分辨率的图像,并以 dicom 格式输出扫描数据,如图 5.27 所示,图像可以以高分辨来展示内部组织信息,清晰显示复合结构的边界。Mimics、Simpleware 等医学图像处理软件实现图像分割、边界提取及表面点云模型建立,利用 Geomagic 等逆向工程软件实现三维面模型和体模型的建立,利用 HyperMesh 或有限元软件前处理进行网格的剖分、材料参数赋值及边界施加和约束。

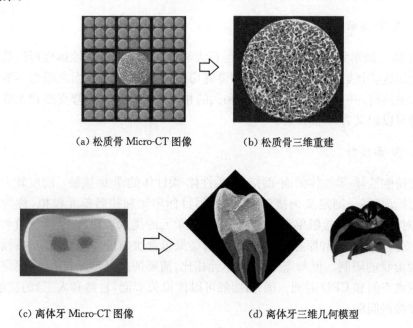

(a) 松质骨 Micro-CT 图像　　　　　(b) 松质骨三维重建

(c) 离体牙 Micro-CT 图像　　　　　(d) 离体牙三维几何模型

图 5.27　Micro-CT 扫描图像及三维建模

5.4.2　骨骼微有限元应力分析与应用

显微有限元应力分析是指在基于 Micro-CT 数据建立的微米尺度网格模型上进行的应力计算和分析,主要用于微结构的应力分析和复合结构的应力分析。

樊向利等[25]利用 Micro-CT 图像建立了股骨近端不同部位松质骨的三维几何模型和三维有限元模型(图 5.28),基于应力分析研究了不同部位主要受力方向上的力学性能差异,研究表明,股骨近端不同区域的松质骨的显微结构及生物力学性能存在明显差异性,为股骨近端内植入体的设计提供参考数据。

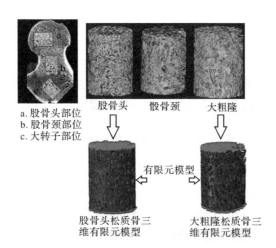

a. 股骨头部位
b. 股骨颈部位
c. 大转子部位

图 5.28　基于 Micro-CT 图像的股骨近端松质骨三维几何模型和有限元模型建立

Ausiello 等[26] 基于 Micro-CT 图像建立了后磨牙牙冠的三维几何模型和三维有限元模型,并且分析了嵌体修复 MOD 窝洞的生物力学效果(图 5.29)。

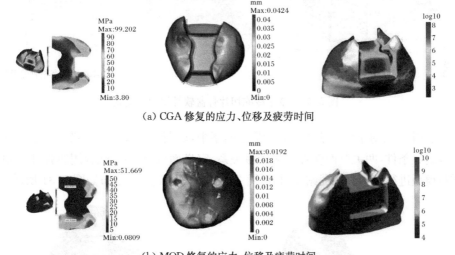

(a) CGA 修复的应力、位移及疲劳时间

(b) MOD 修复的应力、位移及疲劳时间

图 5.29　不同修复方案的分析结果

5.5　软组织的有限元分析

人体软组织包含皮肤、皮下、脂肪、韧带、肌腱、软骨等,这些组织在人体器官受力分析中起重要作用,其模型建立的几何相似性和材料相似性对于分析结果的

可靠性影响很大。

5.5.1　软骨的建模与应力分析

人体关节表面均附有软骨层,对关节面的接触应力分布影响很大,在关节的三维有限元模型中有必要对关节软骨进行精确建模。

1. 基于冷冻切片的关节软骨建模及应力分析

以骨盆为例,阐述骶髂关节软骨模型的建立。如图 5.30 所示,将骶骨与髂骨模型侧面耳状区域间的空隙以约 2∶1 的比例分别建出骶骨软骨和髂骨软骨,接触面间隙为 0[图 5.30(b)];同理建出耻骨间盘和髋关节软骨;椎骨后突关节之间的间隙也用软骨联结起来;模型整体效果如图 5.30(c)所示。

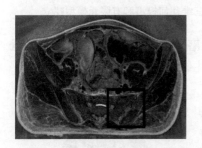 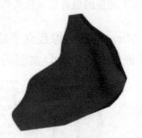 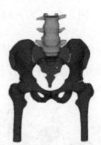

(a) 骨盆部位冷冻切片　　　　(b) 骶髂软骨　　　　(c) 包含软骨的完整骨盆模型

图 5.30　基于冷冻切片骨盆软骨模型的建立

软骨因贴附于骨骼表面,在有限元模型中,软骨与骨骼表面共节点,遵守位移连续边界条件,两关节面软骨定义接触关系,定义面-面接触。软骨用线弹性或超弹材料模型进行模拟。双腿站立时,骶髂关节软骨的等效应力分布如图 5.31 所示。

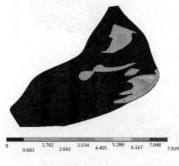 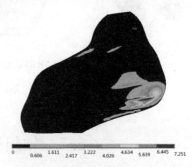

(a) 右侧骶髂软骨接触应力分布图　　　　(b) 左侧骶髂软骨接触应力分布图

图 5.31　双腿站立时骶髂软骨等效应力分布(单位:MPa)

2. 基于 MR 图像的软骨模型建立及应力分析

如图 5.32 所示,以膝关节为例说明关节软骨建立。对志愿者进行质子密度加权(PDW1)和化学位移脂肪抑制加权 MR 扫描,保持不同加权相每层图像坐标一致。MRI 数据以 dicom 文件格式输出。根据 MRI 数据选择膝关节相关韧带、软骨、半月板等软组织,使用与采用 CT 数据同样的方法,得到几何特征点明确的骨组织的点云轮廓,建立膝关节相关软组织的几何解剖仿真模型。通过上述方法构造的人体膝关节软组织的 MRI 图像和三维模型。

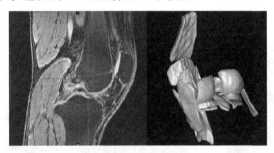

图 5.32　基于 MR 图像的软骨、韧带模型建立

基于 MR 的软骨实体模型通过与基于同一志愿者的膝关节 CT 数据的骨骼实体模型配准,得到骨骼软骨的实体模型。软骨在有限元模型中应用线弹性各向同性材料模拟,膝关节不同屈曲角度时股骨软骨上的接触应力分布如图 5.33 所示。

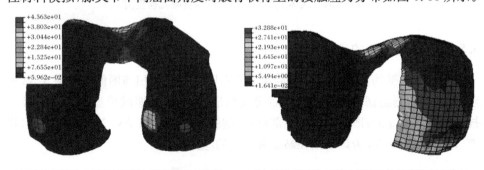

(a) 膝关节屈曲 60°时的股骨软骨接触应力分布　　　(b) 膝关节屈曲 120°时的股骨软骨接触应力分布

图 5.33　不同屈曲角度下股骨软骨上的接触应力分布(单位:MPa)

3. 基于 CT 图像的软骨模型建立及应力分析

因 CT 图像上骨组织边界比较清晰,而软骨、韧带、肌肉软组织很难分割。一般,在所建立的骨组织表面把生成的骨表面单元 offset 一个厚度(参考解剖结构),作为软组织的单元。图 5.34 为包含软骨的上肢有限元模型。

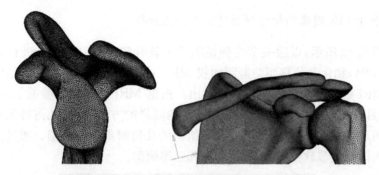

(a) 肩关节软骨有限元模型

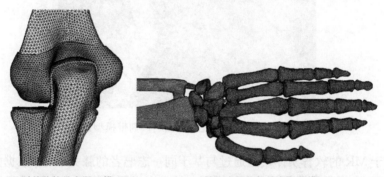

(b) 肘关节软骨有限元模型　　　　(c) 手及腕关节软骨有限元模型

图 5.34　人体上肢关节软骨三维有限元模型图

5.5.2　肌腱及韧带的建模与应力分析

韧带和肌腱的实体模型通常是基于冷冻切片或 MR 扫描图像。如图 5.32 所示,膝关节的侧副韧带、髌韧带、前后交叉韧带、股四头肌肌腱模型均是对 MR 扫描图像分割建立的;图 5.4 中的足部韧带、腱膜等软组织均是对 MR 图像分割、提取、建模的,图 5.35 为该模型在站立载荷下的应力分布。

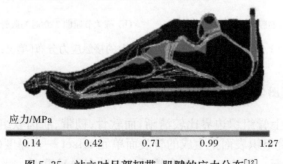

应力/MPa

| 0.14 | 0.42 | 0.71 | 0.99 | 1.27 |

图 5.35　站立时足部韧带、肌腱的应力分布[12]

除实体模型外,有限元模型中常采用柔索单元模拟韧带的力学行为。如图 5.36 所示,足踝韧带和腱膜均采用柔索单元模拟其只能承受拉力的力学行为特性。

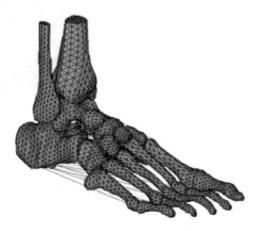

图 5.36　足踝系统韧带模型

5.5.3　其他软组织有限元分析

在分析足踝受力、骨盆冲击载荷下的动态响应特性时,骨骼外围的软组织囊对静态应力分析和动态响应特性影响很大,故在建立这些结构的骨骼、韧带、肌肉等模型时,必须建立其外围软组织的有限元模型,如图 5.37 和图 5.38 所示。在有限元模型中,这些外围软组织通常采用超弹性材料模拟。

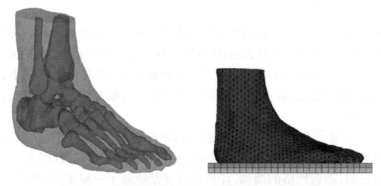

图 5.37　足踝系统软组织囊几何模型和有限元模型

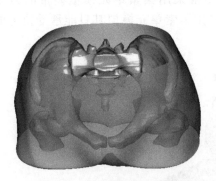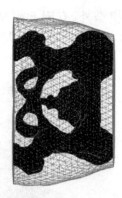

图 5.38　骨盆软组织囊几何模型及有限元模型

5.6　人体骨肌系统有限元模型的验证

有限元模型作为仿真的平台,其仿真结果能否符合实际人体骨骼肌肉系统的功能应力状态是我们在将有限元法作为生物力学问题研究方法和手段时应该重要考虑的问题之一,也是应该置疑的问题之一。良好的人体骨骼、肌肉系统三维有限元模型应同时具有较高的几何、材料、边界和载荷相似性,具体体现在分析计算结果与实际值的一致性和相关性。因此,对建好的三维有限元模型,广大专家、学者往往对其进行材料力学性能、网格密度敏感性分析,同时通过尸体实验、模型实验等验证分析结果。

5.6.1　模型的敏感性分析

主要是进行网格密度优化和材料性能对分析结果影响的分析。网格密度对于分析结果有很大影响,研究表明,随着网格数量的增加,分析结果精度会大大提高,但当网格密度达到一定值时,再进一步加密网格,将对分析精度不会产生影响,确定最优网格数量、提高分析的效率和精度是对模型进行网格密度敏感性分析的主要目的。

Helgason 等[27]研究了股骨近端模型的网格数量增加对计算结果的影响,对五种不同数量的网格模型的网格参数和分析结果进行分析比较(图 5.39、表 5.2)。研究结果表明,随着网格的增加,计算结果逐渐收敛于一稳定值,图 5.40 中曲线的拐点就是最佳网格数量点。

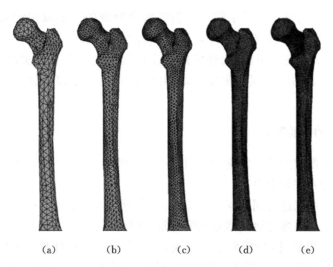

图 5.39 五种密度网格划分

表 5.2 五个模型的单元参数

有限元模型	模型 A	模型 B	模型 C	模型 D	模型 E
节点数	713	16717	29618	77345	118970
单元数	3839	9390	17073	46772	76026
总单元体积/mm^{-3}	291129	300381	302557	303916	304763
单元边长/mm	9.1	6.8	5.6	4.0	3.3

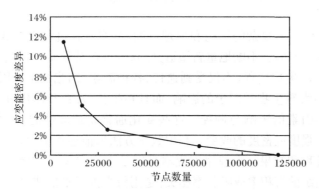

图 5.40 模型网格数量与分析结果精度之间的关系

Cheung 等[28]研究了足部三维有限元模型对材料参数的敏感性,研究结果认为,足底软垫组织的硬度增加,足底压力峰值会增大,与支撑面的接触面积会减小,且内部骨骼上的力会相应提高。分析结果一方面反映了模型对材料力学性能非常敏感,同时也反映了临床上组织病变导致的足底软组织力学性能的改变对足部应力状态的影响。另外,由于目前测量得到的材料力学性能参数大多不唯一,存在一个变化范围,怎样使模型在材料性能方面具有更高的相似性,提高分析结果的真实性不仅是模型验证的问题,同时还是模型优化和完善的研究课题。

5.6.2　模型的实验验证

除临床数据定性或半定量验证外,医学工程中,对有限元分析结果的验证往往采取实验的方法和手段。

尸体实验可以进行同数据源的验证,即先把尸体样本进行 CT 或 MR 扫描,基于扫描数据建立三维几何模型和三维有限元模型,对尸体模型和有限元模型施加同等载荷和边界条件,分别采用电测或光测、有限元分析计算的方法得到实验数据和数值分析数据,比较实验值和分析计算值的差异,验证模型的可靠性和正确性。

如果三维有限元模型的数据来源于活体断层扫描数据,则可通过 X 光片等活体变形测量手段得到给定功能载荷下的位移,与计算结果进行对比分析,从而验证数值分析结果的有效性。

与已报道的模型进行对比分析,用建好的模型分析类似模型同样的问题,定量分析比较两个模型计算结果的差异,从而验证模型的正确性。

5.7　应力-骨重建数值模拟

人体骨组织有着复杂的结构和生理机制,骨在生长过程中与成熟后,随着生理、环境因素的变动,会不断地重新塑造其形状,重建其骨质。骨重建过程实际是一个相当复杂的生理过程,不仅受到遗传、各种激素、细胞及生长因子、内环境及局部微环境因素等生物学因子的影响,而且在生长、发育和退化过程中骨的重建不断受到力学因素的影响与调控。这些变化通常是适应性的,并产生骨弹性模量、内部结构、强度或密度的改变。利用数学方法来描述骨重建,可以在计算机上模拟出重建过程和结果。重建率方程本身即是本构方程,与骨受力作用(或称刺激)后,其骨组织的沉积率或吸收率相关,是用数学方式来描述骨重建过程。研究骨重建数值仿真对于组织工程、康复医学和骨科疾病的治疗都有着巨大的临床意义。

5.7.1　应力-骨改建数值仿真分析

骨重建理论发展经历了三个阶段:20 世纪 70 年代初以前的定性描述阶段,70

年代末至 80 年代的定量描述阶段及 90 年代的计算机应用阶段。早在 1638 年,伽利略就最早假设了骨形态与受力关系[29],而 Wolff[30]在 1892 年观察到骨结构与承受载荷的关系,提出了著名的 Wolff 定律。在骨功能适应性生理机制的研究上,1987 年,Frost 提出的力学调控理论(Mechanostat)最为符合生理状态[31,32]。力学稳态理论的核心观点为:骨骼结构在载荷作用下趋向于进行相应的变化以维持应变处于假定的生理范围。

把骨重建过程用数学公式进行定量的描述,借助计算机技术把骨重建方程与有限元法相结合,就可以定量地预测真实骨结构中的骨吸收与生长情况。Cowin等[33]首次提出了完整的连续性模型,此后 Huiskes 课题组[34~39]、斯坦福大学[40~44]也提出和发展了各自的骨重建数学模型,两个模型有很多相似的地方,如都用表观密度作为基本变量。大多骨重建模型都用表观密度来表征骨重建状态。一些学者尝试建立各向异性骨重建模型,如 Jacobs 等[45]的模型,Doblare、Garcia等[46~48]的各向异性模型,这些模型都是基于 Beaupre 等[41]的工作。Weinans 等提出适应性骨重建模拟模型,Mullender 等[39]进一步完善 Weinans 等[38]的模型,提出骨重建的自我组织控制模型,Huiskes 等提出骨小梁新陈代谢模拟等。基于力学和现象机制的宏观数学模型可以较为有效地仿真局部骨重建过程,但骨重建的微观过程的数学模型并不完美,近十几年来,细胞机制的骨重建理论引起了人们很大的兴趣,骨重建理论在微观水平有了很多新的进展。

5.7.2　应力-骨改建控制方程建立

1. 力学方法的骨重建模型

骨适应性弹性理论是发展最为成熟的理论,该理论认为骨组织具有保持正常受力状态下的平衡应变状态的能力,当应变改变时,将刺激骨组织产生适应性骨重建。该理论有两条基本假设:一是骨材料是正交异性材料;二是假设骨表面只沿法线方向重建。重建方程用应变或应力来表示,两者等效,只是一个把应变作控制变量,另一个把应力作控制变量。

把骨重建过程用数学公式进行定量描述,所有数值理论的基本概念是基于一个力学环境和骨结构关系的方程,这个方程根据骨结构力学状态描述骨结构的变化。方程的一般形式为

$$\rho_{t+\Delta t} = f(\rho_t, \sigma_t, \varepsilon_t) \tag{5.30}$$

式中,ρ 为度量骨结构的指标量,一般采用骨密度、孔隙度、体积分数等;ρ 和 $\rho_{t+\Delta t}$ 是 t 时刻和 $t+\Delta t$ 骨的密度;σ_t、ε_t 分别是 t 时刻骨的应力、应变。式(5.30)的循环迭代表述了骨重建总的生理过程。基于这个思想,研究人员提出了带有不同特点的骨重建方程。

1) Nijmegen 模型

Fyhrie 和 Carter 等[49]用数学方法描述骨对应力环境的适应过程,并利用这一原理对骨小梁的密度提出了定性分析公式:

$$\frac{\mathrm{d}\rho}{\mathrm{d}t} = B(S-K) \tag{5.31}$$

式中,ρ 为表观密度,用来表征骨内部结构特性;$\mathrm{d}\rho/\mathrm{d}t$ 为在骨某位置 x、y、z 处表观密度随时间的变化率;S 为力学激励,可以取为应变(von Mises strain)、应变能密度(strain energy density)或有效应力(effective stress);K 为参考值,当 K 值与位置相关时,即 $K=K(x,y,z)$,式(5.31)描述的是位置特定理论,当 K 与位置无关时 (K 为常数),式(5.31)描述的是自优化理论,即以应变能密度为参考,骨密度在特定时期不会变化;B 为一个与时间相关的重建系数,根据在骨重建过程中重建率系数的变化,构造 $B(t)=p+qe^{-R}$ 来说明重建率系数与时间的相关性。

1992 年,Huiskes 等[50]把力学激励 S 用应变能密度带入,进行了定量计算。随后,Weinans 等[38]引入"死区"(lazy zone)的概念,即当实际的应变能密度与参考应变能密度差别不大时,不会引起骨骼重建,当刺激值在 $K(1\pm s)$ 之间时,骨骼并不进行重建,当刺激跳出这个范围之后才发生吸收或者沉淀。考虑实际中骨吸收远比骨生长快得多,有如下公式:

$$\Delta\rho = B\left[\frac{U_a}{\rho} - K(1\pm s)\right]^a \Delta t, \quad 当 U_a/\rho \geqslant K(1+s) 或 U_a/p \leqslant K(1-s)时 \tag{5.32}$$

这里,a 代表 2 或者 3,当吸收时,a 取 3,骨生长时 a 取 2。Young 模量是模型仿真中必不可少的变量,密度与弹性模量的关系为:$E=C\rho^r$。人体的一般情况下,取 $0.01<\rho<1.74(\mathrm{g/cm^3})$,$C$ 取值为 $2000\sim3000$,其由均匀化计算模拟结果或实验测得[51~54]。

骨在受力过载的工况下可能会发生骨吸收的情况,Li 等[55]考虑了过载条件下骨吸收的可能,改进式(5.31)为

$$\frac{\mathrm{d}\rho}{\mathrm{d}t} = B\left(\frac{U}{\rho}-K\right) - D\left(\frac{U}{\rho}-K\right)^2, \quad 0<\rho<\rho_{cb} \tag{5.33}$$

式中,D 为一个系数,当刺激小时,方程的线性部分起主要作用,数学模型等同于式(5.32)。当载荷刺激很大时,方程的非线性部分将起作用,骨密度将反向变化,如过载吸收。方程(5.33)的两个根,K 和 $B/D+K$ 称为临界其载荷。根据临界载荷,可把整个载荷变化范围分为三个区域:低载荷吸收区域、增长区和过载吸收区。通过改变参数 K、B、D,可以调整二次曲线的形状和位置来适应不同的骨头。通过对口腔植入物的三维有限元模拟,得出咬合面上应力分布和生成的骨密度改变过程,证实了一个考虑了过载吸收的骨重建模型。这里忽略了"死区"的影响,

但要将其引入这个模型也不困难。

2) 斯坦福模型

建立表面重建率和日常应力刺激的函数关系,迭代计算得到骨重建结果,就是斯坦福模型的原理。Carter 和 Beaupre[56] 引入了日常应力刺激函数 Ψ,

$\Psi = \left(\sum_{i=1}^{N} n_i \bar{\sigma}_{t_i}^{m} \right)^{1/m}$ 当只有一种载荷存在时,公式可以简化为 $\Psi = n^{1/m} \bar{\sigma}_{t_i}$。骨表面重建率为:$\dot{\gamma} = c(\psi - \psi^*)$。表面密度 S_v 直接与孔隙度 p 相关,因为骨组织密度不可能小于零和超过一定范围,所以,需要设置密度最小和最大值。假定所有骨完全矿化,所有的表面区域是活跃的,得到如下密度变化率法则:$\dot{\rho} = \dot{\gamma} S_v \rho_t$。对密度变化率求导得到当前密度值,骨组织的弹性模量和泊松比都可求出。用欧拉前进算法 $\rho_{n+1} = \rho_n + \dot{\rho}_n \Delta t + O(\Delta t^2)$ 迭代出新的密度。在斯坦福模型中,各向同性材料参数 E_n、ν_n 和表观密度 ρ_n 在每个时间节点被迭代计算。通过计算力学刺激和空隙度,可以得出重建速率和表面密度。

各向同性斯坦福模型用于人步态行为中近端股骨的二维模型。由于斯坦福模型的准线性演化方法,会产生负密度。模拟近端股骨 300 天后的结果接近真实,能产生基本的结构,如皮质骨、骨髓管、小梁骨密度的分布等。而模拟 4000 天后,模型结果变差,不再符合真实值。此外,模型的连续性逐渐变得不好,说明稳定性较差。为了解决斯坦福模型的不稳定问题,Mullender 等[39] 提出了感应细胞的概念(sensor cells),这些感应细胞有一定敏感性范围,被附与有限元模型中,独立于应用网格,这些感应细胞可以感应力学刺激并产生重建。

3) 基于能量的各向异性模型

在斯坦福模型的基础上,Jacobs[42] 提出了两种得到各向异性模型的方法:一是基于能量的方法;另一个是基于应变的形式。这里着重介绍基于能量的方法。刺激函数为 $f^j(\varepsilon, C, \rho)$,上标 j 表示导致骨生长和骨吸收的刺激,可表示为

$$f^f = n^{1/m} \rho_t^2 \sqrt{B} \sqrt{\varepsilon \times C \times \varepsilon} - (\Psi_t^* + \omega) \rho^{2-\rho/2} \leqslant 0$$

$$f^r = n^{1/m} \rho_t^2 \sqrt{B} \sqrt{\varepsilon \times C \times \varepsilon} + (\Psi_t^* - \omega) \rho^{2-\rho/2} \leqslant 0$$

硬度张量的变化率 $\dot{C} = \dfrac{\beta \rho}{\rho} \dfrac{\varepsilon \otimes \varepsilon}{\sigma \times \varepsilon}$,由于可能会有骨吸收问题,通过引入变形张量 $F = C^{-1}$ 可以解决 $\dot{\rho} < 0$ 时产生的计算问题。变形张量的变化率为 $\dot{F} = -F \times \dot{C} \times F$,得到 $\dot{F} = \dfrac{\beta \dot{\rho}}{\rho} \dfrac{\varepsilon \otimes \varepsilon}{\sigma \times \varepsilon}$。骨密度变化率为

$$\dot{\rho} = \begin{cases} -c\left[\dfrac{f^r(\varepsilon, C, \rho)}{\rho^{2-\beta/2}} S_v(\rho) \right], & f^r \geqslant 0, f^f < 0 \\ 0, & f^r < 0, f^f < 0 \\ c\left[\dfrac{f^f(\varepsilon, C, \rho)}{\rho^{2-\beta/2}} S_v(\rho) \right], & f^r < 0, f^f \geqslant 0 \end{cases}$$

S_v 是与孔隙度相关的组织表面密度，由孔隙性决定。通过欧拉前进迭代算法得到新的密度、应力、硬度张量和变形张量，ρ_{n+1}、σ_{n+1}、C_{n+1}、F_{n+1}。通过对近端股骨进行分析，基于能量的各向异性斯坦福模型能得到与各向同性模型相似的结果。

4）基于损伤的模型

在各向异性斯坦福模型中，表面密度和硬度张量并不相互独立，从硬度张量的数学函数可知，硬度张量直接取决于密度改变值。Garcia 和 Doblare[46] 提出了一个基于连续损伤机制的方法，基本思想是：把孔隙度的数量和方向作为损伤。损伤张量就可以表示为 $D = 1 - H^2 = 1 - \sqrt{A}\left(\dfrac{\rho}{\rho_t}\right)^{\beta/2}\hat{H}$。$A$ 是刻度因子，$\hat{H}$ 是结构张量，这里的结构张量只是用来表示损伤的方向，因此是标准化张量，即 $\det(\hat{H}) = 1$。根据有效应力法则，$D = 1$ 表示所有损伤的限制，也就是骨量为 0，有效应力 $\tilde{\sigma} = H^{-1}\sigma H^{-1} = (1-D)^{-1/2}\sigma(1-D)^{-1/2}$。

$$\text{骨重建张量率 } H = \begin{cases} \dfrac{3\beta\kappa\dot{\gamma}S_v}{4tr(H^{-2}J^{-3}\times\hat{\omega}H)}\dfrac{\rho t}{\rho}J^{-3}\times\hat{\omega}, & \text{吸收时} \\[4mm] \dfrac{3\beta\kappa\dot{\gamma}S_v}{4tr(H^{-2}J\times\hat{\omega}H)}\dfrac{\rho t}{\rho}J\times\hat{\omega}, & \text{生长时} \end{cases}$$

J 是刺激张量 $J_n = \dfrac{1}{3}(1-2\omega)tr(Y)1 + \omega Y$，$Y$ 是能量辅助变量。如果没有骨吸收和骨生成，则骨重建张量 $H = 0$。系数 k 用来调整可用骨表面分数，得到重建张量 H 的值以后，可以求出当前密度值 $\rho = \rho_t\left(\dfrac{\det H^2}{A^{3/2}}\right)^{2/(3\beta)}$。同理，用欧拉前进方法 $H_{n+1} = H_n + \dot{H}_n\Delta t + O(\Delta t^2)$，迭代得出新的重建张量。

Garcia 和 Doblare 通过对近端股骨的模拟，并且令 $k = 100$，其他系数与斯坦福模型一致，结果与各向同性模型相似。通过比较发现，各向异性的程度要远远高于 Jacobs 模型。此外，数量也低于骨实际值。但是，这个新的方法可以预测硬度分布的方向和大小，是一个很重要的进步。

5）其他模型

其他一些力学方法重建模型基本都是各向同性的，除此以外还有一个共性，就是时间相关的表观密度受到一定的力学刺激而改变。Stulpner 等[57] 提出了一种基于应变的刺激和新的重建率 $\dot{r}$，此模型有明显的进步，因为在斯坦福模型中没有限定上下边界，如一个很大或者很小的刺激可能会产生夸张的重建率。生理上这是不可能的，而 Stulpner 的方法更为合理。

Mullender 等[39] 在 Weinans 等提出的适应性骨重建模拟模型的基础上，将骨重建用数学方法描述为自组织生物控制过程，Mullender 假设感受器通过比较力学信号与参考值的差值控制重建过程；另外，还假设感受器影响系数随其与反应细胞的距离增加呈指数递减。Zhu 等[58]在此基础上提出了高阶非线性骨重建速率方程，为骨功能适应性理论的研究与应用开拓了更为广阔的空间。用表观密度描述骨的内部结构特征，用单位质量的应变能密度作为力学激励，模型中感受器作用点不依赖于有限元网格的划分，即感受细胞与反应细胞是分离的，这样可以改变感受器的密度与影响系数。白雪飞等[59]用此方法模拟近端股骨的结构，其结果符合实际值，同时也消除了方格盘现象，这表明早期模型密度分布的方格盘现象是由激励分布的不连续性引起的，是人为限制感受器的作用范围局限于单元内部的结果。

　　长期存在的问题和连续性假设的限制使得我们需要一个新的非连续性公式来消除仿真中的误差。Wang 等[60]通过这个基于体积的非连续性公式，相邻节点通过压杆连接，压杆的密度不随时间变化，压杆体积定义为状态变量来表明不同的骨结构参数。迭代压杆体积取决于上一步迭代中压杆的应变能密度。状态变量从骨密度转变为骨体积，不仅消除了误差，而且把连续性公式转变为非连续性公式，模拟出股骨在外力作用下的适应性过程，求得外力条件下股骨颈部和股骨头部的密度变化很大，而股骨末梢总是密度最小的。

2. 现象方法的骨重建模型

　　力学方法的模型没有考虑骨组织内部的发生机理。例如，重建单元几何形状、不同阶段重建过程所消耗的时间、骨生长与吸收的内在联系都没有考虑到，这些内部性质对骨重建有重要意义。接下来提出两个基于基本多细胞单元（basic multicellular units，BMU）概念的模型，对于解决上述问题提供了很好的途径。

1）Hazelwood 模型

　　2001 年，Hazelwood 等[61]首次提出了新的模型，考虑了一个基本多细胞单元的整个吸收、生长和活跃阶段（A-R-F sequence），活性基本多单元细胞总是以吸收状态开始，此外，引入了活化率、重建速度和基本多细胞单元外形尺寸等变量，但这是一个完全二维的模型。

　　孔隙度改变率是这个模型的基本方程，即 $\dot{P}=O_R N_R - Q_F N_F$。$N_R$ 和 N_F 分别表示吸收和生长出的基本多细胞单元密度，Q_R 和 Q_F 分别表示骨吸收和生长的体积变化率，是随时间变化的。这个公式求得的是孔隙度 p，而不是密度 ρ，但两者可以相互转换，$p=1-\rho/\rho_t$。这个模型局限于皮质骨重建仿真，因此，体积变化率 Q_R 和 Q_F 是恒定的常数[62,63]。通过计算每个重建状态下的基本多细胞单元数量，可以调节骨的动力学特性。基本多细胞单元密度用激活频率 f_a 来表示 $N_R = \int_{t-T_R}^{t} f_a(t')\mathrm{d}t'$，$N_F = \int_{t-T_R-T_I-T_F}^{t-T_R-T_I} f_a(t')\,\mathrm{d}t'$。激活频率 f_a 由两部分组成，$f_a =$

$\bar{S}_{\nu}(f_{a(\text{disus})}+f_{a(\text{damage})})$。$f_{a(\text{disus})}$ 和 $f_{a(\text{damage})}$ 分别表示由于废用和损伤导致的激活状态频率。得到激活频率的表达式之前，需要引入存在的损伤法则和力学刺激，损伤率定义为 $\dot{D}=\dot{D}_M-\dot{D}_R$。$D_M$ 可以用力学刺激 ϕ 表示，$\dot{D}_M=k_D\phi=k_D\sum_{i=1}^{n}\tilde{\varepsilon}_i^q N_i$；$D_R$ 是由损伤状态和激活频率表示的函数，$\dot{D}_R=Df_a AF_s$，式中，k_D 表示损伤率系数，$k_D=D_0 f_{a0} AF_s/\phi_0$，$D_0$ 表示初始损伤状态，f_{a0} 是初始激活频率，A 为基本多细胞单元横截面积，F_s 为损伤消除因子，ϕ_0 为初始力学刺激。此外，$\tilde{\varepsilon}$ 是应变量，q 表示权重的指数，N 是循环数，i 表示载荷事件。这里的损伤不是连续性损伤，而是衡量每块表面区域的裂纹长度，因此，不能像其他方法那样定义损伤在 $[0,1]$ 之间，而且这里的应变量被假定为标准压应变量，作者没有对此做相关解释。此模型另一个简化是使用力学刺激 ϕ 来表示损伤产生的演化和废用产生的激活。作者指出，这只是一种简化，不表示损伤产生机制和废用所产生重建机制相同。然而，如果满足废用标准 $\phi<\phi_0$，骨重建被激活：$f_{a(\text{disuse})}=\dfrac{f_{a(\text{max})}}{1+e^{k_b(\phi-k_c)}}$，这是 Hazelwood 等[61]在药物学及临床实践的基础上总结出的基本多细胞单元激活频率的经验公式，k_b 和 k_c 系数定义这个函数形状，$f_{a(\text{max})}$ 是可能的最大激活频率，反映了骨组织进行骨重建的潜在能力。同理，损伤激活重建表示为 $f_{a(\text{damage})}=$

$$\dfrac{f_{a0}f_{a(\text{max})}}{f_{a0}+\left(f_{a(\text{max})}-f_{a0}\right)\rho^{k^q f_{a(\text{max})}(D-D_0)/D_0}}$$，在这个废用过程中，生长率的横截面积 $Q_F=A/T_F$

被 $\tilde{A}=0.5A(1+\phi/\phi_0)$ 代替，这反映了废用过程中骨生长的减小。通过欧拉前进法则迭代就得到了新的孔隙度 p_{n+1}。孔隙度和弹性模量的关系为，$E=E(P)=883P^6-2990P^5+3990P^4-2640P^3+908P^2-168P+23.7$，单位是 GPa。

2) Hernandez 模型

Hernandez 等[64]在以前的基础上提出了一个伴随吸收和生长机制的新模型，此模型是完全三维的，考虑了骨钙化过程，是一个重要的进步，这在骨质疏松症的药物治疗中都得以应用。而力学方面被忽略，刺激主要集中在骨矿物质密度的改变，这些改变是由于起源频率的改变产生。起源频率 f_{or} 定义为基本多细胞单元的数量，这些基本多细胞单元出现在一定参考体积和时间间隔下的内表面，这与描述通过一定横截面积的基本多细胞单元数量的激活频率不一样。两者关系为[64,65]：$f_{or}=\dfrac{f_a}{d_{\text{BMU}}\nu_{\text{BMU}}\sigma}$。$d_{\text{BMU}}$ 表示基本多细胞单元 BMU 宽度，ν_{BMU} 为 BMU 变化率或速度，他表示破骨细胞作用效果。σ 为基本多细胞单元的寿命。

在这个方法中，一个非常复杂的模型用于描述重建过程的几何问题，如基本多细胞单元生长的微结构变化过程，假设存在一种不断发生的平衡，不是为了力学适应性,而是为了消除损伤和新陈代谢作用。当骨吸收开始,通过分解骨组织有机和无机的部分,破骨细胞挖出第一个组织上的洞。总的骨重建体积表示为:
$\widetilde{V}_c = \int_{t-\sigma}^{t} \dot{V}_c(t') \mathrm{d}t'$,指数 c 表示松质骨或皮质骨,用基本多细胞单元密度来代替单独的基本多细胞单元来计算,上面表达式可以写成 $\dfrac{\widetilde{V}_c(t)}{V_T} = \int_{t-\sigma}^{t} \dot{N}_{\mathrm{BMU}}(t') \mathrm{d}t' \dot{V}_c(t)$。

这样,骨重建体积密度的变化与基本多细胞单元密度改变量相关起来了,每个单独基本多细胞单元改变认为在生命周期内是独立的。上式左边可以发现是与骨组织体积分数 V_B/V_T 的改变率相关,这个体积改变可以分为吸收和生长部分,假定基本多细胞单元密度是可以改变的,得到改进的表达式为

$$\left(\frac{\dot{V}_B}{V_T}\right)(t) = \int_{t-T_R-T_I-T_F}^{t-T_R-T_I} \left(\int_{t'-\sigma}^{t'} \dot{N}_{\mathrm{BMU}}(t'') \mathrm{d}t''\right) F_b(t') \mathrm{d}t'$$
$$-\int_{t}^{t-T_R} \left(\int_{t'-\sigma}^{t'} \dot{N}_{\mathrm{BMU}}(t'') \mathrm{d}t'\right) F_c(t') \mathrm{d}t'$$

可以发现,上式 t 时刻时骨体积分数的改变率是由吸收和生长状态的基本多细胞单元密度改变率来表达。引入两个因子 F_b 和 F_c,$F_b = f_b \dfrac{\dot{V}_c}{T_F}$,$F_c = f_c \dfrac{\dot{V}_c}{T_R}$。$\dot{V}_c$ 是体积改变单元,指数 c 表示松质骨或皮质骨。T_F 和 T_R 各自表示生长和吸收区域,f_b 和 f_c 修正骨生长和骨吸收量,如在重建平衡时相等。这个机制中的驱动因子是基本多细胞单元密度的改变量,它与起源频率相关,$\dot{N}_{\mathrm{BMU}} = f_{or} S_v$。钙化程度在力学属性中的作用很大,决定了 Young 模量 $E = 84.37 \left(\dfrac{V_B}{V_F}\right)^{2.58} \alpha^{2.74}$,$\alpha$ 是灰度分数,单位是 GPa。

这个分析忽略了力学作用,所以,没给出力学刺激和起源频率的关系,这个重要的值导致基本多细胞单元密度改变,因此规则了重建过程。然后,这个基本多细胞单元生长过程三维模型第一次引入了钙化程度到计算骨重建中。新产生的骨组织是完全有机的,会在一段时间内立刻钙化,可能是几个小时或几天。从产生的灰度分数 α_0 开始,第二个钙化周期开始,这是一个持续几年的饱和过程,渐进的趋向于最大值 $\alpha_{\max}$。灰度分数如何与时间相关没有提到,这个模型的重要性现在已经被人所知,因为这个模型的其他形式可以用于骨质疏松症的药物治疗。此模型的数值仿真结果可以从一些文献中找到[63,65,66],这里不再赘述。

5.7.3　应力-骨改建控制方程与有限元模型的耦合

算法模型是仿真程序的核心部分,以有限元单元的应变能为骨重建控制变量,应用欧拉前向迭代方法反复计算新生成的骨密度,以此得到骨应力重建最终

的结果。骨的有限元初始模型需要用到逆向工程的方法,从 CT 图片中经过一些处理得到人体骨组织的有限元模型,并加以合理地网格划分,为执行骨重建仿真程序提供必要的前提。Ansys 具有强大的有限元分析能力并提供 APDL 的二次开发接口,使用其作为骨密度重建仿真的软件,通过反复调试,最终实现了二维股骨及三维颅颌面骨在常规边界条件下的迭代运算,试验的最终结果接近真实的骨内部密度分布。

同骨生理重建过程一样,骨重建仿真也是一个非常复杂的过程。首先,需要通过 CT 断层扫描技术得到骨组织的原始断层图片,通过曲线拟合技术建立骨组织的曲线和曲面,由 CAD 软件最终生成骨组织的原始模型;其次,需要有精确的测量系统,通过捕捉人体运动、测量动力学特性得到人体骨组织及软组织的受力状况,进行相关的力学计算,可以近似得到某一部位或某一区域骨的边界条件,这是进行骨重建仿真中重要的一个环节,关系到所仿真结果的好坏、正确与否;再次,建立起正确的骨重建数值仿真的控制方程,本模型采用骨的当前密度和骨单元受力得到的应变能作为控制变量,通过控制方程的计算,就可以计算所迭代出的新骨组织密度及其弹性模量和泊松比;最后,经过反复迭代计算,改变单元的密度与弹性模量,当迭代达到平衡且收敛时,输出平衡状态下的骨密度结果。图 5.41 就是整个过程的算法框图。

整个骨重建仿真是一个复杂的循环迭代过程,在这个过程中,每个单元受到外力的作用而产生相应的应力和应变,本书的模型是以单元的应变能作为控制变量,经过一系列数值变化得到最终的骨密度结果。实践证明,本模型是有效的。

在本算法中,有限元分析软件先读取当前状态下每个骨单元的状态,包括骨密度、骨弹性模量、骨泊松比、骨应变能密度;通过初始设定的一些计算变量,如重建系数、权重比、每天循环次数等,通过算法的计算,得到新的骨密度。由前面所介绍的骨重建理论的阐述可知,对于特定的单元,只有当其应变能的变化达到一定的阈值时,密度及其骨量的分布变化才能发生。引起应变能的变化原因很多,长时间活动量的下降及其所承载荷的变化等都可能致使其产生骨重建行为。股骨重建行为有可能在完好无损的股骨上发生,这种情况一般是由于活动量的减少或增加所致,股骨重建行为也有可能在进行全髋置换手术后的股骨上发生,这种情况多是由于股骨在植入假体后,其受力状况发生了变化。不管哪种原因,或者说不管哪种自适应重建行为,要仿真其重建的过程,本算法都考虑了迭代过程中的死区效应。图 5.42 所示是本算法的流程图。

需要对图 5.42 中的骨重建算法进行一些必要的解释,整个骨重建迭代算法已知量是当前密度 ρ_n 和应变能 U,公式 $\bar{\sigma} = \sqrt{2EU}$ 可以计算出当前单元的应力值,Ψ 是刺激量,用来计算骨密度变化的中间过渡变量,骨头的受力可以看做是每天周而复始周期性的载荷状态,所以只需要计算出一天的刺激量 Ψ_t 即可,每

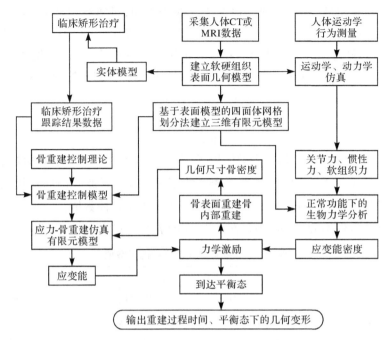

图 5.41　骨重建仿真整体程序框图

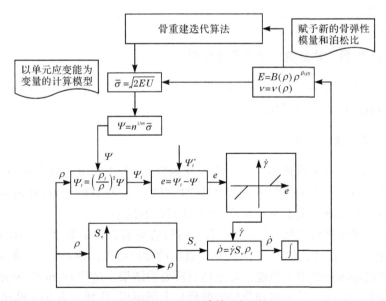

图 5.42　骨重建算法框图

天的应力刺激量用公式 $\Psi_t = (\rho_t/\rho)^2 n^{1/m}\bar\sigma$ 计算得出，ρ_t 是组织密度，n 是每天循

环迭代的控制变量,m 是重建的权重比。众所周知,骨重建过程是存在死区的,即应力刺激在一定范围内是不会诱导骨重建过程发生,只有当应力刺激大于某一值时,骨重建才会发生,骨密度增大;而当刺激小于某一值时,发生骨吸收过程,骨密度减小。表面重建率 $\dot{\gamma}$ 就是通过死区控制后骨重建的变化率,通过公式

$$\dot{\gamma}=\begin{cases} c(e+w), & e<-w \\ 0, & -w<e<w \\ c(e-w), & e>w \end{cases}$$

来计算,同时提出了一个特定表面区域 S_v,如式(5.34)所示,最终骨密度的重建率为 $\dot{\rho}=\dot{\gamma}S_v\rho_t$,计算所得结果,骨单元密度的值就可以通过欧拉前向迭代法 $\rho_{n+1}=\rho_n+\dot{\rho}t$ 得到。仿真中一些核心变量在表 5.3 中给出了具体数值。

$$S_v=0.0287\sigma p^s-0.10104p^4+0.13396p^3-0.09304p^2+0.03226p \quad (5.34)$$

表 5.3　三维骨重建仿真中的参数值

骨重建初始设定			
参考刺激	$\Psi_t^*=50\text{MPa}$	初始密度	$\rho_0=0.5\text{g/cm}^3$
权重比	$m=4$	组织密度	$\rho_t=1.8\text{g/cm}^3$
每天循环数	$n=10000$	最大密度	$\rho_{\max}=1.8\text{g/cm}^3$
重建数率	$C=0.02$	最小密度	$\rho_{\min}=0.5\text{g/cm}^3$
死区半域	$w=0.125\Psi_t^*$	时间步长	1 天

5.7.4　应力-骨改建数值仿真及骨态预测

以股骨改建为例,建立股骨有限元模型与应力-骨改建控制方程的耦合,实现该改建的数值仿真和骨态预测。

1. 有限元模型的建立

股骨的二维应力重建仿真是一个简化的模型,由于其单元数目少、计算速度快、结果较为直观,因而是分析骨应力重建仿真的一个很好的起点,在研究之初可将算法理论在二维模型上进行试验,并得到很好的结果。

建立二维股骨模型相对简单,只需要将股骨垂直截面的轮廓在 Pro/E 生成,并保存为 IGES 格式文件,Ansys 提供了直接的接口可以读取,对于二维骨应力重建仿真来说,plane42 单元就能很好地仿真所要的结果。选用 plane42 单元并做网格划分,图 5.43 所示是网格划分好的股骨最大剖面积,共划分为 914 单元,993 个节点。

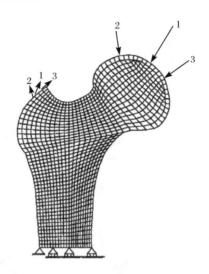

图 5.43 二维股骨模型的边界条件

二维股骨头模型按照如图 5.43 方式进行加载,相关载荷的角度与大小由表 5.4 列出[21],并调用前面所述的骨应力重建方程,下面是骨重建仿真的 3000 天的结果,如图 5.44 所示。从图 5.44 可以看出,仿真结果和真实状况非常相似。可以发现,沿着骨干部位,外层皮质骨层有着很高的密度区域,髓腔内部的骨密度非常小,甚至几乎为零;在股骨头骨骺周围的密度分布较为复杂,存在两个被低密度区域所包围的高密度部位,即股骨颈和股骨头部位。

表 5.4 二维股骨边界条件(FP 表示前向面,SP 表示矢状面)

载荷	每天循环数	股骨头受力			外展肌作用力		
		大小/N	方向		大小/N	方向	
			SP/(°)	FP/(°)		SP/(°)	FP/(°)
1	6000	2317	24	6	703	28	15
2	2000	1158	−15	35	351	−8	9
3	2000	1548	56	−20	468	35	16

为了研究整个迭代过程的收敛状况,记录每天骨密度迭代以后骨密度的变化,如图 5.45 所示。迭代过程一开始,骨密度变化没有表现出收敛状态,而是出现密度变化逐渐增大的迹象,这与初始骨密度设定有关,当迭代到 10 天左右,骨密度变化开始趋向于收敛,骨密度重建过程逐渐达到了平衡状态。此外,弹性模量的值也接近于真实值。例如,在纵向上,弹性模量的值在 18GPa 左右,而沿骨内部小量骨方向的骨弹性模量为 12GPa 左右,这与真实试验值很相似。在股骨颈和股骨头部位,骨密度的分布趋势和真实状况接近。

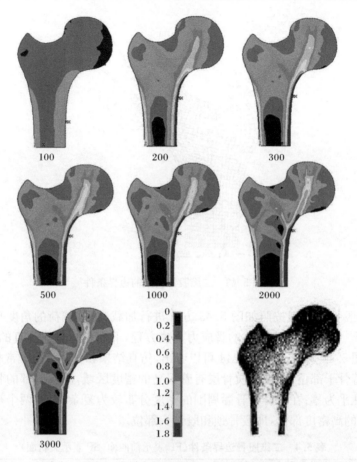

图 5.44　从左上至右下分别为 100 天至 3000 天的股骨重建的仿真结果
以及真实股骨 CT(单位:g/cm³)

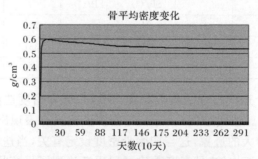

图 5.45　逐渐收敛的骨密度变化率

2. 仿真结果

为了验证骨重建模型收敛的特性,考察骨密度随时间变化的情况(图 5.45),发现整个过程密度的改变是有变化的,在 15 天左右达到一个密度改变的峰值,之后趋向于平稳,逐渐收敛。

由于应力骨重建过程中是以应变能为主要控制变量的,所以,研究应变能的变化状态也是至关重要的,应变能密度随骨重建时间增长的分布变化如图 5.46 所示。

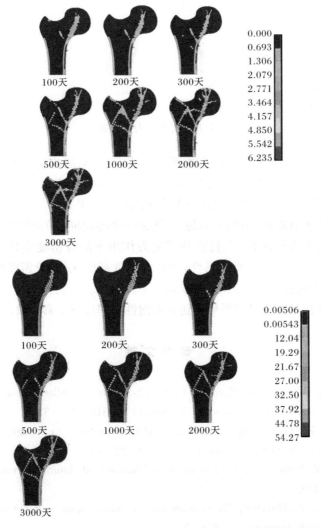

图 5.46　骨应变能分布(左,单位:N/cm²)与骨 von Mises 应力状态(右,单位:MPa)

图 5.47 中,小箭头表示第一和第三主应力的方向和大小,由于是二维平面状态下仿真,所以没有显示第二主应力存在。

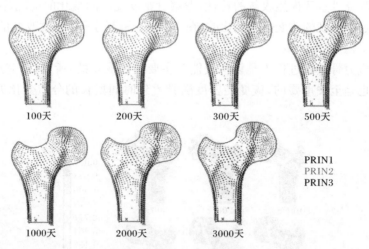

图 5.47　骨主应力分布方向

可以看出,以上骨重建算法有如下三个优点:①对股内部组织密度提供了较为精确的预测;②很巧妙地融入了循环载荷和可用特定表面等变量,使得程序可以应用于不同工况场合;③能得到一个稳定的收敛结果。

但本算法也有缺点,最明显的是:这还是一个各向同性的模型,所以不能表现出骨小梁结构的方向属性,而且在外部应力作用下的骨密度变化的主方向不清楚。这里也证明了一些重要的属性,如在骨密度高的区域,骨密度变化的幅度越来越小,并且当接近一定极值时,密度几乎不再改变。最后,本算例表明计算出的骨密度和弹性模量无论是在平均值还是方向性上都接近于真实值。

参 考 文 献

[1] Turner M J, Clough R W, Martin H C, et al. Stiffness and deflection analysis of complex structure. Journal of the Aeronautical Sciences, 1956, 23(9): 805—823.

[2] Friedenberg R. "Direct analysis" and "finite element analysis" in biology: A new computer approach. Currents in Modern Biology, 1969, 3(2): 89—94.

[3] Hresher R W, Saito G E. The stress analysis of human teeth. Journal of Biomechanics, 1973, 6(5): 443—449.

[4] Liu Y K, Ray G, Hirsch C. The resistance of the lumber spine to direct shear. Orthopedic Clinics of North America, 1975, 6(1): 33—49.

[5] Pesce Delfino V, de Marzo C, Prete A, et al. Biomechanical simulation model of the develop-

mental morphology of the human skull: Further observations on the model construction. Journal of Biological Research,1981,57(20):2011—2017.

[6] 焦大宾,吴文周,杨桂通. 人头颅受撞击作用的力学分析. 中国生物医学工程学报,1992, 11(3):141—149.

[7] Lapeer R J,Prager R W. Fetal head moulding: Finite element analysis of a fetal skull subjected to uterine pressures during the first stage of labour. Journal of Biomechanics,2001, 34(9):1125—1133.

[8] Bandak F A,vander Vorst M J,Stuhmiller L M,et al. An imaging-based computational and experimental study of skull fracture: Finite element model development. Journal of Neurotrauma,1995,12(4):679—688.

[9] Jinushi H,Suzuki T,Naruse T,et al. A dynamic study of the effect on the maxillofacial complex of the face bow: Analysis by a three-dimensional finite element method. The Bulletin of Tokyo Dental College,1997,38(1):33—41.

[10] 张彤,刘洪臣,王延荣,等. 上颌骨复合体三维有限元模型的建立. 中华口腔医学杂志, 2000,35(5):374—376,27.

[11] Gross M D,Arbel G,Hershkovitz I. Three-dimensional finite element analysis of the facial skeleton on simulated occlusal loading. Journal Oral Rehabilitation,2001,28(7):684—694.

[12] Wu L J. Nonlinear finite element analysis for musculoskeletal biomechanics of medial and lateral plantar longitudinal arch of Virtual Chinese Human after plantar ligamentous structure failures. Clinical Biomechanics,2007,22(2):221—229.

[13] 殷有泉. 非线性有限元基础. 北京:北京大学出版社,2007:30—126.

[14] 冯元桢. 生物力学. 北京:科学出版社,1983:391—393.

[15] Black J,Hastings G. Handbook of Biomaterial Properties. London:Chapman & Hall,1998: 3—21.

[16] 冯元桢. 生物力学——活体组织的力学特性. 戴克刚,鞠烽炽译. 长沙:湖南科技出版社, 1986:435—472.

[17] Helgason B,Perilli E,Schileo E,et al. Mathematical relationships between bone density and mechanical properties: A literature review. Clinical Biomechanics,2008,23(2):135—146.

[18] Helgason B,Taddei F,Palsson H,et al. A modified method for assigning material properties to FE models of bones. Medical Engineering & Physics,2008,30(4):445—453.

[19] Gibson L J. The mechanical behaviour of cancellous bone. Journal of Biomechanics,1985, 18(5):317—328.

[20] Cheung J T,Zhang M,An K N. Effect of Achilles tendon loading on plantar fascia tension in the standing foot. Clinical Biomechanics,2006,21(2):194—203.

[21] 孙培栋,陈春,吴长福,等. 有限元分析中软组织力学参数的设定及验证. 医用生物力学, 2012,27(1):27—31.

[22] 邹海天. 人体前臂软组织活体力学性质研究. 哈尔滨:哈尔滨工业大学硕士学位论文,2008.

[23] Wu J Z,Dong R G,Smulz W P,et al. Modeling of time-dependent force response of fingertip to dynamic loading. Journal of Biomechanics,2003,36(3):383—392.

[24] Hounsfield GRL. Computerized transverse axial scanning(tomography). Deseription of System. Br. J. Radiol. ,1973,46:1016—1022.

[25] 樊向利,郭征,宫赫,等. 正常人股骨近端生物力学性能的区域性分析. 中国骨与关节损伤杂志,2011,26(7):601—603.

[26] Ausiello P,Franciosa P,Martorelli M,et al. Numerical fatigue 3D-FE modeling of indirect composite-restored posterior teeth. Dental Materials,2011,27(5):423—430.

[27] Helgason B,Taddei F,Palsson H,et al. A modified method for assigning material properties to FE models of bones. Medical Engineering & Physics,2008,30(4):444—453.

[28] Cheung J T,Zhang M,Leung A K,et al. Three-dimensional finite element analysis of the foot during standing-material sensitivity study. Journal of Biomechanics, 2005, 38 (5): 1045—1054.

[29] Ascenzi A. Biomechanics and Galileo Galilei. Journal of Biomechanics,1993,26(2):95—100.

[30] Wolff J. The Law of Bone Remodeling. Berlin:Springer,1986:1,2.

[31] Frost H M. Bone"mass" and the "mechanostat":A proposal. The Anatomical Record,1987, 219(1):1—9.

[32] Frost H M. Perspectives:A proposed general model of the mechanostat (suggestions from a new paradigm). The Anatomical Record,1996,244(2):139—147.

[33] Cowin S C,Hegedus D H. Bone remodeling:A theory of adaptive elasticity. Journal of Elasticity,1976,6(3):313—326.

[34] Huiskes R,Weinans H,Grootenboer H J,et al. Adaptive bone remodeling theory applied to prosthetic-design analysis. Journal of Biomechanics,1987,20(11-12):1135—1150.

[35] Huiskes R,Boeklagen R. Mathematical shape optimization of hip prosthesis design. Journal of Biomechanics,1989,22(8-9):793—799,801—804.

[36] Weinans H,Huiskes R,Grootenboer H J. A hypothesis concerning minimal bone density threshold levels as final stages of bone remodeling. ORS,1990,15:78.

[37] Huiskes R,Weinans H,et al. Validation of strain-adaptive bone remodeling analysis to predict bone morphology around noncemented THA. ORS,1991,16:5.

[38] Weinans H,Huiskes R,Grootenboer H J. The behavior of adaptive bone-remodeling simulation models. Journal of Biomechanics,1992,25(12):1425—1441.

[39] Mullender M G,Huiskes R,Weinans H. A physiological approach to the simulation of bone remodeling as a self organizational control process. Journal of Biomechanics,1994,27(11): 1389—1394.

[40] Carter D R,Orr T E,Pyhrie D P. Relationships between loading history and femoral cancellous bone architecture. Journal of Biomechanics,1989,22(3):231—244.

[41] Beaupre G S,Orr T E,Carter D R. An approach for time-dependent bone modeling and remodeling application:A preliminary remodeling simulation. Journal of Orthopaedic

Research,1990,8(5):662—670.

[42] Jacobs C R. Numerical Simulation of Bone Adaptation to Mechanical Loading[PhD Dissertation]. Stanford: Stanford University,1994.

[43] Jacobs C R,Levenston M E,Beaupre G S,et al. Numerical instabilities in bone remodeling simulations: The advantages of a node-based finite element approach. Journal of Biomechanics,1995,28(4):449—451,453—459.

[44] Cowin S C. Wolff's law of trabecular architecture at remodeling equilibrium. Journal of Biomechanical Engineering,1986,108(1):83—88.

[45] Jacobs C R,Simo J C,Beaupre G S,et al. Adaptive bone remodeling incorporating simultaneous density and anisotropy considerations. Journal of Biomechanics,1997,30(6):603—613.

[46] Doblare M,Garcia J M. Anisotropic bone remodeling model based on a continum damage-repair Theory. Journal of Biomechanics,2002,35(1):1—17.

[47] Doblare M,Garcia J M. Application of an anisotropic bone-remodelling model based on a damage-repair theory to the analysis of the proximal femur before and after total hip replacement. Journal of Biomechanics,2001,34(9):1157—1170.

[48] Garcia J M,Martinez M A,Doblare M. An anisotropic internal-external bone adaptation model based on a combination of CAO and continuum damage mechanics technologies. Computer Methods in Biomechanics and Biomedical Engineering,2001,4(4):355—377.

[49] Carter D R,Fyhrie D P,Whalen R T. Trabecular bone density and loading history: Regulation of connective tissue biology by mechanical energy. Journal of Biomechanics, 1987, 20(8):785—787,789—794.

[50] Weinans H,Huiskes R,Grootenboer H J. The behavior of adaptive bone remodeling simulation models. Journal of Biomechanics,1992,25(12):1425—1441.

[51] Crolet J M. Homogenization: Mathematical method applied to haversian cortical bone structure//Proceedings 1st World Congress of Biomechanics,La Jolla,1990:156.

[52] Zhang N,Fan X J. Comments on "Compact bone: Numerical simulation of mechanical characters". Journal of Biomechanics,1996,29(12):1673—1674.

[53] Hollister S J,Fyhrie D P,Jepsen K J,et al. Application of homogenization theory to the study of trabecular bone mechanics. Journal of Biomechanics,1991,24(9):825—839.

[54] Hollister,S J,Kikuchi N. Homogenization theory and digital imaging: A basis for studying the mechanics and design principles of bone tissue. Biotechnology and Bioengineering,1994, 43:586—596.

[55] Li J Y,Li H Y,Shi L,et al. A mathematical model for simulating the bone remodeling process under mechanical stimulus. Dental Materials,2007,23(6):1073—1078.

[56] Carter D R,Beaupre G S. Skeletal Function and Form: Mechanobiology of Skeletal Development,Aging and Regeneration. Cambridge: Cambridge University Press,2001:31—52.

[57] Stulpner M A,Reddy B D,Starke G R,et al. A three-dimensional finite analysis of adaptive remodelling in the proximal femur. Journal of Biomechanics,1997,30(10):1063—1066.

[58] Zhu X H, Gong H, Zhu D, et al. A study of the effect of non-linearities in the equation of bone remodeling. Journal of Biomechanics, 2002, 35(7):951—960.

[59] 白雪飞,朱东,张春秋. 近端股骨的结构模拟. 吉林工业大学自然科学学报,2000,30(4): 56—61.

[60] Wang Z Y, Mondry A. Volume-based non-continuum modeling of bone functional adaptation. Theoretical Biology and Medical Modelling, 2005, 2(1):1—11.

[61] Hazelwood S J, Martin R B, Rashid M M, et al. A mechanistic model for internal bone remodeling exhibits different dynamic responses in disuse and overload. Journal of Biomechanics, 2001, 34(3):299—308.

[62] Parfitt A M. Targeted and non-targeted bone remodeling: Relationship to basic multicellular unit origination and progression. Bone, 2002, 30(1):5—7.

[63] Hernandez C J. Simulation of bone remodeling during the development and treatment of osteoporosis[PhD Dissertation]. Stanford: Stanford University, 2001.

[64] Hernandez C J, Beaupre G S, Carter D R. A model of mechanobiologic and metabolic influences on bone adaption. Journal of Rehabilitation Research and Development, 2001, 37(2): 235—244.

[65] Hernandez C J, Hazelwood S J, Martin R B. The relationship between basic multicellular unit activation and origination in cancellous bone. Bone, 1999, 25(5):585—587.

[66] Hernandez C J, Beaupre G S, Carter D R. A theoretical analysis of the changes in basic multicellular unit activity at menopause. Bone, 2003, 32(4):357—363.

第6章　颅颌骨肌生物力学仿真建模与分析

6.1　概　　论

颅骨构成人体颜面的基本轮廓,保护与容纳脑、眼、耳、鼻及口等器官,为面部软组织提供支架,并相互作用完成咀嚼、会话等基本功能。颅骨常因病损、先天畸形等原因需要进行治疗。临床重建颅骨的结构和功能与口腔骨肌生物力学密切相关,形成了牙颌正畸生物力学、口腔修复生物力学、颌骨重建生物力学等专业分支。

牙颌正畸生物力学研究涉及牙齿畸形矫治、颌骨畸形矫治中的生物力学问题。研究内容可分为三个方面:不同正畸力下牙周的力学行为特性、牙齿移动的阻力中心、牙齿旋转中心位置等[1~3];矫形器的生物力学效果[4];颅颌复合体在横向扩弓力作用下软组织的阻力及颌骨横向扩弓的扩弓力传导[5~7]。研究方法包含有限元法、尸体实验及光测力学法。

口腔修复生物力学主要关注可摘局部义齿、全口义齿、冠、桥等修复技术相关的生物力学问题,研究内容包含可摘局部义齿固位的生物力学问题[8]、牙冠修复(嵌体、部分冠)生物力学问题[9]、固定桥基牙的受力分析[10,11]等。

颌骨重建生物力学研究颌骨缺失、缺损后功能重建的生物力学问题,研究内容包括下颌骨缺损的自体骨移植重建生物力学问题[12]、下颌骨假体设计的生物力学问题[13,14]、上颌骨缺损膺复体重建的生物力学问题[15,16]、上颌骨缺损骨移植重建的生物力学问题[17]等。

本章主要介绍颅颌骨肌系统的几何模型、运动学动力学模型、三维有限元模型建立的方法,并以口腔正畸生物力学问题、下颌骨缺损生物力学问题、口腔修复生物力学问题、上颌骨缺损生物力学问题为例阐述模型在临床医学中的应用。

6.2　颅颌骨肌系统解剖结构及其力学功能

颅骨由23块骨连接而成,分为脑颅骨和面颅骨两大部分。

颅骨除下颌骨和舌骨外,其他各骨都紧密连接成一个整体,通过颞下颌关节与下颌骨和咀嚼肌共同组成颅颌骨肌系统(图6.1),是颅部生物力学研究的重点。

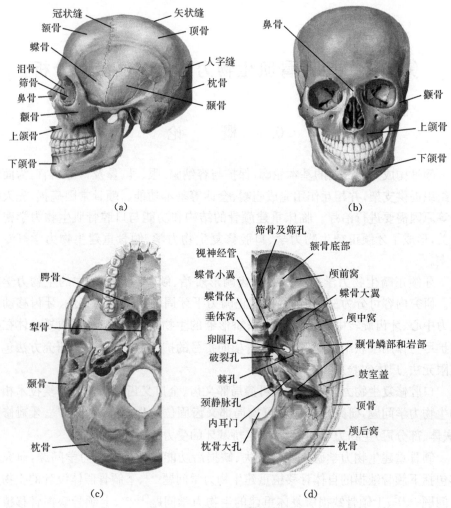

图 6.1　颅骨的解剖结构

6.2.1　脑颅骨系统

　　脑颅骨位于头颅的上后部,外表面为近似卵圆形的穹窿,内表面与脑的形态相适应,上部称颅顶,下部称颅底,其由 8 块骨构成,包括颅前方的额骨、后方的枕骨、两者之间的 1 对顶骨、两侧的 1 对颞骨、颅底的 1 块碟骨和 1 块筛骨。

　　1. 颅顶解剖结构及其力学功能

　　颅顶各骨均属扁骨,其两表面的骨板称为内板和外板,中间为疏松的板障。成人外板较厚,耐受张力较大,内板较薄,质地脆弱,有玻璃样板之称。颅顶受外力打击时常集中于一点,成人骨折线多以受力点为中心向四周放射,小儿颅顶骨因弹性较大,故多为凹陷性骨折。发生骨折时,内板损伤程度常较外板严重,同时,骨折片可刺伤局部的血管、脑膜和脑组织。

2. 颅底解剖结构及其力学功能

颅底为大脑的额叶、颞叶及小脑提供支持和保护,内面与三者相适应而形成左右对称的三个窝,即颅前窝、颅中窝和颅后窝[图 6.1(d)]。颅底具有一系列重要孔洞,构成人脑与外部的神经与血管通道。

1) 颅前窝

颅前窝由额骨、筛骨和蝶骨小翼组成,容纳左右大脑额叶,中部有嗅丝经筛孔入鼻腔,此处骨折或脑膜损伤可导致脑脊液鼻漏。

2) 颅中窝

颅中窝由蝶骨体及大翼、颞骨鳞部和部分岩部、顶骨前下角组成,容纳左右大脑的颞叶。鼓室盖和垂体窝处的骨质较薄,易发生骨折。鼓室盖下方有鼓室,此处骨折可致脑脊液和血液流入鼓室,并经咽鼓管入咽,或者经破裂的鼓膜顺外耳道流出。垂体窝下方为碟窦,此处颅底骨折,脑脊液和血液经碟窦可流入鼻腔。

3) 颅后窝

颅后窝由枕骨和颞骨岩部后上面组成,容纳小脑和脑干。颅后窝位置最低,骨折时血液及其他渗漏液难以排出,容易导致颅内高压。

6.2.2　面颅骨系统

面颅骨位于头颅的前下部,构成骨性支架和腔室,容纳并为眼、鼻、舌等器官提供支持和保护,其由 15 块骨构成,外露的有左右成对的颧骨、上颌骨、鼻骨和单块下颌骨,内隐的有左右成对的泪骨、腭骨、下鼻甲骨及单块的犁骨和舌骨。脑颅和面颅可由眶上缘至外耳门上缘连线分界[18,19]。

1. 上颌骨及咀嚼力传导支柱

上颌骨直接承受咀嚼力,在牙根周围形成突起的牙槽突,在承受咀嚼压力显著的部位骨质增厚,以利于将咀嚼压力传导至颅底。压力通过下起上颌骨牙槽突,上达颅底的三对支柱传递(图 6.2)。

1) 尖牙支柱

尖牙支柱或称鼻额支柱,主要传导尖牙区的咀嚼压力,该支柱起于上颌尖牙区的牙槽突,上行经眶内缘至额骨。

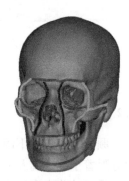

图 6.2　面颅骨

2) 颧突支柱

颧突支柱主要传导第一磨牙区的咀嚼压力,其起于上颌第一磨牙区的牙槽突,沿颧牙槽嵴上行达颧骨分为两支:一支经眶外缘至额骨;另一支向外后经颧弓而达颅底。

3) 翼突支柱

翼突支柱主要传导磨牙区的咀嚼压力,其由上颌骨牙槽突的后端与蝶骨翼突相互连接而构成,将咀嚼压力传至颅底。

此外,在上述支柱间还有横行的连接支架,如眶上弓、眶下弓及鼻骨弓等,使上颌骨及其邻骨形成比较坚固的力学结构,一般导致轻微创伤的外力常在上述诸骨结合处或腔窦弥散消失。牙槽突和腭骨水平部共同围成在解剖学中具有重要意义的腭大孔,是上颌修复方案中基托最后缘的标志。腭突上部有一个切牙孔,在上颌修复中是排上前牙的参考标志。上颌骨牙槽突是牙缺损修复方案几何学仿真的基础。

2. 下颌骨

下颌骨位于上颌骨下方,分为水平部分的下颌体和两侧垂直的下颌支,是颌面水平力学支柱的组成部分(图 6.3)。体呈弓状,下颌支伸向后上,末端分叉形成两个突起,前方为冠突,后方为髁突,中间凹陷处为下颌切迹。支与体的接合部为下颌角,角的外面有咬肌粗隆,内面有翼肌粗隆。下颌骨是活动骨块,直接产生人脑意识支配下的咀嚼力及咬合力。

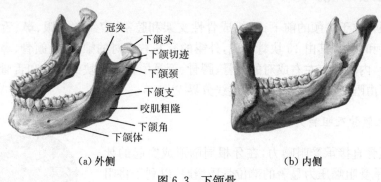

(a) 外侧　　　　　　　　　　　　　　　(b) 内侧

图 6.3　下颌骨

6.2.3　颞下颌关节

颞下颌关节由下颌骨的髁突与颞骨下颌窝及关节结节构成(图 6.4)。关节囊上方附着于上颌窝及关节结节周围,下方附着于下颌颈,比较松弛,依靠外侧部韧带加强。关节内有纤维软骨性的关节盘,其周围附着于关节囊,将关节腔分为上、下两部分。颞下颌关节的运动在两侧同时进行,故属于联合关节。运动方式包括:上提和下降,发生于下关节腔;前进和后退,发生于上关节腔;还有侧方运动,实际上是一侧关节旋转,另一侧做前后运动。张口(下降运动)过大时,下颌头和关节盘同时向前,有时越过关节结节而不能复原,造成下颌关节脱位。颞下颌关节在咀嚼运动中起着极为重要的生物力学作用。

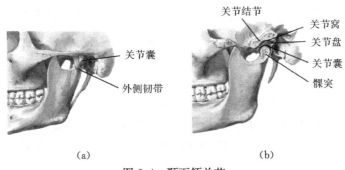

(a)　　　　　　　　　　　(b)

图 6.4　颞下颌关节

6.2.4　咀嚼肌系统

人类头颈部的肌肉包括头肌和颈肌。头肌包括表情肌和咀嚼肌;颈肌包括颈浅肌群,舌骨上、下肌群和颈深肌群。咀嚼肌是头肌中产生力学功能的主要肌肉群。

1. 咀嚼肌群的组成及其功能

咀嚼肌群包括咬肌、颞肌、翼内肌和翼外肌四对,其解剖结构如图 6.5 所示[20]。

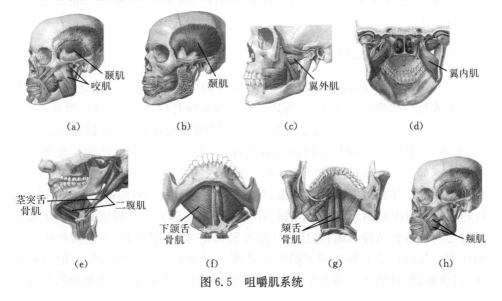

(a)　　　　　(b)　　　　　(c)　　　　　(d)

(e)　　　　　(f)　　　　　(g)　　　　　(h)

图 6.5　咀嚼肌系统

1) 咬肌[图 6.5(a)]

咬肌起自颧弓下缘及内侧面,向后下方止于下颌支外侧面及下颌角的咬肌粗隆,负责上提下颌骨(闭口),部分纤维可使下颌骨前伸,深部纤维可使下颌骨后缩。

2) 颞肌[图 6.5(b)]

颞肌起自颞窝底,肌束呈扇形向下会聚,通过颧弓的深面止于下颌骨的冠突尖及其内侧面,以及下颌支前缘。颞肌与颞筋膜共同发挥对深部解剖结构的保护作用,其前部负责提下颌骨作闭口运动,后部拉下颌骨向后运动。

3) 翼外肌[图 6.5(c)]

翼外肌有上、下两个起头,上头起自蝶骨大翼的下面,下头起自蝶骨翼突外侧板,两头共同向后外方,止于下颌髁突及下颌关节囊。翼外肌一侧收缩使下颌向侧方运动;两侧同时收缩使下颌向前运动;两侧翼外肌交替收缩,使下颌骨向左、右方移动。

4) 翼内肌[图 6.5(d)]

翼内肌有两个起头,浅头起自上颌结节,较大的深头起自翼突窝和腭骨。咬肌、颞肌及翼内肌收缩均使下颌骨上提,上下颌牙互相咬合。这些肌群在息止位保持下颌骨上提,所以,下颌关节的自然姿势是闭口位。

2. 参与咀嚼的其他肌肉

二腹肌、茎突舌骨肌、下颌舌骨肌、颏舌骨肌等同属舌骨上肌群,它们都有协助张口的作用[图 6.5(e)~(g)]。颊肌收缩时将面颊部挤向磨牙,协助咀嚼运动[图 6.5(h)]。

6.2.5　牙列与周边软组织

牙是人体最坚硬的组织,嵌于上、下颌骨的牙槽突内,按照一定的顺序、方向和位置呈弓状排列成牙列(又称牙弓),按所处颌骨位置分上牙列[图 6.6(a)]和下牙列[图 6.6(b)]。牙齿是直接行使咀嚼功能的器官,具有挤压、咬切、撕裂、磨碎食物的作用,并具有辅助发音及保持面部正常形态等功能。每颗牙均可分为三部分:露于口腔内的牙冠;嵌于牙槽内的牙根;介于两者之间的狭细部分牙颈。每个牙齿内部又由牙釉质、牙本质、牙骨质和牙髓四部分构成[图 6.6(c)]。牙周组织包括牙周膜、牙槽骨骨膜和牙龈三部分。牙周膜是介于牙和牙槽骨之间的致密结缔组织,将牙和牙槽骨紧密结合,固定牙根,并能缓解咀嚼时的压力。牙槽骨是牙根周围牙槽突的骨质。牙龈是紧贴牙槽骨外面的口腔黏膜,富含血管,其游离缘附于牙颈。牙周组织具有支持牙齿、传导和分散殆力的重要力学功能。

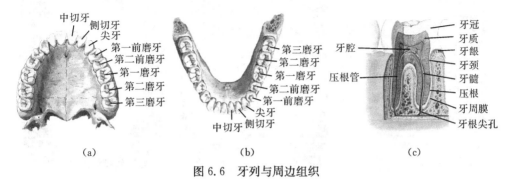

图 6.6　牙列与周边组织

　　𬭩力和咬合力分别是上下颌牙静态接触和动态接触时的接触力,它们的大小、方向及作用方式对牙体、牙列、牙周组织乃至颞下颌关节都有重要影响,而牙体、牙列、牙周组织及下颌骨的力学性态反之又要影响𬭩力和咬合力。

6.3　颅颌骨肌系统几何与动力学仿真建模

　　计算机仿真建模和分析是颅颌骨肌系统重要研究手段。利用图像处理与建模技术构造颅骨和主要咀嚼肌肉的三维几何模型,通过软硬组织三维模型的配准,建立起一个完整的、具有高相似性的人体颅颌骨肌系统三维解剖模型,通过肌肉的力线替代进一步转化为生物力学仿真计算模型,是当今颅颌骨肌生物力学仿真建模的主要技术途径。

6.3.1　颅颌骨骼系统的几何建模

　　这里通过冷冻尸体切片和健康志愿者 CT 数据两种途径,分别建立颅颌骨骼系统的几何模型。

1. 根据冷冻尸体切片数据

　　通过对中国人民解放军第三军医大学提供的遗体捐献者头部冷冻切片进行处理,建成人体颅骨几何模型,方法见第 2 章,所建模型如图 6.7 所示。这种方法通常受限于样本来源,很难选择解剖形态完美的遗体捐献者,该模型在对称性等方面存在一定的解剖形态缺陷,只能用于不以头部为重点对象的人体全身力学仿真研究。

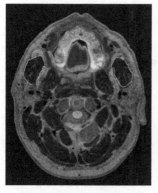
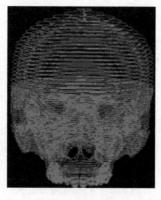
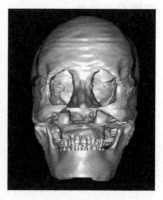

（a）头部冷冻切片　　　　（b）头部骨骼线模型　　　　（c）头部骨骼面模型

图 6.7　基于冷冻切片数据的人体颅颌部骨骼几何模型

2. 根据健康志愿者 CT 数据

为满足颅颌骨肌系统专业研究的需要，特遴选一位颅骨形态完好、牙列完整且咬𬌗关系正常、无颞下颌关节紊乱综合症状的青年志愿者，通过 CT 影像数据处理建立颅颌骨肌系统几何模型。

志愿者取仰卧位，用头架固定头颅位置，扫描平面平行于眶耳平面。采用 GE-Lightspeed Qx/I 多排螺旋 CT 进行扫描，层厚为 1mm，共扫描 256 层，该分辨率足以获取颅骨各个解剖特征。

如图 6.8 所示，用医学图像专业处理软件对原始 CT 图像进行图像分割和轮廓线提取，以 igs 格式导入软件 POWERSHAPE 中进行曲面模型的建立。根据鼻根点（N）、左右侧耳点（P）、左右侧眶点（O）五个解剖标志点来定义颅颌面三维立体坐标系统：横断面为通过左右耳点、左右眶点的平均坐标的水平面；冠状面为通过左右耳点垂直于横断面的平面；矢状面为通过鼻根点垂直于横断面和冠状面的平面。

在颅颌骨三维模型坐标系统中，为了更好地进行上、下颌骨缺损修复方法的效果评价，采用跟踪法获取截骨交线，将模型按临床常见的缺损类型进行模块化：下颌骨包括髁突、升支、牙槽骨、下颌角、体部、颏部体和牙列模块；上颌骨复合体包括颧骨、鼻骨、上颌骨牙槽骨、上颌骨窦壁、上颌骨硬腭、上颌骨鼻中隔、上颌骨眶底和眶周部分体模块。在具体缺失重建的设计过程中，不同的体模块可以任意删除，以模拟不同的临床缺损情况。

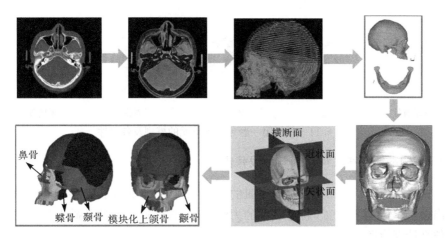

图 6.8　预处理后 CT 片对照图

6.3.2　牙列及其支持组织的几何建模

　　牙科专业生物力学研究需要牙弓典型、每一颗牙正常完美且排列整齐,上下牙列粉关系正常的仿真模型。这里特遴选一满足该要求的志愿者上下颌 CT 数据,建立具有颌骨内部解剖构造的颌骨-牙列模型。为保证牙冠尖、嵴、沟、窝等重要解剖信息不被丢失,同时对其所咬牙模用 0.1mm 间距层切,通过数字摄影和图像处理,建立具有精确牙粉面的牙列模型。通过上述两个模型配准,构成既有精确牙粉面又有内部解剖结构的“颌骨-牙列”模型(图 6.9),并实现了以单个牙为单位的模块化结构(图 6.10),可以拔取任何一个牙齿,模拟牙列的缺损状态。图 6.11 为下颌第一磨牙牙周膜和牙槽骨的几何模型。

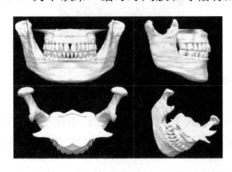

图 6.9　人体牙列及其支持组织的三维几何模型图

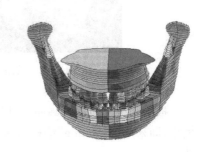

图 6.10　牙列及下颌骨模块化

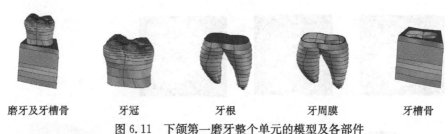

| 磨牙及牙槽骨 | 牙冠 | 牙根 | 牙周膜 | 牙槽骨 |

图 6.11　下颌第一磨牙整个单元的模型及各部件

6.3.3　咀嚼肌系统几何建模与力线替代

这里采用 CT 数据建立各咀嚼肌的三维几何模型,获取肌肉各截面的面积和肌肉在骨上的附着位置,通过肌肉的力线替代,在骨骼模型的基础上最后建立力学仿真计算模型。

1. 基于 CT 的肌肉三维几何建模

1) 肌肉轮廓线提取

在同一张 CT 图像中,肌肉组织的 CT 数相同,肌肉束互相间的边缘区分不明显,无法自动进行肌肉轮廓线提取,为此以冷冻切片断层图像数据作为参考,采用手工方法提取肌肉轮廓控制点,在 CAD 软件中构造肌肉模型(图 6.12)。

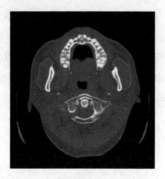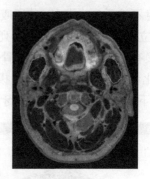

图 6.12　咬肌的 CT 和冷冻切片解剖图像比较

2) 肌肉三维几何建模

根据获得的肌肉轮廓曲线,以 igs 格式输入 POWERSHAPE 中构造肌肉曲面模型,即采用"Skinning"法构造肌肉外形曲面。图 6.13 为提取的咬肌轮廓曲线及曲面。

2. 肌肉与骨骼模型配准

由于是在同一 CT 数据源上提取的肌肉和骨骼,因此构建的骨骼和肌肉模型都是 CT 机默认的同一坐标系,其 z 轴正向均为人体高度方向。因此,肌肉与骨骼

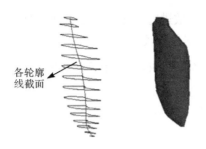

各轮廓
线截面

图 6.13　提取的咬肌轮廓曲线及曲面

组装时只需将建好的肌肉模型输入人体颅骨骨骼模型中即可。图 6.14(a)～(e)
为各个咀嚼肌与颅骨模型的配准,整体配准结果如图 6.14(f)、(g)所示。

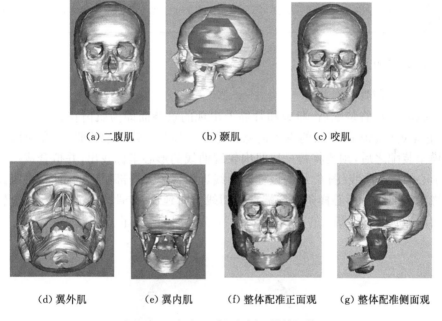

　(a) 二腹肌　　　　　(b) 颞肌　　　　　(c) 咬肌

(d) 翼外肌　　　(e) 翼内肌　　　(f) 整体配准正面观　　(g) 整体配准侧面观

图 6.14　各个咀嚼肌与颌面骨的组装

3. 肌肉束生理横截面积

肌肉的生理横截面积(physiological cross-section area,PCSA)是指该块肌肉
某横截面上所有肌纤维横截面面积的总和。通常,采用计算肌肉的体积除以肌肉
的长度(不算肌腱的长度)计算肌肉的 PCSA 值,这是一种平均的肌肉生理横截面
积计算方法,即 Crowninshield[21]法。表 6.1 是本书通过所建各肌肉的模型,按照
上述方法计算得到的肌肉束 PCSA 值,并与 Langenbach 等[22]、May 等[23]和 van

Eijden 等[24] 所列的肌肉参数进行了比较。由于被测对象的个体差异、对肌肉的细分方式不同，造成个别数据差异较大。

表6.1　正中殆位人体咀嚼肌肉的相关参数

肌肉名称		右深层咬肌	右浅层咬肌	右颞肌前头	右颞肌中头	右颞肌后头	右翼内肌	右翼外肌上头	右翼外肌下头	右二腹肌
生理横截面/cm²	本书研究	2.54	3.36	1.96	2.21	2.2	2.62	1.55	2.56	1.54
	Langenbach	2.04	4.76	3.95	2.39		4.37			
	May		4.78		2.83		2.37		2.91	
	van Eijden	3.49± 0.82	6.82± 1.04	7.70± 2.12		5.55± 1.27	6.00± 1.24	0.95± 0.35	2.82± 0.66	1.16± 0.30
肌肉长度/mm	本书研究	25.4	33.6	19.6	22.1	22	26.2	15.5	25.6	15.4

4. 肌肉的力线替代

1) 肌肉与骨骼附着面

肌肉与骨骼装配后，肌肉和骨骼上出现的重叠面即为肌肉在骨骼上的附着面，它是定位肌肉附着点的重要信息。对于一些形态较复杂的肌肉，在肌肉与骨骼模型装配之后，须要将每一层肌肉轮廓曲线的形心坐标找出，并拟合成一条通过形心的样条曲线（图6.13），该样条曲线近似代表了局部肌肉的走向，将肌肉最边缘轮廓曲线沿形心样条曲线端点的切线方向延长，与骨骼曲面相交，相交轮廓线内即为肌肉在骨骼上的附着面，图6.15 为咬肌起点和止点附着面。

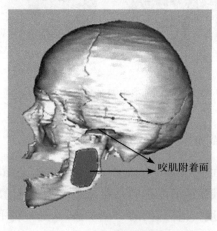

咬肌附着面

图6.15　咬肌的附着面

2) 咀嚼肌肉束的起止点位置

咀嚼肌在固定骨上的附着点称为定点或起点,在移动骨(下颌骨)上的附着点称动点或止点。这里针对下颌咀嚼运动,颅骨整体部分假设相对固定,附着点被标记为定点或起点;肌肉在下颌的附着点被标记为动点或止点。

由于咀嚼肌在下颌骨的附着面积相对较大,因此,简单地将每条肌肉等效成一条力线模型不符合研究的要求。根据解剖学原理和生理功能可把咀嚼肌肉分为两类[25]:功能型肌肉束和控制型肌肉束。功能型肌肉束具有施加咬𬌗力作用,包括表层咬肌前头、表层咬肌后头、翼内肌前头、翼内肌后头、颞肌垂直部;控制型肌肉束主要起控制下颌骨移位,包括颞肌反向前头、颞肌反向后头、翼外肌上头、翼外肌中头、翼外肌下头。另外,还考虑包括深层咬肌前头、深层咬肌后头和二腹肌三块肌肉的作用[22,26]。考虑肌肉的功能分割和模型的复杂程度,对咀嚼肌进行分割,主要包括深层咬肌、浅层咬肌、颞肌前头、颞肌中头、颞肌后头、翼内肌、翼外肌上头、翼外肌下头、二腹肌等左右两侧共 18 束肌肉。在肌肉与骨附着面上,根据咀嚼肌的解剖结构和实际作用,确定肌肉在整个颅骨模型坐标系中起止点的位置坐标(表 6.2)。其中,咀嚼肌系统模型的坐标同颅颌骨系统。

表 6.2　正中𬌗位人体咀嚼肌肉的起止点位置坐标　　　(单位:mm)

肌肉名称	起点				止点			
	附着位置	x	y	z	附着位置	x	y	z
右深层咬肌 MAS_P	上颌骨颧突及颧弓下缘	−23.372	59.090	66.874	下颌角外侧面	28.060	52.211	30.156
左深层咬肌 MAS_P		−21.860	−48.063	61.230		28.667	−41.428	22.156
右浅层咬肌 MAS_S	上颌骨颧突及颧弓下缘	−25.872	61.590	64.374	下颌升支	31.132	49.152	−3.459
左浅层咬肌 MAS_S		−24.360	−50.563	63.730		16.800	−39.822	−10.844
右颞肌前头 TEM_A	颞骨骨面颞窝	−23.042	68.863	103.692	喙突前缘	3.878	52.969	53.158
左颞肌前头 TEM_A		−23.042	−56.137	103.692		1.753	−49.380	48.156
右颞肌中头 TEM_M	颞骨骨面颞窝	−3.042	78.863	113.692	喙突顶部	4.189	57.529	56.824
左颞肌中头 TEM_M		−3.042	−66.137	113.692		4.871	−50.050	52.155

续表

肌肉名称	起点				止点			
	附着位置	x	y	z	附着位置	x	y	z
右颞肌后头 TEM_P	颞骨骨面颞窝	21.958	78.863	108.692	喙突后缘	8.564	55.209	52.157
左颞肌后头 TEM_P		26.958	−66.137	103.692		10.300	−49.496	48.156
右翼内肌 MPT	翼外板内侧面	26.114	25.412	35.009	升支、下颌角内侧	33.630	47.261	10.156
左翼内肌 MPT		26.114	−20.589	33.009		38.744	−38.723	2.156
右翼外肌上头 PT_S	蝶骨大翼下面	26.114	25.412	65.009	颌关节盘前缘及部分关节囊	39.042	60.226	64.156
左翼外肌上头 PT_S		26.114	−19.588	65.009		43.815	−53.479	60.156
右翼外肌下头 PT_I	翼外板外侧面	21.114	20.412	45.009	髁状突颈	34.661	53.588	56.659
左翼外肌下头 PT_I		21.114	−14.588	45.009		38.839	−42.551	54.156
右二腹肌 DIG	舌骨体中间腱	11.818	16.548	−36.606	前腹起于下颌骨二腹肌凹	−25.393	11.559	−29.844
左二腹肌 DIG		11.818	−8.452	−36.606		−21.140	−12.287	−29.079

3) 咀嚼功能肌肉束直线模型

肌力线的直线模型与质心模型的主要区别在于肌肉作用力线的表达方式,前者为直接连接肌肉起、止点的直线,后者为通过肌肉各横截面质心的空间曲线。由于咀嚼肌的附着面大,形状复杂,同时为了便于确定运动中的肌力方向,这里采用目前常用的肌肉直线模型,图 6.16(a)为 18 束肌肉的直线模型,图 6.16(b)为骨骼外可见的肌肉替代直线。

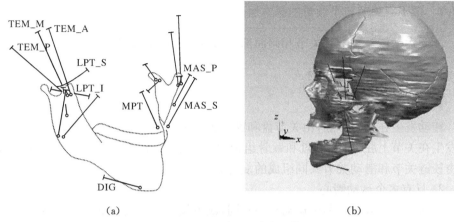

　　　　　　(a)　　　　　　　　　　　　　　　　　(b)

图 6.16　咀嚼肌系统力学模型

6.3.4　颅颌骨肌动力学仿真分析模型

　　颅颌骨肌动力学分析主要针对运动的下颌骨进行。动力学仿真建模在图 6.16 的基础上进行,这里令颅骨整体部分静止,仅下颌骨可在三维空间做自由刚体运动;模型中所有 18 条肌肉束起点约束固定;周围颅骨结构、颞下颌关节和食物粒在模型中用立方体代表。所构成模型用于基于刚体动力学原理的下颌系统动力学计算,计算时将运动测试系统获得的下颌骨中切牙运动轨迹输入软件,对下颌骨运动赋值,使其沿预定的轨迹运动。该模型可接口不同动力学分析软件,如 ADAMS 等。该模型建立在前述同一基本坐标系上。为分析下颌运动,这里以下颌骨重心的坐标位置为原点,分别建立一个固联在整体颅骨上(颅坐标系)和下颌骨上(下颌坐标系)的局部笛卡儿坐标系,用于定义下颌骨的运动。其中,x 轴(下颌骨横摇角)正方向为前,y 轴(下颌骨俯仰角)正方向为左,z 轴(下颌骨方位角)正方向为上。在运动起始时刻,两个局部坐标系重叠。下颌运动中,下颌骨上所有点在基本坐标系上的坐标值可以通过两个局部坐标系之间位置换算得到。

6.4　颅颌骨肌系统运动学和动力学仿真分析

　　颅颌面修复效果很大程度取决于咀嚼功能的恢复,对颅颌面修复的生物力学分析应当全面考虑人体咀嚼运动的影响。本章基于对颅颌骨肌系统运动学和动力学试验测试数据,构建系统仿真分析模型,探讨了相关仿真方法,为更好地反映功能状态下颅骨的力学性能,揭示下颌运动与颅颌骨肌系统生物力学的相互关系,临床制定完善的治疗方案提供运动学和动力学依据。

6.4.1 颞下颌关节与下颌骨的基本运动

下颌运动依靠颞下颌关节和颌面部肌肉协调工作予以实现。

1. 颞下颌关节的运动特点

1) 兼有转动和滑动

转动发生在关节下腔,由关节盘和髁状突组成的盘-颌关节又称铰链关节;滑动发生在关节上腔,由关节盘和颞骨组成盘-颞关节又称滑动关节。颞下颌关节是由铰链关节和滑动关节共同组成的复合关节。

2) 具有多个运动瞬心

与简单关节只有一两个运动瞬心不同,颞下颌关节在转动和滑动运动中形成一条瞬心线。

3) 为左右联动关节

马蹄形的下颌骨把左右两侧关节连接成一个整体。

4) 功能与𬌗关系密切

咀嚼运动是在颞下颌关节和𬌗两者协同作用下进行的,通常把𬌗和关节看做一个功能整体,称为𬌗-颌关节或牙-颞颌关节。

2. 下颌的基本运动

下颌运动极为复杂,通常将其归纳为开闭口运动、前后运动及侧方运动三种基本形式[27]。

1) 开闭口运动

开闭口运动又称开闭颌运动。此时,两侧颞下颌关节运动通常对称。从正面观察下颌颏点的运动方向,开口呈"↓"型。可将开颌运动进一步分为小开颌运动、大开颌运动和最大开颌运动三个阶段。闭颌运动则是循开颌运动原轨迹作相反方向的运动。

(1) 小开颌运动。下颌下降约 2cm。髁突仅作转动运动,轴心在髁突。活动发生在关节下腔,关节盘基本不动。

(2) 大开颌运动。下颌下降约 2cm 以上,髁突作转动与滑动综合运动。髁突带动关节盘沿关节结节后斜面向前下方滑动,关节盘在向前滑动的同时又稍向后方旋转。转动运动的瞬心仍在髁突,而滑动运动轨迹曲线的瞬心则在下颌孔附近,活动同时发生在关节下腔和上腔。

(3) 最大开颌运动。如打哈欠时的下颌运动。此时,翼外肌下头处于紧张状态,二腹肌出现强烈收缩,牵引下颌向下后方运动。髁突停留在关节结节处仅作转动运动,而不再向前滑动,转动瞬心在髁突,活动只发生在关节下腔。此时,开颌运动达到最大限度,颞下颌韧带、蝶下颌韧带和茎突下颌韧带都被拉紧,以限制髁突过度移动。

2) 前后运动

前后运动分前伸运动和后退运动两部分。前伸运动时双侧髁突和关节盘协调地沿关节结节后斜面向下方滑动。活动发生在关节上腔。髁突在前伸运动时的活动轨迹不仅与关节结节后斜面有关,还取决于前牙的覆𬌗关系。如前牙为对刃𬌗或开𬌗,下颌前伸运动就是髁突的滑动运动;如果前牙为深覆𬌗,即上前牙切缘盖过下前牙牙冠长度 1/3 或下前牙咬合于上前牙舌侧 1/3 以上时,下颌前伸时必须先作小开颌运动,然后才能作前伸运动,这时的前伸运动则是转动和滑动相结合的混合运动。

后退运动是循前伸运动原轨迹作相反方向运动。髁突和关节盘沿关节结节后斜面向后上方滑行,又回到关节窝后位。正常情况下,此时髁突还能后退约 1mm。

3) 侧方运动

侧方运动是一种不对称运动。一侧髁突滑动,另一侧基本上做转动。咀嚼运动属于侧方运动,这时工作侧髁突基本上沿髁突下颌升支后缘的垂直轴作转动;非工作侧的髁突则沿关节结节后斜面滑动。临床发现,因关节疾病或关节手术导致翼外肌功能破坏,常使下颌不能作侧方运动,从而明显降低咀嚼功能。

6.4.2 咀嚼行为的运动学、动力学参数及其测量

咀嚼运动是人体颅面骨运动中最常发、最典型的有载运动。上下颌骨、咀嚼肌、𬌗力、颞下颌关节共同构成一个复杂的咀嚼力学系统,它既受到中枢神经系统的控制,又受到颞下颌关节、咀嚼肌、𬌗及口腔黏膜等外周感觉系统传入冲动的反馈性调节。下颌运动轨迹、𬌗力和肌电信号通常是进行咀嚼过程生物力学分析的外界条件,可通过测量获得,更多参数则通过运动学与动力学计算求取。通过咀嚼行为动力学计算,可为有限元分析提供力学边界条件,进一步分析面颅骨的应力与应变分布,从而全面反映功能状态下颅骨的力学状态。

一般,将咀嚼运动归纳为切割、压碎和磨细三个基本运动的组合。通常,将花生米和口香糖作为两种典型的咀嚼对象。考虑到行为的可反复性,本研究将咀嚼口香糖的过程作为咀嚼运动轨迹测试的环境条件。受试者将一块口香糖(广州产,绿箭)在口中咀嚼至不粘牙后,置于舌中央,从牙尖交错位开始在右侧第二磨牙区常速自由咀嚼。

1. 咀嚼行为的运动轨迹测量

典型的咀嚼运动轨迹测量是咀嚼行为动力学研究的第一步。

　　20 世纪 80～90 年代时,各种下颌运动测量方法和仪器不断涌现。德国 Siemens公司的 D-SGG 下颌运动描记仪(DIGITAL SIROGATIIOGRAPI I, SGG)[28]可在监视器屏幕上显示运动轨迹图像,用于下颌二维轨迹运动的测试。德国 HANSEN 公司研制的 MT-1602 下颌运动描记仪用固定于下颌牙列的超声波发射器作为信号源,通过固定于颌面部的超声波接收器接收超声波信号,并用多普勒效应原理计算出信号源的空间位置和移动速度,可在接近生理状态下测试并描述下颌运动轨迹[29]。最新的三维下颌运动分析系统(three-dimensional jaw-tracking system)将一个附有三个发光二极管的框架固定于下颌切牙的唇面,另一个同样的框架固定于上颌切牙唇面,因此测量不受头部运动的影响,用两个带有位置感应探测器的照相机感应 6 个 LED 的位置改变,经计算机处理得到精确的三维下颌运动轨迹[30]。

　　采用加拿大 NDI 公司的 Optotrak3020 三维运动捕捉系统(图 6.17)进行下颌运动轨迹测量,其工作原理见第 3 章。在受试者颧骨、颏部肌肉覆盖较少处皮肤表面固定 4 个实验用 Marker 点,切牙上 Marker 点直接粘贴在牙面,如图 6.18 所示。

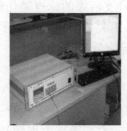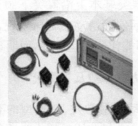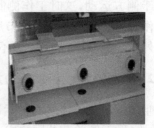

(a) 设备　　　　　　　(b) 传感器　　　　　　(c) 光学运动捕捉装置

图 6.17　Optotrak3020 三维运动捕捉系统

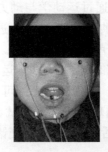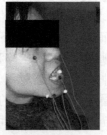

图 6.18　咀嚼运动轨迹测量

　　图 6.19 为测量所得 5 个 Marker 点一个运动周期中的 xyz 坐标值。图 6.20 为下颌中切牙三维运动轨迹。

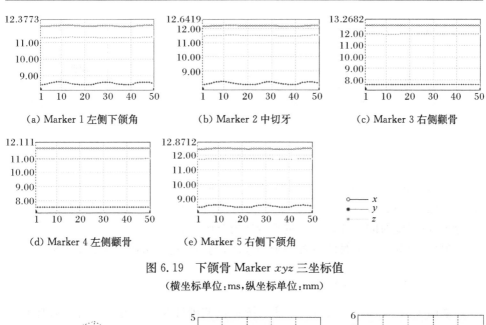

(a) Marker 1 左侧下颌角　　　　(b) Marker 2 中切牙　　　　(c) Marker 3 右侧颧骨

(d) Marker 4 左侧颧骨　　　　(e) Marker 5 右侧下颌角

图 6.19　下颌骨 Marker xyz 三坐标值

（横坐标单位：ms，纵坐标单位：mm）

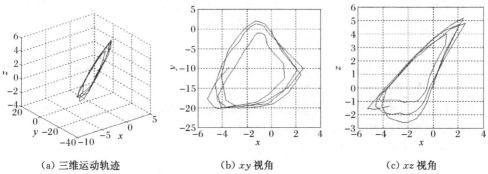

（a）三维运动轨迹　　　　（b）xy 视角　　　　（c）xz 视角

图 6.20　中切牙三维轨迹测量结果

（横坐标单位：mm，纵坐标单位：mm）

2. 咀嚼行为的𬌗力的测量

目前，有很多方法可以对咬合力进行精确的测量。𬌗力测量由静态逐渐向动态发展，从传感器探头放在上下牙间测最大咬合力值，发展到将传感器埋在义齿和天然牙冠内测咀嚼力值[31,32]。这里采用 20 世纪 90 年代由美国 Tekscan 公司研制的 T-Scan 咬合测定分析系统（图 6.21），该系统不仅能够给出咬合接触的位置，还可研究正常𬌗接触的特点，进行咬合干扰检查，并对修复体、种植体的咬合状态进行分析[33~36]。

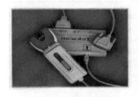 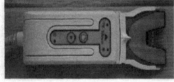 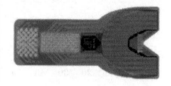

(a) 设备及其附件　　　　　(b) 连接柄　　　　　　(c) 传感器

图 6.21　T-Scan 咬合测定分析系统

传感薄膜由纵向和横向排列的导线交织而成,厚度仅为 $0.06\sim0.1\text{mm}$,不会妨碍实验者的咬合运动。在𬌗力作用下,导线受压接触,产生电流回路,通过计算机分析,可以随时间变化定量测量咬合接触与咬合力。

咀嚼过程中,𬌗接触的位置处于磨牙区,测量所得最大咬合力为 200N。

3. 咀嚼行为的肌电测量

采用美国 Myotronic 公司 K6-I 系统提供的硬件及信号分析软件。采样频率25Hz,每次采样时间为 $13\sim15\text{s}$。电极置放部位:

1) 颞肌前束(temporal anterior,TA)

颧弓上平行于眶外缘,牙尖交错𬌗位用力紧咬时,肌肉收缩最明显处。

2) 咬肌(masset muscle,MM)

下颌角与外眦连线上,牙尖交错𬌗紧咬时肌肉最明显处。

3) 二腹肌前腹(digastric anterior,DA)

颏下中线两旁,卷舌时肌肉收缩最明显处,DA 电位可能混有其他舌骨上肌群的电位,因其对下颌运动的功能基本一致,故均计入二腹肌前腹电位分析。

4) 参考电极

连于第 7 颈椎脊突上方。

粘贴时,应将双极表面电极平行于肌纤维,并左右对称固定于咬肌、颞肌和二腹肌肌腹处肌收缩最明显区的表面,如图 6.22 所示。

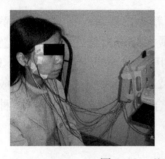 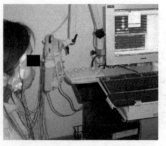

图 6.22　咀嚼肌肌电测试

测试时,让受试者端坐并安静休息 3min,指导其完成咀嚼口香糖动作,所有记录均在屏蔽室内进行,同时采集 6 道肌电信号。通过测量获得肌电图峰信电位,即计算机自行给出的采样期内连续肌电峰值的平均值(mean cumulative voltage, MCV),肌电图(肌电活动的幅值,即 A 值),电位方向转折次数(T 值),以及积分值(Ar 值)。图 6.23 为测试所得肌电图,其可以和动力学分析结果进行比较,评判动力学计算结果的可信度。

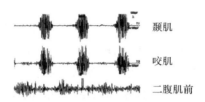

颞肌

咬肌

二腹肌前

图 6.23　咀嚼运动肌电测量结果

在图 6.23 中,咀嚼肌 EMG 的放电期与静止期分期明显,咬合时,颞肌和嚼肌均有密集和高幅电位的波形。颞肌和嚼肌的电位变化大致相同,并为同期性。此时,二腹肌一般无电位呈现,但由于使用的是表面电极,受电极周围肌肉动作的影响,二腹肌前腹也呈现不均匀较低的电位分布。

6.4.3　咀嚼行为的运动学分析

咀嚼运动虽是复杂的综合性运动,但有一定的程序和重复性。咀嚼食物时,下颌运动自上、下颌牙齿的殆接触至分离,经再闭合至殆接触为一个周期。咀嚼时,下颌运动轨迹图形有形态和时间的变化,这两种变化都存在于不同的个体。同一个个体也可因所咀嚼食物的种类、性质和粉碎程度的不同而有差异。咀嚼韧硬的食物,咀嚼周期需延长。

从图 6.20 可见,咀嚼口香糖的轨迹曲线具有类似水滴的形态:自正中殆位开口,初始运动速度较快,近最大开口位时速度减慢;闭口运动开始时速度复又加快,将近殆接触时速度再行减慢;近正中殆时速度急速减慢,至殆接触时下颌运动骤然停止,咀嚼周期终于正中殆位。咀嚼运动的速度在整个开口和闭口运动之间,左侧方和右侧方运动之间大体上差别不大。整个测试结果与文献[37]报道基本一致。

6.4.4　咀嚼行为的动力学分析

在获取下颌咀嚼运动三维轨迹后,将运动轨迹输入动力学仿真模型,可求解下颌骨在一个特定咀嚼周期内肌肉附着点的位置改变和肌肉长度的变化,通过刚体动力学计算,确定各肌肉作用力、殆力和颞下颌关节作用力在一个咀嚼运动周期中的变化。

　　颞下颌关节张口闭口运动的瞬间旋转轴是不固定的。Langenbach 等[22]仿真研究了下颌运动,将运动简化为由平面约束的 5 自由度运动来仿真关节结节的导向作用,即球体沿两个平行无摩擦平面的平行和旋转运动。Koolstra 和 van Eijden[38~40]建立了下颌咀嚼系统生物力学模型,即髁突为球体,关节面为三次多项式定义的曲面,该模型涉及主动和被动肌力、肌肉的动力学性能、移动结构的重量等。

　　对于下颌运动来说,简单的点模型和建立完全几何相似的关节模型,在模型的精确程度和复杂程度方面都不太适合。本书将采用运动仿真的方法,将下颌骨咀嚼运动简化为刚体动力学问题,用阻尼弹簧副仿真颞下颌关节对下颌骨的运动的作用,同时,考虑食物粒对𬌗的作用和咀嚼功能肌的作用,建立下颌咀嚼运动仿真模拟,对下颌咀嚼运动进行仿真分析,从而提供肌力、关节力和𬌗力等重要的力学参数。

1. 下颌骨刚体质量与转动惯量

　　将下颌骨的几何模型进行材料设置[26],假设下颌骨为匀质,密度为 $1.050 \times 10^{-6} kg/mm^3$,计算得到下颌质心位于第二磨牙近中颊侧牙尖顶端下 10mm,下颌骨的质量为 0.2875kg。

　　下颌骨的转动惯量计算公式为

$$J = \iiint_V d_{(x,y,z)} r^2 dxdydz \tag{6.1}$$

式中,V 为下颌体积;$d_{(x,y,z)}$ 为下颌在 (x,y,z) 处的体密度;r 为 (x,y,z) 与转动轴的距离。

　　计算得到转动惯量,方位角(相对下颌-z-轴)方向为 $81.03 kg \cdot mm^2$,俯仰角(相对下颌-y-轴)方向为 $52.89 kg \cdot mm^2$,横摇角(相对下颌-x-轴)方向为 $121.15 kg \cdot mm^2$。

　　下颌骨可能与上颌骨复合体在颞下颌关节和咬𬌗点接触,在研究中,假设这些接触为弹性和无摩擦的。通常,下颌骨的运动还要受到周围软组织的阻碍,通过在下颌骨重心施加摩擦学参数 $0.1 N \cdot s \cdot mm^{-1}$ 和 $1 N \cdot s \cdot (°)^{-1}$[38]来模拟周围软组织对运动的阻碍作用。

　　在计算中,为了与运动测试试验咬点位置情况一致,在右侧第二磨牙范围内设置咬点作用区域,位于下颌牙齿的𬌗面,该区域可同时设置多个咬点,模拟食物和牙齿的充分接触。单个咬点设置为单点状结构,在咀嚼中阻止牙的运动,并被转化为高刚度阻尼弹簧[26],刚度为 $1000000 N \cdot m^{-1}$。咬点区域中,总的阻尼值要能够阻止计算中模型的不稳定和振荡。

2. 咀嚼肌作用力

肌肉作为集中肌小节模型[41]，其产生的力决定于肌小节长度、肌小节速度和激活程度。考虑的肌肉部分被假设为均一的、生理上相似的、相互独立的激活状态，它们的纤维长度和物理截面积参照 van Eijden 等的相关文献[24,42,43]及表 6.1，肌肉动力特性和激活动力分别参考 van Ruijven 等[44]和 Winters 等[45]的相关文献，肌肉长度通过动力分析模型获得。

1）肌小节长度

动力学肌肉特性与瞬时肌小节长度 $Ls(t)$ 有关[44]

$$Ls(t) = \{Lm(t) - (Lm_i - Lf_i)\}\{Ls_i/Lf_i\} \tag{6.2}$$

式中，$Lm(t)$ 为瞬时肌肉长度，通过肌肉的起止点位置确定；Lm_i 为肌肉的初始长度；Lf_i 为肌纤维的初始长度；Ls_i 为肌小节的初始长度。各参量单位为 mm。

2）肌力

力-长度因子 FL 与瞬时肌小节长度 $Ls(t)$ 之间的关系为

$$FL = 0.4128Ls(t)^3 - 4.3957Ls(t)^2 \tag{6.3}$$

力-速度 FV 和瞬时肌小节收缩速度 $Vs(t)$ 的关系为

$$FV = \begin{cases} \dfrac{12.5 - Vs(t)/2.73}{12.5 + Vs(t)/0.49}, & Vs(t) \geqslant 0 \\[3mm] 1.5 - 0.5\dfrac{12.5 + Vs(t)/2.73}{12.5 - 2Vs(t)/0.49}, & Vs(t) < 0 \end{cases} \tag{6.4}$$

3）被动肌力

被动因子 FP 与瞬时肌小节长度 $Ls(t)$ 之间的关系为

$$FP = 0.0014\exp\left[6\frac{Ls(t) - 2.73}{2.73}\right] \tag{6.5}$$

肌力作用在下颌骨的附着点，方向朝它的起点位置。瞬时肌力 $F(t)$ 的大小决定于瞬时激活程度 $A(t)$、瞬时肌肉长度和肌肉缩短速度[39,40,44]。

颌面咀嚼运动 18 束咀嚼功能肌的作用力表达为

$$(F^m)^n = \begin{cases} 0, & Ls^n = 0, Vs^n = 0 \\ F^n_{max}[A^n(t)FL^n(t) + FP^n(t)], & Ls^n \neq 0, Vs^n = 0 \\ F^n_{max}[A^n(t)FL^n(t)FV^n(t) + FP^n(t)], & Ls^n \neq 0, Vs^n \neq 0 \end{cases} \tag{6.6}$$

式中，n 为第 n 条肌肉束；F^n_{max} 为第 n 条肌肉最大肌力；$FL^n(t)$ 为第 n 条肌力-长度因子；$FV^n(t)$ 为第 n 条肌力-速度因子；$FP^n(t)$ 为第 n 条肌肉被动因子。

下颌咀嚼运动模拟中，用参数 $A(t)$ 定义一个恒激活程度因子。每个肌肉激活程度都一致，在开始运动后，立即达到某个激活程度，不同激活程度设置为 10%、

20％、50％和 100％（最大开口）。

4）颞下颌关节约束

颞下颌关节包括了上部的颞骨下颌窝、关节结节和下部的下颌骨髁突关节。关节面和中前方向呈 11°。关节软骨的最大压缩（包括关节盘）不超过 0.5mm[38]。

颞下颌关节设置为阻尼刚度副，不仅允许旋转，而且可以有几毫米的滑动。刚度为 100N·mm^{-1}，阻尼因子为 0.1N·s·m^{-1}。

颞下颌关节力值与相关参数的关系[26]为

$$F = -D\frac{\mathrm{d}l}{\mathrm{d}t} - K(l - l_0) + F_0 \tag{6.7}$$

式中，F 为颞下颌关节力（单位：N）；D 为阻尼系数（单位：N·s·mm^{-1}）；t 为仿真时间（单位：s）；K 为刚度（单位：N·mm^{-1}）；l 为关节间隙长度（单位：mm）；l_0 为初始关节间隙长度（单位：mm）；F_0 为预加颞下颌关节力（单位：N）。

3. 咀嚼运动过程仿真

将通过 NDI 运动捕捉测试系统获得的三维运动数据赋给 Marker 对应下颌骨上的对应位置。运动轨迹采用 B 样条插值方法，时间为自变量。轨迹采样点 81 个，仿真时间为 2.699973s。

4. 咀嚼运动中坐标转换

一个咀嚼周期下，右手笛卡儿坐标系分别设置在颅（MJx，MJy 和 MJz）和下颌部位（JMx，JMy 和 JMz）。在运动开始时，坐标系之间重合，原点位于下颌的重心位置。

颅和下颌坐标系上任意一点在两者坐标系中 $\check{C}^\gamma$ 及自身的局部坐标系中坐标 $\check{c}^\gamma$ 有如下关系：

$$\check{C}^\gamma = \check{C}_0^\gamma + [\boldsymbol{R}^\gamma]\check{c}^\gamma \tag{6.8}$$

以张量形式记为

$$\boldsymbol{X}_i^\gamma = \boldsymbol{x}_i^\gamma + \boldsymbol{R}_{ij}^\gamma \boldsymbol{c'}_j^\gamma, \quad i, j = 1, 2, 3 \tag{6.9}$$

式中，上标 γ 指该点属于哪个体上，上颌骨上 $\gamma = \mathrm{M}$，下颌骨上 $\gamma = \mathrm{J}$；$\check{C}_0^\gamma = (x_1^\gamma, x_2^\gamma, x_3^\gamma)$ 为体 γ 上坐标系相对另体上坐标系的位置矢量；$[\boldsymbol{R}^\gamma]$ 为 3×3 旋转矩阵，如下：

$$[\boldsymbol{R}^\gamma] = \begin{bmatrix} c_1^\gamma c_2^\gamma & c_1^\gamma s_2^\gamma s_3^\gamma - s_1^\gamma c_3^\gamma & c_1^\gamma s_2^\gamma c_3^\gamma + s_1^\gamma s_3^\gamma \\ s_1^\gamma c_2^\gamma & c_1^\gamma c_3^\gamma + s_1^\gamma s_2^\gamma s_3^\gamma & s_1^\gamma s_2^\gamma c_3^\gamma - c_1^\gamma s_3^\gamma \\ -s_2^\gamma & c_2^\gamma s_3^\gamma & c_2^\gamma c_3^\gamma \end{bmatrix}, \quad \gamma = \mathrm{M, J} \tag{6.10}$$

这里，$s_1^\gamma = \sin(方位角)$；$c_1^\gamma = \cos(方位角)$；$s_2^\gamma = \sin(俯仰角)$；$c_2^\gamma = \cos(俯仰角)$；$s_3^\gamma = \sin(横摇角)$；$c_3^\gamma = \cos(横摇角)$。

5. 咀嚼运动中咀嚼肌长度改变量

假设肌肉在起点和止点直线连接,起点固定在颅坐标系,止点固定在下颌坐标系。当下颌相对于颅运动时,它的坐标系同样相对于颅坐标系运动。肌肉附着点的瞬间位置通过下颌坐标系的定位推断出,用 6 个位移:x、y、z、方位角(关于下颌-z-轴)、俯仰角(关于下颌-y-轴)和横摇角(关于下颌-x-轴)来表示。

颅坐标系内的肌肉起点坐标(OMx,OSy 和 OSz)固定,它的止点坐标(IJx,IJy 和 IJz)跟随下颌坐标系中对应的坐标(JMx,JMy 和 JMz)运动,瞬时位移可由下式表示:

$$\begin{bmatrix} IJx \\ IJy \\ IJz \end{bmatrix} = \begin{bmatrix} \boldsymbol{R}^J \end{bmatrix} \begin{bmatrix} JMx \\ JMy \\ JMz \end{bmatrix} + \begin{bmatrix} X \\ Y \\ Z \end{bmatrix} \tag{6.11}$$

式中,$\begin{bmatrix} \boldsymbol{R}^J \end{bmatrix}$ 为下颌骨的旋转矩阵,由式(6.10)确定。

在咀嚼运动中,肌肉发生变形,但假设肌肉作用附着点不变,从而来确定肌肉的方向和力臂。

根据式(6.11)所建立的坐标关系确定出咀嚼运动仿真周期中咀嚼肌长度的变化量,图 6.24 为 1s 仿真时间内咀嚼运动周期中咀嚼肌长度变化。

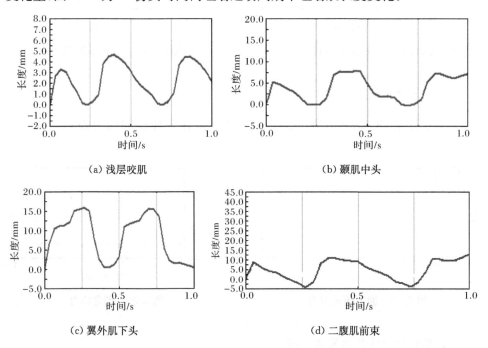

(a) 浅层咬肌 (b) 颞肌中头

(c) 翼外肌下头 (d) 二腹肌前束

图 6.24 咀嚼运动中咀嚼肌长度变化

6. 咀嚼运动中咀嚼肌作用力值

图 6.25～图 6.28 分别为获得的 1s 仿真时间内的咬肌浅头、颞肌中头、翼外肌下头和二腹肌前腹肌力随时间的变化趋势。

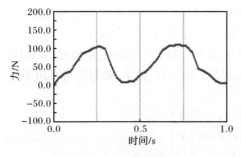

图 6.25　咬肌浅头肌力

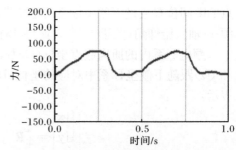

图 6.26　颞肌中头肌力

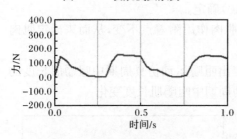

图 6.27　翼外肌下头肌力

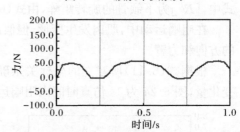

图 6.28　二腹肌前腹肌力

7. 关节力和𬌗力

图 6.29 和图 6.30 为颞下颌关节力和设置在磨牙位的𬌗力随时间的变化趋势。

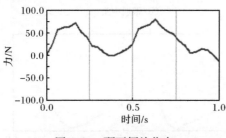

图 6.29　颞下颌关节力

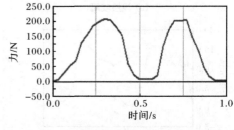

图 6.30　磨牙𬌗力

8. 咀嚼行为计算结果的分析

从仿真计算结果可见,咬肌和颞肌的激活周期相同;闭口时肌力值较大,开口时肌力较小；咬肌最大值大于颞肌；翼外肌开口时较大，闭口时肌力较小。上述仿真结果与 Langenbach 等[22]研究结果基本一致。

仿真计算结果所得肌力(图 6.25～图 6.28)与肌电测试信号(图 6.24)的比较发现，咬肌和颞肌力的仿真结果与肌电信号基本一致，证明该方法预测肌力的大小具有一定的有效性，但所有计算肌力周期中没有出现较长时间的间隔与肌电静止期相对应。同时，二腹肌的仿真值和肌电测试信号相差较大，出现了周期变化，并具有一定的幅值。

6.5　颅颌骨有限元建模与计算分析

在人体颅骨"骨骼-肌肉"系统建模和该系统静力学和动力学边界条件研究的基础上，本节将建立一个标准的正常人颅骨的有限元模型，并通过计算咬𬌗力作用下的颅骨力学特性和应力分布，为下一步生物力学分析、评价各种临床颌骨缺损修复方法提供模型平台和评价参考。

6.5.1　颅颌面骨骼的有限元建模

这里，在颅骨几何仿真模型基础上建立一个标准颅骨有限元模型，并通过计算咬𬌗力和咀嚼肌力作用下颅骨的正常应力状态，为下一步各种临床问题生物力学分析提供模型平台和力学评价参考。

1. 骨组织材料参数的确定

在本研究中，利用颌骨 CT 值、表观密度和骨弹性模量之间的对应关系，根据构成骨的像素 CT 数来计算此骨的表观密度，并由表观密度推算出它的弹性模量[46]和泊松比，使构建的三维有限元模型接近实际。

图 6.31 所示为下颌骨 5 个截面内 CT 数分布情况。通过对颅骨部位 CT 数据图像不同截面的检测发现，各块骨不同截面的 CT 数都有一定的差异，因此，取每块骨沿某个坐标轴等距离的 5 个截面内 CT 数的平均值求取该骨的弹性模量，然后取 5 个截面的弹性模量的平均值作为有限元计算时的材料参数。

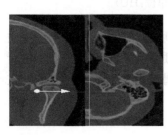
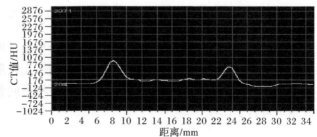

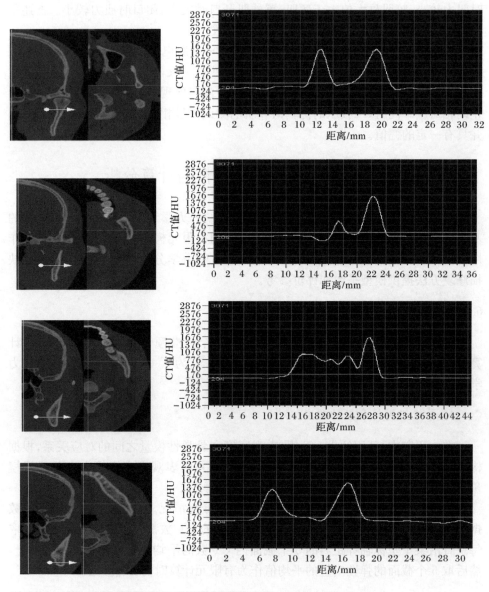

图 6.31 下颌骨 5 个截面内 CT 数分布(单位：HU)

由于颅骨的骨结构复杂,皮质骨和松质骨界限不明显。仅对下颌骨进行皮质骨和松质骨的模型和材料的区别,其余骨块均采用松质骨和皮质骨的平均值进行求解,各骨的弹性模量如表 6.3 所示,表中还将不同骨的材料属性与国内外的文献报道进行了比较。

表 6.3　颅骨平均灰度值和弹性模量分布

骨块	CT 数/HU	表观密度/(g/cm³)	弹性模量/MPa	
颧骨	1460	1.399762	本书	11653.31
腭板	1500	1.434524	本书	12543.25
翼板	1160	1.139048	本书	6279.316
上颌牙槽骨	780	0.80881	本书	2248.151
			Yomoda 等[47]	10000
下颌骨松质骨	600	0.652381	本书	1179.752
			Nagasao 等[48]	1500
			Menicucci 等[49]	1370
皮质骨	1600	1.521429	本书	14963.78
			Koca 等[50]	13400
			Nagasao 等[48]	15000
			Menicucci 等[49]	137000

2. 几何模型的有限元网格化

模型采用了 Solid92 体单元和 Membrane41 膜单元两种单元类型,分别对不同骨块进行松质骨体单元划分,对面进行皮质骨膜单元划分,材料常数如表 6.4 所示。在颅骨牙列、骨缝、颞下颌关节等处将单元细化。颅骨共划分 2731910 个四面体单元,440188 个节点。有限元模型如图 6.32 所示。

表 6.4　作用于颅骨上的颞下颌关节力和𬌗力的分布

（在坐标系上的三个分量）　　　　　（单位:N）

仿真时刻	咀嚼周期时间	颞下颌关节力			𬌗力		
		x 轴	y 轴	z 轴	x 轴	y 轴	z 轴
正中𬌗位	5.9%	0.2667	208.092	−27.41182	−16.14319	−56.705	−6.572	−190.198
食物粉碎相	11.8%	0.3333	81.449	−49.416	−55.009	−28.548	−15.713	−199.826
咬合接触	1.4%	0.3667	45.843	−42.536	−45.080	−57.964	−23.581	−169.919
咀嚼相	33.8%	0.5	43.928	−41.504	−77.856	−1.32	−1.849	−7.678
食块保持	11.8%	0.5667	118.136	30.7512	−128.7616	−0.670	−0.320	−7.976
开口相	35.3%	0.6	181.893	8.765	−133.465	−2.946	−2.188	−19.632

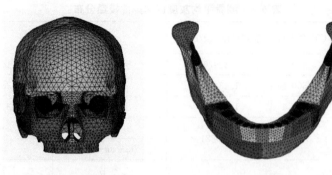

(a) 整体颅骨(下颌骨分离)　　　　　　　(b) 下颌骨

图 6.32　颅骨的有限元模型

3. 力学边界条件的确定——咀嚼周期载荷及边界约束

通过咀嚼运动仿真分析获得的颞下颌关节力大小和方向如表 6.4 所示,肌力的大小和方向如表 6.5 所示。这些数据将作为咀嚼周期中特定咀嚼时刻有限元分析的边界条件。

表 6.5　作用于颅骨上的肌肉作用力的分布　　　　　　(单位:N)

仿真时刻	时间		浅层咬肌	深层咬肌	颞肌前头	颞肌中头	颞肌后头	翼内肌	翼外肌上头	翼外肌下头	二腹肌
正中秴位	5.9%	0.2667	106.07	35.37	40.87	74.44	62.56	59.26	14.26	13.96	0.21
食物粉碎相	11.8%	0.3333	54.00	53.68	19.54	17.08	18.36	23.74	5.77	3.01	37.37
咬合接触	1.4%	0.3667	19.97	66.32	3.16	4.29	1.53	8.27	1.98	0.90	45.80
咀嚼相	33.8%	0.5	27.53	128.26	10.23	10.40	8.71	1.42	20.43	8.95	54.55
食块保持	11.8%	0.5667	51.34	67.77	42.63	46.61	40.72	27.97	80.59	111.23	40.73
开口相	35.3%	0.6	71.02	64.94	39.56	52.95	51.83	38.32	75.34	111.79	35.81

图 6.33 和图 6.34 为正常自然颅骨在正中秴位的有限元模型,图中同时给出肌力、颞下颌关节力和秴力作用的载荷条件和边界约束条件,箭头分别表示作用在颅骨上的 18 束肌肉作用力、颞下颌关节力和作用在磨牙区的秴力,灰色区域表示枕骨大骨处的位移约束。颅骨上的肌肉作用力、秴力及颞下颌关节力大小相等,方向相反。

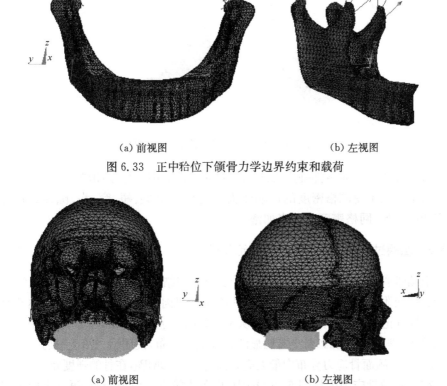

（a）前视图　　　　　　　　　　　　　（b）左视图

图 6.33　正中𬌗位下颌骨力学边界约束和载荷

（a）前视图　　　　　　　　　　　　　（b）左视图

图 6.34　正中𬌗位整体颅骨（下颌骨分离）力学边界约束和载荷

6.5.2　牙列及其支持组织的有限元建模

在模块化牙列几何仿真模型基础上，这里建立的同样是模块化、共享型的牙列三维有限元模型，使其成为利用率高、应用范围广的有限元分析平台。牙列模型包含人体上下颌牙槽骨和 28 颗牙，不同牙位上的牙齿、对应牙槽骨、牙周膜等结构都独立成体，可以分别进行组合和装配，实现模型的模块化功能（图 6.35）。

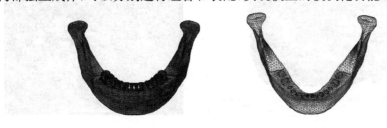

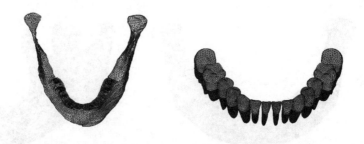

图 6.35　模块化牙列三维有限元模型

材料性质和边界条件确定方法和颅颌面骨骼有限元建模相同。

有限元结果受网格密度的影响较大。对牙体上尖、嵴、窝、沟、隙、缘、角等特征突变的区域，网格密度应适当加密。

6.5.3　咀嚼过程的颅颌面骨骼有限元分析

上颌骨骨折时，骨折线亦多与上颌骨的解剖结构和紧邻骨有关，而上颌骨主要为表情肌附着，肌束薄弱，因而骨折片移位与肌肉的牵拉无明显关系。这里计算了正常颅骨正中𬌗位加力时的结果，从 von Mises 应力的分布图 6.36(a)中可以看到，上颌骨、眼眶眶底和颧骨上有明显的较大应力分布，说明𬌗力沿上颌骨一直传递到眶底；整个颌面骨应力分布中最大应力值为 36.469MPa，在骨的强度允许范围内。

在自然颅骨应力矢量图 6.36(b)中，白色为第三主应力分布，第三主应力以压应力为主。可以看到由压应力为主的第三主应力在上颌骨上明显的分布趋势，同时，可以清楚观察到上颌骨通过尖牙支柱、颧突支柱和翼突支柱对𬌗力进行传导，与上颌支柱理论[37]相一致。

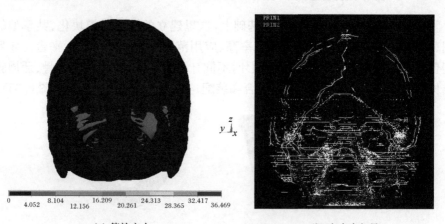

0　　　4.052　　8.104　　16.209　　20.261　　24.313　　32.417　　36.469
　　　　　　　　　12.156　　　　　　28.365

（a）等效应力　　　　　　　　　　　　　（b）主应力矢量

图 6.36　𬌗力作用下正常颌面骨应力和主应力矢量分布（单位：MPa）

颅骨缺损修复手术和赝复体的植入将改变自然骨的应力环境,对应力传导有一定的影响,最理想的状态是术后骨系统的应力分布状况与自然颌面骨一致。自然颅骨的应力分布结论可作为后续各种颅骨损伤临床治疗方法及术后效果评价的重要标准。

6.5.4　咀嚼过程的颞下颌关节有限元分析

颞下颌关节(TMJ)是人类使用最频繁关节之一,具有复杂的几何外形且非常灵活,是能兼作转动和滑动的复合关节。颞下颌关节的生长、发育、改建及颞下颌关节疾病的发生和发展均与其力学环境密切相关,因此,颞下颌关节生物力学的研究日益引起人们的关注。

颞下颌关节因其结构复杂,建模难度较大,模型生物相似性差,建模效率低,因而利用有限元法进行颞下颌关节生物力学的研究起步较晚。随着计算机技术的不断发展,目前有限元法已经成为颞下颌关节生物力学研究的重要手段之一,越来越显示出其他方法无法比拟的巨大优势。

早期的下颌骨有限元应力分析将下颌骨的几何形状和材料类型进行了大幅度简化[51],建立了简化的下颌骨二维有限元模型,发现了不同形状髁状突横截面的应力分布形式。但由于简化了条件,不可能获得整个下颌骨应力分布的精确描述。Tanne 等[52,53]建立包括下颌骨的颞下颌关节三维有限元模型,但在模型中将关节盘模拟为 2mm 厚的组织覆盖于髁突表面,这显然与正常关节盘具有厚度不同、非均质体三带的形态不相符合,在很大程度上影响了关节盘的几何相似性,不能真实反映盘突关系。1992 年,Hart 等[54]在对颞下颌关节解剖生理的研究基础上,首次将 CT 用于颞下颌关节建模,提高了模型的精度,但模型中忽略了关节盘的存在,极大程度上影响了颞下颌关节模型的几何相似性。1993 年,Chen 等[55]应用 MR 技术建立了咬合状态下的关节区模型,同时利用计算机模拟了关节盘,提高了颞下颌关节的几何相似性。

中国人民解放军第四军医大学运用斜矢状位薄层 MR 技术,建立了髁状突、髁突软骨、关节盘、关节窝的三维有限元模型,并与 CT 所建立的下颌骨有限元模型进行了精确匹配,得到了完整的颞下颌关节三维有限元模型[56]。南京医科大学利用中国可视化人体超薄切片图像建立带有咬合关系的颞下颌关节三维有限元模型,定义接触关系和边界条件关节窝与关节盘之间、关节盘与颞骨之间、上下牙列咬合面之间为接触关系,接触形式为自动探测[57]。上海交通大学和上海市口腔病防治院口腔正畸科[58]利用 CT 和 MRI 影像资料,基于 12 个标志点的对应关系的配准,基本确定上下牙列和关节盘相对于髁突和关节窝的空间三维位置,完成颞下颌关节的 CT-MRI 三维图像融合,建立了含有下颌骨、关节盘、关节窝及下牙列的颞下颌关节三维有限元模型(图 6.37)。

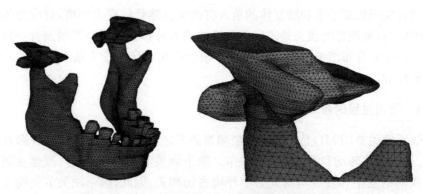

图 6.37　上海交通大学建立的正常颞下颌关节模型

国内外许多学者利用有限元手段对正常健康患者颞下颌关节进行了力学研究。周学军等[59,60]在 CT 辅助下,采用受压间隙元等形式进行边界约束,建立下颌骨及其完整牙列的颞下颌关节三维有限元模型,在有限元模型材料相似性的提高方面进行了有益尝试。金伶等[61]研究下颌功能运动状态时颞下颌关节应力分布的特征,为了解颞下颌关节的生物力学特性和探索颞下颌关节疾病发病机理提供依据。牙齿缺损、正颌、正畸手术对颞下颌关节应力的影响研究也在大量开展。胡凯等[62,63]、胡敏等[64]采用 CT 法建立了正常、病损及髁突切除术后的颞下颌关节三维有限元模型,对颞下颌关节在各种情况下的生物力学行为进行了分析和研究;同时对戴咬合板后患者的颞下颌关节建模,分析𬌗板对髁突在关节窝位置及受力状况的影响,发现戴𬌗板后髁突前移,其上应力也显著减小,两侧的对称性也显著改善。房兵等[65]采用三维有限元方法探讨下颌支矢状劈开后退术对于颞下颌关节负荷的影响,讨论了颞下颌关节髁突和其周围的生物力学环境的改变趋势。李飞进行了下颌前方牙齿缺失修复前后对颞下颌关节应力分布影响的三维有限元研究[51]。安虹等[66]对无牙颌患者颞下颌关节生物力学进行了研究。

同时,国内外也开展研究错𬌗所致咬合接触异常对颞下颌关节的应力特征的影响[67],利用三维有限元法,建立了下颌第二前磨牙和颞下颌关节的有限元模型,通过多种工况设计,对牙扭转后颞下颌关节应力分布情况作初步探讨。唐琇晶研究前牙深覆𬌗时颞下颌关节髁突、关节窝和关节盘之间的生物力学关系[53],在几何模型上通过改变上下牙列各牙的空间位置,建立了前牙闭锁性深覆𬌗颞下颌关节的三维有限元模型,并通过 Ansys 软件对颞下颌关节受力情况进行分析。

6.5.5　咀嚼过程的牙列有限元分析

通过天然牙列咀嚼运动的生物力学模拟分析,能够获取牙列在所有咀嚼肌参加时的应力状态,从而为牙列手术提供术前设计的定量数据。

完整牙列中牙与牙之间邻面有良好接触关系,在行使咀嚼功能时,殆面所受到的力通过牙之间的接触区能迅速传递分散,牙冠组织承受的应力值很小,一般不容易引起牙体组织损害。牙列中的末端牙因远中无邻牙接触,殆力分散受到限制,其应力值大于其他牙体组织。处于牙弓转角处尖牙的应力值也略大于其他牙。因此,从解剖生理角度分析,承受应力较大的牙,其牙根粗大,牙周膜面积也较大,所承受殆力的能力较大。相关计算和试验结果表明[68,69]:正中殆位,垂直加载,加载力为 20kg,完整牙列所测得应力值平均(GPa$\times 10^{-4}$)为:第二磨牙 3.3084,第二前磨牙 0.4902,尖牙 0.9793,其余牙为 0。

6.6 颅颌骨肌系统生物力学实验

有关颅骨相关生物力学的研究方法主要有模拟计算和实验研究。颅骨生物力学的模拟计算和实验研究是相互促进的,实验结果提供的宝贵数据用以验证模拟计算,反之,模型计算有助于建立测试方案,而且省时省力,因此,两方面的研究是相辅相成。

颅骨实验包括弯曲实验、断裂韧性实验、冲击实验、颅骨有限元计算验证实验等,作为重要的研究手段,为颅颌系统生物力学问题的解决提供了丰富的研究数据。

这里介绍国内学者的相关工作。

6.6.1 颅骨骨组织弯曲与断裂韧性实验

1. 颅骨弯曲实验研究

实验[70]标本取自正常国人急性外伤致死的新鲜尸体颅骨,男性,年龄 20～30 岁。人死亡后 2 小时之内进行解剖,去除头皮、软组织等,分离开顶骨,加工成长 25mm、宽 10mm、厚 15～2mm 的试样 30 个。

在日本岛津公司 AG-10TA 自动控制电子万能试验机上进行三点弯曲实验。载荷由载荷传感器传递,传感器最大量程为 1kN,使用量程为 1kN。挠度由最大量程为 2mm 的位移计传递,将试样置于支座上,支座跨距 20mm,由计算机驱动机器,以 5mm/min 的实验速度对试样施加载荷,载荷和挠度信号经动态电阻应变仪放大后接 X-Y 函数记录仪,由 X-Y 函数记录仪绘出载荷-位移曲线。用读数显微镜测出每个试样断裂处的截面几何尺寸。根据实验所得数据及截面几何尺寸计算生物力学指标、极限强度 σ_{max}。实验结果表明,极限强度 σ_{max} 为(142±9.62)N/mm²,顶骨的抗弯性能大于枕骨和颞骨。

2. 断裂韧性实验研究

实验[71]标本取自急性外伤致死的正常国人新鲜尸体 5 具,男性,年龄 19～26 岁。人死亡后 2 小时之内解剖取下颅顶骨,置于生理盐水槽中保存,24 小时之内进行实验,实验前用骨锯在颅顶骨上取样,取下纵、横两个方向试样各 8 个,加工成长 25mm、厚 2.0～2.5mm、宽 5mm 的试样。将钢锯条磨成 30°的利刃,在试样上开出相对裂纹长 $a/w=0.5$ 左右的裂纹,之后用剃须刀给裂纹一个微小的扩展量,将试样置于生理盐水中待用。

将试样置于三点弯曲实验的支座上,以 2mm/min 的实验速度对试样施加弯矩。实验结束后,获取临界载荷和位移曲线。将断裂后的试样置于读数显微镜下测量出试样断后尺寸。

按骨为弹性材料,其密质骨试样临界应力强度因子表示[72]为

$$K_C = \frac{P_C}{B\sqrt{w}}Y_2 \tag{6.12}$$

式中,K_C 为临界应力强度因子;B 为试样厚度;P_C 为临界载荷;w 为试样高度;Y_2 为形状因子,如下:

$$Y_2 = 29.6\left(\frac{a}{w}\right)^{\frac{1}{2}} - 185.5\left(\frac{a}{w}\right)^{\frac{3}{2}} + 65.57\left(\frac{a}{w}\right)^{\frac{5}{2}} - 10.7\left(\frac{a}{w}\right)^{\frac{7}{2}} + 638.9\left(\frac{a}{w}\right)^{\frac{9}{2}}$$

实验结果表明,纵向颅骨的试样 P_C 值大于横向颅骨试样,骨为横观各向异性材料。

6.6.2　颅骨冲击的实验

脑是人体的特殊结构,非常重要的部位,由于它的重要性和易受损伤,故受到最强有力的保护,保护主要针对颅骨。当头颅遭到暴力的作用,超过其临界值,就会导致颅脑损伤,危及生命。造成颅骨损伤大多是在动载荷作用下发生的。人体从高空跌落、器械飞出击中头部、交通事故中交通工具对人体的碰撞等均属动载荷作用。

1. 颅骨冲击强度实验研究

颅骨骨折在闭合性颅脑损伤中约占 15%,在重度颅脑损伤中约占 70%。人的颅骨抗冲击的能力在骨质材料力学性能研究中具有十分重要的意义。

实验[73]对颅骨各部位试件进行了冲击实验,取得颅骨各部位抗冲击的能力,以及其破损程度与冲击能量之间的关系,同时应用生物力学原理与颅骨解剖的特点进行综合分析。试验结果为颅脑外伤造成的颅骨破损度提供了可靠依据。

试件取额、顶、颞新鲜颅骨各 6cm×6cm,枕骨为 3cm×3cm 方壳型实积材料

试件。因各部位颅骨厚度不均,骨质密度也不同,因而只能用各部位颅骨平均厚度来表示颅骨材料尺寸参数。实验装置如图 6.38 所示,落锤 A 为呈球形、重0.15660kg、曲率为 0.13879cm^{-1} 的钢球,骨片试件置于压力传感器 B 上,当落锤自由落体时,砸到骨片上,通过压力传感器,骨片破损受力过程的信号,即作用力随冲击时间变化的过程,通过动态应变仪放大,将信号记录下来。实验记录仪为SC-16型紫外光记录仪。

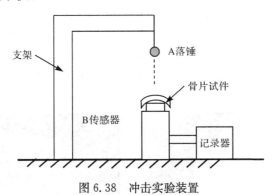

图 6.38　冲击实验装置

根据重锤冲击骨片时能量的消耗,可以衡量骨片的抗冲击能力。骨片的吸收应变能大,说明骨片抗冲击能力强,消耗的能量多。破损程度越大,颅骨抗冲击能力越弱,以此可以建立冲击能量与破损程度的关系。

从实验中可以看出,额骨、顶骨和枕骨较厚,抗冲击能力较强。颞骨较薄,抗冲击能力较弱。

2. 颅骨冲击韧性实验研究

实验[74]标本取自正常国人新鲜尸体,人死亡后 2 小时之内进行解剖,分离开顶骨,加工成长 50mm、宽 10mm、厚为 1.5~2mm 的试样 30 个。

实验设备为最大量程为 5kN・cm 的冲击试验机,使用量程为 0~2.0kN・cm,试验机支座跨距为 4cm。

将试样置于试验机支座上,将摆锤摆起一定高度后释放冲断试样。从试验机测功度盘上读出冲击功。冲击韧性按下式计算:

$$\alpha_k = \frac{A}{S} \tag{6.13}$$

式中,α_k 为冲击韧性;A 为冲断试样所消耗的能量功;S 为试样横截面积。

实验结果表明,冲击韧性为 (0.0987 ± 0.014)kN・cm/cm^2,实验中颅骨冲击实验骨折断口多数为粉碎性断口,少数为线性骨折断口,与文献[75]整体颅骨损伤理论表现出良好的一致性。

6.6.3　颅骨有限元计算验证实验

目前,最常用的方法是通过实验测定应力,将其与有限元结果进行对比,对颅骨有限元计算结果进行验证。实验测定应力的方法有两种:一种是电阻应变片测量法;一种是光弹性法。验证实验通常分为同一力度不同部位及同一部位不同力度两种工况。

贾昭等进行了三维颅骨模型的建立和有限元及实验应力分析的研究[76],取两具新鲜颅骨进行多层螺旋 CT 扫描,完成三维重建,进行有限元分析(图 6.39)。以人新鲜颅骨为模型,用力锤敲击模拟图(6.40),应用动态应变测试系统采集相关数据,将两种方法结论加以分析处理,得出颅骨表面的主应力、主应变的分布情况。

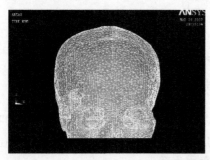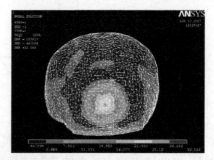

图 6.39　有限元模型

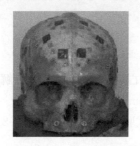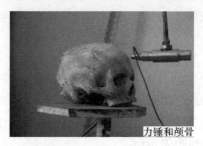

力锤和颅骨

图 6.40　电测实验

通过电测实验结果和有限元分析结果可知,颞部是颅骨中应力比较容易集中的部位,该部位容易受伤,而枕部是不容易受伤的部位,与临床医学案例情况相吻合。

6.7　颅颌骨肌系统临床医学中的若干生物力学问题

颅颌面骨骼肌肉系统损伤功能重建和畸形矫治过程中面临各种生物力学问

题,解决这些问题必须进行深入系统的生物力学分析。

6.7.1　牙颌畸形矫治中的生物力学问题

颌骨畸形不仅会造成美观问题,还会造成错𬌗等功能障碍。临床上利用矫形力或手术辅助矫形达到治疗的目的。正畸力对牙阻力中心、牙周受力、牙移位特性的影响是关注的重点。软组织对矫形的阻力、矫形力的传导及骨骼变形、矫形装置的生物力学效果等内容是当前研究的热点。

1. 成人手术辅助快速扩弓生物力学效果的研究

上颌骨横向发育不足是临床常见病例。上颌快速扩弓术(rapid maxillary expansion,RME)使用装有扩大螺旋的矫治器在短时期内扩大上颌复合体,打开腭中缝,能有效治疗上颌横向发育不足、牙弓宽度不调的病症。作为一种非常有效的正畸治疗手段,自 1860 年 Angel 发明以来,其已经在临床运用了一个多世纪。然而,各种扩弓术对颅颌面复合体产生怎样的作用和影响,多年来一直是众多学者探究而未能诠释的课题。

手术辅助上颌骨快速扩弓分为牙支持式和骨支持式两种。牙支持式快速扩弓加载于两侧的第一磨牙和第一前磨牙处[图 6.41(a)];骨支持式快速扩弓加载于上颌骨舌侧面[图 6.41(b)]。由于人体头骨结构复杂,各骨块生物力学性能不一,而上颌快速扩弓技术治疗的力度大,对颅面影响的区域广,更由于治疗的并发症和复发难以预测,因此,必须对手术辅助上颌快速扩弓术后的颅颌面各部分硬组织的受力情况和位移分布规律、两种扩弓方式的生物力学效果差异及手术辅助对上颌快速扩弓生物力学效果的影响进行深入研究。

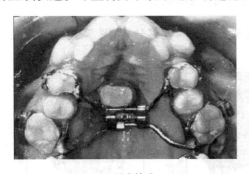
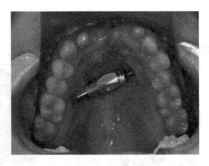

　　　(a) 牙支持式　　　　　　　　　　　　　　(b) 骨支持式

图 6.41　两种扩弓方式实例图

基于以上临床问题,王冬梅等在中国力学虚拟人颅颌复合体三维几何模型基础上,建立了三种截骨类型(TypeI、TypeII、TypeIII)下两种不同扩弓方式的三维

有限元模型,对四种扩弓量下颅颌面骨骼的生物力学状态进行分析评价。图6.42
为三种截骨形式,牙支持式和骨支持式有限元计算模型的加载模拟如图6.43
所示。

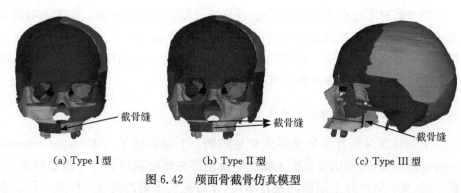

(a) Type I 型   (b) Type II 型   (c) Type III 型

图6.42 颅面骨截骨仿真模型

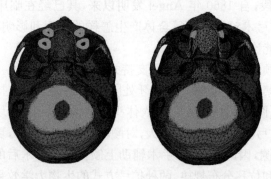

(a) 牙支持式   (b) 骨支持式

图6.43 上颌骨快速扩弓有限元模型约束与加载

图6.44为牙支持式快速扩弓三种截骨模型的位移分布,图6.45为骨支持式
快速扩弓三种截骨模型的位移分布。

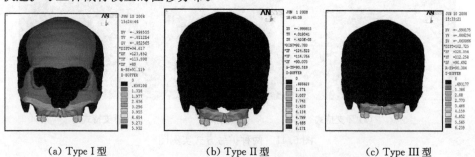

(a) Type I 型   (b) Type II 型   (c) Type III 型

图6.44 牙支持上颌骨快速扩弓总位移分布图(单位:mm)

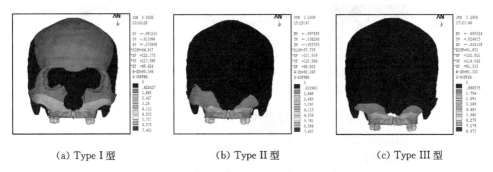

　　(a) Type I 型　　　　　　　　(b) Type II 型　　　　　　　　(c) Type III 型

图 6.45　骨支持上颌骨快速扩弓总位移分布图(单位:mm)

　　总体来看,上颌快速扩弓在头骨上产生的 x 方向的位移不大,z 方向的位移其次,y 方向的位移最大,因此,y 方向位移是研究的重点;随着手术截骨程度的增大,在相同扩弓量下的颅颌面扩开程度也增大,但牙支持式增加的幅度不大,骨支持式增加的幅度较大;骨支持式扩弓比牙支持式扩弓更容易使颅颌面扩开;颧牙槽嵴、眶下缘、上颌窦前壁、翼板、颧骨和眶上缘的位移比较大。

　　同种扩弓方式下,扩弓量越大,颅颌面上的应力也越大;随着截骨程度的加深,带有手术截骨的上颌骨快速扩弓造成的颅颌复合体上的应力逐渐减小。两种扩弓方式相比,骨支持式扩弓形成的应力比牙支持式要大。颧额缝、颧牙槽嵴、鼻额缝、眶上缘、眶上裂、眶下缘、颧骨和翼板上的应力比较大,需要特别注意。翼板上应力随手术截骨程度的变化而不同。

2. 唇腭裂患者上颌快速扩弓生物力学效果的研究

　　唇腭裂患者存在上颌骨裂隙和结构的特殊性,导致影响扩弓后疗效稳定性,临床表明复发难以避免。为此,必须深入了解上颌快速扩弓过程中颅颌面各部分硬组织的受力和位移分布规律,如扩弓力作用时裂隙两侧的骨块及整个上颌骨的受力和扩弓阻力,咀嚼力及齿槽嵴裂植骨修复术对唇腭裂患者扩弓时的影响等,探索影响复发的主要因素。因此,必须利用唇腭裂患者 CT 数据建立有限元分析模型,如图 6.46 所示。

　　由图 6.47 和图 6.48 可见,扩弓力通过牙齿沿牙槽骨、上颌骨、翼突、蝶骨向颞骨颅底传导,应力呈梯度递减,并向上、向后传导,蝶骨是其阻抗中心,且上颌前缘、颧蝶交汇处及鼻额等部位有应力集中,在骨缝处会形成较大的应力梯度;扩弓量的最大区是在牙槽区,向上逐渐递减,形成底边向下的三角形。由于 UCLP 患者上颌骨不对称结构的影响,左右侧的应力及变形分布有明显不同,裂侧应力较大;计算结果与临床实际较相吻合。同时,把有限元分析结果与基于 CT 数据所建三维模型的测量结果进行了对比分析,结果表明,计算得到的磨牙区位移与测量结果一致,但在切牙区有较大区别,有限元分析结果表明,裂隙可以打开,但临床

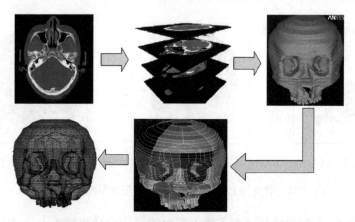

图 6.46　唇腭裂颅颌面骨骼三维有限元模型建立

测量发现基本没有变化,可能原因是软组织的约束;在上颌骨处和颧骨处位移也基本一致,都有向外位移趋势,眼眶处和其他部位都是基本没有位移。

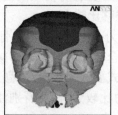　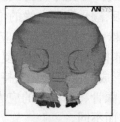　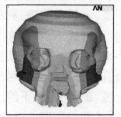

　　(a) 前后向位移　　　　　　(b) 水平向位移　　　　　　(c) 垂直向位移

图 6.47　横向扩弓力下的位移分布(单位:mm)

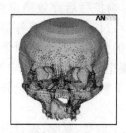　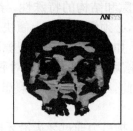　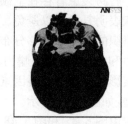

　(a) 主应力矢量分布　　　(b) von Mises 应力分布正面观　　(c) von Mises 应力分布底面观

图 6.48　横向扩弓力下的应力分布(单位:MPa)

　　为了更好地扩弓矫治,建议医师可以松解翼板及打断上颌前缘,从而得到更大、更稳定的扩弓效果。

6.7.2　口腔修复中的若干生物力学问题

口腔修复主要是利用人工材料制作各种修复体,以恢复、重建或矫正患者的各类先天、后天缺损或异常的口腔颌面系统疾病,恢复其正常形态和功能。修复手术规划、修复体结构的构型优化设计、疲劳强度与失效破坏等均与生物力学有密切的关系。

1. 种植固定桥不同设计方案生物力学效果的研究

牙列缺损及畸形是人类常见牙科疾病,最常见的牙列缺损类型是下颌磨牙的游离缺失,临床上可通过种植固定桥进行修复。种植固定桥作为一种种植义齿常见的设计形式,临床跟踪表明,通过合理的设计,其远期成功率与天然牙支持的固定桥接近。本研究利用中国力学虚拟人颅颌仿真平台提供的模型构建四单位种植固定桥几何及有限元模型,从生物力学角度来看,对不同设计方案进行分析,为临床应用提供理论依据。

调用中国力学虚拟人模块化下颌骨和下牙列模型中的 $\overline{34567}$ 部分,其中包括牙槽骨、牙冠、牙根及牙周膜结构。利用图形软件,对提取的模型进行几何重建,分别形成四种种植固定桥,即 $\overline{456X}$、$\overline{45X7}$、$\overline{4X67}$、$\overline{X567}$,如图 6.49 所示。图 6.50 为 $\overline{45X7}$ 四单位种植固定桥有限元模型。

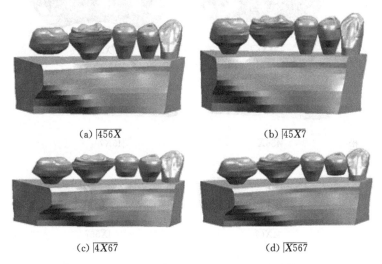

(a) $\overline{456X}$　　　　　　　　　　(b) $\overline{45X7}$

(c) $\overline{4X67}$　　　　　　　　　　(d) $\overline{X567}$

图 6.49　四单位种植固定桥不同设计方案几何模型

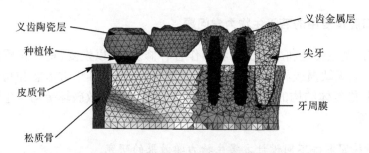

图 6.50　四单位种植固定桥有限元模型

　　由图 6.51 可见,带有悬臂端的设计方案存在明显的应力集中,在临床上,如条件允许,不建议采取悬臂设计方案。对非悬臂的设计方案比较来看,$\overline{45X7}$的设计方案优于$\overline{4X67}$,其应力分布情况更均匀,有利于设计的成功率。

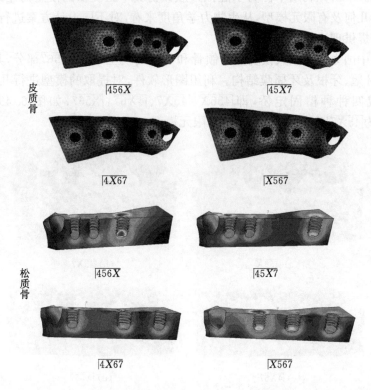

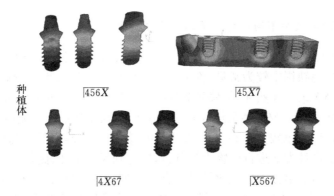

图 6.51 加载均布斜向载荷时四种不同方案下皮质骨、松质骨及种植体应力云图

为了防止种植中较为常见的失效形式——过载的发生,临床上常通过运用大直径的种植体来增加修复成功率,另一种建议是运用种植体种植位置向颊侧或舌侧偏置的排列方案来降低过载发生的可能性。$\overline{45\underline{X}7}$ 种植固定桥设计方案为最优方案,故选取此模型作为下一步分析的模型基础,分别获得偏置 1mm 与偏置 2mm 的三角形排列模型方案。

图 6.52 为三种方案的等效应力分布图,对三种方案的应力进行对比分析发现,偏置方案较直线排列方案没有明显的优势。将两种偏置方案互相比较,无论是应力分布情况还是应力大小上比较,Offset2 方案还是略优于 Offset1 方案,这是由于 Offset1 方案仅在颊侧方向上有偏移,而 Offset2 方案在颊侧舌侧方向上都有偏移,对于整个模型就相对较为平衡。

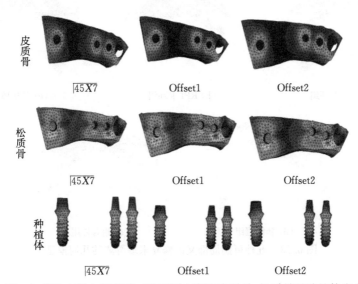

图 6.52 加载均布斜向载荷时三种不同方案下皮质骨、松质骨及种植体应力云图

2. 可摘局部义齿不同设计方案的应力分析比较

肯氏I类牙列缺损是指双侧后牙游离缺失,余留牙集中于缺牙间隙近中一侧,该类缺损在牙列缺损中较为常见,临床上多选用可摘局部义齿进行修复。由于缺牙间隙远中侧无余留天然牙,故修复时选择基牙只能局限于近中一侧,另外一端为游离状态,这必然导致修复体呈悬臂梁受力方式,从而基牙不可避免地承受扭矩,同时基牙所受杠杆力也较大。在义齿的设计中,保护基牙健康是尤为重要的问题,故应对此修复设计方式进行生物力学分析,以达到保护基牙、优化设计的目的。

调用中国力学虚拟人模块化颅骨复合体模型,取模型中的牙槽骨、牙冠、牙根及牙周膜部分,形成肯氏I类缺失模型。依据不同设计方案的可摘局部义齿,分别建立固位体模型:三臂卡环固位体、RPI卡环固位体、种植体、圆锥形套筒冠固位体、精密附着体固位体。根据临床经验,为确保上下牙列正常咬合关系及外形美观,对双侧后牙5、6、7牙冠进行几何形状编辑,将牙冠舌颊侧部分曲面向内收缩1/3,并保持其原有外观,形成人工牙模型;基托根据缺牙区牙槽嵴形状建立,与人工牙模型进行布尔操作得到人工牙固定于基托的组合模型;顺着牙龈舌侧走向建立舌杆模型;支架埋入基托内部,同基托外的舌杆、卡环、𬌗支托或套筒冠外冠相连。分别将模型各部分组合,形成不同固位的可摘局部义齿模型。其中,三臂卡环固位、RPI卡环固位及种植体支持的RPI卡环固位三种可摘局部义齿是以双尖牙4为基牙的单基牙设计,而圆锥形套筒冠固位及精密附着体固位的可摘局部义齿是以3、4联冠为基牙的双基牙设计,如图6.53所示。

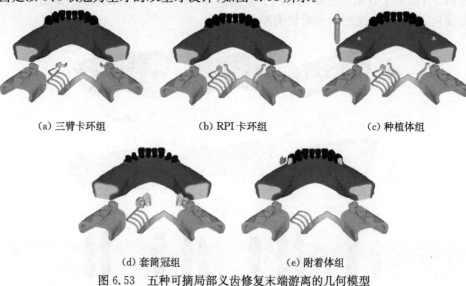

(a) 三臂卡环组　　　　　　(b) RPI卡环组　　　　　　(c) 种植体组

(d) 套筒冠组　　　　　　(e) 附着体组

图 6.53　五种可摘局部义齿修复末端游离的几何模型

考虑到有限元模型建立原则,在各组织材料不同部分接触处及重点分析部位细分单元,如图 6.54 所示。

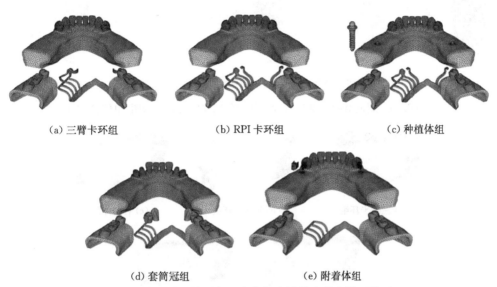

（a）三臂卡环组　　　　　　　（b）RPI 卡环组　　　　　　　（c）种植体组

（d）套筒冠组　　　　　　　（e）附着体组

图 6.54　五种可摘局部义齿修复末端游离的有限元模型

因所取模型为下颌骨中一部分,故对模型底部予以刚性约束。据报道,正常人日常咀嚼食物所需𬌗力约为 3～30kg。据此,本研究设计加载方式为:采用均布载荷,单侧加载于 567 位置人工牙的牙窝中心,加载量为每颗牙 100N,总加载量为 300N,方向分别为沿着牙齿长轴的方向垂直加载,以及与牙齿长轴成 45°,由舌侧指向颊侧的斜向加载。分别选取最大拉应力、最大压应力及第四强度理论等效应力 von Mises 应力作为衡量应力水平的指标,分析不同方案下人工牙受力时基牙及缺牙区牙槽嵴的应力分布情况。

图 6.55、图 6.56 分别为斜向加载时基牙与临牙牙周膜的等效应力分布、牙龈上的等效应力分布。图 6.57 为不同加载条件下不同部位在不同固位方案下的位移比较。应力与位移分析结果表明,在三臂卡环固位、RPI 卡环固位和种植体支持的 RPI 卡环固位设计三组单基牙设计的可摘局部义齿中,三臂卡环固位的义齿基牙应力及位移均明显较大,在临床上如条件允许,不建议采取该设计方案;对比有无种植体支持的 RPI 卡环固位义齿设计方案表明,有种植体支持的 RPI 卡环设计方案优于无种植体支持,其在不同加载条件下应力及位移值较小,分布更为均匀。

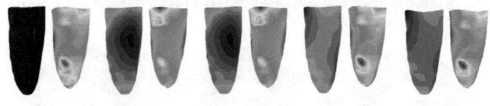

　　(a) 三臂卡环组　　　(b) RPI卡环组　　　(c) 种植体组　　　(d) 套筒冠组　　　(e) 附着体组

图 6.55　斜向载荷下基牙与近中临牙牙周膜应力分布云图(单位：MPa)

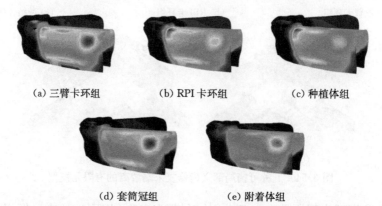

　　(a) 三臂卡环组　　　　　(b) RPI卡环组　　　　　(c) 种植体组

　　　　(d) 套筒冠组　　　　　　(e) 附着体组

图 6.56　斜向载荷下基牙与近中临牙牙黏膜应力分布云图(单位：MPa)

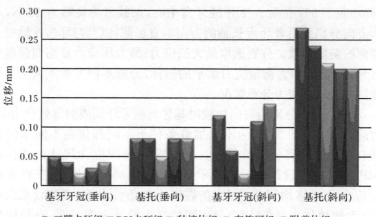

图 6.57　不同加载条件下五组模型基牙牙冠及基托位移比较

　　相对单基牙设计,双基牙设计的圆锥形套筒冠固位义齿和精密附着体义齿可明显改善牙龈受力状况,但缓冲间隙的大小影响基牙受力,临床选用时应根据牙龈及基牙情况适当选择缓冲间隙大小。

6.7.3　颌骨缺失功能重建的生物力学问题

意外伤害造成的颌面损伤病人可通过骨移植和赝复体等方法恢复其颌骨咀嚼、会话功能和面部形貌。但是,由修复术而引发的术后问题,如面部畸形、骨吸收溶解、赝复体断裂、种植螺钉断裂、暴露和修复后颌面正常运动受阻等,成为颌面骨修复领域急待解决的课题。

临床下颌骨缺损的分区情况如图 6.58 所示,主要包括常见的 B、$\overline{BS^HS^H}$ 和 $\overline{RB^HS^H}$ 区域缺损情况。其中,B 为从右侧 7 到 3 牙位对应下颌骨体部缺失;$\overline{RB^HS^H}$ 为从下颌支状切迹最下缘点开始,沿喙突、下颌支、下颌体部半侧缺失;$\overline{BS^HS^H}$ 为从右侧 7 牙位到左侧 3 牙位对应下颌骨体部缺失。

Brown 第二类低位上颌骨半侧切除为:单侧不超过中线牙槽骨、窦壁及硬腭缺损,鼻中隔、眶底和眶周仍保留。低位上颌骨全切除为:双侧牙槽骨、窦壁及硬腭缺损,包括鼻中隔,眶底和眶周仍保留。图 6.59 阴影部分为上颌骨缺失部分。如果左右不同粗细的阴影部分分别缺损,为半侧缺损;如果左右同时缺损,为全缺损。

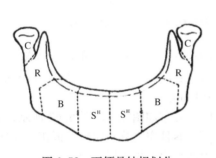 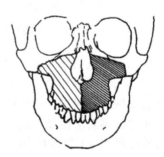

图 6.58　下颌骨缺损划分　　　　　图 6.59　上颌骨缺损划分

1. 下颌骨缺失自体骨移植重建生物力学效果评估

利用中国力学虚拟人下颌骨模块化模型(图 6.10、图 6.35),针对下颌骨 B 类缺失(图 6.58)(即同侧 $\overline{76543}$ 牙位对应体部缺失)、$\overline{BS^HS^H}$ 类缺失(即跨中线 7 到 3 牙位对应体部缺失),以及 $\overline{RB^HS^H}$ 类缺失(即半侧牙位对应体部缺失(包括喙突))的三种缺失情况进行研究,分析骨移植重建的生物力学效果。

采用同一志愿者的腓骨 CT 数据,并重建其几何形状,根据下颌骨的缺损情况,对腓骨进行切割、对位,拼接在仿真缺损的下颌骨上;对同侧 $\overline{76543}$ 牙位对应体部缺失的下颌骨缺损情况,还采用同一志愿者的髂骨 CT 数据,并重建其几何形状,截取相应下颌骨缺失体积的髂骨壳材料,进行对位,拼接按照模型外科试验角度,利用几何模型模拟骨移植后可能的最佳颌骨对应关系及咬合关系,记录各牙模段移动量和方向作为取骨量的参考。缺损重建的几何模型如图 6.60 所示。

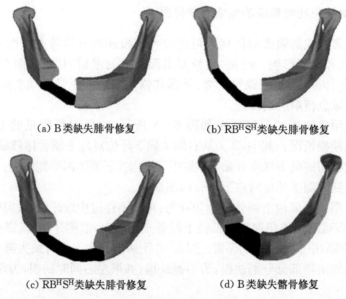

(a) B 类缺失腓骨修复　　　　　　(b) $\overline{RB^H S^H}$ 类缺失腓骨修复

(c) $\overline{RB^H S^H}$ 类缺失腓骨修复　　　　　(d) B 类缺失髂骨修复

图 6.60　骨瓣移植修复下颌缺损方法的几何模型

　　下颌骨三种缺失情况如下：B 类缺失，右侧二腹肌对应的附着面缺失；$\overline{RB^H S^H}$ 类缺失，右侧颞肌、咬肌和翼内肌对应的附着面缺失；$\overline{BS^H S^H}$ 类缺失，两侧的二腹肌对应的附着面缺失。模拟正中𬌗位，左侧加力。

　　不同重建方案对应模型上的等效应力分布如图 6.61、图 6.62 所示。分析中，假设移植骨端面已与下颌体对应端面愈合，髂骨应力分布比较接近正常无缺损下颌骨的应力分布。主要原因可能为：髂骨内部结构以松质居多，弹性模量较小，硬度较软，且接骨面积较大，其上承载较小，应力传递比较均匀。同样假设下，腓骨应力分布比较集中，von Mises 应力值较大，产生较大应力集中，对骨生长有一定影响。

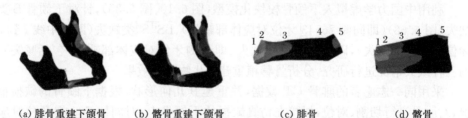

(a) 腓骨重建下颌骨　　(b) 髂骨重建下颌骨　　　(c) 腓骨　　　　　(d) 髂骨

图 6.61　B 类缺损，腓骨与髂骨移植重建上 von Mises 应力的分布（单位：MPa）

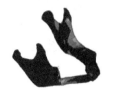
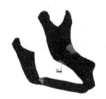
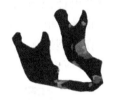

（a）腓骨 B 类重建下颌骨 B　　　（b）腓骨$\overline{BS^HS^H}$类重建下颌骨　　　（c）腓骨$\overline{RB^HS^H}$类重建下颌骨

（d）B 腓骨　　　　　　（e）$\overline{BS^HS^H}$腓骨　　　　　　（f）$\overline{RB^HS^H}$腓骨

图 6.62　三类缺损腓骨移植修复 von Mises 应力分布图（单位：MPa）

不同移植骨上，接骨处的应力均为最大。髂骨、腓骨 B、$\overline{RB^HS^H}$类重建以第一主应力为主，主要在右侧后牙牙槽嵴远端对应接骨处受拉。腓骨$\overline{BS^HS^H}$类重建以第三主应力为主，主要在颏部接骨处承受压应力。移植骨上应力分布情况复杂，下颌骨的缺失方式也将影响移植骨的受力状况，但各类移植骨的应力状况，从右侧接骨处到左侧接骨处，基本上表现为从拉应力到压应力的过渡。

分析结果表明，腓骨重建应力值较大，缺损同侧下颌体应力值显著下降，应力分布趋势不明显，整个模型中，最大值都出现在接骨界面，应力分布与完整下颌骨存在较大差异。为了接骨初期骨的固定、愈合，同时，缓解压、拉应力对骨生长的影响，临床建议在接骨面处采用植入式钛板加以固定。同时，对于应力最大值较小的修复情况，建议骨愈合后，将板拆除，防止应力"遮挡效应"发生。髂骨由于解剖结构和正常下颌骨较为接近，且骨块高度较大，使髂骨重建下颌骨的力学性能较腓骨类更接近完整下颌骨，更利于术后愈合和进一步的功能重建。从应力环境更接近正常下颌骨的角度考虑，建议采用髂骨进行修复。

2. 上颌骨缺失重建的几何仿真与生物力学评价

本研究针对三段式腓骨移植、腓骨移植结合钛板重建、腓骨移植结合钛网重建、腓骨移植结合颧种植体重建四种常用上颌骨缺失重建方案，建立对应的几何模型和各设计方案的三维有限元模型。分析以上四种重建方法修复的上颌骨在咀嚼力下的生物力学行为，包括重建体的应力与位移及主应力矢量分布，比较不同重建方案的生物力学效果。

如图 6.63 所示，在中国力学虚拟人上颌复合体几何模型与有限元模型的基础上可进行上颌骨半侧缺失的几何与有限元模型仿真。根据临床上提出的四种重建概念设计:Type1 三段腓骨、Type2 两段腓骨＋钛板、Type3 两段腓骨＋钛网、Type4 腓骨移植＋颧种植体,进行四种重建方案的几何模型仿真和有限元模型的仿真。在模型健侧和患侧磨牙区各施加 150N 咬合力,约束枕骨大孔及咀嚼肌附着面,进行应力计算分析。

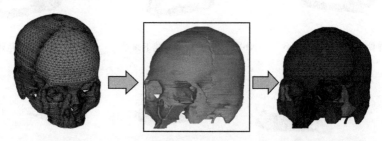

图 6.63　　上颌骨半侧缺失的几何仿真和三维有限元仿真

　　四个模型上的等效应力(图 6.64)、主应力(图 6.65)及位移(图 6.66)分布分析结果表明,腓骨重建模型中,应力在重建结构和周围颌骨结构上对称,分布良好。位移沿腓骨轴向变化趋势呈向下向中间靠近的趋势,受底部腓骨和颧骨挤压,斜支腓骨会有小程度的弯曲变形。应力主要集中在结构与正常侧的牙槽骨和缺损侧的颧骨的连接部位及斜支腓骨与底部腓骨的连接处。在与颧骨的连接位置的位移量相对较为明显。腓骨模型的力传导理想,最大应力值是四种方案中最小的。钛板＋腓骨重建模型中,应力在钛板转折处产生了较大集中,但其大小不会导致钛板折断。最大位移量集中于重建结构上,钛板弯曲变形较明显。由于缺损部位仅靠钛板支撑,力传导集中于钛板上,但经由颧骨后顺利传导至其他固位,传递力的功能能够实现;钛网＋腓骨重建模型中,应力均匀分布于周围骨结构和重建结构上,分布较为良好,但由于钛网也存在弯曲变形较明显的转折处,因而在此位置也有应力集中现象,其最大应力与钛板的最大应力大小接近,不会导致断裂。钛网结构弹性模量较低,相对其他重建材料要柔软易变形,因此,其最大位移量较之其他方案要大一些。钛网结构与正常上颌骨外形一致,在力传导上有较好的效果,基本与正常颅骨模型一致,主要为压应力,集中在重建结构上;颧种植体重建模型中,颧种植体上应力相对集中,整个种植体结构在双侧咬合力作用下向上往中部靠近移动。颧种植体模型的总位移量在四种重建模型中是最小的,其最大位移位于颧骨与腓骨的交界处。在力传导方面,能够实现将咬合力传递至颅顶的作用,力主要通过颧种植体进行传导。

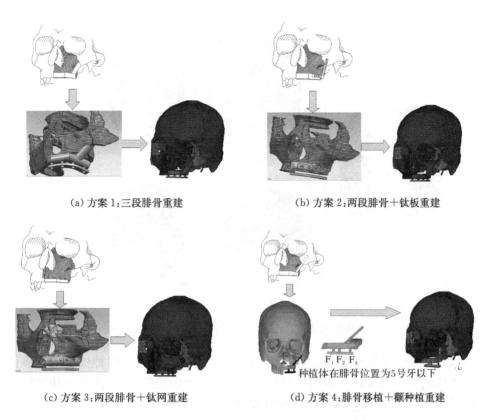

(a) 方案 1：三段腓骨重建　　　　　　　　(b) 方案 2：两段腓骨＋钛板重建

(c) 方案 3：两段腓骨＋钛网重建　　　　　　(d) 方案 4：腓骨移植＋颧种植重建

图 6.64　上颌半侧缺失的四种重建方案几何与有限元仿真

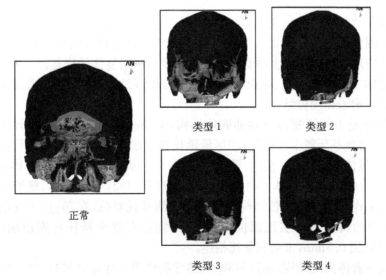

图 6.65　上颌半侧缺失的四种重建方案模型的等效应力分布（单位：MPa）

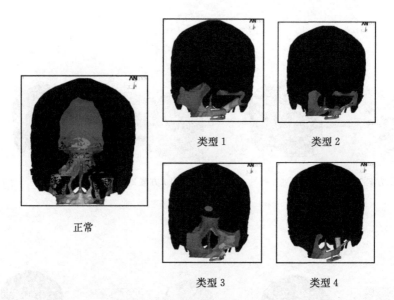

正常

类型1　　　　　　　　类型2

类型3　　　　　　　　类型4

图 6.66　上颌半侧缺失的四种重建方案模型的位移分布(单位:mm)

总体而言,腓骨重建方案中基本不存在应力集中现象,而颧种植体的位移很小,考虑到应力与位移在影响术后植入体存活率上的重要性,这两者在功能性恢复上的表现较之钛网和钛板模型要稍好一些。

3.半侧上颌骨缺损赝复体修复功能重建生物力学效果的评估

由于上颌骨缺损后带给患者严重的咀嚼、语言、吞咽功能障碍和面部畸形,术后必须进行缺损修复。鉴于上颌骨解剖结构的特殊性,使植骨、组织瓣转移等外科重建方法的应用极为困难。上颌骨缺损仍然主要依靠赝复体的修复。

上颌赝复体主要包括基托、牙面板和低位阻塞器等结构,固位方式采用金属卡环和套筒冠式附着体固位结构。

卡环和基托是上颌赝复体重要的固位结构,卡环的弯制和基托的设计应满足:①尽量使用多数基牙戴卡环固位;②尽量延长和增宽基托;③尽量利用可以利用的倒凹;④尽量使咬𬌗平衡。同时,要考虑固位、塑料基托、赝复体类型等因素。

针对上颌右侧缺失情况:鼻中隔、左边牙槽骨和 <u>765432|</u> 牙齿保留,模型中考虑翼内肌的约束作用。卡环固位结构: <u>765432|</u> 舌侧基托对抗,在 <u>7654|</u> 上使用四根 1.5mm 直径的铸造卡环实现固位,卡环自牙间拐点处至基托左侧顶端,由 1.5mm 线性过渡到 0.5mm,末端和基托相连。

套筒冠式附着体固位结构:在 <u>765432|</u> 天然牙腭侧添加牙面金属板,在 1 位义齿轴线或略靠近近中侧连接套筒冠式附着体结构。内冠与天然牙牙面金属板粘

固,外冠固定于义齿内,中间加软橡胶材料增大摩擦。

上颚封闭赝复体:使用 0.5mm 厚的钴铬合金金属基托,覆盖健侧硬腭,并沿牙槽骨向下延伸到牙齿凸面,靠在牙面上分担应力。右侧义齿和上颚封闭基托均为塑料,塑料基托在右侧上颚部与金属网状结构混合。腭部缺损空腔使用钛网支撑,其中自然填充软组织。

中空阻塞器赝复体:腭部缺损空腔使用中空阻塞器,阻塞器为体积比腭部缺损空腔略小、厚度为 2mm 的塑料封闭矩形体,其他连接结构与封闭赝复体相同。

上颌赝复体形状比较复杂,本节主要对卡环和套筒冠式附着体两种固位方式,以及低位阻塞器和上颚封闭两种上颌缺损部分封闭方式进行了几何仿真。图 6.67(a)中右侧为金属基托,中间为金属和赝复体的过渡部分,右侧为义齿和赝复体。上颚封闭式赝复体基托和余留骨之间用肌肉和黏膜材料填充。图 6.67(c)显示了固定在自然牙上的卡环末端和基托在牙面延伸部分相连,并进入基托中。图 6.67(f)为金属牙面板和附着体内冠,其外层被基托在牙面延伸部分包围。

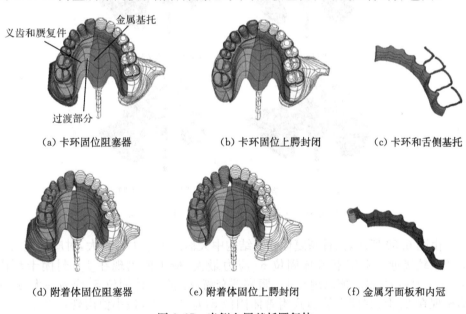

(a) 卡环固位阻塞器　　　　(b) 卡环固位上腭封闭　　　　(c) 卡环和舌侧基托

(d) 附着体固位阻塞器　　　　(e) 附着体固位上腭封闭　　　　(f) 金属牙面板和内冠

图 6.67　半侧金属基托赝复体

卡环、附着体内外冠、基托(钴铬合金)弹性模量为 18500MPa,泊松比为 0.3;义齿、塑料基托和阻塞器(树脂)弹性模量为 2700MPa,泊松比为 0.35;软组织弹性模量为 8.2MPa、泊松比为 0.4。金属卡环采用 LINK8 单元模拟,根据 $K=EA/L$ 确定刚度,取 $E=18.5\times10^9$。其余结构仍采用实体 Solid92 单元模拟。在义齿上施加均布咬秴力。约束中将上颌骨和其他骨块相互接触面都做了相应的位移约束;由于赝复体结果复杂,涉及多种材料,为避免引起求解过程出现奇异性解,故分析按照非线性大变形进行求解。

　　整体上颌修复模型应力分布如图 6.68 所示,阻塞器赝复体应力主要集中在健侧金属基托上,由舌侧基托处向下传导;封闭上腭赝复体应力主要集中在健侧金属基托和缺损侧塑料基托连接处。封闭上腭赝复体卡环固位模型,应力值最大,最大值为 49.656MPa,出现在健侧金属基托和缺损侧塑料基托连接区域,并靠近 1|;封闭上腭赝复体套筒冠式附着体固位模型次之,最大值为 33.138MPa,出现在健侧金属基托和缺损侧塑料基托连接区域,靠近 1|;阻塞器赝复体套筒冠式附着体固位模型,最大值为 19.855MPa,出现在金属基托和 6| 接触附近;阻塞器赝复体卡环固位模型应力最小,最大值为 13.225MPa,出现在金属基托和 5| 接触附近。两种赝复体义齿磨牙区的应力都较其他区域大。

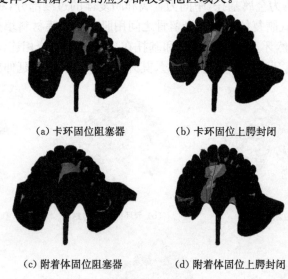

　　(a)卡环固位阻塞器　　　　　　(b)卡环固位上腭封闭

　　(c)附着体固位阻塞器　　　　　　(d)附着体固位上腭封闭

图 6.68　半侧赝复体应力分布(单位:MPa)

　　由图 6.69 所示,四种赝复体修复结构中天然牙上应力都不大,对应的应力最大值比较接近。阻塞器卡环固位 6| 应力最大,最小值出现在 1|;封闭卡环固位 6| 应力最大,最小值出现在 1|;阻塞器套筒冠式附着体固位 5| 应力最大,最小值出现在 2| 上;封闭套筒冠式附着体固位 5| 应力最大,最小值出现在 2|。总体来说,赝复体类型(阻塞器和封闭上腭)对余留天然牙上应力分布的影响较固位方式(卡环和套筒冠式附着体)的影响大。

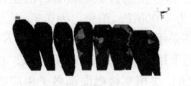
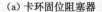
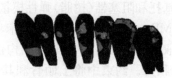

　　(a)卡环固位阻塞器　　　　　　　　(b)卡环固位上腭封闭

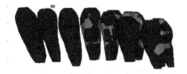 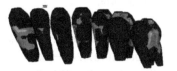

　　　　(c) 套筒冠式固位阻塞器　　　　　　(d) 套筒冠式固位上腭封闭

图 6.69　赝复体天然牙应力分布(单位:MPa)

　　套筒冠式附着体和牙面金属支架应力分布如图 6.70 所示,可以看到牙面金属支架上承受应力较对应牙位上的余留牙承受应力大小相差不大,共同承担𬌗力,有效减少了基牙所受𬌗力。应力在附着体内冠和牙面金属支架连接处的应力较大,并从此处向磨牙区逐渐减少。

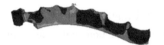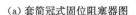 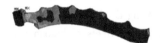

　　　(a) 套筒冠式固位阻塞器图　　　　　　(b) 套筒冠式固位上腭封闭

图 6.70　套筒冠式固位牙面金属支架和内冠结构应力分布(单位:MPa)

　　通过结构设计和有限元力学分析,四种赝复体应力分布结果表明,义齿上的𬌗力得到了有效的传导,赝复体的应力最大值都在各自材料强度允许范围内,分布基本合理。阻塞器类赝复体在结构上较上腭封闭赝复体更为合理。从天然牙应力和位移值比较中,四种赝复体中,套筒冠式附着体固位阻塞器赝复体对避免天然牙应力集中,义齿赝复体的固位和动力支持较其他更为有利。

参 考 文 献

[1] Tanne K. Stress induced in the periodontal tissue at the initial phase of the application of various types of orthodontic forces: 3-dimensional analysis using a finite element method. Journal of Osaka University Dental Society,1983,28(2):209-261.

[2] 白丁,程碧焕,罗颂椒,等.上颌尖牙远中整体移动的阶段应力分析.四川大学学报(医学版),2004,35(3):358-360.

[3] 张菊菊,段银钟,霍娜,等.3 种不同施力方式远移上颌第一磨牙牙周膜应力的三维有限元分析.口腔医学研究,2006,22(2):166-168.

[4] 王冬梅,严拥庆,王成焘,等.多曲方丝弓生物力学特性的三维有限元研究.生物医学工程学杂志,2005,22(1):86-90.

[5] Wang D M,Cheng L,Wang C T,et al. Biomechanical analysis of rapid maxillary expansion in the UCLP patient. Medical Engineering & Physics,2009,31:409-417.

[6] 姜文辉,王旭东,王冬梅.3 种截骨方式辅助上颌骨快速扩弓的应力分布.上海口腔医学,

2009,18(6):609—614.

[7] Tanne K,Miyasaka J,Yamagata Y,et al. Three-dimensional model of the human craniofacial skeleton:Method and preliminary results using finite element analysis. Journal of Biomedical Engineering,1988,10(3):246—252.

[8] 崔雯,王冬梅,王成焘,等. 可摘局部义齿不同加载条件下的三维有限元分析. 上海交通大学学报,2010,44(11):1588—1594.

[9] Dejak B,Mlotkowski A. Three dimensional finite element analysis of strength and adhesion of composite resin versus ceramic inlays in molars. Journal of Prosthetic Dentistry,2008,99(2):131—140.

[10] 马达. 静、动态载荷下固定桥基牙牙周膜应力的三维有限元法分析. 广州:暨南大学硕士学位论文,2003.

[11] 胡妍,王冬梅,王成焘. 四单位种植固定桥不同设计方案的生物力学研究. 上海交通大学学报,2009,43(7):1057—1061.

[12] Tie Y,Wang D M,Ji T,et al. Three-dimensional finite-element analysis investigating the biomechanical effects of human mandibular reconstruction with autogenous bone grafts. Journal of Cranio-Maxillofacial Surgery,2006,34:290—298.

[13] 张秀娟,王冬梅,孙健,等. 个性化下颌钛支架植入体的设计与生物力学评价. 上海交通大学学报,2005,39(7):1167—1171.

[14] 曲爱丽,王冬梅,王成焘,等. 生物力学型下颌骨假体的设计及生物力学评价. 北京生物医学工程,2006,25(6):565—568.

[15] Sun J,Jiao T,Tie Y,et al. Three-dimensional finite element analysis of the application of attachment for obturator framework in unilateral maxillary defect. Journal Oral Rehabilitation,2008,35:695—699.

[16] 铁瑛,王成焘,王冬梅,等. 可摘局部义齿上颌赝复体设计及其生物力学评价. 生物医学工程学杂志,2007,24(6):1264—1269.

[17] 铁瑛,王冬梅,吴佚群,等. 上颌骨缺损颧种植体功能设计及生物力学评价. 上海交通大学学报,2006,40(8):1438—1443.

[18] 姜国华,蒋希成,宋国良. 局部应用解剖学. 长春:吉林科学技术出版社,2006:27.

[19] 胡兴宇,何平. 局部解剖学. 成都:四川大学出版社,2004:23.

[20] Hansen J T. 奈特人体解剖图卡. 胡海涛,李月英译. 北京:人民卫生出版社,2004.

[21] Crowninshield R D. A physiologically based criterion for muscle force predictions on locomotion. Bulletin of the Hospital for Joint Diseases Orthopaedic Institute, 1983, 43(2):164.

[22] Langenbach G E,Hannam A G. The role of passive muscle tensions in a three-dimensional dynamic model of the human jaw. Archives of Oral Biology,1999,44(7):557—573.

[23] May B,Saha S,Saltzman M. A three-dimensional mathematical model of temporomandibular joint loading. Clinical Biomechanics,2001,16(6):489—495.

[24] van Eijden T M G,Korfage J A M,Brugman P. Architecture of the human jaw-closing and jaw-opening muscles. Anatomical Record-Advances in Integrative Anatomy and Evolutionary Biology,1997,248:464—474.

[25] Osborn J W, Baragar F A. Predicted pattern of human muscle activity during clenching derived from a computer assisted model: Symmetric vertical bite forces. Journal of Biomechanics, 1985, 18(8): 599—612.

[26] Sellers W I, Crompton R H. Using sensitivity analysis to validate the predictions of a biomechanical model of bite forces. Annals of Anatomy-Anatomischer Anzeiger, 2004, 186(1): 89—95.

[27] 王维智. 口腔解剖生理学. 北京: 高等教育出版社, 2005: 68.

[28] 李国珍, 韩科. 下颌运动轨迹描记仪对健康人各类下颌运动范围的定研究. 中华口腔医学杂志, 1993, 28(3): 140—142.

[29] 武仲科, 冯海兰. 计算机辅助口腔下颌运动的显示与处理系统. 中国图像图形学报, 1998, 3(11): 941—944.

[30] Ogawa T, Koiano K, Scdtscgc T. Correlation between inclination of occlusal plane and masticatory movement. Journal of Dentistry, 1998, 26(2): 105—112.

[31] 姚月玲, 欧阳官, 陆耀桢, 等. 微机化多功能力仪的研制与应用. 实用口腔医学杂志, 1996, 12(1): 17.

[32] 冈琦正史. 咀嚼力の三次元の解析研究. 齿科学报, 1998, 88(11): 1643.

[33] Mnaess M L, Podoloff R. Distribution of occlusal contacts in maximum intercuspation. Journal of Prosthetic Dentistry, 1989, 62: 238—242.

[34] Garcia V C G, Cartagena A G, Sequeros O G. Evaluation of occlusal contacts in maximum intercuspation using the T-Scan system. Journal Oral Rehabilitation, 1997, 24(12): 899—903.

[35] Kerstein R B, Wright N. An electromyographic and computer analysis of patients suffering with chronic myofascial pain dysfunction syndrome: Pre and post treatment with immediate complete anterior guidance development. Journal of Prosthetic Dentistry, 1991, 66(5): 677—686.

[36] Iwase M, Sugimori M, Kurachi Y, et al. Changes in bite force and occlusal contacts in patients treated for mandibular prognathism sy orthognathic surgery. Journal of Oral Maxillofax Surg. , 1998, 56: 850.

[37] 皮昕. 口腔解剖生理学. 北京: 人民卫生出版社, 1998, 64: 37.

[38] Koolstra J H, van Eijden T M. Biomechanical analysis of jaw-closing movements. Journal of Dental Research, 1995, 74(9): 1564.

[39] Koolstra J H, van Eijden T M. Influence of the dynamical properties of the human masticatory muscles on jaw closing movements. European Journal of Morphology, 1996, 34(1): 11—18.

[40] Koolstra J H, van Eijden T M. The jaw open-close movements predicted by biomechanical modeling. Journal of Biomechanics, 1997, 30(9): 943—950.

[41] Koolstra J H, van Eijden T M. A method to predict muscle control in the kinematically and mechanically indeterminate human masticatory system. Journal of Biomechanics, 2001, 34(9): 1179—1188.

[42] van Eijden T M, Koolstra J H, Brugman P. Architecture of the human pterygoid muscles.

Journal of Dental Research,1995,74(8):1489—1495.

[43] van Eijden T M,Koolstra J H,Brugman P. Three-dimensional structure of the human temporalis muscle. Anatomical Record-Advances in Integrative Anatomy and Evolutionary Biology,1996,246(4):565—572.

[44] van Ruijven L J,Weijs W A. A new model for calculating muscle forces from electromyograms. European Journal Applied Physiology,1990,61(5—6):479—485.

[45] Winters J M,Stark L. Muscle models:What is gained and what is lost by varying model complexity. Bio. Cyber. ,1987,55(6):403—420.

[46] Zannoni C,Mantovani R,Viceconti M. Material properties assignment to finite element models of bone structures:A new method. Medical Engineering & Physics,1998,20(10): 735—740.

[47] Yomoda S,Hisano M,Amemiya K. The interrelationship between bolus breakdown,mandibular first molar displacement and jaw movement during mastication. Journal Oral Rehabilitaion,2004,31(2):99—109.

[48] Nagasao T,Kobayashi M,Tsuchiya Y,et al. Finite element analysis of the stresses around endosseous implants in various reconstructed mandibular models. Journal of Cranio-maxillofacial Surgery,2002,30(3):170—177.

[49] Menicucci G,Lorenzetti M,Pera P,et al, Mandibular implant-retained overdenture:Finite element analysis of two anchorage systems. International Journal of Oral & Maxillofacial Implants,1998,13(3):369—376.

[50] Koca O L,Eskitascioglu G,Usumez A. Three-dimensional finite-element analysis of functional stresses in different bone locations produced by implants placed in the maxillary posterior region of the sinus floor. Journal of Prosthetic Dentistry,2005,93(1):38—44.

[51] Tanne K,Tanaka E,Sakuda M,et al. Stress distribution in the TM during clenching in patients with certical diacrepancies of the craniofacial complex. Journal of Orofacial Pain, 1995,9:153.

[52] Tanne K,Lu Y C L,Tanaka E,et al. Biomechanical changes of the mandile from orthopaedic chin cup force studied in a three-dimensional finite element model. European Journal of Orthodontics,1993,15(6):527.

[53] Tanne K,Tannka E,Sakuda M. Stress distribution in the temporomandibular joint producdic by orthopedic chin cup force applied in varying directions:A three-dimensional analytic approach with the finite element method. American Journal of Orthodontics and Dentofacial Orthopedics,1996,110(6):502.

[54] Hart R T,Hennebel V V,Thongpreda N,et al. Modeling the biomechanics of the mandible: A three-dimensional finite element study. Journal of Biomechanics,1992,25:261—267.

[55] Chen J,Buchdwalter K. Motion analysis of the human temporomandibular joint from magnetic resonance images. Journal of Biomechanics,1993,26:1455—1462.

[56] 李飞,王少海,王忠义,等. 下颌前方牙齿缺失修复前后对颞下颌关节应力分布影响的三维有限元研究. 口腔医学研究,2006,22(1):28—30.

[57] 顾卫平,殷新民,谢兰生. 利用中国可视化人体图像建立颞下颌关节的三维有限元模型. 实

用口腔医学杂志,2006,22(6):771—774.

[58] 唐顼晶,刘月华,王冬梅,等. 前牙闭锁性深覆𬌗颞下颌关节的三维有限元分析. 中国美容医学,2008,17(2):243—246.

[59] 周学军,赵志河,赵美英,等. 下颌骨三有限元模型的边界约束设计. 华西口腔医学杂志,1999,17(1):29.

[60] 周学军,赵志河,赵美英,等. 包括下颌骨的颞下颌关节三维有限元模型的建立. 实用口腔医学杂志,2000,16(1):17.

[61] 金伶,殷新民,顾卫平. 下颌前伸时颞下颌关节应力分布的三维有限元研究. 口腔医学,2007,27(4):187—189.

[62] 胡凯,周继林,洪民,等. 建立模拟功能状态下的下颌骨三维有限元模型. 口腔颌面外科杂志,1997,7(3):183.

[63] 胡凯,周继林,胡敏,等. 建立正常及病损的颞下颌关节三维有限元模型. 上海口腔医学,1997,6(增刊):12.

[64] 胡敏,周继林,洪民,等. 髁突应力分布的研究. 中华口腔医学杂志,1996,31(4):214.

[65] 房兵,周祺,沈国芳,等. 下颌支矢状劈开后退术对颞下颌关节影响的有限元研究. 上海口腔医学,2004,13(1):51—55.

[66] 安虹,白乐康,王一兵. 无牙颌下颌骨及颞下颌关节三维有限元模型的建立. 西安交通大学学报(医学版),2007,28(6):721—722.

[67] 张渊,王美青,凌伟. 下颌前磨牙扭转与颞下颌关节应力分布的有限元分析. 上海口腔医学,2005,14(5):511—514.

[68] 郭克峰. 利用 Mimics 重建上下颌骨和牙列及有限元分析. 长春:吉林大学硕士学位论文,2006.

[69] 张富强. 从生物力学角度探讨牙列完整和牙列缺损时的应力变化. 上海口腔医学,2004,13(1):38—40.

[70] 郑彤,刘恩. 人颅骨弯曲实验研究. 试验技术与试验机,1999,39(3):62.

[71] 王晓晨,刘恩,麻文焱. 人颅骨断裂韧性实验研究. 试验技术与试验机,2000,5:88,89.

[72] 冯元桢. 生物力学. 北京:科学出版社,1983:176,258.

[73] 刘云洪,高彦波,王云剑. 颅骨抗冲击强度实验研究. 武警医学,1998,9(7):408,409.

[74] 郑彤,董心马,洪顺. 人颅骨冲击韧性试验研究. 试验技术与试验机,1998,38(1):96,97.

[75] 马和中. 生物力学导论. 北京:航空学院出版社,1988:35.

[76] 贾昭. 颅骨三维模型的建立和有限元计算及实验应力分析的研究. 长春:吉林大学硕士学位论文,2007.

第7章 脊柱骨肌生物力学仿真建模与分析

7.1 概　论

1972年，Brekelmans等[1]第一次将有限元法引入骨科领域，用有限元法对股骨的应力分布进行了分析。脊柱有限元模型萌芽于航空医学领域，最早可追溯到1957年，其模型的特点是采用很少(通常1~3个)单元代表一个运动节段，在此基础上建立长节段(通常是全脊柱节段，甚至包括骨盆、胸廓、部分肌肉及韧带)的简单模型，目的是评价机座弹射冲击力(如前方或侧方冲击力)对飞行员的影响。1974年，Belytshko等[2]首次报道了椎间盘二维有限元模型，标志着有限元法正式进入脊柱研究领域。随后二十余年里，有限元模型经历了由二维向三维、由线性单一材料向非线性复合材料的转变过程。早期由于计算机技术发展的限制，腰段有限元模型做了大量简化，只能建立一个活动节段腰椎前部的二维模型，由于二维模型在解剖形态及结构上作了过多简化，且未考虑后部结构在腰椎活动中的重要作用，因此其不能对整个腰椎或多个活动节段进行研究。随着计算机技术的飞跃发展，人体躯干段的有限元模型越来越符合人体的生理结构，对人体不同组织划分越来越细，分析的节段越来越多。

7.2 脊柱骨肌系统解剖结构及其力学功能

脊柱位于背部中央，构成人体的中轴，由24个椎骨(即颈椎7个、胸椎12个、腰椎5个)、1个骶骨、1个尾骨，借助于关节盘及椎间关节连接构成。椎骨由前方的椎体与后方的椎弓两部分组成。椎体与椎弓组成椎孔，全部椎骨的椎孔，共同连成椎管，内容脊髓及其被膜等。脊柱上端承托颅，胸段与肋、胸骨连接构成骨性胸廓，骶尾段与下肢带骨共同围成骨盆。因此，脊柱的功能为椎管骨容纳脊髓，保护胸、腹、盆脏器，支持体重，又可进行广泛运动[3]。

7.2.1 颈椎系统

颈椎椎体较小，横断面呈椭圆形，上、下关节突的关节面呈水平面。第3~7颈椎体上面侧缘向上突起称椎体钩。椎体钩若与上位椎体的前后唇相接，则形成钩椎关节，又称Luschka关节。如过度增生肥大，可使椎间孔狭窄，压迫脊神经，产生症状为颈椎病。椎孔较大,呈三角形。横突有孔,称横突孔,有椎动脉和椎静脉通过。第 6 颈椎横突末端前沿的结节特别隆起,称颈动脉结节,有颈总动脉经其前方。第 2~6 颈椎的棘突较短,末端分叉。

　　第 1 颈椎又名寰椎,呈环状,没有一般椎骨所具有的椎体、棘突和关节突,主要由前弓、后弓及侧块组成(图 7.1)。前弓向前凸出,前面正中央处有前结节,其后面有齿凹,与第二颈椎的齿突相关节。后弓后面下在中处的粗糙隆起称为后结节。侧块介于两弓的侧方,其上面左右各有一个肾脏形的上关节凹,与枕骨髁相关节(寰枕关节);其下面也有一对下关节面,与第 2 颈椎的上关节面相关节(寰枢关节)。

　　第 2 颈椎又名枢椎,其特点为自椎体向上有指状突起,称齿突;齿突的前、后面各有一关节面,分别与寰椎的齿凹及寰椎横韧带相接(图 7.2)。齿突原来是椎体的一部分,发育中与枢椎的椎体融合,以适应头部的旋转运动所致。

　　第 7 颈椎又名隆椎,形状大小与上位胸椎相似,其特点为棘突长而水平,末端不分叉,形成结节(图 7.3)。在皮下易于摸得,在临床上常作为辨认椎骨序数的标志。横突孔较小,仅有椎静脉通过。

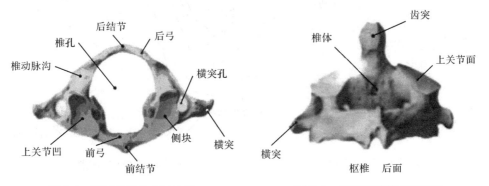

图 7.1　寰椎的结构(上面观)　　　　　图 7.2　枢椎的结构(后面观)

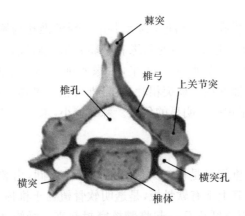

图 7.3　下颈椎结构

7.2.2　胸椎-肋骨系统

胸椎以中间位最为典型,上位胸椎近似颈椎,而下位胸椎又类似腰椎;由上向下椎体逐渐增大。中位胸椎椎体呈心脏形,椎体外侧面有与肋小头相关节的半圆形浅凹,称为肋凹,上、下各一个(图7.4)。圆柱形,伸向后外方,末端元钝,前面有横突肋凹,与肋结节相关节。关节突的关节面略呈额状位。棘突较长,指向后下方,叠置时相互掩盖,呈覆瓦状,有从后方加固脊柱进一步保护胸腔内脏器的作用。

人肋骨有12对,左右对称,属扁骨(图7.5)。后端与胸椎相关节,前端仅第1~7肋借软骨与胸骨相连接,称为真肋;第8~12肋称为假肋,其中,第8~10肋借肋软骨与上一肋的软骨相连,形成肋弓,第11、12肋前端游离,又称浮肋。

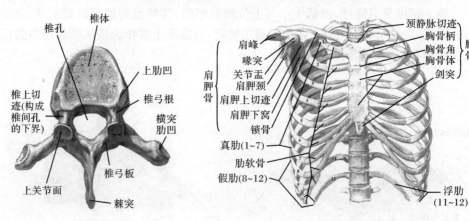

图 7.4　胸椎的结构图(上面观)　　　　图 7.5　肋骨系统的结构图

7.2.3　腰椎系统

腰椎椎体高大,椎孔呈三角形,其大小介于颈椎椎孔与胸椎椎孔之间。关节突的关节面呈矢状位,上关节突的后缘有一卵元形乳状突,而横突的后下方有一付突。棘突为长方形的骨板,下缘水平,后缘元钝。第5腰椎椎体最大,前高后矮,以适应脊柱的腰骶曲度。横突粗壮,发自椎弓根与椎体连续处外侧面,伸向外侧,然后转向外上,呈现一个明显的角度。棘突较小,末端元钝,并稍下弯。

7.2.4　椎间盘

如图7.6所示,椎间盘是位于人体脊柱两椎体之间,由软骨板、纤维环、髓核组成的一个密封体,其上下有软骨板,是透明软骨覆盖于椎体上、下面骺环中间的骨面。上下的软骨板与纤维环一起将髓核密封起来。纤维环由胶原纤维束的纤维软骨构成,位于髓核的四周。

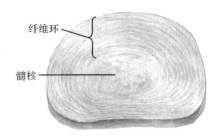

图 7.6　椎间盘结构图

髓核是一种弹性胶状物质,为纤维环和软骨板所包绕。髓核中含有黏多糖蛋白复合体、硫酸软骨素和大量水分,人出生时含水量高达 90%,成年后约为 80%。

7.2.5　韧带系统

脊柱系统的各个椎体骨之间通过韧带相连接,脊柱间的长韧带主要有三条,分别是前纵韧带、后纵韧带和棘上韧带。椎骨前面的是前纵韧带,上连枕骨大孔前缘,下达骶骨前面,紧贴椎体和椎间盘前面,厚实而坚韧,对脊柱稳定有重要作用。椎体后面的后纵韧带长度与前纵韧带相当,与椎体相贴部分比较狭细,但在椎间盘处较宽,后纵韧带可限制脊柱过分前屈及防止椎间盘向后脱出的作用。在棘突尖上还有一条上下连续的棘上韧带,在胸、腰、骶部紧贴棘突末端,至颈部则呈板片状,将两侧肌肉分开,且由弹性结缔组织构成。短韧带有黄韧带、棘间韧带、横突间韧带和关节囊韧带。黄韧带呈黄色,在相邻椎骨的椎弓之间,由弹性结缔组织构成。黄韧带有很大的弹性,连接着相邻的椎板,协助椎板保护椎管内的脊髓,并限制脊柱的过度前屈(图 7.7)。

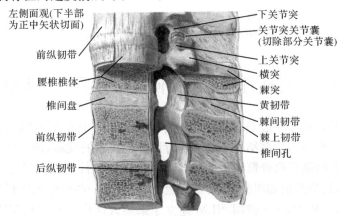

图 7.7　腰椎的结构图(上面观)

7.2.6　其他

人体脊柱部位还有众多肌肉与骨骼、韧带一起组成强劲的系统,协调一致完成各种生理动作。肌肉主要有后面的背肌,包括斜方肌、背阔肌、大小圆肌等(图7.8);前面的胸肌、肋间肌、腹直肌、腹外斜肌、腹内斜肌和腹横肌等。

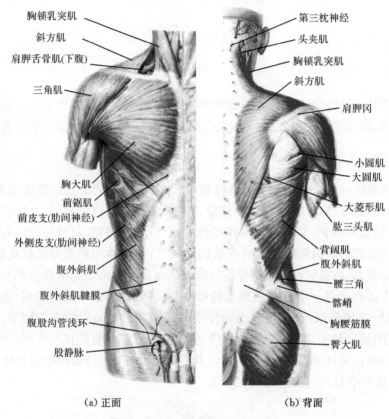

胸锁乳突肌
斜方肌
肩胛舌骨肌(下腹)
三角肌

胸大肌
前锯肌
前皮支(肋间神经)
外侧皮支(肋间神经)
腹外斜肌
腹外斜肌腱膜
腹股沟管浅环
股静脉

第三枕神经
头夹肌
胸锁乳突肌
斜方肌
肩胛冈

小圆肌
大圆肌
大菱形肌
肱三头肌
背阔肌
腹外斜肌
腰三角
髂嵴
胸腰筋膜
臀大肌

(a) 正面　　　　　　　　　　(b) 背面

图 7.8　人体正面与背面表层肌肉

7.3　脊柱骨肌系统几何与动力学仿真建模

早期的脊柱模型一般是直接测量椎体模型的尺寸并由 CAD 软件重建,一般不包括后部结构或者后部结构不全。随着计算机技术的发展,现在的脊柱模型多数是通过 CT 扫描获取骨骼边缘曲线,再通过 CAD 软件建立模型,但在 CT 中不能很好地显示、分辨出如肌腱、韧带等软组织结构,对一些软组织的提取存在明显不足。因此,自从 1989 年美国 NLM 建立了采集人体横断面 CT、MRI 和组织学数据项目以来,世界上很多国家在开展数字人的研究时,都是从人尸体的冷冻切片开始,这样做的优点在于可以包括所有信息,如骨骼、韧带、肌肉、血管等。通过人体冷冻切片数据可以建立完整的人体骨肌系统模型,该骨肌系统模型可以广泛地应用于航空、车辆、船舶、生物医学工程等不同的领域进行数值模拟计算和动力学仿真,具有非常重要的应用价值。

7.3.1　脊柱骨骼系统几何建模

图 7.9 是利用上海交通大学生物医学制造与生命质量工程研究所自主开发的冷冻切片处理软件 CrySegmentation 对中国人民解放军第三军医大学的首例男性切片的腰椎骨组织轮廓提取图。通过人机交互式点取骨骼组织的边缘可以自动拟合出骨组织的轮廓曲线,再通过曲面的构造可以得到完整的人体脊柱骨肌系统模型(图 7.10)。

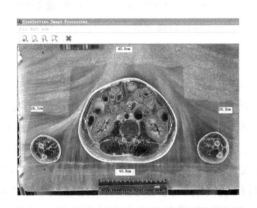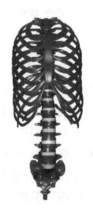

图 7.9　冷冻切片的标记点及骨骼边缘提取线　　图 7.10　胸腰部骨组织的曲面模型

7.3.2　椎间盘几何建模

椎间盘是位于人体脊柱两椎体之间。椎间盘的建模是通过提取相邻上椎体的下表面和下椎体的上表面,通过曲线连接上下表面形成一个封闭的实体作为椎间盘的模型,再根据髓核在椎间盘的大体位置和所占面积建立髓核模型,最后通过布尔减运算得到纤维环模型。

7.3.3　软组织几何建模与力线替代

脊柱软组织的建模主要是韧带和主要运动肌肉的建模。在人体屈伸过程中起作用的肌肉主要是腰背部的腰方肌、腰大肌、髂肋肌、长肌和棘肌,以及腹部的腹直肌、腹内斜肌和腹外斜肌。这些肌肉的起止点位置及作用如表 7.1 和表 7.2所示。

表 7.1　背部肌肉起止点及功能

肌肉名称	起点	止点	作用
腰方肌	髂嵴与下 3 腰椎	第 12 肋与上 4 腰椎	伸腰、侧屈脊柱
腰髂肋肌	髂嵴	下 6 肋	伸腰
胸髂肋肌	下 6 肋	上 6 肋	伸胸部
胸长肌	腰椎横突	下 9 肋和所有胸椎横突	伸胸部
胸棘肌	上腰椎与下胸椎棘突	上胸椎棘突	伸脊柱

表 7.2　腹部肌肉的起止点及功能

肌肉名称	起点	止点	作用
腹外斜肌	下 8 肋	髂嵴、白线	收腹、使身体侧转
腹内斜肌	髂嵴、腹股沟韧带、胸腰筋膜	下 3 或 4 位肋软骨	收腹、使身体侧转
腹横肌	髂嵴、腹股沟韧带、下 6 肋软肌	剑突、白线、耻骨	收腹
腹直肌	耻骨嵴和耻骨联合	下 5~7 位肋软骨、胸骨剑突	屈脊柱

　　肌肉的 PCSA 计算方法是通过肌肉的体积除以肌肉的长度(不包括肌腱),这是一种平均方法,因此,PCSA 值具有统计学上的意义,要完成这项研究工作需要投入巨大的人力且消耗大量的时间。表 7.3 列出了 Takashima、McGill 和 Stokes 等[4]对人体腹部肌肉 PCSA 的研究值。从表中可以看出,他们给出的结果差别较大,究其原因是统计对象上的差别较大。其中,Stokes IAF 通过对美国男性虚拟人和其他另外四具男性标本对人体脊柱肌肉的研究最为全面。比较文献中不同学者的研究发现,PCSA 值不同的原因在于研究样本的身高和体重上的差别较大。作者在解剖医生协助下,对中国人民解放军第三军医大学首例男性切片数据脊柱的一些肌肉的 PCSA 也进行了研究,其结果列在表 7.3 中。

表 7.3　腹部肌肉的 PCSA　　　　　　　　　(单位:mm²)

肌肉名称	PCSA			
	Takashima	McGill	Stokes	本书
腹直肌	1250	1700	1520	1216
腹外斜肌	960	1600	1575	1089.77
腹内斜肌	1090	1950	1345	1260.32

　　目前,对肌肉的建模一般有三种方法:一是直接在肌肉的起点和止点之间建立直线模型;二是在起点和止点之间根据肌肉的解剖特性建立一个固定的中间点作为 Viapoint,使肌肉的线模型通过起点、止点和中间点,在人体运动过程中,肌肉会通过点伸缩;三是缠绕型的肌肉,这种缠绕型的肌肉需要预先定义如球面或圆

柱面之类的曲面,并且肌肉在人体运动过程中能够一直缠绕在预先定义的曲面上。考虑到脊柱部肌肉的特点,采用第一、二两种方法对肌肉进行建模。把骨骼和肌肉的模型组装成人体脊柱骨肌系统模型如图 7.11 所示。

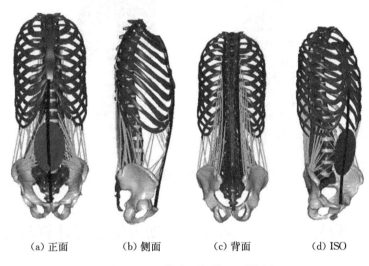

　　　(a) 正面　　　　　　(b) 侧面　　　　　　(c) 背面　　　　　(d) ISO

图 7.11　人体胸腰部骨-肌系统图

7.3.4　脊柱的有限元建模与关键问题处理

　　完成脊柱骨骼和椎间盘建模后,把各个阶段模型通过 iges 或 parosolid 格式文件导入到有限元分析软件中进行网格划分和赋予材料属性,建立边界条件进行相应的数值模拟计算。

　　有脊柱的运动过程中,关节与关节之间会产生相互接触。因此,正确有效的解决接触问题是建模计算的关键问题。

7.3.5　中国力学虚拟人脊柱骨肌系统生物力学仿真分析模型

　　根据前面分析的骨组织和软组织的不同几何特征和力学特性,分别对各个椎体模型进行了有限单元的划分,除寰椎和枢椎不区分皮质骨与松质骨外。模型中的松质骨、纤维环、髓核、后部结构、肋骨、胸骨和骶骨等采用 Solid92 体单元,皮质骨和终板采用 shell63 单元,韧带采用实常数不同的 Link10 单元来模拟。整个有限元模型如图 7.12 所示。

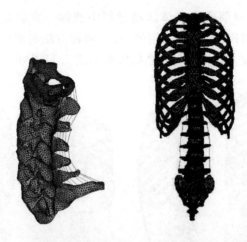

图 7.12　颈椎胸腰椎有限元模型

7.4　脊柱骨肌系统运动学和动力学仿真计算与分析

7.4.1　脊柱典型运动

人体脊柱实质上是一个通过杠杆、运动轴、致动体和限制体操纵的结构,这个力学复合体不仅柔韧性好、运动范围广,而且非常坚固稳定。作为一个力学结构,脊柱有以下特点[5]:

(1) 脊柱矢状面的正常曲度使得脊柱灵活运动、承载轴向负荷的同时维持相应的强度及站立姿势的稳定性。矢状面曲度的改变很大程度上影响脊柱的力学行为。

(2) 椎体承载躯干及上肢主要的轴向负荷,椎体所须承载的重量从头端到尾端逐渐增加,椎体本身也逐渐增大。

(3) 椎体组成脊柱的前柱,承载 80% 的轴向负荷(体重)。后方结构(主要是关节突关节)组成脊柱后柱,承载 20% 的轴向负荷(图 7.13)。

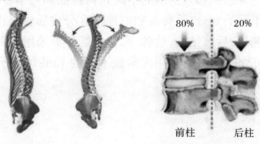

图 7.13　脊柱的运动与受力

　　脊柱运动往往是几个节段的联合动作,两个脊椎间的运动很小,而且不能单独发生。影响脊柱运动的骨性结构有肋骨架和骨盆。肋骨架限制胸椎运动,骨盆的倾斜则可增加躯干的运动。

　　脊柱有 6 个自由度,即绕横轴、矢状轴和纵轴的旋转及沿上述各轴的移动。虽然有人指出正常条件下腰椎的瞬时中心位于椎间盘内,但也有人报道在某些情况下其位于椎间盘外。

　　脊柱的运动范围随脊柱部位的不同而有所不同,它取决于每一部位椎间关节和小关节突的朝向。在脊柱整体运动中,分配给脊柱单个节段的运动范围在不同的研究中有差异,这些研究中有的用尸体材料、有的用 X 线摄影法进行测量。这里介绍的典型值[6]可用来比较胸椎和腰椎不同部位的运动,如图 7.14 所示。

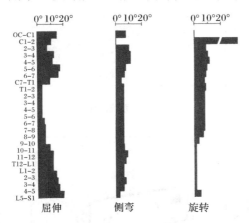

图 7.14　脊柱不同部位的典型值和运动范围

　　(1)屈伸运动。上胸椎运动节段的屈伸范围为 4°,中胸椎为 6°,两个下胸椎为 12°;腰椎运动节段中的屈伸范围逐渐增大,最高为 20°。

　　(2)侧弯运动。上胸椎段的侧弯范围一般为 6°;下胸椎的侧弯范围最大,达 8°～9°;腰节段一般有 6°侧弯;腰骶部只有 3°侧弯。

　　(3)旋转运动。胸椎上段的旋转最大,运动范围为 9°,运动范围向尾部方向逐渐减小,在下腰节段为 2°,但在腰骶段再度增加到 5°。

7.4.2　运动学、动力学参数及其测量

　　在人体运动中,运动学与动力学参数、肌电信号的测量是极其重要的手段。一般,运动学和动力学参数通过运动捕捉系统获取。运动捕捉系统根据原理不同可以分为三类,即机械式、电磁式和光学式。机械式运动捕捉系统主要由金属架和传感器组成。电磁式运动捕捉系统主要由磁感应器、磁场发射器、控制器和电脑主机组成。被测对象处于磁场发射器发射的低频磁场中,磁感应器被安置于受

测对象的关键点处,测量磁场强度信号,再经过控制器与主机的处理,得到被测点的空间三维坐标等参数。光学式运动捕捉系统又分为主动式和被动式两种。被动式系统主要由标记光球(Marker)、视频摄像机、控制器和电脑主机组成。光球表面涂有能够反射红外线的荧粉材料,直径从几毫米到几厘米大小不等。本实验采用主动式光学运动捕捉系统,由位置传感器、系统控制器、选通脉冲器、标记光点和电脑主机等组成,标记光点为发光二极管。图 7.15 为实验中使用的 NDI Optotrak® Certus™系统的组成,系统最大采样频率为 4600Hz,最大标记点数量为 512 个,最小标记点直径为 4mm,其是一种适合科学研究的运动捕捉系统,具有精度高(0.1mmRMS)、易于使用等特点。系统根据红外跟踪的原理实时采集人体三维/六维运动数据,其工作流程如图 7.16 所示。

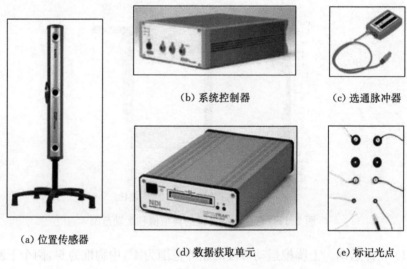

(b) 系统控制器　　　　(c) 选通脉冲器

(a) 位置传感器　　　(d) 数据获取单元　　　(e) 标记光点

图 7.15　NDI Optotrak® Certus™系统的组成

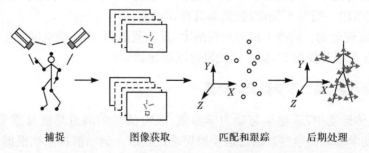

捕捉　　　　图像获取　　　　匹配和跟踪　　　　后期处理

图 7.16　NDI Optotrak® Certus™系统工作流程

肌电仪和肌电信号测量技术是近年来发展起来的用于人体运动分析方面的

仪器和技术,已经广泛用于肌肉力的测量、肌肉应激激活状态起始时间的测定和肌肉疲劳状态的评估等方面。表面肌电(surface electromyography,sEMG)是从肌肉表面通过电极引导、记录下来的神经肌肉系统活动时的生物电信号,它与肌肉的活动状态和功能状态之间存在着不同程度的关联性,因而能在一定程度上反映神经肌肉的活动。肌肉运动中产生的生物电通过两个测量电极(相对于参考电极)产生电位差,差分放大器检测到该信号后,经过放大的信号再转化为数字信号,通过通信系统传输给微机,微机中的分析软件对所获得的数据进行分析处理。

　　为了减少干扰,在进行 sEMG 测量前,必须对人体皮肤做清洁处理。首先去除贴片区域的毛发和死皮,再用酒精溶液清洗,并干燥。测量中,测量电极粘贴在人体皮肤表面肌肉中心处,与肌肉纤维走向平行,并且远离肌腱和神经分布区[7]。

7.4.3　脊柱弯腰搬物的运动学和动力学仿真分析

　　在日常生活的屈伸运动及体力劳动者的搬物过程中,起主要作用的肌肉是腹部的腹直肌、腹内斜肌、腹外斜肌、腰方肌和腰大肌,腰背部的棘肌、长肌和髂肋肌。但由于腰方肌和腰大肌属于里层肌肉,用 sEMG 难以直接测量,因此,MVC不测量腰方肌和腰大肌的肌电信号。Cutter 等[8]对人体肌肉 sEMG 的测量进行了系统研究,实际上已经形成了人体肌肉最大主动收缩肌电测量的一个标准,对腹背部肌肉 MVC 测量的方法如图 7.17 所示。在进行 MVC 测量之前,用刮须刀片刮除要贴肌电电极处的毫毛,并以酒精棉片擦拭以降低皮肤阻抗。待酒精挥发皮肤干燥后,参照文献上的方法在以下部位贴上 6 对肌电电极[9,10],分别是:在 L1两侧离脊柱中线各 3cm 处贴一对电极代表背部的长肌群,在 T10 两侧离脊柱中线6cm 处贴一对电极代表髂肋肌,在 L5 两侧离中线 2cm 处各贴一电极代表棘肌,在

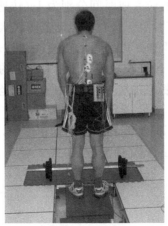

图 7.17　弯腰搬物过程及 Marker 位置图

肚脐上方离肚脐两侧各 10cm(剑突下 5cm)处贴一对电极代表腹外斜肌,离肚脐 3cm 处贴电极代表腹直肌。腹内斜肌贴在离肚脐 3cm,并且在髂嵴前下方 2cm。一个参考电极贴在胸骨上,电极所用的材料是 Ag/AgCl,形状为圆形,电极的直径为 10mm,电极对间圆心到圆心间的距离约为 20mm。两肌电电极的方向与肌肉纤维的方向平行。采样时间为 5s,采样频率为 1000Hz。相应腹腰部肌肉的 MVC 信号曲线如图 7.18 所示,最大 MVC 信号值如表 7.4 所示。

表 7.4　肌肉 MVC 最大值

肌肉名称	腹直肌	腹内斜肌	腹外斜肌	棘肌	长肌	髂肋肌
MVC 最大值/mV	2.262	1.116	0.877	1.028	0.797	1.752

测试者男,年龄 36 岁,身高 171cm,体重 71kg,没有胸腰背伤痛史。刮除贴肌电部位皮肤上的毫毛,用酒精擦洗皮肤,干燥后按照测量 MVC 的方法贴好肌电电极。由于人体屈伸过程中,腰骶关节及其各个椎体都会绕着相应的转动中心转动,为了确定人体在屈伸过程中腰骶关节及其椎体间的相对运动,采用在相应椎体棘突处贴 Marker 的方法来确定它们的相对运动。由于人体胸肋骨与从 T1~T12 之间的椎体间组成刚度很大的笼状结构,在胸部椎体之间的相对运动极小可以忽略,因此,把人体整个胸部作为一个整体来进行研究。Marker 的贴法如下:T1(胸 1),T5,T10,T12,L1,L2,L3,L4,L5 及 S(骶骨)上各贴一个 Marker,在左右髂嵴上各贴一个 Marker,为了便于测量重物与人体之间的距离,在重物上贴一个 Marker(图 7.17)。为了研究不同速度不同载荷下人体弯腰搬物过程中肌肉力的变化规律,采集了日常生活中常用的三种载荷,分别是人站在测力板上时空手,负重 15kg 和负重 23kg 载荷时,分别以快速、中速和慢速来完成弯腰搬物这一过程,相应完成时间分别为 1s(快速)、2.5s(中速)和 4.5s(慢速)。对弯腰搬物这一运动,由于腰背部运动范围较大,用一个 NDI 位置传感器难以完全捕捉整个过程 Marker 点的运动轨迹,因此,采用 2 台 NDI 的位置传感器来完成实验。由于每台 NDI 位置传感器都有各自的坐标系,因此,在实验前要对两台位置传感器进行坐标系的统一,把其中一台的坐标系统移到另一台的坐标系下。

弯腰搬物过程中,在不同负荷和不同运动速度下,这几块肌肉的肌电信号经过平滑处理(平滑窗口 25ms)、高通滤波(10Hz)、整流、低通滤波(7Hz)后得到的曲线如图 7.18 所示。

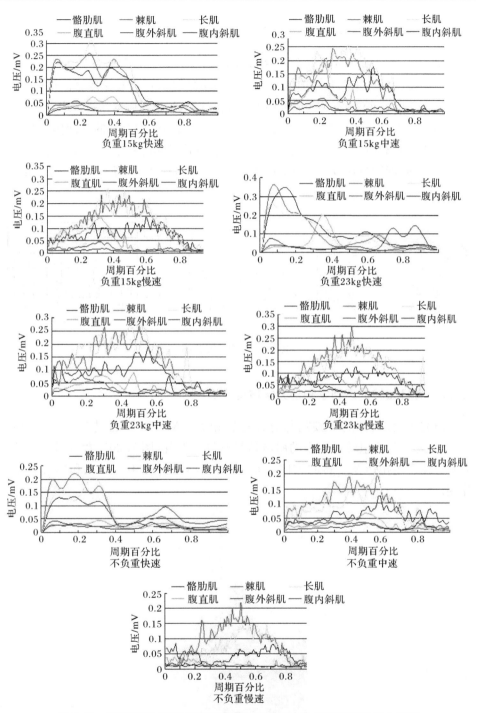

图 7.18 不同速度、不同负重下弯腰搬物过程一个周期的肌肉肌电信号

7.4.4　脊柱侧弯的运动学和动力学仿真分析

Marras 等[11]研究了人体侧弯速度与躯干受力的关系。通过记录 10 名志愿者在准静态和三种不同侧弯速度下举物过程中的肌肉行为和速度,并且把这些参数输入到一个与 EMG 有关的模型中进行理论计算,结果在侧弯举过程中,肌肉之间的共同作用明显增加了脊柱上的载荷,与准静态相比,肌肉之间的共同作用约增加了 25%的脊柱载荷。与准静态相比,当侧弯速度达到 45°/s 时,脊柱上的载荷增加了 525N。随着侧弯速度的增加,压载荷和侧弯剪载荷明显增加,如图 7.19 所示。

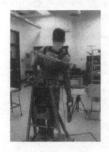
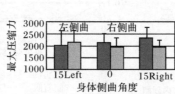
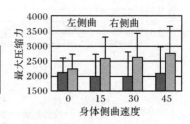

图 7.19　侧弯实验图

7.4.5　脊柱扭转的运动学和动力学仿真分析

研究表明,人体的下腰痛与脊柱扭转相关。McGill[12]通过对 10 个男性和 15 个女性在脊柱扭转过程中的肌电信号测量后发现(图 7.20),背阔肌和腹外斜肌对身体产生扭矩及扭转的方向起重要作用,运动过程中主动肌和撷抗肌相互作用。

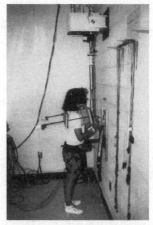

图 7.20　扭转测量图

7.4.6　脊柱组合运动的运动学和动力学仿真分析

脊柱疾病和损伤与脊柱受力的异常有明确关系,而康复治疗和预防也需要对脊柱运动的生物力学有清楚的了解。脊柱的运动节段由两个相邻的椎体、椎间盘和纵韧带形成节段的前部。相应的椎弓、椎间关节、横突和棘突及韧带组成节段的后部。椎弓和椎体形成椎管以保护脊髓。运动节段是脊柱的最小功能单元。脊柱运动一般是几个节段的联合动作,称为偶联运动。影响偶联运动的骨性结构有胸廓和骨盆,胸廓限制胸椎运动,骨盆倾斜可以增加躯干的运动。脊柱运动的正常范围变异很大,有较强的年龄因素。脊柱整体屈曲50°~60°,起始于腰椎。骨盆前倾和髋部屈曲增加脊柱前屈范围,胸椎的作用有限。虽然胸椎小关节的形状有利于侧弯,但肋骨限制其活动。脊柱旋转主要发生在胸椎和腰骶部,腰椎的旋转十分有限。

腰椎是脊柱主要承重部位。放松直立位时,椎间盘压力来自于椎间盘内压、被测部位以上的体重和作用在该运动节段的肌肉应力。躯干屈曲和旋转时,椎间盘的压应力和拉应力均增加。腰椎载荷在放松坐位高于放松直立位,有支撑坐位小于无支撑坐位。仰卧位时,脊柱承载最小。仰卧位膝伸直时,腰肌对脊柱的拉力可以在腰椎上产生载荷。髋和膝关节有支撑屈曲时,由于腰肌放松使腰椎前凸变直,载荷减小;附加牵引时,载荷可以进一步减小。因此,仰卧、髋和膝关节支撑下屈曲、脊柱前凸变平,牵引力可更为均匀地分布到整个脊柱。携带重物时,物体重心与脊柱运动中心之间的距离越短,阻力臂越短,脊柱载荷越小。身体前屈位拿起重物时,除了物体重力外,上身重量也产生脊柱剪力,增加脊柱载荷。

头、颈和躯干肌在中线两侧成对排列,两侧肌收缩产生矢状面上的前屈和后伸运动。一侧肌收缩则在额状面或横断面产生侧屈或旋转运动。承受重力、附肢肌收缩及地面的反作用力时,颈肌和躯干肌协同收缩稳定椎骨。

胸腰筋膜是非常强健的结缔组织,连接肋、椎骨、髂骨、骶骨及韧带系统和躯干肌,作用于提举重物越过头和用高速投掷物体时稳定躯干。胸腰筋膜有前、中、后三层。前层最深,附于腰椎横突向外覆盖腰方肌。中层由强健的横行纤维组成,内侧附于腰椎横突,外侧附于第12肋和腹横肌。后层覆盖于背部,内侧附于棘突和棘上韧带,上方与夹肌的筋膜交织,下方附于骶骨,并与臀肌的筋膜交织,外侧附于肋和髂骨;在外侧中央成为腹内斜肌的起点。胸腰筋膜后层可进一步分为深浅两层。浅表为背阔肌的腱膜,其纤维从背阔肌附着的外侧缝向内下到达棘突;深层与浅层融合,其纤维以相反方向与浅层交叉。这二层共同形成强健的三角形结构。此外,胸背筋膜还作为支持带包裹竖躯干肌和多裂肌。胸腰筋膜、肌肉和韧带系统共同参与胸腰活动的控制。

7.5　脊柱骨肌系统有限元建模与计算分析

7.5.1　颈椎的有限元分析

利用从人体冷冻切片建立的全颈椎几何模型,将其输出为 iges 格式并导入有限元前处理软件 HyperMesh 中进行软组织(如韧带、椎间盘)的添加(图 7.21),建立"中国力学虚拟人"C1-C7 颈椎有限元模型。

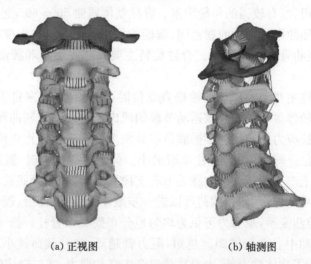

(a) 正视图　　　　　　　　　　　(b) 轴测图

图 7.21　添加了软组织的全颈椎模型

根据前面分析的骨组织和软组织的不同几何特征和力学特性,分别对颈椎模型进行了有限单元的划分,除寰椎和枢椎不区分皮质骨与松质骨外,统一用皮质骨的材料特性外,其他椎骨均区分了这两种结构。其中,皮质骨和松质骨用 10 节点二次修正的四面体实体单元(C3D10)模拟;后部结构也用同样的实体单元模拟;终板用实体单元模拟,椎间盘纤维环基质用实体单元近似模拟,纤维环结构拟用非线性的索单元模拟,而髓核用泊松比为 0.499 的实体单元模拟其不可压缩的属性;韧带采用非线性弹簧模拟;关节突关节视为非线性的三维接触,用面-面接触单元模拟,摩擦系数取 0.1[13]。最终,C1-C7 的有限元模型如图 7.22 所示,它由 101402 个节点、44 个面单元、59464 个体单元、412 个只受拉力的弹簧单元及 14 个接触对组成,拓扑结构在重建几何模型的时候就已经经过了配准。从图 7.22 可以看出,该模型包含了椎骨及软组织的有限元结构。各处结构所采用的材料属性如表 7.5 所示[14~16]。

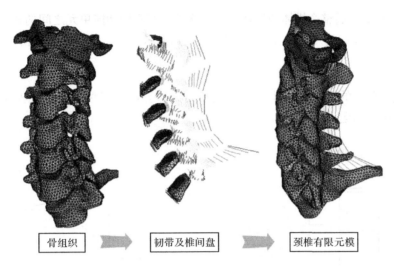

骨组织　　➡　　韧带及椎间盘　　➡　　颈椎有限元模

图 7.22　全颈椎有限元模型的组成结构图

表 7.5　颈椎骨组织与软组织单元与材料属性

名称	杨氏模量 E/MPa	泊松比	名称	杨氏模量 E/MPa	泊松比
皮质骨	12000	0.29	横韧带	非线性	—
松质骨	127	0.29	前纵韧带	非线性	—
终板	500	0.4	后纵韧带	非线性	—
后部结构	3417	0.29	棘间韧带	非线性	—
纤维环	3.4	0.4	棘上韧带	非线性	—
髓核	1	0.499	囊韧带	非线性	—
关节面关节	非线性接触	—	黄韧带	非线性	—

　　有限元模型不能脱离传统的生物力学实验而单独存在,有限元分析离不开普通生物力学实验,有限元模型在建模过程中的数据来源于普通标本实验,而且也需要参照普通标本实验进行模型有效性验证。由于目前还没有比较合理的验证方式,现在主要还是根据人体或尸体标本的活动度进行验证,很多文献也都采用这种验证方式,同时参考前人建立的 FE 模型进行对比验证[17~19]。因此,本书也采用目前通用的验证方式,尽可能地通过各种现有实验数据对该模型进行对比验证,包括颈椎功能单元的验证(两节段模型)、三节段压缩承载方式验证及C2-C7颈椎整体屈-伸验证。

　　1) 椎间相对转角的计算方式

　　在外部转矩的作用下,前屈-后伸整体椎间角度的计算方式如图 7.23(a)所示,在矢状面上取上端椎体前端轴线位置向量作为测量标尺,计算承载前后矢量间的夹角,即为承载前后整个椎体的旋转角度变化量。而不同功能单元之间的相对运动角度计算如图7.23(b)所示。按照空间向量夹角的求法,转角 θ 可用下式求出:

$$\cos\theta = \frac{n_1 \cdot n_2}{|n_1| \, |n_2|}$$

侧弯角度的计算以椎体高度中点断面为计算部位来评估有限元模型在不同力矩作用下的运动转角。

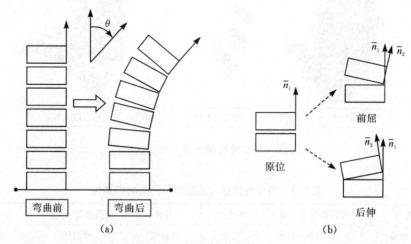

图 7.23   椎间角度计算示意图

2) 有限元模型的验证过程

(1) 两节段运动单元模型验证。

利用 C5-C6 运动单元的文献实验数据及有限元模型文献数据进行对比验证。

约束 C6 下端面全自由度,在 C5 椎体上端面终板上施加[20,21]:①1N·m 的前屈-后伸弯矩;②1N·m 的轴向旋转扭矩;③1N·m 的侧弯弯矩①;④1.8N·m 的前屈-后伸+73.6N 的预载。按照上述不同的载荷分别计算两椎体间的转动变形量,并且与 Goel 的实验结果比较如图 7.24~图 7.26 所示。

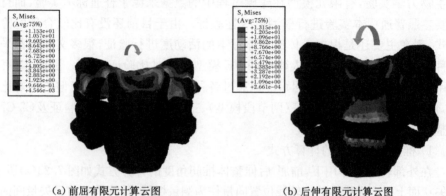

(a) 前屈有限元计算云图   (b) 后伸有限元计算云图

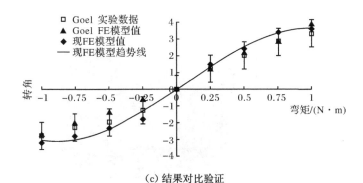

（c）结果对比验证

图 7.24　现模型与文献数据对比验证（C5-C6 加载条件：1.0N·m 前屈-后伸扭矩）

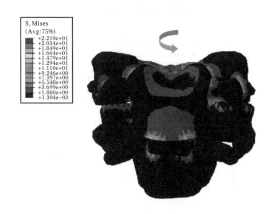

（a）轴向旋转有限元计算云图

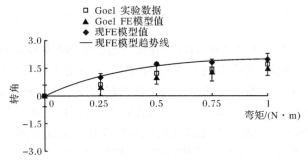

（b）结果对比验证

图 7.25　现模型与文献数据对比验证（C5-C6 加载条件：1.0N·m 左向轴转）

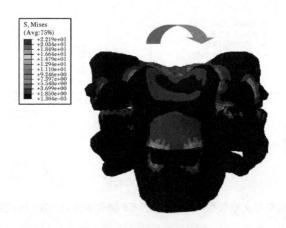

(a) 侧弯有限元计算云图

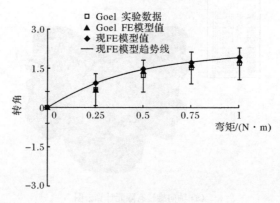

(b) 结果对比验证

图 7.26　现模型与文献数据对比验证(C5-C6 加载条件:1.0N·m 右侧弯)

　　从图 7.24~图 7.26 可以看出,除了在扭转过程中的起始阶段(0~0.25N·m)与实验数据及文献数据差距相对较大外,结果与 Goel 的实验数据及 FE 模型数据相当吻合(表 7.6)。之所以在轴向扭转过程的起始段产生这种差异,是因为在模拟关节突关节过程中小关节面之间的间隙距离较大,因此造成了接触过程的非线性变化。在离体实验中能够观测到在相同转矩作用下前屈变形量要比后伸变形量大,这是因为关节突关节只在后伸时产生抵抗作用,这点也可以从 FE 模型中观测到。

表 7.6　现 FE 模型与文献数据活动度的对比(加载条件:73.6N 的预载+1.8N·m 的屈-伸力矩)

C5-C6	Moroney (实验数据)	Pelker 等 (实验数据)	Goel 等 (FE 模型)	Teo 和 Ng (非线性 FE 模型)	理论数据 (现 FE 模型)
1.8N·m 屈曲弯矩					
前屈	5.55(1.84)	6.1	5.17	4.38	5.73
轴转角度	0.34(0.6)	0	0	0	0.15
侧弯	0.34(0.66)	0	0	0	0.23
1.8N·m 伸展弯矩					
后伸	3.52(1.94)	3.45	3.69	3.95	3.72
轴转角度	0.04(0.44)	0	0	0	0.27
侧弯	0.11(0.38)	0	0	0	0.18

　　离体实验中能够获得不同运动姿态下的耦合运动角度,这也反映了人体颈部在做前屈-后伸时同时会有不同程度的侧弯与扭转。前期的一些 FE 模型由于是按照矢状面对称的形式建立的,因此,无法在计算过程中观测到这种耦合运动,但模型是个性化和解剖结构精确的模型,所以在计算过程中能够观测到这种耦合运动。

　　(2) 三节段运动单元模型验证。

　　截取 C4-C6 段的有限元模型,验证在 1mm 轴向压缩载荷作用下的力-变形特性,并与 Shea 等[22] 的生物力学实验、Yoganandan 等[16] 的线性有限元模型及 Heitplatz等[23] 的简化非线性有限元模型的结果进行对比验证。

　　固定 C6 椎体端面,并在 C4 椎体上端面终板上分五步加载 1mm 的轴向压缩位移载荷。通过计算 C6 椎体中面上力点值大小进行对比验证。如图 7.27 所示,C4-C6 段模型在轴向压缩载荷作用下的响应与 Shea 等的实验数据及 Yoganandan 等、Heitplatz 等的 FE 模型比较吻合。模型体现了非线性的力-变形关系。与实验数据对比的平均误差低于 10%,结果要好于 Yogannadan 等的模型(15%)及 Heiplatz 等的模型(25%)。

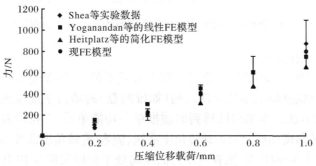

图 7.27　1mm 轴向压缩载荷作用下的 FE 模型对比验证

（3）全颈椎有限元模型的验证。

由于对应的离体或活体实验数据的相对缺乏,过去很长一段时间并没有对整个颈椎进行验证的合理方式。近年来,随着颈椎有限元模型的广泛应用,全颈椎有限元模型也逐渐建立,同时也出现了专门为全颈椎有限元模型验证而进行的生物力学实验。利用 Panjabi[24] 的实验数据及 Zhang 等[25] 的计算机模型试验数据对本书的 FE 模型进行了更为完善地验证。

在 C1 上施加 1.0N·m 的载荷,固定 C7 下端面。计算此过程中各个椎间功能单元的扭矩-转角关系,结果如图 7.28、图 7.29 所示,从中可以看出 FE 计算结果与实验数据吻合的很好。

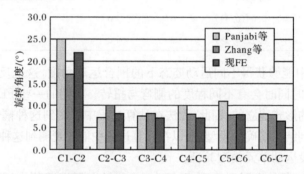

图 7.28　全颈椎前屈-后伸力矩作用下椎间转角-力矩关系对比验证

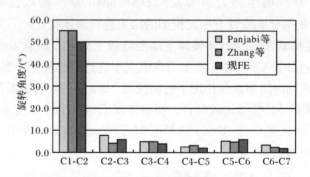

图 7.29　颈椎轴向扭转力矩作用下椎间转角-力矩关系对比验证

3）基本问题讨论

有限元模型验证是有限元建模过程中最重要的一步,Yoganandan 等[16]认为在负载-移位曲线基础上结合局部结构(如椎间盘)的动力学反应测试是 FE 模型验证最有效的方法。本书验证得到的颈椎单一功能单元、三椎段及全颈椎 FE 模型的前屈-旋转角度曲线、后伸-旋转角度曲线、侧弯-旋转角度曲线、轴转-旋转角度曲线及 C4-C6 段轴向压缩-椎骨内压力曲线均处于相应实验生物力学研究结果范围或近似范围之内,证明所采用的基于冷冻层切断层图像及 CT 技术的颈椎几何建模方法、有限元建模中所选用的单元类型和材料特性及建模过程所做的各种特定假设是合理有效的,也说明本模型能够进行生理载荷范围内的生物力学计算及应用。在模型的可用性得到验证的基础上,本书对颈椎相关的生物力学及有限元建模计算的基本问题进行了探讨。

(1)生理载荷作用下椎间盘的响应。在上述模型有效性得到验证的基础上,我们对椎间盘的特性进行了深入研究,在全颈椎模型寰椎上端面施加 50N 的压载,同时观察了在 1N·m 的扭矩作用下,椎间盘在扭转、侧弯及后伸过程中的力学响应。结果表明:

① 在 50N 的纯垂直载荷作用下,C5-C6 之间的椎间盘后部两侧产生最大压应变,约为 0.29mm。从形态学角度可以解释这一点:C5-C6 节段位于颈椎 C 型曲线曲率最大的位置,因此,在寰椎上端施加的力将在此处形成最大的弯矩。

② 在轴向旋转和后伸时,颈椎上部的椎间盘所承受的剪应力比下颈椎部分要大。旋转过程中,C2-C3 间的椎间盘上产生最大剪应力(图 7.30),值为 6.3MPa;在后伸过程中,C6 椎体上端面上产生最大拉应力为 4.83MPa(图 7.31)。研究表明,剪应力是造成软组织损伤的主要原因,可见在进行扭转动作是最容易造成椎间盘的损伤。

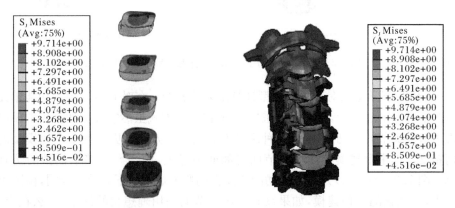

图 7.30　1N·m 旋转扭矩作用下　　　　图 7.31　1N·m 后伸弯矩作用下
　　颈椎椎间盘应力云图　　　　　　　　　的椎骨的应力云图

(2)材料参数对颈椎整体响应的影响。保持 C5-C6 段模型完整的情况下,改变骨组织的弹性模量,整个椎体结构动态响应非常微小,整体结构的运动性能几乎不受影响。而改变韧带属性,将前纵韧带的极限应变提高 10%,则在后伸过程中,整体的旋转角度降低了约 3%。可见,软组织参数对颈椎的动态响应有着决定性的影响,相反,骨组织的材料参数对整体的影响相对较小。因此,建模过程中要经过反复验证,赋予颈椎韧带、椎间盘等软组织以合适的材料参数。

　　同时,我们分析了在轴向压缩力作用下 C2-C7 椎体结构变形。一种情况是在没有韧带作用的情况下(因为大多数韧带是不承受压缩载荷的),另一种情况是囊韧带和前纵韧带齐全的情况下,分别如图 7.32(a)、(b)所示,我们发现,在没有韧带的情况下,椎体结构发生约 30°向后伸转动,而带韧带的情况则基本保持了椎体的静态稳定性。同时可以看出,不带韧带的情况下,C6 椎体上的拉应力达到最大值约 7.84MPa,而同等载荷作用下韧带齐全的情况,C5 椎体下端产生的最大拉应力约为 1.6MPa。由此可见,韧带对保持颈椎稳定性的影响是非常大的。

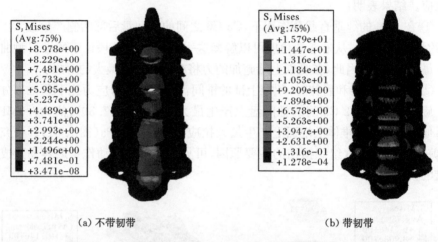

(a) 不带韧带　　　　　　　　　　　　　　　(b) 带韧带

图 7.32　头部重力作用下 C2-C7 有无韧带作用的应力云图

　　(3) 形态学参数对有限元模型计算结果的影响。在对 C5-C6 单一功能单元进行验证计算的过程中,我们发现采用面-面接触的方式虽然能够更加真实地模拟颈椎关节突关节的运动形式,但这种定义方式从某一方面讲更依赖于重建模型的几何精度。如果重建模型在小关节面之间间隙过大,则会影响整个模型的仿真计算。图 7.33(a)~(c)为 C5-C6 功能单元在侧弯力矩作用下的受力云图,由图可以看出,个性化的几何建模,如果没有对小关节面采用理想化的修正,那么在上、下椎骨的关节突关节处,定义面-面接触的方式,实际上并未达到预期中的模拟效果,如图 7.33(b)所示,C5 下关节突仅仅边缘与 C6 上关节突产生接触,这样使得应力集中现象特别严重,甚至会导致计算的不准确。由图 7.33(c)可以看到,该面上的最大应力值达到 6.7MPa。实际上,此时已经发生了 C5 横突边缘的侵入现象,因此,需要对模型进行调整才能获得满意的仿真效果。

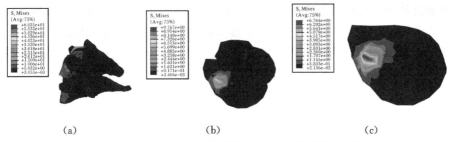

图 7.33　C5-C6 功能单元侧弯过程中的接触运算云图

（4）模型的平台化作用。通过整个模型的验证过程可以看出，这种组合式的全颈椎有限元模型能够通过拆分组合对颈椎各个功能单元及部位进行专门的有针对性研究，同时也体现了现 FE 模型的平台价值。图 7.34 为单独进行的寰椎骨折机制研究。通过仿真计算，预测寰椎的危险截面位于后弓与侧块结合的部位，这与常见的寰椎骨折部位非常吻合。

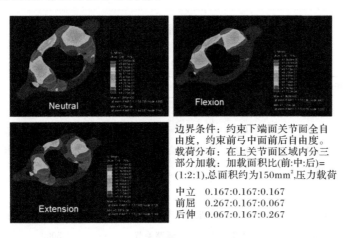

边界条件：约束下端面关节面全自由度，约束前弓中面前后自由度。
载荷分布：在上关节面区域内分三部分加载：加载面积比(前:中:后)=(1:2:1),总面积约为150mm²,压力载荷

中立　0.167:0.167:0.167
前屈　0.267:0.167:0.067
后伸　0.067:0.167:0.267

图 7.34　寰椎受力模拟计算

7.5.2　胸腰椎的有限元分析

有限元模型既可以从 CT 数据开始重建，也可以从冷冻切片数据进行重建，下面是以人体冷冻切片数据建立有限元模型的过程。采用上海交通大学生物医学制造与生命质量工程研究所所自主开发的 CryoSegmentation 软件提取人体的胸腰部骨骼的轮廓曲线(图 7.35)，通过 iges 格式导入 Ansys 软件建立从 T1 到骶骨的有限元模型，整个模型包括胸椎、腰椎、肋骨、胸骨、骶骨、椎间盘及前纵韧带、后纵韧带、黄韧带、横突间韧带、棘间韧带、棘上韧带、关节囊共七种韧带。根据人体组织的特性，胸椎和腰椎又分为皮质骨、松质骨和后部结构，椎间盘又分为髓核、

终板和纤维环。皮质骨及终板的厚度分别为 0.4mm 和 0.25mm[26]。考虑到韧带的受力特性采用受拉不受压的单元来模拟,每种韧带的横截面积取自文献[26,27],小关节面视为非线性的三维接触,采用面与面接触单元来模拟,摩擦系数为 0.1[26]。各处结构采用的材料属性如表 7.7 所示[28]。

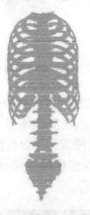

图 7.35 人体胸腰部骨骼曲线图

表 7.7 有限元模型中采用的材料属性

材料	杨氏模量 E/MPa	泊松比	材料	杨氏模量 E/MPa	泊松比
皮质骨	12000	0.3	骶骨	5000	0.2
松质骨	106	0.2	髓核	1	0.499
后部结构	3101	0.25	纤维环	295	0.35
肋骨	5000	0.1	终板	24	0.4
肋软骨	480	0.1	韧带		非线性
胸骨	10000	0.2	肋头关节,肋横突关节	480	0.1
骨盆	5000	0.2	骶髂关节	5000	0.2

为了分析和比较在弯腰搬物过程中人体不同位姿时骨骼的应力分布状况并且得出一些规律,选择直立位、前屈 30°、前屈 60° 和前屈 90° 这四个姿势,分别结合运动过程中在这四个瞬时的肌肉力进行有限元分析。根据表 7.8 所示人体屈曲过程中的相对关系,在相应的转动中心分别建立局部节点坐标系,根据式(7.1)

$$\varphi_i = \sum_{j=0}^{i-1} \varphi_j \tag{7.1}$$

进行模型转换,从直立位分别转换成前屈 30°、前屈 60° 和前屈 90° 这几个姿势(图 7.36),为后面的有限元分析建好模型。人体内的椎体与椎体之间是通过椎间盘来连接的,椎体与椎间盘通过面与面相互接触。因此,需要对面与面接触问题进行深入地理论研究。

表 7.8 弯腰过程中腰骶贡献比率及相应椎体间角度的变化

	T1—T12	L1	L2	L3	L4	L5	P	腰骶贡献比
前屈 30°	2.25	3.66	4.51	6.48	7.35	3.95	1.80	2.2
前屈 60°	4.38	7.13	8.78	12.62	14.26	7.68	5.15	1.5
前屈 90°	6.12	9.95	12.25	17.61	19.91	10.72	13.44	0.8

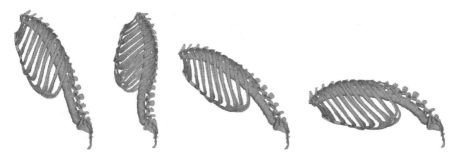

图 7.36 不同屈曲角度时的有限元模型

人体躯干自身的重量对应力分布的影响不容忽视,因此,在有限元分析中考虑了人体胸腰部各部分质量的影响,根据表 7.9 把各部分的质量用质点质量单元通过定义不同的实常数来模拟,各质量单元与相应椎体上的节点耦合来模拟身体分布质量对应力分布的影响。为了模拟人体运动中在直立位、前屈 30°、前屈 60° 和前屈 90°这四个位姿准静态时的应力分布,约束骶髂关节面上所有节点的自由度。与肌肉力预测相对应,选择外载荷 23kg 快速运动为对象来分析,外部载荷根据肌肉力的优化预测结果在相应的节点处建立局部坐标系,并且转动肌肉力作用点处的节点使其坐标系的三个矢量方向与局部坐标系重合,并且使各节点局部坐标系的 X 轴为肌肉力的作用方向,得到四个姿势的有限元模型(图 7.37)。其中,箭头表示 179 条肌肉束的肌肉力,骶骨上的三角形部分表示位移约束,椎体前和椎体上的三角形表示耦合,三角形下的雪花形表示人体的分布质点载荷。

表 7.9 人体从头到骶骨各部位重量及质心位置

名称	重量	质心位置/mm	名称	重量	质心位置/mm
H	41	10 离 T1 上表面 120mm	T3	9	6
	18	−30,T2	T4	13	24
手臂	18	−30,T3	T5	10	37
	18	−30,T4	T6	11	50
T1	27	−26	T7	12	45
T2	13	12	T8	10	44

续表

名称	重量	质心位置/mm	名称	重量	质心位置/mm
T9	14	44	L2	19	44
T10	18	62	L3	19	28
T11	18	63	L4	25	34
T12	19	60	L5	18	43
L1	21	53	S	7	67

注:正值表示质心在椎体中心的前面,负值表示质心在椎体中心的后面。

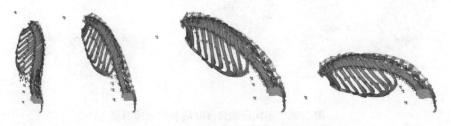

图 7.37　人体胸腰部的力学边界条件加载

1) 整个脊柱胸腰椎体中心点位移的变化

图 7.38 是脊柱椎体中心在四个姿势时没有载荷和手持 23kg 载荷作用下的变形图,从图中可以看出,随着身体屈曲角度的加大,身体胸部脊柱弯曲越厉害,这样越有利于减小外部载荷到腰骶关节的力臂值,同时加大了胸部肌肉到腰骶关节的力臂,利于减小肌肉的作用力。

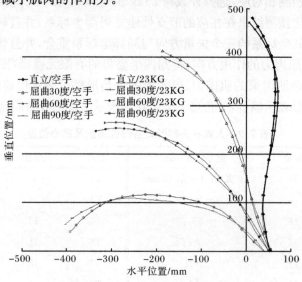

图 7.38　有无载荷作用下脊柱脊柱椎体中心矢状面的变形图

2) 椎体皮质骨的应力分布

图 7.39 是运动过程中不同位姿时椎体皮质骨的 von Mises 应力分布云图,从图中可以看出,由于外载荷和身体自身重量的作用,皮质骨上的最大应力出现在腰骶关节附近,由上到下逐渐增大,应力主要集中在下部腰椎的前后面和下部胸椎的后面。手持 23kg 外载荷直立位时,最大应力为 25MPa,随着人体屈曲角度的增大,应力值增大,当身体屈曲 90° 时,最大应力值达到 45MPa。

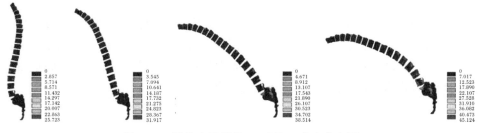

图 7.39　椎体皮质骨的 von Mises 应力分布图

3) 椎体松质骨的最大应力

松质骨上应力主要分布在与皮质骨接合面的前后面。图 7.40 是 L5 椎体在不同姿势时的最大 von Mises 应力值,从图上可以看出,椎体松质骨在整个运动过程中的应力值较小,在直立位时为 1.8MPa,在前屈 90° 时为 4.3MPa,这是由于皮质骨的弹性模量远大于松质骨弹性模量,因此应力主要集中在皮质骨上。

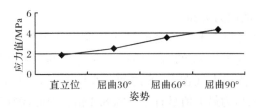

图 7.40　L5 椎体松质骨的最大应力值

4) 椎体后部结构的最大应力

椎体后部结构的应力在各个椎体上都集中在椎体与椎板相连的椎弓根处。由于肌肉力和身体自身重量的作用,越往下应力值也增大,图 7.41 是 L5 在不同姿势时的最大 von Mises 应力值。

5) 椎间盘纤维环的应力分布

图 7.42 是运动过程中不同位姿时纤维环的应力分布云图。每个纤维环的最大应力出现在纤维环的后外侧,最大应力值从直立位的 14MPa 增加到屈曲 90° 时的 38MPa。可见身体屈曲角度的增加对纤维环应力的显著作用,这与文献资料的报道完全一致[29]。在直立位时,纤维环上的大应力主要集中在腰部,随着屈曲

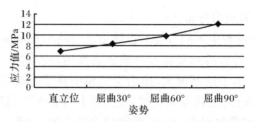

图 7.41　L5 椎体后部结构的最大应力值

角度增大,逐渐向上面的胸部纤维环传递。最大的应力出现在腰骶关节的后外侧,但屈曲角度大时,在 T10 附近的纤维环应力值也增加很快,还可能出现比下面几节腰间纤维环的应力值大。纤维环上应力的增大可能使腰骶和 T10 附近椎间盘的纤维环爆裂,导致髓核疝出进入椎管引起疼痛。

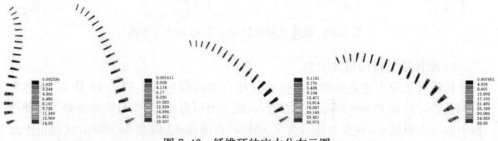

图 7.42　纤维环的应力分布云图

6) 椎间盘髓核的应力分布

图 7.43 是运动过程中不同位姿时髓核的应力分布云图,应力主要集中在前后侧。最大应力值从直立位的 0.44MPa 到屈曲 90°时增加了 7.4 倍,达到 3.7MPa。最大应力值均出现在 L5-S 之间。身体前屈 30°时应力值是直立位的 3 倍多,身体前屈 90°时应力最大值是直立位的 8.4 倍。因此,髓核内的应力对屈曲非常敏感,随着屈曲角度增加,应力值逐渐增大。髓核内应力的增加会进一步增大纤维环后外侧应力的增加,这样可能会使纤维环爆裂引起髓核疝出导致损伤发生。

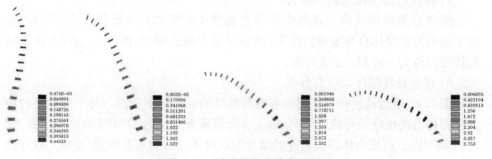

图 7.43　髓核的应力分布云图

7）韧带的受力

在屈曲运动过程中,前纵韧带和横突间韧带基本不受力,主要是后纵韧带和棘上韧带及黄韧带受张力,图 7.44 是 L5-S 间的韧带受力总和,从图中可以看出,受力基本上与身体屈曲角度呈线性关系。屈曲角度越大,受力越大,在直立位时受 161N 的力,前屈 90°时受力达到 423N,因此,屈曲会显著地增加韧带上的张力,增大韧带受伤的可能,韧带损伤也会导致腰部疼痛的发生。

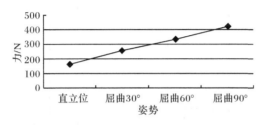

图 7.44　韧带受力总和

8）椎体主应力分布

图 7.45 是第五腰椎的主应力矢量图,皮质骨部分第一主应力分布,松质骨中间区域为第三主应力分布,其中,第一主应力以拉应力为主,第三主应力以压应力为主。可以看到,由压应力为主的第三主应力在冠状面内呈与椎体的外部形状曲线基本平行的分布趋势,越靠近椎体外侧越密,在矢状面内,椎体的松质骨也是越靠近外侧越致密,这与 Silva[17] 和 Pazzalari[19] 的实验解剖结果是相一致的。

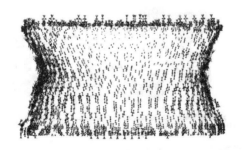

图 7.45　主应力矢量分布图

7.5.3　椎间盘的有限元分析

Nachemson 等[30] 在 20 世纪 60～70 年代对人体不同位姿下椎间盘髓核内的压力进行了研究(图 7.46)。

Zhong 等[26] 应用拓扑优化方法,对人体 L1-L3 部位的 L2-L3 之间的椎间盘置换成一种 RF 的 Cage 进行了拓扑优化分析,通过建立一个完整的 L1-L3 有限元模

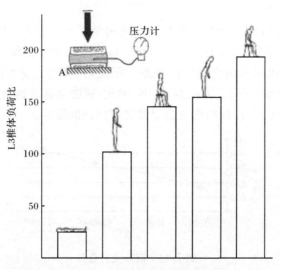

图 7.46 不同姿势时髓核内压力图

型,一个 L2-L3 间置入 RF 型 Cage 有限元模型和一个经过拓扑优化分析改良后的 Cage 有限元模型,在这个模型上分别加载一个 10N · m 的力矩,对前屈、后伸、侧弯及轴向旋转四个动作进行分析,比较了椎体、椎间盘、终板下沉的变化 (图 7.47)。研究发现,通过拓扑优化后的 Cage 可以满足植入物的力学要求,同时可以加大骨与假体的附着面积,有利于植入物的稳定。

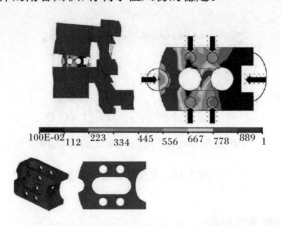

图 7.47 Cage 拓扑分析图

7.6　脊柱骨肌系统临床医学中的若干生物力学问题

7.6.1　脊柱创伤的生物力学问题

人体脊柱损伤机制复杂,诊断、治疗困难。现在研究证明,生物力学因素在脊柱损伤的诸多因素中占有重要的地位。因此,越来越多的人采用有限元法研究脊柱损伤。

腰椎间盘切除术作为治疗腰椎间盘突出症的有效方法之一,取得了良好的近中期效果,但常导致术后腰椎不稳,从而使手术远期疗效丧失。

腰椎的稳定性是指腰椎在生理载荷下维持椎骨间正常关系的能力。正常腰椎的稳定性主要由椎间盘、小关节和韧带共同维持,并受躯体姿势、肌肉力量和腹内压等因素的影响。腰椎不稳是指腰椎节段活动范围超过正常,活动的性质改变,而引起相应的一系列临床表现、潜在畸形及神经损害的危险,是多种疾病并存的一个病理现象。这一定义从力学和临床两个角度去评价腰椎的稳定性,已被广泛接受。腰椎不稳常由退变外伤和医源性因素引起。

(1) 小关节在腰椎稳定性中的作用。小关节具有承载和稳定腰椎的功能,其承受载荷的大小随姿势而改变,从前屈到后伸可承受 0～33% 的压缩载荷,直立时约为 18%。根据研究,小关节可承担 14% 的压缩载荷、33%～48% 的旋转载荷。小关节对脊柱稳定的贡献与其几何特性直接相关。由于腰椎小关节面大多呈环抱形,故可有效抵抗扭转载荷。小关节切除后,腰椎的侧弯运动范围无显著改变,屈伸运动范围增加 33%,而轴向旋转运动范围增加 113%。在破坏棘上和棘间韧带的情况下,单侧部分小关节切除仅导致前屈运动范围增加,单侧全部小关节切除则增加轴向旋转的运动范围,其前屈不稳考虑可能与后部韧带破坏有关。Zander 等[31]用三维有限元法研究发现,小关节部分切除即导致腰椎节段轴向旋转不稳,单双侧切除差别不大,但对后伸和侧弯无明显影响。

(2) 韧带在腰椎稳定性中的作用。韧带的主要功能是稳定脊柱,并产生一定的运动范围。韧带对负荷的抵抗与其解剖位置密切相关。腰椎前屈时,前纵韧带松弛,其余韧带产生张力抵抗前屈力矩,而且其作用大小与距旋转中心的力臂长短成正比,从大到小依次为棘间韧带、关节囊韧带和黄韧带,棘上韧带由于刚度较小,对前屈力矩抵抗有限。后伸时,前纵韧带起主要抵抗作用,抵抗扭转力矩的主要是关节囊韧带,对侧弯力矩的抵抗则主要靠横突间韧带。腰椎常累及棘上韧带、棘间韧带、黄韧带和小关节囊韧带,前纵韧带、后纵韧带和横突间韧带则较少累及。研究显示,在 L4、L5 运动节段,棘上韧带和棘间韧带提供 12%～16% 的抗拉伸强度,小关节囊韧带在对抗拉伸时则可提供 39% 的抵抗力,提示在手术时要尽可能保持这些韧带的完整性。

（3）椎间盘在腰椎稳定性中的作用。椎间盘具有传递载荷和稳定腰椎的能力。髓核在承受载荷时传递液压静力,并使纤维环产生张应力。与完整椎间盘相比,切除髓核的椎间盘几乎丧失了传递液压静力的能力,而纤维环上的切口减弱了其产生张应力的能力,因而使手术节段腰椎刚度降低。Goel 等[32]发现,椎间盘切除后,该节段的旋转、侧弯、前屈运动范围都显著增加,而且与髓核切除的量及纤维环损伤的位置有关。

7.6.2　脊柱融合术中的生物力学问题

椎间融合术采用骨组织植入等手段将相邻的两段椎骨结合在一起,融合后的椎体作为一个整体来进行平移和旋转。为了模拟 C4、C5 融合,对图 7.48 中的 C3-C6完整模型做如下修改:将从 C4 椎体下端终板至 C5 椎体上端终板(包含终板)的椎间结构完全定义成各向同性的实体单元,移除原来的纤维环,并统一材料属性为松质骨属性,弹性模量取 100MPa。移除 C4-C5 层式结构之间的前纵韧带,从而模拟前端融合手术。这样就很容易地去掉了这两个椎体段之间的相对运动,从而建立了颈椎前路质骨融合有限元模型。

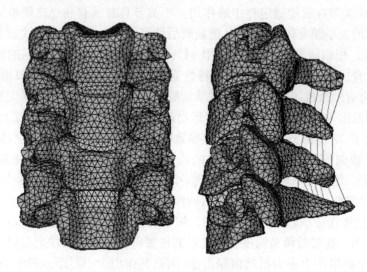

图 7.48　C3-C6 有限元模型

固定 C6 椎骨下端面所有节点的自由度,在 C3 椎体上端面终板上分别对完整模型、融合模型及人工椎间盘植入模型进行了屈伸、侧弯及轴向旋转的加载,施加的力矩大小为 1.0N·m,并分析了在这些条件下,下颈椎的运动范围、韧带间的力及小关节面的接触力。

在不同的加载条件下,不同椎间层次的活动度对比如图7.49及表7.10所示。

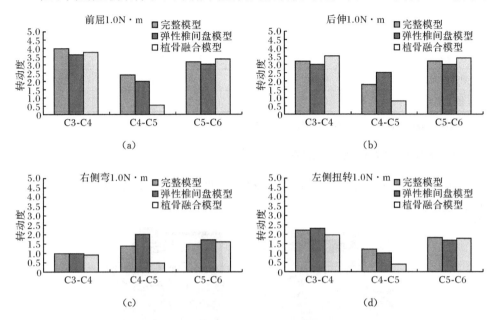

图 7.49　完整模型、融合模型、人工假体植入模型的活动度对比

表 7.10　不同加载条件下三种模型韧带力变化对比

部位	C3-C4			C4-C5			C5-C6		
	ALL/N	PLL/N	CL/N	ALL/N	PLL/N	CL/N	ALL/N	PLL/N	CL/N
前屈(1.0N·m)									
完整模型	0	2.4	42.3	0	1.2	31.4	0	4.3	34.2
弹性椎间盘模型	0	2.1	37.6	0	1.3	32.2	0	4.5	33.5
植骨融合模型	0	2.4	40.5	0	0.5	18.4	0	4.2	33.2
后伸(1.0N·m)									
完整模型	11.4	0	28.7	11	0	29.1	8.4	0	32.3
弹性椎间盘模型	12.5	0	30.4	0	0	38.6	7.6	0	33.3
植骨融合模型	11.5	0	32.5	0	0	16.5	7.3	0	33.6
轴向旋转(左向 1.0N·m)									
完整模型	0.2	0	24.3	0	0.4	25.4	0	0	31.4
弹性椎间盘模型	0.1	0	23.1	0	1	33.9	0	0	32
植骨融合模型	0.3	0	24.5	0	1.2	16.7	0	0	30.4

续表

部位	C3-C4			C4-C5			C5-C6		
右侧弯(1.0N·m)									
完整模型	5.2	1.1	38.5	2.5	1.4	35.2	3.1	1.3	40.1
弹性椎间盘模型	4.1	0.8	40	0	1.6	28.4	2.8	1.2	42.4
植骨融合模型	5	0.4	41.2	0	1.4	17.3	2.7	1.3	39.6

注:ALL 为前纵韧带,PLL 为后纵韧带,CL 为关节囊韧带。

7.6.3　人工椎间盘置换术中的生物力学问题

从前面人体胸腰骶 T1-S 的有限元模型中选择 L4-L5 段的有限元模型,如图 7.50 所示。

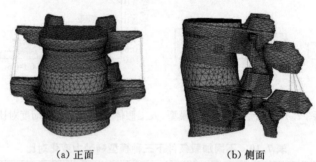

(a) 正面　　　　　　　　(b) 侧面

图 7.50　完整的人体 L4-L5 有限元模型

1) Maverick 人工椎间盘置换模型的建立

人工椎间盘的模型来源于上海锐植医疗器械有限公司提供的 Sofamor Danek 公司 Maverick 型人工椎间盘,它是一种金属-金属假体,上下盖板各有一个较大的锚定装置,表面有羟基磷灰石(HA)涂层,其模型如图 7.51 所示。

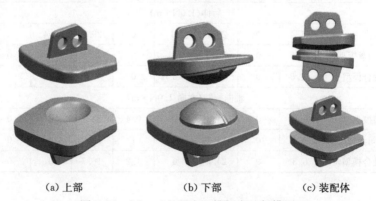

(a) 上部　　　　　　(b) 下部　　　　　　(c) 装配体

图 7.51　Maverick 型人工椎间盘几何模型

　　从前面完整的 L4-L5 段有限元模型中删除 L4 和 L5 之间的椎间盘,将 Maverick 人工椎间盘的几何模型以 iges 格式文件导入到 Ansys10.0 软件中。椎体与人工椎间盘及人工椎间盘上、下两部分之间力的传递、应力分布情况及人工椎间盘的运动特性是本研究的重点,它关系到人工椎间盘置换后假体的稳定性和病人术后的活动性。鉴于面-面接触模型具有较高的分析精度,本书采用面-面接触模型分析椎体与假体及上、下假体间接触面的应力、应变特性,采用接触单元 Contact174 和 Target170 模拟其接触特性。人工椎间盘置换后的模型如图 7.52 所示。

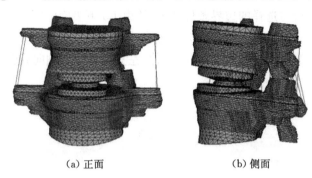

(a) 正面　　　　　　　　　　(b) 侧面

图 7.52　工人椎间盘置入 L4-L5 间的有限元模型

2) 模型的有效性验证

　　建立了完整的人体 L4-L5 有限元模型之后,必须对模型进行有效性验证。为便于与实验值及其他有限元分析值比较,约束 L5 下表面的所有自由度,在 L4 的上表面加 400N 的压载荷来模拟人体自身的重量,加载 4.7N·m 的力矩来分别模拟前屈、后伸、左侧弯、右侧弯及轴向右旋转运动,得到两个椎体之间的相对旋转角度分别为 3.05°、1.72°、2.91°、2.92°、0.85°。计算结果在 Schultz 等[33] 的实验值范围,与 Dooris[34] 的分析值相比,前屈后伸和右旋转值略小于 Dooris 的分析值,但左右侧弯值稍大于 Dooris 的分析值(图 7.53)。可见,本书中建立的有限元模型是合理的,能够用于人体脊柱的生物力学研究。

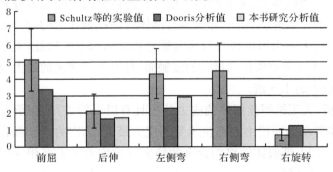

图 7.53　在 400N 压载荷及 4.7N·m 力矩作用下 L4、L5 椎体间的相对转动角度比较

3) 人工椎间盘的生物力学分析

人工椎间盘的置换可以重建椎间隙的高度以保护神经组织,并且恢复脊柱运动学以避免邻近节段的病变,最大程度接近正常生理椎间盘的尺寸和运动学机制以避免减小或增加关节面的载荷。因此,人工椎间盘植入后椎体骨,小关节的受力会发生变化,有必要分析人工椎间盘植入后椎体骨、小关节及椎间盘假体的应力分布规律,并且与人体正常椎间盘的规律进行比较,为假体设计者和临床医生了解假体的生物力学特性提供参考。为便于与文献报道的其他人工椎间盘进行相应的比较,分析时选择的边界条件如下:约束 L5 下表面的所有自由度,在 L4 的上表面施加 400N 的压载荷来模拟人体自身的重量,同时在 L4 的上表面施加 10N·m 的力矩来分别模拟人体前屈、后伸、左右侧弯和右轴向旋转(图 7.54)。

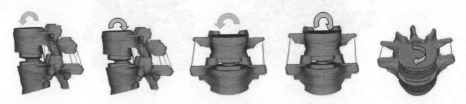

图 7.54　前屈、后伸、左右侧弯及右轴向旋转示意图

由于 Maverick 人工椎间盘假体是金属-金属型假体,材料为钴铬钼合金,强度远远大于椎体部位最硬的皮质骨。因此,在 400N 的垂直压载荷及 10N·m 的力矩来分别模拟人体前屈、后伸、左右侧弯和右轴向旋转这几种不同运动时,在假体上的应力变化不明显。图 7.55 是后伸时人工椎间盘假体上下两部分的应力分布图。图 7.55(a)、(b)分别为椎间盘假体上凹面和下凸面的应力分布云图,图 7.55(c)、(d)分别为上、下部假体与椎体骨接触面的应力分布云图。从图上可以看出,上部假体的应力大于下部假体的应力。上部假体的最大应力值为291MPa,下部假体的最大应力值为 200MPa。上部假体的应力分布较为均匀,且应力最大值位于接触面的后侧,而下部假体的应力主要集中在凸面开槽附件。从图 7.55(c)、(d)可以得知,上部假体与椎体骨的接触面上的应力分布在接触面的中后部,最大值在后外侧,而下部假体与椎体骨的接触面上的应力分布往接触面的中间集中,最大应力值出现在假体与椎骨相交的锚定装置处,上部假体接触面的应力分布面大于下部假体与椎骨的接触面,且上部接触面的最大应力约为下部接触面最大应力的 1.6 倍。

综合分析,人工椎间盘假体的应力分布具有以下特点:①在所有的运动状态中,下部假体滑动面凹槽中心部位承受的应力最大,其次为滑动面在运动状态下偏向的部位。②上部假体钴铬钼合金的最大应力均大于下部相应部位的最大应力,约为 1.3~2.0 倍。

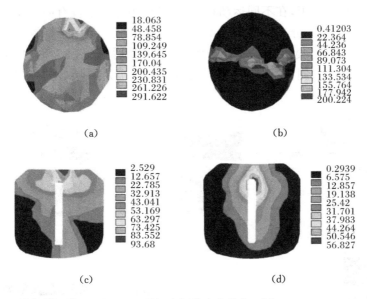

图 7.55　椎间盘假体应力分布云图

4) 椎体的生物力学分析

人工腰椎间盘假体植入后,在各种运动状态下,椎体皮质骨和松质骨的应力水平显著低于正常腰椎间盘组,在正常的 L4-L5 功能单元中,椎体的应力从上到下呈增加趋势,无论是皮质骨还是松质骨,最大应力值均出现在 L5 椎体的前下方,而在人工椎间盘植入后,椎体上松质骨和皮质骨的应力状态相反,应力主要集中在 L4 椎体上,L5 椎体上的应力是 L4 椎体上应力的 $1/5\sim1/7$。图 7.56 是在 400N 轴向载荷及 10N·m 力矩作用下右侧弯的椎体皮质骨、松质骨及椎体与假体接触面的应力分布云图。图 7.56(a)、(b)分别为人工椎间盘植入前后椎体皮质骨的应力分布云图,从图中可以看出,在假体植入后,皮质骨应力显著下降,约为正常组的 1/20,在正常的 L4-L5 模型中,应力的分布较为均匀,从上到下呈增加趋势,但假体植入后,应力主要集中在 L4 椎体的上部。图 7.56(c)、(d)分别为假体植入前后松质骨的应力分布云图,由图可知,松质骨的应力分布也出现与皮质骨相似的特点,假体植入后,最大应力仅为正常组的 1/5。图 7.56(e)、(f)分别为假体植入前后 L4 下终板和 L5 上终板的应力分布云图,由图可知,在正常的 L4-L5 模型中,终板上的应力分布较均匀,L5 上终板应力值略大于 L4 下终板应力值,但椎间盘假体植入后,应力发生了明显变化,应力主要集中在假体与终板的接触区域,最大应力值是正常组的 8 倍多,并且最大应力值出现在 L4 的下部终板后侧,但最大应力值也远小于终板的弹性模量。因此可以预测,人工椎间盘植入后,其椎体终板在无明显骨质疏松的情况下不易陷入椎体内。由于假体材料的弹性模量远大于椎体骨组织,在不同运动状态下,其应力分布值没有明显差别。在不同运动状态下,应力的分布区域有所不同。前屈时,应力集中于椎体皮质骨和松质骨的前部;后伸时,集中于椎体皮质骨和松质骨的后部;右侧弯时,集中于椎体皮质骨和松质骨的右侧;左侧弯时,集中于椎体皮质骨和松质骨的左侧;右旋转时,应力分布较为均匀。

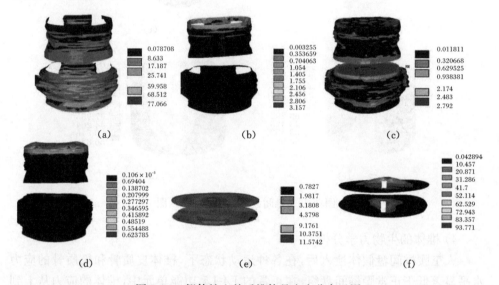

图 7.56　假体植入前后椎体骨应力分布云图

图 7.57 是在 400N 轴向压载荷及 10N·m 力矩作用正常 L4-L5 功能单元与人工椎间盘植入后前屈、后伸、左右侧弯及右轴向旋转时 L4 与 L5 两个椎体之间的相对运动角度比较图,由图可知,正常 L4-L5 功能单元在前屈、后伸,左右侧弯及右轴向旋转时,两个椎体间的相对运动角度分别为 3.05°、1.72°、2.91°、0.84°,而在植入人工椎间盘后,在相同的边界条件及外加载荷作用下,相应的运动角度为 4.13°、2.83°、3.85°、1.44°。由此可见,Maverick 型人工椎间盘可以满足替代椎间盘满足人体活动要求,而且其运动范围比正常椎间盘增大,前屈时增加了 35%,后伸时增加了 65%,左右侧弯时增加了 32%,右旋转时增加了 71%。可以避免髓核摘除后由于椎体应力水平的提高造成手术后椎间隙的进一步狭窄,从而引起 DFC 连锁现象[D(椎间盘)F(椎间孔)C(椎管)连锁变异现象,即椎间盘破坏后,椎间隙高度下降,相应的椎间孔变小,黄韧带及椎管内韧带因皱缩变厚,椎体微小骨折致使肌质向内外增生,椎间关节肥大,椎管狭窄]。由此可见,从人工椎间盘植入对椎体的生物力学影响来看,用人工椎间盘进行椎间盘的重建有其一定的合理性,由于人工椎间盘的材料特性与正常的椎间盘有较大差异,使其还不能与正常的椎间盘相媲美。由于在腰部的人工椎间盘置换一般采用前路入路手术,因此,

在手术过程中连接两椎体的前纵韧带需要切断,椎间盘纤维环需要切除,这可能是两椎体间后伸和右旋转时相对运动角度增加较大的原因,所以,在手术中应尽可能地保留椎体间的连接韧带。

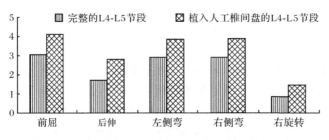

图 7.57　人工椎间盘植入后椎体相对运动角度比较

5) 小关节的生物力学分析

小关节位于脊柱运动节段的后部,由相邻椎体的上、下关节突及周围的关节囊和韧带组成。小关节的表面为关节软骨层,其厚度与承受的负荷有关,腰段小关节的软骨层最厚,可达 2~4mm。小关节的主要生理功能是引导脊柱的运动。腰段小关节与水平面垂直,与冠状面成 45°,只容许小关节屈伸和侧屈活动,但几乎不能旋转。小关节不但对脊柱活动起控制作用,而且其承载功能也不能忽视,它能承载一定的压缩载荷,尤其是剪切载荷,直立时下腰椎小关节承受约 25% 的压缩载荷,在过伸位时小关节承受的负载最大,前屈时,下位小关节的关节面之间分离成 15° 以上,同时关节面错开可达 50%,此时负荷主要由小关节囊来承受。椎间盘和小关节一者的破坏必将引起另一方的变化,因此,人们多认为小关节的退行性改变是继发于椎间盘病变而发生的。早在 1964 年 Lewin[35] 就提出椎间盘退变是导致小关节退变的唯一占支配地位的因素。随后, Nachemson 等[36] 从力学的角阐述了小关节退变是由于椎间盘退变改变了腰椎运动节段的生物力学环境所致。Ziv 等[37] 注意到椎间盘结构的退变总是伴随着同节段小关节明显的骨性关节炎的改变,而在椎间盘正常的节段小关节也正常或仅有轻微的改变。

表 7.11 是人工椎间盘植入前后在 400N 的轴向压载荷及 10N·m 力矩作用下不同运动状态下小关节上的受力值,从表中可以看出,在各种运动状态下,人工椎间盘植入后小关节应力都比正常椎间盘有所提高。在后伸时增加了 30%,侧弯时增加了 26%,右旋转时增加了 40%,前屈时由于小关节间相互分离,因此受力为零。小关节上应力增大的一个主要原因是人工椎间盘植入后,上、下椎体间的相对活动范围增加。

表 7.11　人工椎间盘植入前后小关节的受力　　　　　　（单位：N）

运动状态	后伸		前屈		左侧弯		右侧弯		右旋转	
小关节位置	左	右	左	右	左	右	左	右	左	右
完整 L4-L5 模型	130.7	130.7	4.1	4.1	75.6	18.4	18.4	75.6	140.3	0
IDR 植入模型	172.3	172.3	17.2	17.2	95.3	12.1	12.1	95.3	195.8	0

由此可见，目前的 Maverick 型人工腰椎间盘仅具有大部分椎间盘的力学功能，可以重建模间盘的高度，满足椎体间相对运动的要求，但由于假体材料属性与椎体骨组织相差很大，假体植入后会引起椎体骨应力的改变，加大椎体间的运动范围，增加小关节的受力，因此，其远期的疗效还需要通过随访进一步观察和深入地研究。

7.6.4　脊柱矫形的生物力学问题

脊柱侧凸是一类典型的脊柱畸形。脊柱侧凸是指脊柱的一个或数个节段在冠状面上偏离身体中线向侧方弯曲，形成一个带有弧度的脊柱畸形，通常还伴有脊柱的旋转和矢状面上后突或前突的增加或减少，可引起多种疾病，发病率占人口的 1.5%～3%[38]。当脊柱的一段或几段出现侧方弯曲，可逐渐加重，不仅可累及脊柱、胸廓、肋骨、骨盆，严重者影响到心肺功能，甚至累及脊髓，造成截瘫。特发性脊柱侧凸即原因不明的脊柱侧凸，是其中最为常见的一类，其中，青少年特发性脊柱侧凸（adolescent idiopathic scoliosis, AIS）占总发病人群的 80% 以上。国内分别对北京、天津两地中小学生脊柱侧凸的患病率作了调查，结果分别为 1.06% 和 1.9%，这严重影响了青少年儿童的健康成长。由于手术治疗创伤太大、花费高且有一定的并发症，因此，对早期发现的、没有手术指征的轻中度青少年特发性脊柱侧凸，支具治疗似乎是唯一有效的非手术方法。

支具疗法是目前公认有效的非手术疗法，且应用最广，其基本原理是利用生物力学三点或四点力矫正规律，以达到防止脊柱侧凸加重的目的。根据 Hueter Volkmann 定律（也即骨骺压力法则），骨骺所受压力增加，骨的生长就会受到抑制；骨骺所受压力减小，骨的生长就会加速。利用三点或四点矫正原理使侧凸顶椎区椎体凹侧生长终板负载减小，从而刺激侧凸凹侧区的椎体生长，促进椎体结构重建，从而达到控制或改善侧凸的目的，其适用于侧弯曲度为 20°～40°、侧弯畸形尚不固定、有较大可能恢复的未成年患者。三点加力，用于单胸弯、单腰弯或单纯胸腰段侧凸，衬垫置于侧弯的凸侧，对抗力产生于对侧腋下及骨盆处。其中，Milwaukee 支具在佩戴 4～6 个月后，腋下的对抗力转移至颈圈。对于胸椎侧凸，衬垫置于顶椎相连的肋骨上，力通过肋骨传导至脊柱；对于腰椎侧凸，衬垫的力经由椎旁肌直接作用于脊柱。四点加力用于双侧凸，其中二力作用于双弯各自的顶椎区,对抗力施加于对侧腋下及相应的骨盆外侧。同时,支具内相应位置应加入衬垫以对抗旋转,当支具内一侧加上衬垫后,对侧须留出空间以允许脊柱的移动。1948 年,Milwaukee 支具应用最早而且风行一时,穿戴支具的患者,胸椎侧弯者有20％畸形可望矫正,但腰椎侧凸矫正略少,颈椎则更少,且长期穿戴支具可妨碍下颌骨的发育而导致颌面部畸形,故此疗法已不盛行。到了 70 年代,北美的 Boston支具因疗效显著开始被广泛接受。对于支具的矫形效果,国内外一些学者对于支具的束带张力、衬垫压力及支具躯干界面应力等关系做了一系列研究。Andriacchi 等[39]通过对 5 例佩戴 Milwaukee 支具患者的临床观察,发现 Milwau-kee 支具对患者冠状面畸形具有较好的矫形效果,但在矢状面内加剧了平背的发生。Goldberg 等[40]对 Boston 支具的疗效进行了研究,认为 Boston 支具能够减小Cobb 角,缓解患者冠状面内的畸形,但对矢状面内的畸形疗效很小。因此,尽管Milwaukee 支具和 Boston 支具对患者冠状面畸形有一定的矫形效果,但在矢状面内的矫形效果非常有限,对椎体的轴向旋转和肋骨的凸峰没有矫形效果,并且会产生平背等副作用。这些支具在三维矫形方面的不足及副作用,究其原因,是由于患者佩戴的不是符合患者脊柱畸形曲线的个性化支具及所加载的作用力位置不对所致[41]。为了进一步研究支具的矫形原理,Mac-Thiong 等[42]对 41 例青少年特发性脊柱侧凸患者应用三种标准束带张力(20N、40N、60N),测量由于束带张力在支具上产生的全部区域内的界面应力,由作用在左腋、右胸、胸骨、左右腰椎、腹部及左右骨盆这 8 个部位的作用力发现,支具界面应力与相应效应区随着张力增加而增大,对于右胸弯,束带张力可以尽可能加至 60N,对于右胸弯左腰弯,最佳束带张力应接近 40N。van den Hoat 等[43]通过传感器来测量戴 Boston 支具后病人不同部位产生的作用力,发现在人体腰部有效的受力面积为 $52mm^2$,在胸部的有效受力面积为 $42mm^2$。Wong 等[44]发现,冠状面 Cobb 角与束带张力、衬垫压力高度相关,提出对于脊柱矫形支具的生物力学功能评价应侧重于支具的紧张程度,以及衬垫的位置和方向是否正确。随着计算机技术的进步,计算机辅助设计和辅助工程分析与应用于脊柱侧凸的支具设计及分析评价中。Perie 等[45]通过MRI、CT 结合有限元法分析发现,脊柱顺应性与矫形效果相关,椎体间弹性模量与模拟支具模型所施加的力成比例关系,并进一步提出,支具治疗的生物力学机理除了束带、衬垫外,还有其他因素参与其中,共同达到支具中力的平衡。

虽然支具治疗被认为是目前非常有效的、应用最广泛的非手术治疗青少年特发性脊柱侧凸的方法,但在许多方面,如矫形支具所需施加力的方向与大小、束带衬垫的压力大小、支具控制畸形进展的效果等仍需进一步研究和探讨。因此,可以在 CAD/CAE 技术的支撑下,在充分掌握患者脊柱三维生物力学特性的情况下,为其量身设计制作一套符合自身特点的、能最大化发挥有效性避免并发症的个性化支具,从而使更多患者通过保守治疗获得满意的效果免受手术之苦。

1) 侧凸脊柱的快速原型制造

由于特发性,采用常规的 X 光线平片和 CT、MRI 断层扫描等二维图像难以清楚、全面地观察病变的具体情况,对这类患者进行手术治疗时,无论采用前路、后路或者前后联合入路进行矫正都将遇到许多困难。因此,通过快速原型技术制造出病人的畸形脊柱有助于术前准确掌握病人具体的病变情况,提前做好手术规划和进行手术模拟非常重要。

快速成型制造(rapid-prototyping manufacture,RPM)技术是集新型材料科学、计算机辅助设计、光学技术、数控技术为一体的综合技术,快速成型系统依据三维 CAD 模型数据、CT、MRI 扫描数据和由三维实物数字化系统创建的数据,把所得数据分成一系列二维平面,又按相同序列沉积或固化出物理实体,它突破了传统的加工模式,不需机械加工设备即可快速地制造形状极为复杂的工件,被认为是近二十年制造技术领域的一次重大突破。各成型工艺都是基于离散-叠加原理而实现快速加工原型或零件的,首先建立三维 CAD 模型,然后对其切片分层(一般是 Z 向),得到离散的许多平面,把这些平面的数据信息传给成型系统的工作部件,控制成型材料有规律、精确、迅速地层层堆积起来而形成三维的原型,经后处理成为零件[46]。

叠层实体制造成型过程为:根据 CAD 模型各层切片的平面几何信息驱动激光头,对涂覆有热敏胶的纤维纸(厚度 0.1mm 或 0.2mm)进行分层实体切割;随后工作台下降一层高度,送进机械又将新的一层材料铺上并用热压滚筒压挤使其紧粘在已经成型的基体上,激光头再次进行切割运动切出第二层平面轮廓;如此重复,直至整个三维零件制作完成,其原型件的强度相当于优质木材的强度。加工完成后,需用人工方法将原型件从工作台上取下,去掉边框后,仔细将废料剥离,就得到所需的原型。由于以上特点,快速成型技术在医学领域的应用已经成为新的研究热点,利用快速成型技术可以发展医学领域与工程领域相结合的敏捷制造系统,应用于人工关节、假肢的设计制造、医学诊断、手术模拟等[47]。

2) CT 数据预处理

对脊柱侧弯的患者进行活体扫描,使用的 CT 机型号为 GE-Light Speed,CT 机扫描层距 10mm,CT 图像重建间距为 1.25mm,该层距足以获取脊柱侧弯病人的各个解剖特征。将 CT 数据转换为标准 dicom 文件格式,采用 Mimics 软件以灰度识别方式提取脊柱侧弯外形轮廓曲线,由灰度识别获得的轮廓线会产生锯齿,因此,需要按照曲率准则(即保证轮廓曲线的曲率无突变)加以圆整,圆整后的截面轮廓除保留脊柱的各个解剖特征点外,其余部分曲线尽量光顺,以供后续建模使用。建模过程如图 7.58 所示。

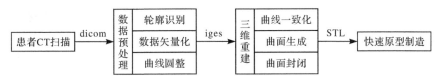

图 7.58　人体脊柱建模过程

3）三维重建

曲面模型的生成采用 EDS 公司的商业化 CAD 软件 Imageware,它具有强大的曲面造型功能,可以由脊柱轮廓的 B 样条曲线生成光滑的二次曲面,再以 STL 文件格式转入快速原型设备进行实体的制造,CAD 建模主要由以下三个步骤组成:

(1)曲线一致化。在 Imageware 中,脊柱轮廓 B 样条曲线可以进行编辑修改,增加或减少曲线控制点的数量,从而改变曲线的形状,为保证 STL 文件的准确性,应对所有的 B 样条曲线作一致化处理,即使所有曲线的控制点的数量一致,起始点的位置基本一致,这样不仅可以使生成的曲面光滑连续,更重要的是能减少生成 STL 文件时三角面错误信息,这与 STL 文件格式要求共顶点规则是一致的。

(2)曲面生成。选择步骤(1)后的轮廓曲线,进行蒙面,尽可能地减少面的总数量会有助于提高生成的 STL 文件的正确性,如果出现分支,可以分别进行蒙面,然后缝合曲面,因为生成的 STL 文件最可能出错的位置在分支处,所以此处的处理更应注意上述曲线的一致化问题。

(3)曲面封闭。由步骤(2)生成的骨骼曲面可能会不封闭,要对其进行封闭处理,补齐小面使曲面封闭,以 STL 格式输出整个模型,转入快速原型制造系统进行模型的制造。

4）侧凸脊柱快速原型的制作

将经过修补的脊柱 STL 模型输入快速原型设备进行叠层实体制造,其快速成型机以经过处理的纸(背面有涂覆的黏结剂和改性添加剂)作为加工材料,成本较低,基底在成型过程中始终为固态,无状态变化,因此翘曲变形小,所用加工设备为 KINEGRY 公司生产 ZIPPY-I 型快速成型机,分层间隔取 0.1mm。图 7.59 显示了由 CT 轮廓数据生成脊柱三角面模型,直至生成脊柱快速原型实体的模型转换过程。

5）患者脊柱有限元模型的建立及个性化支具的设计

(1)数据来源。脊柱侧凸患者姚某,男 14 岁,右胸弯,Cobb 角为 31°,顶点在胸 8(thoracic vertebrae eighth,T8)处。利用 32 排螺旋 CT 对患者从 T1 至骨盆进行连续扫描。扫描条件为:120kV,250mA,扫描层间距 10mm,重建层间距

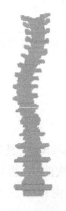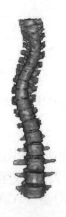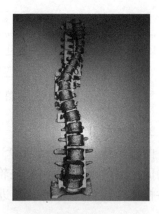

（a）CT 轮廓数据　　　（b）三角化后的脊柱侧弯模型　　　（c）脊柱侧弯的快速原型模型

图 7.59　脊柱侧弯快速原型制造过程

1.25mm，共获得 512×512 像素的 CT 图片 513 张。图 7.60 为患者矢状面和冠状面内的脊柱 X 光片。

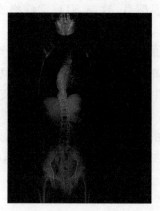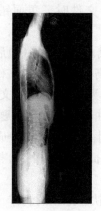

（a）冠状面　　　　　　　　　（b）矢状面

图 7.60　患者侧凸脊柱 X 光片

（2）躯干部有限元模型的建立。采用作者团队自主开发的 Medgraphics 软件提取骨骼的轮廓数据生成 Nurbs 曲线，通过 iges 格式导入 Ansys 软件建立从 T1 到骨盆的有限元模型。整个模型包括胸椎、腰椎、肋骨、胸骨、骶骨、骨盆、椎间盘及前纵韧带、后纵韧带、黄韧带、横突间韧带、棘间韧带、棘上韧带、关节囊韧带共七种韧带。根据人体组织的特性，胸椎和腰椎又分为皮质骨、松质骨和后部结构，椎间盘又分为髓核、终板、纤维环纤维和纤维环基质。松质骨、椎体后部结构、骶骨、骨盆、肋骨、胸骨、髓核和纤维环采用 10 节点的四面体单元 Solid92 来模拟。

皮质骨及终板采用4节点的shell63单元来模拟,厚度分别为0.4mm和0.25mm。考虑到韧带受拉不受压的特性,采用Link10单元来模拟,每种韧带的横截面积取自文献[26]。小关节面视为非线性的三维接触,采用面与面接触单元来模拟,摩擦系数为0.1[26]。所有组织的材料属性见表7.12所示。选取第10~12肋骨上的节点拟合成腹部的上部样条曲线,选取髂嵴上的节点拟合成腹部的下部样条曲线,从腹中部的CT图像上选择点的数据拟合成腹部的中间样条曲线。通过这三条腹部样条曲线生成腹部曲面,再将该曲面往外延伸5mm形成腹壁[48],腹壁采用四面体单元Solid92来模拟。整个脊柱侧弯病人的几何模型及有限元模型如图7.61所示。

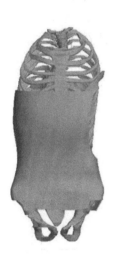
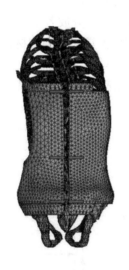
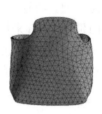
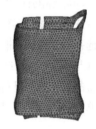
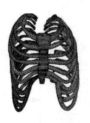
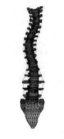

(a) 带支具的几何模型　　　(b) 加束紧张力的有限元　　　(c) 腹壁有限元模型　　(d) 支具的有限元模型
　　（前后视图）　　　　　　　模型(后前视图)　　　　　(e) 肋骨有限元模型　　(f) T1-S1有限元模型

图7.61 脊柱侧凸患者的几何模型及有限元模型

表7.12 有限元模型中采用的材料属性

材料	杨氏模量 E/MPa	泊松比	材料	杨氏模量 E/MPa	泊松比
皮质骨	12000	0.3	纤维环	295	0.35
松质骨	100	0.2	终板	24	0.4
后部结构	3500	0.25	韧带		非线性
肋骨	5000	0.1	肋头关节,肋横突关节	480	0.1
肋软骨	480	0.1	骶髂关节	5000	0.2
胸骨	10000	0.2	腹壁	1	0.2

续表

材料	杨氏模量 E/MPa	泊松比	材料	杨氏模量 E/MPa	泊松比
骨盆	5000	0.2	支具	1500	0.3
骶骨	5000	0.2	衬垫	10	0.3
髓核	1	0.499			

(3) 个性化支具的建模。如图 7.62(a)所示,在有限元模型上,从肋骨凸峰至骨盆处选择 9 个可以描述病人脊柱畸形特点的横截面,在每个横截面上由椎体中心点与周围轮廓的关系确定图 7.62(b)中的 7 个参数来定义参数化的描述相应横截面轮廓的曲线,再根据这 9 条参数化的曲线生成一个曲面,曲面向外延伸 5mm 生成个性化支具的几何模型。将这个曲面可以分成若干块子曲面,衬垫可以通过选择相应的子曲面朝内延伸 3mm 来模拟,支具和衬垫的材料如表 7.12 所示。支具与躯干之间的接触用面-面接触单元来模拟。接触面位于肋骨、胸骨、腹壁及骨盆的外表面,目标面位于支具和衬垫的内表面。整个有限元模型共有 180501 个单元,266422 个节点。

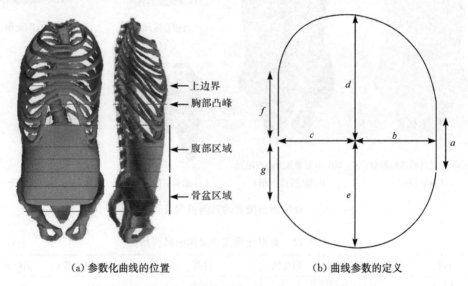

上边界
胸部凸峰
腹部区域
骨盆区域

(a) 参数化曲线的位置　　　　　　(b) 曲线参数的定义

图 7.62　参数化曲线的位置及曲线参数的定义

(4) 边界条件、加载及模拟过程。根据临床实际情况决定分析模型的边界条件,固定 T1 上表面矢状面内的自由度,而在冠状面内保持自由状,固定髋臼关节面上的所有自由度。个性化支具的模拟分两步完成:第一步将支具和躯干有限元模型装配成一个整体;第二步在胸、腰及骨盆三处[图 7.61(b)]加大小分别为 20N、40N、60N 的三种束紧张力来研究不同束紧张力对脊柱畸形的矫正效果。模

拟过程中考虑结构及材料的非线性,大变形及面与面之间的滑移,摩擦系数设为
0.1。计算结束后,得到这三种束紧张力作用下支具 8 个部位上产生的作用力及
脊柱曲线变化的 7 个参数,这 8 个部位分别是左腋、右胸、胸骨、左右腰椎、腹部及
左右骨盆,7 个参数分别是脊柱在冠状面内的胸部 Cobb 角、最大轴向旋转角度、
脊柱前凸、驼背、肋骨凸峰角、T1 偏离中线的距离及骶骨倾斜角。

　　(5) 结果。

　　① 脊柱曲线的变化。在支具束紧张力作用过程中,右胸椎和左骨盆首先接
触,接触力从这两处开始在支具上传递,畸形脊柱的形状发生改变,随着束紧张力
的加大,畸形减小。图 7.63 是在 40N 束紧力作用下 T1-S1 段脊柱形状的变化图。
图 7.64 是患者未戴支具及戴了支具且衬垫置于右第 8-9 肋骨和左骨盆处,分别在
20N、40N 和 60N 三种束紧张力作用下脊柱曲线在冠状面和矢状面内的变化图。
表 7.13 是患者未戴支具及戴支具后在三种束紧张力作用下脊柱曲线主要参数的
变化。

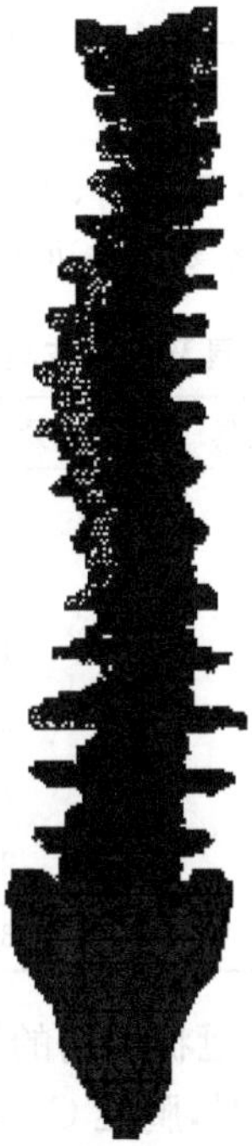

图 7.63　40N 束紧张力作用下 T1-S1 形状的变化

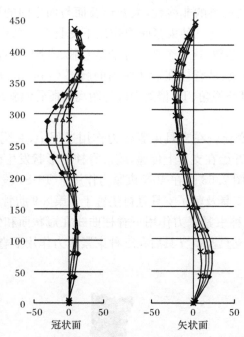

图 7.64 患者在 20N(正方形)、40N(三角形)、60N(十字架)
及不戴支具(菱形)时的脊柱曲线

表 7.13 患者戴支具及不戴支具脊柱曲线的参数变化

名称	未戴支具	束紧力 20N	束紧力 40N	束紧力 60N
胸部 Cobb 角/(°)	31	27	18	12
T1 至中线的距离/mm	15	9	9	8
驼背/(°)	10	10	9	10
肋峰/(°)	19	26	27	29
T8 处轴向旋转角/(°)	16	14	13	10
脊柱前凸角/(°)	27	20	16	10
骶骨倾斜角/(°)	45	35	31	25

随着束紧张力的增加,脊柱在冠状面内的矫形效果明显,Cobb 角随着束紧力的增大而减小。当束紧力为 60N 时,胸椎 Cobb 角的畸形矫正了 61%。骶骨倾斜角及脊柱前凸症状有所缓解。

② 支具上作用力的比较。图 7.65 给出了在 60N 束紧张力作用下支具上的受力云图,图 7.66 给出了三种束紧张力作用下支具上不同部位产生的作用力。为了与文献实验数值比较,表 7.13 中还同时列出了 Mac-Thiong 等[42]对 27 例单胸弯病人用 Boston 支具治疗时在相应部位测量的实验值。

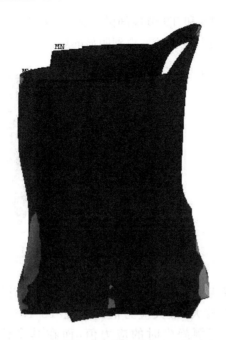

图 7.65　60N 束紧张力作用下支具上的受力云图

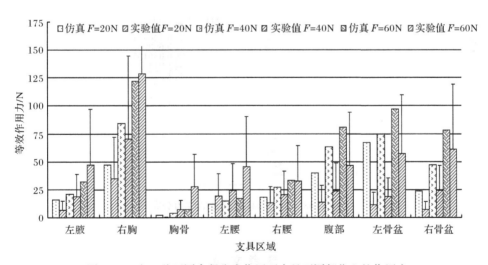

图 7.66　在三种不同束紧张力作用下支具不同部位上的作用力

③ 脊柱形状的变化及应力分布。图 7.67 是在 60N 束紧张力作用下 T1-S1 段椎体皮质骨和松质骨上的应力分布图。结果显示,病人在脊柱凸侧应力较大,最大应力出现在胸椎 T8 处,应力值为 4.3MPa,在人体可承受范围之内。椎体前方偏凹侧所受应力明显小于后方及凸侧,椎体松质骨应力水平比皮质骨应力水平

低,最大应力值出现在 T8 和 T9 节段间的凸侧,应力值达到 1.3MPa。脊柱所受载荷大部分由皮质骨承担,脊柱畸形得到明显的矫正。

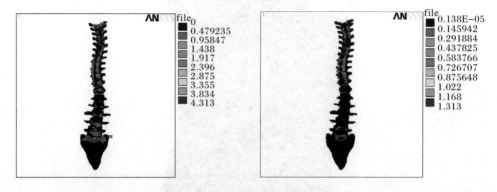

图 7.67　60N束紧张力作用下侧凸脊柱椎体皮质骨和松质骨的应力分布

　　图 7.68 是 60N 束紧张力作用下椎间盘上的应力分布图。处于脊柱畸形凸部位置的椎间盘上应力较大,最大应力值出现在 T8-T9 之间的椎间盘上,达到 1.8MPa,略高于人体弯腰静坐时的应力值,而在其余位置的椎间盘上应力 0.6MPa 以下,稍高于人体直立时的 0.5MPa[33]。

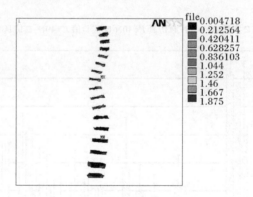

图 7.68　侧凸脊柱椎间盘的应力分布

参 考 文 献

[1] Brekelmans W A,Poort H W,Slooff T J. A new method to analyse the mechanical behaviour of skeletal parts. Acta Orthopaedica Scandinavica,1972,43(5):301—317.

[2] Belytschko T,et al. Finite element stress analysis of an intervertebral disc. Journal of Biomechanics,1974,7:277—285.

［3］李福耀,等. 人体解剖学. 北京:人民卫生出版社,1994.

［4］Stokes I A F,Gardner M M. Quantitative anatomy of the lumbar musculature. Journal of Biomechanics,1999,32(3):311—316.

［5］弗兰克尔·诺尔丁. 骨骼系统基本生物力学. 黄庆森译. 天津:天津科学技术出版社,1986.

［6］White A A,Panjabi M M. Clinical Biomechanics of the Spine. Philadelphia:JB Lippincott,1978.

［7］Crowninshield R D,Brand R A. A physiologically based criterion of muscle force prediction in locomotion. Journal of Biomechanics,1981,14(11):793—801.

［8］Cutter N C,Kevorkian C G. Handbook of Manual Muscle Testing. New York:McGraw-Hill,1999.

［9］Ng J K F,et al. Functional roles of abdominal and back muscles during isometric axial rotation of the trunk. Journal of Orthopaedic Research,2001,19(3):463—471.

［10］Arjmand N,Shirazi A. Model and in vivo studies on human trunk load partitioning and stability in isometric forward flexions. Journal of Biomechanics,2006,39(3):510—521.

［11］Marras W S,Granata K P. Spine loading during trunk lateral bending motions. Journal of Biomechanics,1997,39(9):697—703.

［12］McGill S M. Electromyographic activity of the abdominal and low back musculature during the generation of isometric and dynamic axial trunk torque:Implications for lumbar mechanics. Journal of Orthopaedic Research,1991,9(1):91—103.

［13］Kumaresan S N,Pintar F A. Nonlinear finite element analysis of human cervical spine facet joint. American Society of Mechanical Engineers,Bioengineering Division,1997,35(4):447—448.

［14］Kumaresan S,Yoganandan N,Pintar F A. Finite element modeling approaches of human cervical spine facet joint capsule. Journal of Biomechanics,1998,31(4):371—376.

［15］Teo E C,Ng H W. Evaluation of the role of ligaments,facets and disc nucleus in lower cervical spine under compression and sagittal moments using finite element method. Medical Engineering&Physics,2001,23(3):155—164.

［16］Yoganandan N,Kumaresan S,Pintar F A. Biomechanics of the cervical spine. Part Ⅱ. Cervical spine soft tissue responses and biomechanical modeling. Clinical Biomechanics,2001,16(1):1—27.

［17］Silva M J,Wang C,Keaveny T M,et al. Direct and computed tomography thickness measurements of the human,lumbar vertebral shell and endplate. Bone,1994:409—414.

［18］Kumaresan S,Yoganandan N,Pintar F A. Finite element analysis of the cervical spine:A material property sensitivity study. Clinical Biomechanics,1999,14(1):41—53.

［19］Pazzalari N L,Parkinson I H,Fogg Q A,et al. Antero-postoro differences in cortical thickness and cortical porosity of T12 to L5 vertebral bodies. Joint Bone Spine,2005:293-297.

［20］Goel V K,Clausen J D. Prediction of load sharing among spinal components of a C5-C6 motion segment using the finite element approach. Spine,1998,23(6):684—691.

［21］Teo E C,Ng H W. The biomechanical response of lower cervical spine under axial,flexion and extension loading using FE method. International Journal of Computer Applications in Technology,2004,21(1—2):8—15.

[22] Shea M,et al. Variations of stiffness and strength along the human cervical spine. Journal of Biomechanics,1991,24(2):95—107.

[23] Heitplatz P,Gentle C R. A 3-dimensional large deformation FEA of a ligamentous C4-C7 spine unit//Third International Symposium on Computer Methods in Biomechanics and Biomedical Engineering,1998:387—394.

[24] Panjabi M M. Cervical spine models for biomechanical research. Spine,1998,23(24):2684—2700.

[25] Zhang Q H,et al. Finite element analysis of moment-rotation relationships for human cervical spine. Journal of Biomechanics,2006,39(1):189—193.

[26] Zhong Z C,Wei S H,Wang J P,et al. Finite element analysis of the lumbar spine with a new cage using a topology optimization method. Medical Engineering&Physics, 2006, 28(1): 90—98.

[27] Sharma M,Langrana N A,Rodriguez J. Modeling of facet articulation as a nonlinear moving contact problem:Sensitivity study on lumbar facet response. Journal of Biomechanical Engineering,1998,120(1):118—125.

[28] Goel V K,et al. Interlaminar shear stresses and laminae separation in a disc:Finite element analysis of the L3-L4 motion segment subjected to axial compressive loads. Spine, 1995, 20(6):689—698.

[29] Wilke H J,et al. New in vivo measurements of pressures in the intervertebral disc in daily life. Spine,1999,24(8):755—762.

[30] Nachemson A L F,Morris J M. In vivo measurements of intradiscal pressure:Discometry,a method for the determination of pressure in the lower lumbar discs. Journal of Bone and Joint Surgery,1964,46(5):1077—1092.

[31] Zander T,et al. Influence of graded facetectomy and laminectomy on spinal biomechanics. European Spine Journal,2003,12(4):427—434.

[32] Goel V K,et al. Mechanical properties of lumbar spinal motion segments as affected by partial disc removal. Spine,1986,11(10):1008—1012.

[33] Schultz A B, et al. Mechanical properties of human lumbar spine motion segments-1: Responses in flexion,extension,lateral bending,and torsion. Journal of Biomechanical Engineering,1979,101(1):46—52.

[34] Dooris A P. Experimental and theoretical investigations into the effects of artificial disc implantation on the lumbar spine. University of Iowa,2001.

[35] Lewin T. Osteoarthritis in lumbar synovial joints:A morphologic study. University of Gothenburg,1964.

[36] Nachemson A L,Schultz A B,Berkson M H. Mechanical properties of human lumbar spine motion segments:Influences of age, sex, disc level, and degeneration. Spine, 1979, 4(1):

1—8.

[37] Ziv I, Maroudas C, Robin G, et al. Human facet cartilage: Swelling and some physicochemical characteristics as a function of age. Part 2: Age changes in some biophysical parameters of human facet joint cartilage. Spine, 1993, 18(1): 136—146.

[38] Lonstein J E. Adolescent idiopathic scoliosis. Lancet, 1994, 344(8934): 1407—1412.

[39] Andriacchi T P, et al. Milwaukee brace correction of idiopathic scoliosis: A biomechanical analysis and a restrospective study. Journal of Bone and Joint Surgery, 1976, 58(6): 806—815.

[40] Goldberg C J, et al. Adolescent idiopathic scoliosis: The effect of brace treatment on the incidence of surgery. Spine, 2001, 26(1): 42—47.

[41] Labelle H, et al. Three-dimensional effect of the Boston brace on the thoracic spine and rib cage. Spine, 1996, 21(1): 59—64.

[42] Mac-Thiong J M, et al. Biomechanical evaluation of the boston brace system for the treatment of adolescent idiopathic scoliosis: Relationship between strap tension and brace interface forces. Spine, 2004, 29(1): 26—32.

[43] van den Hoat J, et al. Interface corrective force measurements in Boston brace treatment. European Spine Journal, 2002, 11(4): 332—335.

[44] Wong M S, et al. Effectiveness and biomechanics of spinal orthoses in the treatment of adolescent idiopathic scoliosis (AIS). Prosthetics and Orthotics International, 2000, 24(2): 148—162.

[45] Perie D J S, De G, Hobatho M C. Biomechanical evaluation of Cheneau-Toulouse-Munster brace in the treatment of scoliosis using optimisation approach and finite element method. Medical and Biological Engineering and Computing, 2002, 40(3): 296—301.

[46] 杨继全. 光固化快速成型的理论、技术与应用研究. 南京: 南京理工大学博士学位论文, 2002.

[47] 傅仕伟. 快速成型技术及其在骨骼三维重构中的应用. 上海交通大学学报, 1998, 32(5): 111—114.

[48] Perie D, et al. Biomechanical modelling of orthotic treatment of the scoliotic spine including a detailed representation of the brace-torso interface. Medical and Biological Engineering and Computing, 2004, 42(3): 339—344.

第8章 上肢骨肌系统生物力学建模与仿真分析

8.1 概 论

上肢骨肌系统生物力学研究开展主要集中在近二十年。1996 年，Virtual Reality实验室与六个合作伙伴经过三年的努力，完成了 CHARM（Comprehensive Human Animation Resource Model）项目，通过建立一个上肢部分骨肌系统的拓扑结构，将肱骨、尺骨、桡骨简化成圆柱形刚体，实现了上肢的运动学仿真，包括骨骼、关节、肌肉和软骨的运动和变形。Garner 等[1]根据 VHP 的层切图像和解剖学特点，建立了一个三维运动学模型，模型包括上肢的 7 个关节和 13 个自由度。Biryukova 等[2]建立了一个将上臂、前臂和手分别模拟成刚体的运动学模型，上肢模型具有 7 个自由度，并实现了 6 个方向触物的仿真运动。de Groot 等[3]通过对 10 个测试者肱骨 23 个大范围位置的测定，建立了 5 个线性退化方程，通过输入肱骨的位置、锁骨和肩胛骨上特定点的初始坐标、肱骨上的外力来预测锁骨和肩胛骨的方位。Hingtgen 等[4]建立了一个上肢的运动学模型，用来分析偏瘫患者在上肢触物运动过程中的最大角加速度及其出现时间，并与正常上肢运动相比较，通过准确量化运动过程，辅助康复治疗。Moore 等[5]切取了 10 个尸体标本上的盂肱下韧带，分别进行横向和纵向抗拉试验，测量其机械特性，试验表明盂肱下韧带横向和纵向的最大应力[(0.8±0.4)MPa,(2.0±1.0)MPa]和剪切模量[(5.4± 2.9)MPa,(14.8±13.1)MPa]差别不大，说明盂肱下韧带对关节的稳定作用是在两个方向上实现的。Debski 等[6]用各向同性亚弹性属性模拟了盂肱下韧带前束，根据尸体上测量的运动学参数，建立了肩关节的动力学分析模型，计算了一个简单的肱骨移位运动过程中，盂肱韧带前束的应力分布情况和应变的变化情况，结果表明最大应变在韧带下缘和肩胛骨插入处分别达到 12% 和 15%，von Mises 应力在韧带上和肩胛骨连接处分别为4.3MPa和6.4MPa。

对上肢动力学模型的研究，有建立整个上肢模型，也有单独的肩关节[7]、肘关节[8]和腕关节[9]模型。例如，de Duca 等[10]和 Poppen 等[11]研究了二维盂肱关节模型，并计算了肱骨头在肩胛平面上外展过程中的反力，Hogfors 等[12]、Karlsson 等[13]、van der Helm[14]和 Happee 等[15]分别建立了肩关节的三维模型，研究了肌肉、韧带和骨在运动过程中的不同功能。Seireg 等[16]建立了除肩胛骨与胸的关节外上肢大部分关节的模型。Pigeon 等[17]研究了一个平面模型，将肩关节、肘关节和腕关节分别用一个铰链连接。Raikova[18]研究的上肢三维模型仅考虑了臂部的解剖结构,而没有考虑锁骨和肩胛骨的运动。Garner 等[1]建立了一个包括锁骨、肩胛骨、肱骨、尺骨、桡骨、腕骨和手等 7 个骨和 26 个主要肌肉的模型,模型具有13 个自由度。Fleisig 等[19]研究了不同年龄、不同水平棒球运动者在投球运动过程的不同阶段,上肢的生物力学情况。van Drongelen 等[20]描述了正常人在使用轮椅过程中上肢的受力情况。Holzbaur 等[21]建立了一个上肢动力学模型,包括肩关节、肘关节、腕关节、前臂、胸骨、指骨和 50 个贯穿这些关节的肌肉,模型具有15 个自由度,并估计了肌腱长度、力臂、肌肉力和关节力矩。

肩关节置换的疗效同髋、膝关节置换相比尚不理想,其主要原因是肩关节运动范围大,组成成分众多,且这些成分在尺寸和形状上均有很大的个体差异性,解剖结构复杂,任何一个功能动作的完成均需要周围肌肉、韧带等组织成分共同参与,因此,要对肩关节作定量的生物力学分析比较困难,故目前对肩关节的生物力学特点的了解不充分,假体置换后,肩关节的动力学稳定性难以实现,经常出现假体脱位现象。所以,近年来学者们开始用有限元分析法对肩关节的假体设计和假体合理放置进行了生物力学研究。

一些学者[22~27]用有限元法来分析全肩关节置换后关节盂松动现象的原因。Maurel 等[27]建立了有限元模型和同等条件的尸体试验过程。Hopkins 等[28]用有限元法模拟了不同假体参数的全肩关节置换后肱骨头的脱位现象,结果与实验测量数据比较平均误差小于 4%。Ellis 等[29]用连续的结构模拟了盂肱下韧带,并估计了外展 60°位的平移和外旋运动过程中的应变和受力情况,并模拟了关节囊下缘的受力情况。Gupta 等[30]计算了上臂外展过程中正常人肩胛骨的受力情况。Büchler 等[31]用三维 CT 资料建立肩关节的数字化三维有限元模型,包括肱骨近端、肩胛骨、冈下肌、冈上肌、肩胛下肌等肩袖结构,对比了正常肩关节和退变的肩关节(骨性关节炎)的生物力学差异,结果表明,在肩关节旋转过程中,肩关节的三维有限元模型可以描述肩关节的生物力学特性;在肩关节外旋时,骨性关节炎肩关节的肱骨头向后方半脱位,而正常肩关节则没有此现象。此研究提示临床上所见的骨性关节炎的肩关节出现后方半脱位不仅仅是由于肩胛下肌的僵硬所致,也可能是由病变肩关节的几何形状的改变导致。由此,也可以推断出,肱骨头在关节盂上活动时,盂假体如果存在离心性载荷,则可能造成假体松动,该模型可以用来辅助设计肱骨头假体,优化盂的载荷、应力、骨-假体界面的微动。同时,Büchler 等[32]也研究肱骨头假体的形状对于肩部生物力学的影响,评估肩关节置换术后肱骨头解剖重建的优点。有限元模型用来对比未置换的肩关节和用第二代假体、第三代解剖型假体进行肱骨头置换后的生物力学变化,结果表明,解剖重建的假体恢复了生理性的运动,限制了盂的离心载荷。相反,第二代假体在盂表面的上端产生接触力,导致骨应力升高 8 倍。该结果说明,不同肱骨头假体所产生的力学影响不同,在肩关节置换中,解剖型肱骨头假体具有明显的优势。

目前,对于上肢尸体的力学试验,除测量材料属性外,主要包括关节的运动状态和稳定性、关节面的接触形式和接触力、关节假体的优化设计和有限元法的验证试验等。自从 1899 年,将肩带的物理模型用于复制盂肱关节的运动以来,一些学者阐述了肌肉和韧带在盂肱关节运动中的作用[33]。早期的模型中,肌肉是用绳索来代替的,肌肉的变化用绳索长度的变化量来表示,后来,改用外加主动的肌肉力或被动的运动来研究静态的骨关节约束、囊韧带结构、骨和软组织的重量等对盂肱关节稳定运动的影响[34~37]。Kelkar 等[38]用 6 个蜗轮机构驱动肩袖和三角肌使盂肱关节在肩胛平面外展,测量了盂肱关节的空间位移,并用立体摄影测量技术记录了肱骨相对肩胛骨的运动。Sharkey 等[39]用电缆-滑轮系统驱动肩袖和三角肌使盂肱关节产生外展运动,并用 3.5kg 的重物仿真上臂重量,用 X 光照片记录肱骨头的位移。最近有学者用可编程液压缸控制肌腱的加载[40]、气动驱动器按照不同比例对肌肉加载[41],分析肌肉力的不同作用下上臂的运动轨迹。

对于肘关节的运动学研究,如 Olsen 等[42]建立了一个装置,可以使肘关节被动地在不同内-外翻和内-外旋角度完成屈伸运动。Olsen 等[43]和 Sojbjerg 等[44,45]利用该装置研究了肘关节韧带缺损时肘关节运动的稳定性。Morrey 等[46]设计了一个量化肘关节被动运动的试验装置,类似的装置也被用来评价肘关节韧带损伤和关节置换后的运动稳定情况[47~51]。还有学者[52~55]用上述装置研究了桡骨头骨折、喙突骨折和韧带修复对肘关节运动的影响。

一些学者用尸体试验的方法研究关节接触面的受力情况,如软骨着色技术、关节腔内铸塑、压敏片技术[56,57]和 Fuji 压敏传感器[58]测量关节处于不同位置和不同载荷下,关节接触面的面积和应力分布情况。Merz 等[59]用固定装置将肱骨和尺桡骨固定在 90°的屈曲位置,对肱三头肌的起点位置加不同大小的载荷,测量肱尺关节接触面的面积及接触应力的大小,并建立相应的有限元模型,对比了有限元模型的计算结果和尸体试验结果。

8.2　上肢骨肌系统解剖结构及其力学功能

上肢的运动范围广泛,可以实现各种各样的行为动作,这与其骨骼及骨连接的运动形式密切相关;同时,上肢也可以实现大负载的运动,这与上肢肌肉的承载能力相关。下面分别介绍其解剖学特征。

8.2.1　上肢骨骼系统

上肢骨由肢带骨和自由肢骨组成,肢带骨包括肩胛骨和锁骨,自由肢骨包括肱骨、桡骨、尺骨、腕骨、掌骨和指骨。锁骨为 S 形长骨,在胸廓前上方,支撑肩胛骨,使肱骨远离胸壁,维持身体重心,保持肩部外观,保证上肢的灵活运动。肩胛骨是三角形扁骨,位于胸骨的后外侧上部,介于第2~7肋骨之间。肱骨是臂的长骨,分肱骨体和上下两端,上端膨大有半球形的肱骨头,与肩胛骨的关节盂相关节,下端前后扁平,稍微向前方弯,由肱骨小头、肱骨滑车、内上髁和外上髁组成。肱骨头的前外方为大、小结节,关节面边缘与大、小结节之间的浅沟为解剖颈,与水平面约成45°角。大、小结节下方的扼细部为外科颈,此处为松质与密质的交接处,皮质变薄,容易发生骨折。桡骨位于前臂外侧,一体两端,上部圆隆,下部宽阔、光滑。尺骨位于内侧,一体两端,上部有宽广凹陷,容纳肱骨滑车在其中滑动,下部狭窄突隆(图8.1)。

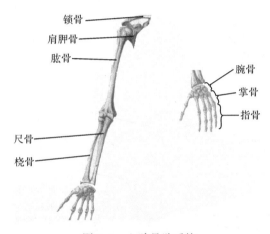

锁骨
肩胛骨
肱骨
腕骨
掌骨
指骨
尺骨
桡骨

图8.1　上肢骨骼系统

骨与骨之间借纤维组织、软组织或骨相连,称为关节或骨连接,上肢骨的连接包括上肢带的连接和自由上肢骨的连接。其中,上肢带的连接包括胸锁关节、肩胸关节和喙肩韧带;自由上肢骨的连接包括肩关节、肘关节、桡尺连接和手关节。

胸锁关节为上肢和躯干间的唯一连接结构,由锁骨的胸骨关节面下半与胸骨柄的锁骨切迹和第一肋软骨上部构成,属于鞍状关节。肩锁关节为肩峰内面与锁骨肩峰端构成的平面关节。肩胸关节为肩胛骨和胸壁间的结缔组织,这里没有关节囊和韧带,只借肌肉张力及大气压来维持正常解剖关系。

8.2.2　上肢肌肉系统

1. 上肢肌群分类

上肢肌肉系统如图8.2所示[60]。

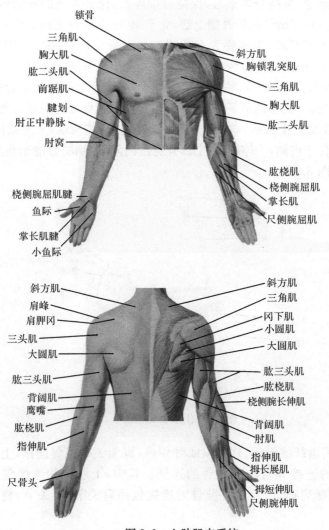

图 8.2　上肢肌肉系统

　　上肢肌肉按所在肌群分为背浅肌(斜方肌、背阔肌、肩胛提肌和菱形肌)、胸上肢肌(胸大肌、胸小肌、锁骨下肌和前锯肌)、肩肌(三角肌、冈上肌、冈下肌、大圆肌、小圆肌和肩胛下肌)、臂肌(前群包括肱二头肌、喙肱肌和肱肌,后群包括肱三头肌和肘肌)、前臂肌前群(浅层包括肱桡肌、旋前圆肌、桡侧腕屈肌、掌长肌、指浅屈肌和尺侧腕屈肌,深层包括拇长屈肌、指深屈肌和旋前方肌)、前臂肌后群(浅层包括桡侧腕长伸肌、桡侧腕短伸肌、指伸肌、小指伸肌和尺侧腕伸肌,深层包括旋后肌、拇长展肌、拇短伸肌、拇长伸肌和示指伸肌)、手肌包括外测群、内侧群和中间群。

2. 上肢肌的力学功能

不同肌肉对上肢的运动作用不同。臂外展时,原动肌为三角肌中部和冈上肌,两肌肉同时同步地收缩使臂外展;三角肌前、后部、冈下肌和肩胛下肌使肱骨头稳定于关节盂中亦同时收缩,给臂一个支点,三角肌和冈上肌构成臂外展的力偶上成分,冈下肌和肩胛下肌为力偶的下成分,运动时,肱骨头从盂顶直线滑向盂底。而屈肘运动,有肱肌、肱二头肌、肱桡肌和前臂屈肌参与。肱肌在任何屈肘情况都起作用;肱二头肌在前臂旋前位作用较强,旋后位作用微弱,负载屈肘时,随着负载的增加,肱二头肌活动也增加;肱桡肌为辅助屈肌;旋前圆肌仅是一个不重要的屈肌,此时,肱肌和肱二头肌是主要发力肌,为原动肌;前臂的肱桡肌、桡侧腕屈肌、旋前圆肌等协助屈肘,为协同肌;肱三头肌为拮抗肌;还有一些起稳定作用的肌肉,如斜方肌、菱形肌,称为固定肌。同一块肌肉在不同的运动中起的作用不同,如肱二头肌在屈肘时为原动肌,在伸肘时为拮抗肌,而在屈肩时为协同肌。通常,一块肌能产生何种运动,是按其在排列上与有关关节运动轴的关系确定的。

8.2.3　肩关节

肩关节是由胸锁、肩锁、盂肱及肩胛-胸壁四个独立的关节共同组成的复杂结构,主要运动功能由盂肱关节实现,它由肱骨头与肩胛骨关节盂构成,属于典型的球窝关节(图 8.3),其特点是两关节面极不对称,肱骨头大,有半球形的关节面,关节盂浅而小,盂的面积仅为肱骨头面积的 1/3,周围有关节囊包住,但薄而松弛,主要靠肩袖及周围肌肉维持其稳定形态,因此,盂肱关节运动灵活,且稳定性差。

肩关节的运动范围大,是人体关节中活动范围最大的关节。肩关节可作三轴运动:绕冠状轴作前屈/后伸运动;绕矢状轴作内收/外展运动;绕垂直轴作内/外旋运动,以及水平屈曲和水平伸展运动。胸锁关节与肩锁关节属于微动部分,它们联合运动增大了肩关节的运动范围,而肩胛-胸壁关节不仅有限制肩胛骨运动的作用,同时也能增加肩关节的运动范围,它们都是肩关节运动的辅助者,各关节及其周围的肌肉和韧带相互作用,保持了肩关节复合体运动的稳定性,其运动范围为外展 $0\sim180°$,内收 $0\sim50°$,前屈 $0\sim180°$,后伸 $0\sim60°$,内旋 $0\sim90°$,外旋 $0\sim45°$,水平伸展 $0\sim45°$,水平屈曲 $0\sim135°$。

8.2.4　肘关节

肘关节是肱骨下端和桡骨、尺骨上端构成的复合车轴-屈戌关节,包括肱骨滑车与尺骨滑车切迹组成的肱尺关节、肱骨小头和桡骨头上凹面组成的肱桡关节和桡骨头环状关节面与尺骨桡骨切迹组成的桡尺近侧关节,前两者在屈伸运动起作用,后者在回旋运动起作用(图 8.4)。肘的屈伸运动轴横贯肱骨滑车和肱骨小头中心,此轴与肱骨长轴成 83°~85° 的外侧夹角,屈可达 145°,过伸约为 5°。

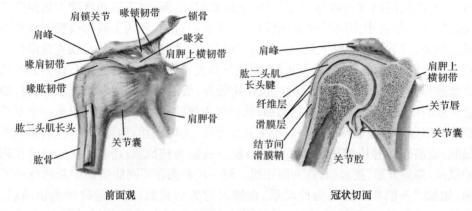

图 8.3 肩关节[61]

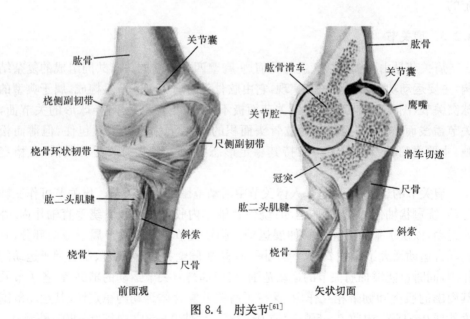

图 8.4 肘关节[61]

桡尺连接是借助桡尺近侧关节、桡尺远侧关节和前臂骨间膜相连,共同协作可以实现前臂的旋前和旋后运动,即以桡骨头绕桡骨头中心至尺骨茎突根部的旋转轴"自转",桡骨远端围绕桡骨头中心至桡骨腕关节面尺侧缘,进而至第二掌骨的连线为旋转轴"公转",旋前可达 90°,旋后至 110°。

8.2.5　腕关节

腕关节是由手的舟骨、月骨和三角骨的近侧关节面作为关节头,桡骨的腕关节面和尺骨头下方的关节盘作为关节窝而构成(图 8.5)。关节囊松弛,关节的前、后和两侧均有韧带加强,由于掌侧韧带较有侧韧节坚韧,所以腕的后伸运动受限。腕关节可作屈、伸、展、收及环转运动。

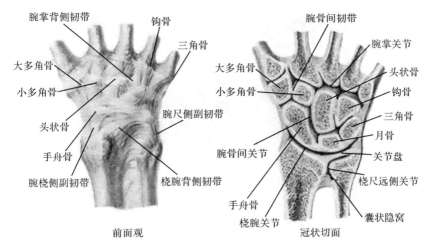

图 8.5　腕关节[61]

手向掌侧屈曲为掌屈,运动范围为 $0\sim90°$,手向背侧屈曲为背伸或背屈,运动范围为 $0\sim80°$。

8.3　上肢骨肌系统几何与动力学仿真建模

通过研究人体骨骼-肌肉系统的建模方法,对其进行运动学和动力学分析的人体动力学,已经广泛应用于航空、汽车等领域,可以根据人体动力学的建模与仿真,获取有关运动和力学数据,指导机电产品设计、运动康复器械设计、人体机能恢复等,具有重要的实际意义。

8.3.1　上肢骨骼系统几何建模

根据层切图片提取曲线模型,图 8.6 为其中一张层切图片的右侧肩关节,骨、软骨及其周围组织的界限比较分明。在有经验的解剖学医生的指导下,统观全部层切图像后,确定了每个骨组织的起止层数,完成了每个骨组织曲线的分割。建立的骨曲线模型和曲面模型如图 8.7(a)、(b)所示,用两个球分别模拟右侧肱骨头和肩胛盂,球的半径分别为 21.78mm 和 25.41mm,球心距离为2.9mm,这验证了盂肱关节的旋转中心可以用肱骨头的模拟球心来表示的假设[62]。

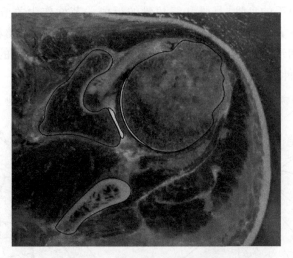

图 8.6　右侧肩关节层切图像

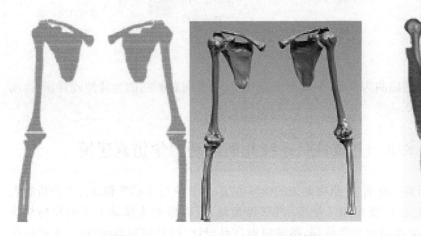

（a）上肢骨曲线模型　　　　　（b）上肢骨曲面模型　　　　（c）三个屈肌曲线模型

图 8.7　上肢骨和肌肉几何模型

8.3.2　上肢肌肉系统几何建模与力线替代

由于上肢的肌肉数目较多,肌肉与肌肉之间的界限相对骨与肌肉的界限不明显,因此没有全部分割,只分割了三个屈肌的曲线模型,并找到大部分肌肉的大致起止点位置。三个屈肌的曲线模型如图 8.7(c)所示。参考解剖学特性和标记的肌肉起止点区域,将区域的中间位置定义为肌肉的起止点,而对于部分大面积片状或扇形结构的肌肉,就用多个起止点来分散定义,并用一根或多根与肌肉走向相符的直线来模拟肌肉,构成肌肉的直线模型,如图 8.8 所示,共模拟了 22 根参与上肢运动的主要肌肉。右侧上肢肌肉起止点坐标如表 8.1 所示,坐标原点为足底中心。上肢各肌肉的生理横截面积的研究是比较分散的,一般学者都只研究自己关心的部分肌肉,而对整个上肢肌肉的全面研究的报道比较少,表8.2[63]列出了部分研究结果,可以看出,不同学者对同一个肌肉的研究有的相近,而有的则有一定的差距,甚至是成倍的变化,如三角肌的生理横截面积分别有12.20、24.90、43.10等参数,这主要是由于他们的研究方法不同,尤其对于这样的大面积肌肉的测量还与被测研究对象的个体情况相关,因此存在一定的差异。

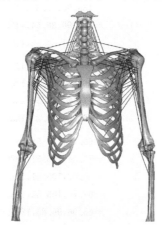

图 8.8　肌肉直线模型

表 8.1　22 根肌肉直线模型的起止点坐标　　　　（单位：mm）

肌肉英文名称	肌肉名称	肌肉个数	起点	止点
Anconeus	肘肌	1	−205.78,92.66,1193.32	−204.53,106.50,1159.78
Biceps brachii long	肱二头肌长头	1	−176.96,20.60,1459.69	−189.98,57.85,1195.46
Biceps brachii short	肱二头肌短头	1	−139.49,16.78,1466.64	−189.98,57.85,1195.46
Brachialis	肱肌	2	−188.15,74.91,1190.39	−184.02,97.06,1165.63
Brachioradialis	肱桡肌	1	−204.62,69.50,1194.87	−229.43,65.87,974.89
Coracobrachialis	喙肱肌	1	−139.46,16.84,1466.55	−166.92,54.28,1377.70

肌肉英文名称	肌肉名称	肌肉个数	起点	止点
Deltoid	三角肌	6（后侧）6（前侧和中侧）	−101.58,94.31,1454.25 −118.16,89.12,1463.37 133.54,82.49,1472.05 −154.17,76.73,1472.93 −172.10,70.51,1475.66 177.24,56.10,1490.51 −174.59,44.05,1492.98 −169.94,35.00,1496.15 −151.04,32.93,1496.51 −138.90,33.39,1494.6 −119.96,38.64,1488.79 −106.01,24.92,1482.98	−181.20,68.98,1351.84 −182.39,66.15,1359.85 −183.66,63.52,1366.22 −184.22,61.62,1371.08 −184.75,58.83,1377.46 −184.96,56.35,1382.27 −192.00,27.73,1476.07 −189.69,24.64,1476.77 −182.84,16.32,1472.20 −171.57,12.70,1461.03 −167.95,13.38,1458.49 −169.04,14.37,1454.14
Infraspinatus	冈下肌	4	−67.78,103.84,1427.42 −69.51,107.30,1399.29 −77.17,109.97,1368.18 −82.19,108.23,1351.61	−188.42,31.01,1478.51 −190.93,30.16,1476.85 −191.28,30.26,1476.60 −191.89,31.28,1475.82
Latissimus dorsi	背阔肌	5	−60.70,104.58,1357.07 −73.34,106.51,1320.57 −69.02,105.91,1287.47 −67.70,103.52,1257.56 −63.06,96.85,1225.98	−172.73,40.40,1407.56 −171.99,42.61,1400.91 −173.63,43.27,1396.67 −174.07,44.29,1392.56 −174.89,45.56,1386.78
Levator scapulae	肩胛提肌	4	−38.71,15.01,1578.89 −34.36,8.65,1563.94 −36.48,7.72,1545.96 −36.45,6.54,1529.18	−74.34,61.60,1470.50 −66.94,66.94,1470.50 −62.88,77.74,1463.00 −61.88,91.89,1449.30
Supinator	旋后肌	2	−208.10,75.25,1190.05 −204.43,98.61,1156.80	−207.15,75.33,1147.08 −218.67,79.56,1120.83
Pectoralis major	胸大肌	3	−87.90,4.16,1472.08 −72.09,−11.66,1461.11 −58.26,−21.12,1449.67	−181.73,29.86,1437.59 −181.31,32.96,1431.62 −180.90,35.02,1426.89
Pectoralis minor	胸小肌	3	−99.89,−23.92,1386.62 −108.15,−18.71,1380.47 −116.31,−14.17,1364.36	−129.91,24.39,1470.57 −134.21,19.69,1468.79 138.20,16.49,1468.50
Pronator teres	旋前圆肌	2	−156.26,100.91,1197.33 −156.26,99.29,1197.00	−178.88,98.80,1172.47 −213.42,72.11,1100.61

续表

肌肉英文名称	肌肉名称	肌肉个数	起点	止点
Rhomboideus	菱形肌	4	−10.39,65.76,1481.81 −9.25,78.73,1465.71 −7.96,93.28,1447.63 −6.73,107.23,1430.31	−61.84,91.30,1449.49 −66.30,103.33,1425.24 −69.96,108.18,1399.97 −78.25,110.98,1366.85
Serratus anterior	前锯肌	6	−93.57,75.37,1424.50 −92.90,82.17,1403.32 −88.36,88.05,1376.18 −94.57,91.07,1341.41 −99.37,6.15,1303.65 −105.82,82.16,1264.61	−65.60,76.24,1460.75 −62.40,92.16,1446.19 −69.13,102.63,1417.93 −70.83,107.99,1392.72 −79.28,108.36,1360.31 −89.02,106.13,1341.62
Subclavius	锁骨下肌	1	−88.88,8.12,1472.91	−48.25,−25.95,1435.66
Subscapularis	肩胛下肌	6	−168.83,13.96,1463.79 −167.58,13.45,1460.34 −169.32,13.29,1457.52 −168.03,14.75,1453.24 −168.15,19.34,1448.52 −170.81,24.02,1443.55	−63.81,78.06,1460.78 −61.65,94.52,1442.99 −68.22,102.84,1419.63 −69.53,107.05,1399.73 −74.89,108.06,1377.91 −80.67,107.68,1355.69
Supraspinatus	冈上肌	2	−168.41,39.52,1486.45 −166.56,37.01,1486.40	−70.44,91.71,1448.68 −77.04,73.18,1461.50
Teres major	大圆肌	1	−120.58,88.08,1372.85	−167.56,46.65,1398.18
Teres minor	小圆肌	3	−153.03,58.83,1439.53 −130.43,80.87,1402.76 −126.20,86.46,1392.26	−187.83,49.74,1463.83 −182.75,48.74,1454.19 −181.07,48.18,1448.11
Trapezius	斜方肌	5	−13.58,29.63,1526.67 −11.09,57.85,1491.63 −8.02,92.58,1448.51 −6.10,114.29,1421.55 −3.61,142.51,1386.51 −10.39,65.76,1481.81	−159.81,61.63,1490.95 −141.21,79.51,1480.14 −119.86,89.40,1469.32 −99.59,96.73,1455.76 −80.81,98.86,1447.13 −61.84,91.30,1449.49
Triceps brachii long head	肱三头肌长头	1	−150.17,58.55,1434.09	−181,15,108.81,1201.57
Triceps brachii lateral head	肱三头肌外侧头	1	−180.53,54.04,1410.73	−191.44,107.72,1201.61
Triceps brachii medial head	内侧头	1	−179.12,84.15,1301.03	−187.26,109.95,1201.12

表 8.2　国外上肢肌肉的生理横截面积统计

	Wood	Veege	Johnson	Bassett	Chen	Keating	Veeger	An	Lieber	Cutts
锁骨下肌										
前锯肌	1,002.38	13.93	10.50							
斜方肌	23.57	15.99	13.00							
肩胛提肌		2.82	2.30							
大菱形肌	3.54		1.30							
小菱形肌	3.58	6.27	4.40							
胸小肌	3.90	3.74	3.30							
胸大肌	13.12	13.65		13.19	18.30					
背阔肌	12.60	8.64		12.31						
三角肌	22.04	25.90	12.20	24.90	43.10					
冈上肌	4.55	5.21	3.00	7.09		4.02				
冈下肌	5.69	9.51	6.00	17.00		5.88				
肩胛下肌	9.95	13.51	7.80	25.99		13.50				
小圆肌	2.36	2.92	2.10			2.58				
大圆肌	5.78	10.02	4.10	11.05						
喙肱肌	1.15	2.51		1.96			2.10			
肱三头肌	11.40	6.84		4.61	16.80		13.81	18.80		
肱二头肌	3.39	6.29		4.80	11.70		5.34	4.60		
肱肌	4.45						5.55	7.00		
肱桡肌	1.43						2.87	1.50	1.33	
旋后肌								3.40		
旋前圆肌							1.65	3.40	4.13	
桡侧腕屈肌								2.00	1.99	4.90
尺侧腕屈肌								3.20	3.42	5.60
桡侧腕伸肌								5.30	4.19	13.90
尺侧腕伸肌								3.40	2.60	5.60

8.3.3　中国骨肌力学虚拟人上肢骨肌动力学仿真分析模型

中国骨肌力学虚拟人上肢骨肌动力学仿真分析模型简化的假设如下：

（1）从各自的材料特性角度考虑，将骨骼看作刚体，而将肌肉看成作用于骨骼上的力，并认为肌肉与骨骼做相对运动时之间没有摩擦。

（2）忽略韧带对各关节运动的影响。

（3）将肩关节简化为具有三个转动自由度的球铰，旋转中心选为肱骨头的拟合球心 O。

（4）肘关节中的肱尺关节用铰链来模拟，铰链的旋转轴线为肱骨滑车沟轴向截面拟合的圆心 B 和肱骨小头拟合球心 A 的连线，肱桡关节用球铰（圆心为 A）来约束，而远侧尺桡关节则限制在尺骨机械轴线 BC 上滑动。图 8.9 为右侧上肢关节简化的示意图。

中国骨肌力学虚拟人上肢骨肌动力学仿真分析模型不仅能仿真上臂的内外展、内外旋、屈伸和前臂的屈伸运动，还可以仿真前臂的旋前、旋后运动，图 8.10 为仿真的右侧前臂旋前 90° 的情况。模型中的各个骨骼的局部坐标系根据 ISB 推荐的方法建立[64]全局坐标系原点位于脚底中心，方位与解剖位一致。

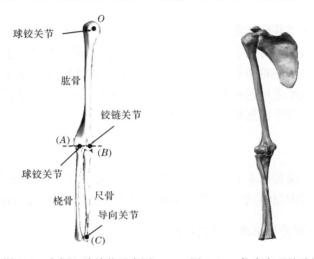

图 8.9　右侧上肢关节示意图　　　　图 8.10　仿真实现前臂旋前 90°

8.4　上肢骨肌系统运动学和动力学仿真计算与分析

人体的运动形式千姿百态，上肢的运动范围更是相当广泛，在日常生活和运动过程中常出现损伤或创伤。为了更深入地了解人体运动过程中的运动机理、关节的运动及关节面的接触情况，肌肉在运动过程中的发力和受力情况等，从而避免运动损伤和提高运动成绩及延长运动寿命，达到科学锻炼，许多学者对人体运动过程中的运动学和动力学进行仿真计算与分析。

8.4.1　上肢典型运动

人体上肢的活动能力相当广泛，是多关节的联合运动，简单的有穿衣、吃饭等生活的必需运动,复杂的有各种体育运动的击球、鞭打等,本节主要介绍研究相对比较多的三个上肢典型运动,即鞭打运动、自推轮椅和屈曲运动。

1. 鞭打运动

《运动生物力学》[65]一书中将鞭打动作定义为:在克服阻力或自体位移过程中,上肢诸环节依次加速与制动,使末端环节产生极大速度的动作形式。书中认为人体四肢结构类似于鞭子,近端环节质量大,末端环节质量小,因此在作鞭打动作时,鞭根(近端环节)先加速挥动,获得动量,然后制动,在制动过程中,动量向鞭梢(末端环节)传递。由于鞭梢质量很小,因此获得极大的运动速度。

2. 自推轮椅

一些脊柱损伤或其他严重下肢伤残的人常常使用轮椅作为其行走的工具,驱动轮椅行走除了借助外力推动以外,还可以通过轮椅的乘坐人自己手动循环地旋转轮子来驱动。典型的轮椅循环过程包括一个双手推动轮边的过程和一个紧跟着双手从推力过程松手后返回到推力过程起点的过程,而后一个过程又可细分为三个过程,即松手、双手回到推力过程的起点、接触轮边。

3. 屈曲运动

上肢的屈曲运动是基本的典型运动之一,可构成很多复杂的运动,基本的屈曲运动是指肘关节的屈曲,肩胛骨处于不动的状态,尺桡骨相对运动较少。

8.4.2 上肢运动学分析主要参数及其测量

人体运动学分析主要参数包括人体运动中各环节刚体的位移、速度、加速度、角位移、角速度和角加速度等。上海交通大学生物医学制造与生命质量工程研究所用 Optotrak® Certus™运动捕捉系统对人体四肢的运动进行捕捉,将一个刚性较强的塑料薄板(刚体)固定在四肢上,减少皮肤和骨骼间的相对运动,并将标记光点贴在塑料薄板上,图 8.11(a)为一个刚体,每个刚体上至少有三个标记光点,确定 6 个方向自由度的变化情况,并假设其相对骨骼不动,每个骨骼都是一个刚体,通过捕捉刚体上标记点的运动情况即可以得出骨骼上任意点的运动学参数,包括运动轨迹、速度、角速度、加速度和角加速度等参数。如果想知道肱骨内外髁的运动轨迹,只需要在开始捕捉运动之前,用探针工具[图 8.11(b)]点取内外髁两个虚拟标记点,计算出虚拟标记点相对于刚体的固定位置,运动捕捉后,就可以得出虚拟标记点的运动学参数。

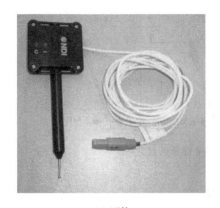 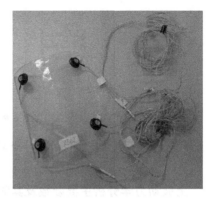

(a) 刚体　　　　　　　　　　　　　　　(b) 探针工具

图 8.11　运动捕捉辅助工具

Optotrak® Certus™ 运动捕捉系统测量时需要建立一个全局坐标系和每个刚体的局部坐标系,全局坐标系是相对地面不动的,局部坐标系固定在构件上并随构件运动,将不同刚体的运动统一在全局坐标系,局部坐标系根据部位的不同构建方法不同,具体方法如下:

前臂局部坐标系用 4 个虚拟标记点来定义,如图 8.12 所示。首先,分别确定肱骨近端内、外上髁(RME、RLE)和桡、尺远端茎突(RLW、RMW)虚拟点的中心 C_1 和 C_2,坐标系原点位于 C_1 点,Z 轴由 C_1 指向 C_2;然后,定义 Y 轴为垂直于近端虚拟点和 C_2 确定的平面,并指向外;最后根据右手法则,确定 X 轴。

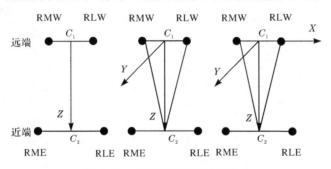

图 8.12　前臂局部坐标系的建立

上臂局部坐标系用三个虚拟标记点来建立,如图 8.13 所示,RLT 代表右侧肩峰的虚拟标记点,肩关节中心(C_1)即假设为肩峰下 H(单位:mm)处,该点即作为坐标系原点,Z 轴由 C_1 指向肱骨内外上髁连线的中点 C_2,Y 轴垂直于内、外上髁和 C_2 三点确定的平面,并且指向外,根据右手法则确定 X 轴。

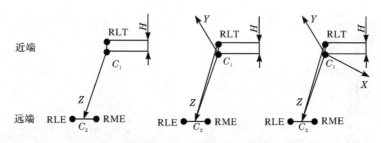

图 8.13　上臂局部坐标系的建立

8.4.3　上肢动力学分析主要参数及其测量

人体动力学计算中,主要参数包括人体测量学参数和人体惯性参数,而对于不同国家、不同人种的参数统计也是有一定的差别的。中国在 1998 年正式颁布了郑秀瑗等制定的《成年人人体质心》(GB/T 17245－1998)国家标准,其中中国青年男性上肢的质心统计结果如表 8.3 所示。而国外有根据被测者的各环节长度和围度为参数,确定各环节的质心位置和环节重量,如 *Biomechanics and Motor Control of Human Movement*,此书所述的上肢人体质心参数的计算参数如表8.4所示,再根据式(8.1)计算其惯性参数,也有很多学者用线性的或非线性的回归方程,根据统计学的基础,用人体的身高和体重为参数来逼近各个环节的长度、质量和质心位置等,再根据回归方程计算惯性参数。

表 8.3　中国青年男性上肢人体测量学统计

参数分类	统计参数	上臂		前臂	
		平均值	标准差	平均值	标准差
几何尺寸	臂长/mm	311.634	13.584	225.46	1.376
	臂围/mm	260.098	12.173	248.756	9.036
	质心/mm	160.18	10.625	128.79	10.849
	臂重/kg	1.539	0.189	0.766	0.098
转动惯量/(kg·cm²)	I_x	117.998	13.478	30.631	4.539
	I_y	121.815	14.464	29.581	4.248
	I_z	15.825	0.668	7.248	1.016
回转半径/cm	R_x	8.866	1.064	6.395	0.892
	R_y	9.009	1.102	6.284	0.862
	R_z	3.247	0.273	3.111	0.422

表 8.4　人体测量学参数比例

	环节重量/体重	质心距近端距离/环节长度	转动半径/环节近端围长
前臂	0.016	0.430	0.168
上臂	0.028	0.436	0.173
前臂和手	0.022	0.682	0.263

$$I_{xx} = m(r^2/4 + h^2/12)$$
$$I_{yy} = m(r^2/4 + h^2/12) \qquad (8.1)$$
$$I_{zz} = mr^2/2$$

8.4.4　上肢鞭打运动的运动学和动力学仿真分析

1. 上肢鞭打运动的运动学分析

上肢鞭打运动的相关研究主要集中在对棒球投球、网球发球、标枪投掷、排球扣球等。Pappas[66]研究了棒球投掷过程中全身各环节在不同阶段的运动学指标，发现肩关节最大内旋速度为 $5180°/s$，肘伸展最大速度为 $3595°/s$，这两个值均出现在向前投掷阶段。Vdughn[67]也进行了相似的研究，发现腕屈速度可达到 $3300°/s$，而 Barrentine[68]的研究结果为 $2600°/s \sim 3000°/s$。

Elliott 等[69]在 1988 年对水球罚球射门动作进行摄影测量，得到了各环节在整个上肢动作中的位置和速度规律，认为水球出手速度是向前投掷阶段各环节运动速度累加的结果。Feltner 等[70]对 13 名水球运动员的射门动作进行运动学研究发现，对球速贡献最大的是前臂的伸展和躯干的扭转，上臂的内旋对球速的贡献也很大，但与上臂水平内收运动速度呈显著的负相关($r = -0.70$)，上臂内旋对球速有较大贡献的受试者外旋幅度较小，但内旋速度较大，上臂水平内收贡献较大的受试者具有较大的前臂旋前幅度。

Fleisig 等[71]还对棒球投球和橄榄球掷球进行高速摄像和测力台的同步测量，比较了两个项目在投掷技术中的运动学和动力学差别，并发现两个项目的投掷技术基本相似但又不完全一样，在各环节运动形式和测力台指标上都存在一定差异，棒球投掷技术可获得较大的肢体运动速度，而橄榄球掷球可获得较大的地面反作用力。

Neal 等[72]研究了高尔夫球手挥杆动作的运动特性。图 8.14(a)表示了球棒重心在整个向下挥动的过程中的速度变化情况。在挥杆的初始阶段，x 水平方向的速度是背离高尔夫球的负方向，随后的挥杆过程中，x 方向的数度迅速增加变成正直以后在击球时达到最大值；z 轴横向的速度是从球棒向击球手的负值方向开始，直至挥杆动作的中间时刻转为正直；而 y 轴的速度变化情况与 z 轴相反，从刚开始很小的向上速度转变成向下的速度,使球棒靠近球。图 8.14(b)表示了挥杆动作中球棒头部速度与时间关系[73]。

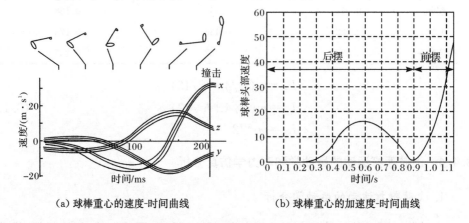

(a) 球棒重心的速度-时间曲线　　　　　　(b) 球棒重心的加速度-时间曲线

图 8.14

击球方向为 x 轴,垂直地面方向为 y,身体方向为 z 轴

　　2002 年,刘卉[74]应用不需人工识别关节点的红外光点高速测试方法获取了典型上肢鞭打动作的运动学数据,通过运动学的分析揭示上肢在做鞭打动作时的空间运动规律与特征。从图 8.15 可以看出,除铅球外,其他 4 个项目上臂运动形式基本一致,只是在动作幅度和运动时机上有所不同。运动员超越器械前上臂处于水平外展、旋内和外展姿势,超越器械阶段,上臂处于外展姿势时做水平内收和旋外动作,向前挥摆阶段开始之后,上臂迅速旋前。

　　与其他项目不同的是,铅球运动员上臂开始处于旋内、水平内收和外展姿势,而后上臂稍有水平外展、内收和外旋动作,但仍处于旋内、水平内收和外展状态。在手开始加速推球后,上臂快速水平内收、外展、旋内,水平旋内角度在球出手前达到最大。与其他动作相比,铅球投掷的上臂动作幅度最小。

　　总体上来讲,各项目上臂均有不同程度的外旋和其后的快速内旋。上臂水平外展后的水平内收也是各项目动作的共同形式。上臂的旋外动作可以牵拉三角肌前部、肩胛下肌和大圆肌等肌肉,上臂水平外展同样可以使三角肌前部和胸大肌受到拉伸,这种牵拉作用使肌肉中储存了弹性势能并刺激了牵张反射,使这些肌肉随后的收缩更加快速有力。

　　图 8.16 是各项目上臂运动角速度随时间变化曲线,从图中可以看出,各项目水平内收外展角速度和旋内、旋外角速度趋势基本一致。水平内收外展角速度均是先增大再减小,并在球出手(击球)时刻已经很小,甚至出现负值。各项目运动员上臂大幅外旋后快速旋内,基本在出手时达到最大旋内角速度。

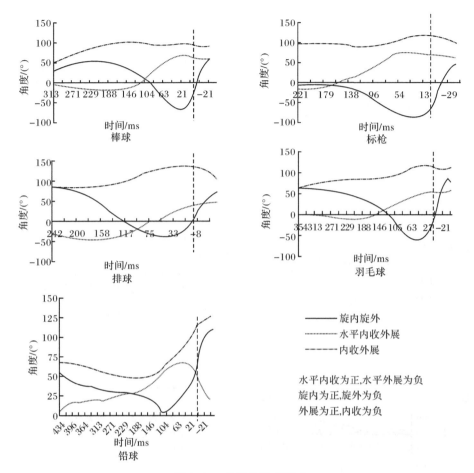

图 8.15　肩关节运动形式

2. 上肢鞭打运动的动力学分析

由于研究方法的限制,早期的动力学研究主要是对上肢的二维运动,如 Neal 等[72]对手球运动员投球技术进行二维动力学研究,发现球受力和功率在出手前 0.02s 同时达到最大值,到出手时下降为零,而球速在整个过程中持续增加,到出手时达到最大值;不同水平运动员在球速上相差不大,但在力与功率指标上却有很大差异。而其他研究者则认为投掷动作末端环节的速度在投掷物出手前达到最大值,但在出手瞬间会略有下降。

高尔夫球手挥杆的过程中,脚底反力顺着身体的各个环节逐渐传递直至球杆,从而提高击球速度,Mather[75]计算了作用于身体的线性力,如图 8.17 所示,也有学者[72]分析了棒杆头部的加速度变化情况,结果表示了最大加速度的获得时

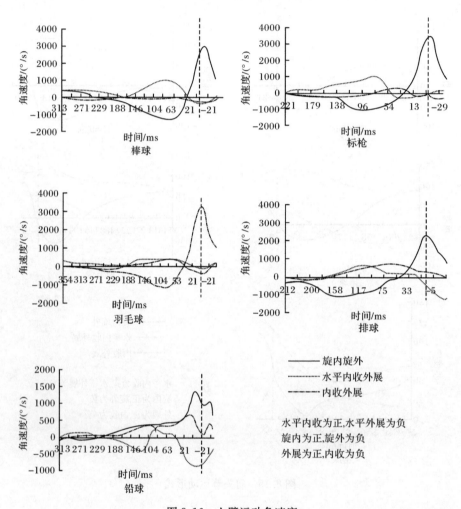

图 8.16　上臂运动角速度

间,x 轴方向出现在碰撞前 40ms,其值为 $870m/s^2$,当撞击之后,加速度虽然很小,但仍然存在;y 轴的垂直加速度达到最大值时更加靠近撞击时刻,通过动力学分析计算了作用在腕部的线性力(图 8.18)。

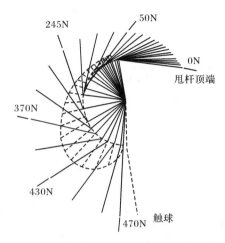

图 8.17　高尔夫球手 Bobby 挥杆过程中身体所受的力

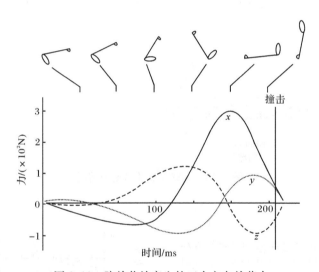

图 8.18　腕关节处产生的三个方向关节力

2002 年,刘卉[74]建立了简化的人体上肢 3 刚体 7 自由度的物理模型,用多体系统动力学理论中的 Kane 方法得到显式形式的系统运动微分方程。计算了不同鞭打运动过程中上肢的关节力,如图 8.19 和图 8.20 所示。表 8.5 是各项目肩关节在运动过程中受到的最大力值,其中排球受力最小,铅球受力最大,这与各项目运动员手持器械与否和器械的重量大小情况是一致的。

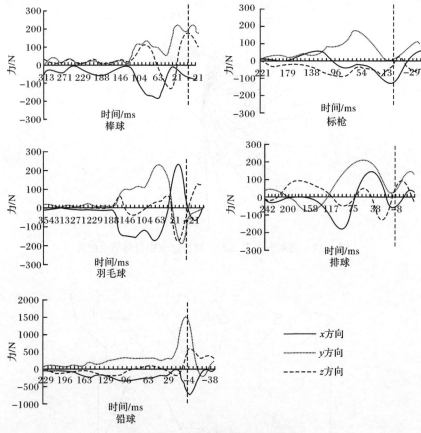

图 8.19 上臂在肩关节受力情况

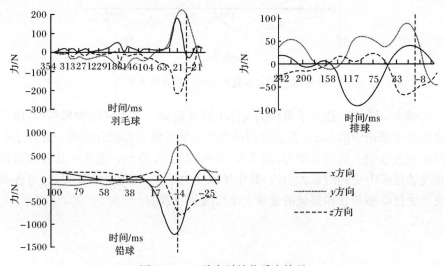

图 8.20 上臂在肘关节受力情况

表 8.5　上臂在肩关节处受到的最大力　　　　　　　　（单位：N）

	棒球($n=8$)	标枪($n=6$)	排球($n=7$)	铅球($n=7$)	羽毛球($n=6$)
x	181.62±34.77	170.76±40.78	131.51±28.64	853.59±103.72	187.312±67.23
y	259.97±31.24	201.66±78.10	109.22±39.52	1797.98±203.22	179.67±45.43
z	171.48±30.19	109.07±40.69	128.80±42.11	584.86±121.83	157.96±44.91

表 8.6 是各项目上臂在肘关节处受到的最大力值。与上臂在肩关节受力情况相比，其在肘关节受到的力较小。铅球和羽毛球球出手（击球）时，上臂在肘关节受到最大力，特别是沿纵轴的力。其他项目球出手（击球）时受力较小。

表 8.6　上臂在肘关节处受到的最大力　　　　　　　　（单位：N）

	棒球($n=8$)	标枪($n=6$)	排球($n=7$)	铅球($n=7$)	羽毛球($n=6$)
x	175.13±34.33	144.30±34.41	90.34±26.77	169.57±50.44	67.12±12.45
y	179.99±38.21	101.74±47.01	93.52±32.34	1218.77±109.41	74.08±23.77
z	162.05±41.62	147.66±25.26	64.56±23.81	753.22±89.44	43.39±21.53

8.4.5　上肢轮椅运动的运动学和动力学仿真分析

1. 上肢轮椅运动的运动学分析

整个过程中，接触轮边的时间、双手向前和向后的位移过程都是根据不同的使用者和不同的轮椅结构而不同的，即使是世界级运动员的循环模式也是不同的。图 8.21 表示了两种不同模式推动轮椅的过程，图（a）模式下推力的过程占总过程的 43%，而图（b）占 34.7%，说明图（a）模式作用力的有效性高于图（b）。

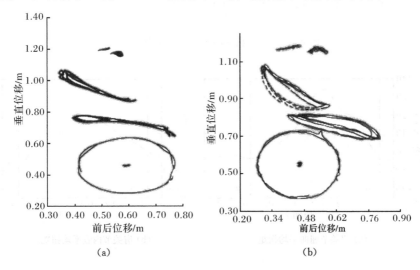

图 8.21　两种轮椅使用情况下颈部、上臂、前臂和腕部在水平和垂直方向的位移[76]

2. 上肢轮椅运动的动力学分析

在推动轮椅的过程中,不仅手握住轮子转动时会使其向前运动,身体在借助手的推力向后摆动时同样会产生使轮椅向前运动的力。而手推轮椅的有效作用力是手与轮子接触位置轮子的切向分力,这个力决定了轮子转动的速度,图 8.22 显示了速度为 1.39m/s 手推轮椅时的三个方向作用力。在这个过程中,各个关节的关节转矩的变化情况如图 8.23 所示,可以看出,肩关节的转矩是肘关节和腕关节的 3 倍或 4 倍,而肩关节屈曲转矩的最大值正好出现在肘关节伸转矩的前面。

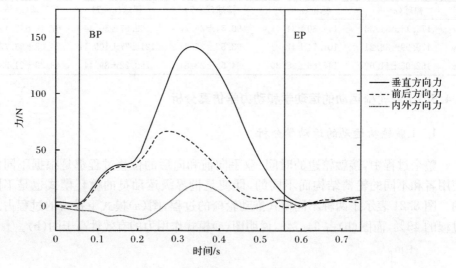

图 8.22　手推轮椅时的三个方向作用力[77]

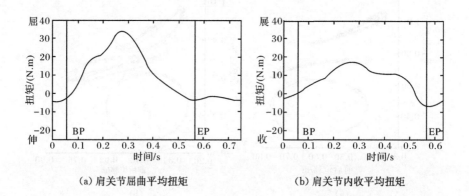

(a) 肩关节屈曲平均扭矩　　　　　　(b) 肩关节内收平均扭矩

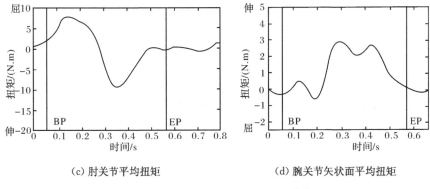

(c) 肘关节平均扭矩　　　　　　(d) 腕关节矢状面平均扭矩

图 8.23　手推轮椅时的关节转矩[78]

8.4.6　上肢屈曲运动的运动学和动力学仿真分析

1. 上肢屈曲运动的运动学分析

前臂屈曲运动是使上肢运动的基本典型动作,上海交通大学生物医学制造与生命质量工程研究所用 Optotrak® Certus™ 运动捕捉系统捕捉了上肢的屈曲运动(图 8.24 为捕捉运动中刚体的粘贴情况)。运动过程中,腕关节和肩关节中心的运动轨迹如图 8.25 所示,从中可以看出腕关节处的运动规律,即在垂直方向上(z 轴)的变化最大,从中立位一直增加到屈曲完成,然后在伸展过程中位移减少,回到中立位;在左右方向(x 轴)有一个摆动的规律,即屈肘时向内侧摆臂,伸肘时向外侧摆臂;在前后方向(y 轴)位移先增加直到屈曲 90°位,然后随着前臂的继续屈曲而减少,屈曲完成而伸展时,位移变化正好是屈曲过程的逆过程。而肩关节旋转中心的运动基本不大,最大只有 1cm。

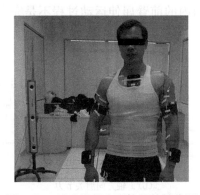

图 8.24　运动捕捉中刚体的粘贴位置

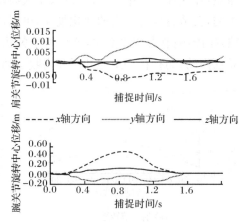

图 8.25　腕关节的运动规律

2. 上肢屈曲运动的动力学分析

Zhang 等[79]建立了一个 3 刚体 5 自由度的骨架棍棒模型,用贴在人体表面刚体的运动轨迹,计算出运动过程中各个骨骼刚体质心的运动学参数,包括位移、速度、加速度、角度、角速度、角加速度等,代入如下多刚体动力学方程中:

$$\sum_{i=1}^{n}(F_{ix}-m_i\ddot{x}_i)=0, \quad \sum_{i=1}^{n}(M_{ix}-I_{ix}\ddot{\theta}_x)=0$$

$$\sum_{i=1}^{n}(F_{iy}-m_i\ddot{y}_i)=0, \quad \sum_{i=1}^{n}(M_{iy}-I_{iy}\ddot{\theta}_y)=0 \qquad (8.2)$$

$$\sum_{i=1}^{n}(F_{iz}-m_i\ddot{z}_i)=0, \quad \sum_{i=1}^{n}(M_{iz}-I_{iz}\ddot{\theta}_z)=0$$

式中,F_{ix},F_{iy},F_{iz} 分别为第 i 个质点所受合力在 x、y、z 三个方向上的分量;m_i 为第 i 个质点的质量;M_{ix},M_{iy},M_{iz} 分别为第 i 个质点所受合力矩在 x、y、z 三个方向上的分量;I_{ix},I_{iz},I_{ix} 为第 i 个质点在三个方向的转动惯量。

计算得到上臂肘关节的关节力和关节转矩,如图 8.26 所示,可以看出,前臂运动过程中,矢状面内肘关节转矩在屈曲 60°位时达到最大值 1.13N·m,而随着屈曲角度进一步增加,矢状面内关节转矩逐渐降低,直到屈曲达到 150°以上,从而保持 0°时为 0.54N·m,而后在前臂伸展过程中,肘关节转矩的变化与屈曲过程对称;冠状面内肘关节转矩随着屈曲角度的增加而增加,随着伸展角度的减小而减小;横断面内的变化基本为零。关节力在三个坐标轴方向的分量如图 8.26(b)、(c)、(d)所示,可以看出,在 z 轴方向的关节力始终保持 10N 以上,从而维持前臂的重量,在屈伸过程中,关节力的大小成波动变化,产生屈伸运动中的加速度;在 y 轴方向,关节力也有一定的变化规律,可以产生前臂向前和向后运动的加速度;在 x 轴方向的关节力变化不大,这是由于矢状面内的前臂屈伸运动过程不是完全在矢状面内的,而存在一定的外展和内收运动。

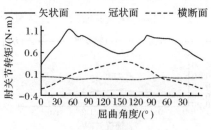

(a) 肘关节转矩

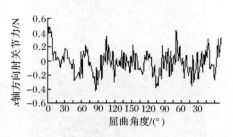

(b) x 轴方向肘关节力

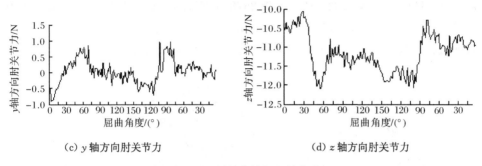

(c) y 轴方向肘关节力　　　　　　　(d) z 轴方向肘关节力

图 8.26　肘关节转矩和关节力

用 EMG 信号驱动的肌肉力计算方法[79]计算肌肉力,如图 8.27 所示,图中列出了肱桡肌、肱肌、肱二头肌、肱三头肌和肘肌等 5 个肌肉的肌肉力大小,主要的发力肌为肱二头肌和肱肌,其最大值分别为 44.32N 和 41.52N,且成一个倒 U形。肱三头肌的肌肉力小于 17N,而肱桡肌则小于 5N,肘肌几乎不起作用。这些结论与国外的一些文献一致。例如,1996 年,Raikova[80]用已建立的一个多参数的肌肉力预测模型计算了屈伸运动过程中肱二头肌的最大肌肉力为 $3g \sim 4g$,而肱肌的最大值在 $2g$ 左右,其中,g 为重力加速度。2002 年,Raikova 等[81]预测了周期为 700ms 的屈曲运动过程中肱二头肌和肱肌的最大值分别为 60N 和 40N。

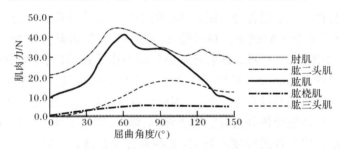

图 8.27　肌电信号辅助法计算的肌肉力

8.5　上肢骨骼有限元建模与计算分析

8.5.1　上肢骨骼的有限元建模

很多学者都根据各自研究内容的不同建立了各自的有限元模型,普遍是根据 CT 图像建立的四面体网格模型,上海交通大学生物医学制造与生命质量工程研究所在"中国力学虚拟人"项目中所建立的几何相识性很高的面模型的基础上,根据研究问题的需要,将上肢骨的有限元网格画成了六面体网格,各个骨的网格数目分别为肱骨 10884、尺骨 3392、桡骨 2678、肩胛骨 4954,而且还细分了肩关节和肘关节接触面附近软骨的有限元网格,如图 8.28 所示,肱骨近端软骨数目为 124,肩胛盂软骨数目为 173,肱骨远端软骨数目为 568,尺骨近端软骨数目为 581。

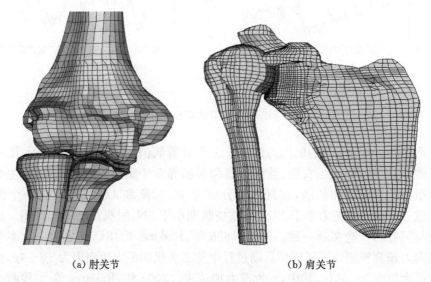

　　　　　　　(a) 肘关节　　　　　　　　　　　　　　(b) 肩关节

图 8.28　肩关节和肘关节接触面附近的有限元网格

　　模型的材料参数根据各骨组织各部分的平均灰度值计算该部分的弹性模量,其中,肱骨分成 6 个区域赋予材料属性,即近端松质骨、近端皮质骨、上部、中部、下部和远端,如图 8.29 所示。肱骨近端最外层为皮质骨,将肱骨的有限元网格的最外层单元设置为 2mm 厚,材料属性为近端皮质骨的参数。肱骨远端的皮质骨和松质骨的灰度值相差没有近端明显,因此只取了皮质骨和松质骨的平均值赋予材料属性。尺骨和桡骨各分成近端松质骨、上部、中部和下部四个部分,具体数值如表 8.7 所示。肩胛骨的厚度不均匀,某些地方非常薄,总体成一个三角形。目前的有限元模型中,根据分析内容的不同,模拟形式也不同。Gupta 等[30]假设肩胛骨为各向同性线弹性材料,由两层厚度为 0.5mm 的外层皮质骨(弹性模量范围为 128~17500MPa)和内部松质骨(弹性模量范围为 0~128MPa)组成。Couteau 等[26]假设肩胛骨为各向异性线弹性材料,$E_{11}=342.10MPa$,$E_{22}=212.77MPa$,$E_{33}=194.44MPa$,$\gamma_{12}=\gamma_{13}=\gamma_{23}=0.26$。Büchler 等[31]假设线弹性模型进行肩部正常和骨关节炎肩关节运动过程中,肱骨头与肩胛骨接触面上的集中应力的位置、大小和方向等生物力学特性分析结果与临床表征一致,其弹性模量根据 CT 灰度值得到的骨密度 ρ 计算,公式为 $E(\rho)=E_0(\rho/\rho_0)2$,$E_0=15000MPa$,$\rho_0=1.8g/cm^3$。本书将其材料统一设置为各向同性线弹性,参数选取方法同其他骨组织,取各部位 CT 灰度值的平均值 506,即弹性模量为 3.01GPa。

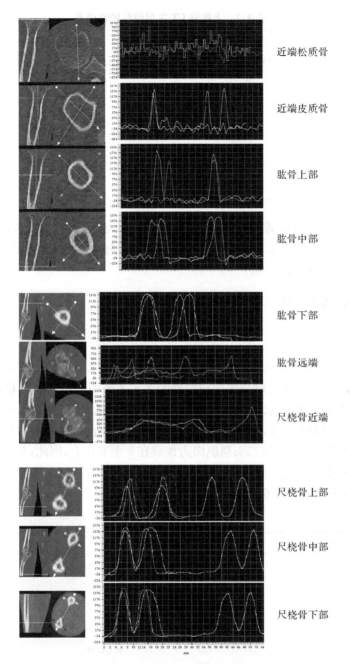

图 8.29　上肢骨 10 个截面 CT 数分布

表 8.7　上肢骨 CT 灰度值和弹性模量

	肱骨		尺骨		桡骨	
	CT 值/HU	弹性模量/MPa	CT 值/HU	弹性模量/MPa	CT 值/HU	弹性模量/MPa
近端松质骨	185	1.11	338	1.94	326	1.87
近端皮质骨	785	5.11				
上部	1607	13.06537	1057	7.469141	1157	8.409097
中部	1438	11.23844	1400	10.84026	1457	11.43929
下部	1376	10.59123	1407	10.91326	1457	11.43929
远端	446	2.61				

有限元模型中,软骨的材料属性为新 Hooke 超弹性,其数学表达为:$W=C_{10}(I_1-3)$,C_{10}取值为 1.79;韧带的材料属性为各向同性亚弹性,弹性模量和泊松比分别为 10.1MPa 和 0.4。

8.5.2　屈曲运动过程的上肢有限元分析

1. 加载和边界条件

根据 8.4.5 节屈曲运动的动力学仿真计算所得肌肉力和关节力对肱骨进行静力学加载,肘关节面接触力的加载位置为 8.5.4 节中接触仿真分析的两个应力集中位,并在每个位置取附近的 9 个节点加载集中载荷,坐标系选取与动力学分析地面坐标系相同,每个屈曲位的加载力如表 8.8 所示,6 根肌肉的肌肉力加载数值如表 8.9 所示,其中,肱二头肌肌肉力加载在 9 个节点上,因此,其数值大小是肌肉力仿真结果的均匀分布,其他肌肉力都加载在一个节点上,并约束肱骨头与肩胛盂接触表面上节点的 6 个自由度,如图 8.30 所示。

表 8.8　加载的肘关节力　　　　　　　(单位:N)

屈曲角度/(°)	x	y	z
0	0.063151	0.043561	−0.0024
15	0.055866	0.045203	−0.00417
30	0.054921	0.045839	−0.00452
45	0.055221	0.044741	−0.00434
60	0.057753	0.04021	−0.00242
75	0.06038	0.039988	−0.00219
90	0.06162	0.038779	−0.00182
105	0.061097	0.036859	−0.00135

续表

屈曲角度/(°)	x	y	z
120	0.060869	0.038554	−0.00208
135	0.064059	0.037935	−0.00148
150	0.070612	0.036662	−0.00025

表 8.9　肌肉力加载数值　　　　　（单位：N）

屈曲角度/(°)	肘肌			肱二头肌			肱肌		
	x	y	z	x	y	z	x	y	z
0	0.000	0.000	0.000	−1.436	4.036	−20.344	−0.706	1.913	−9.370
15	−0.002	−0.002	0.016	−1.318	3.774	−22.839	−0.708	1.866	−12.860
30	−0.011	0.008	0.061	−1.193	3.594	−26.558	−0.619	1.618	−18.452
45	−0.044	0.061	0.167	−1.219	4.089	−37.171	−0.349	1.031	−31.109
60	−0.081	0.137	0.214	−0.878	3.642	−40.122	0.474	−0.716	−41.665
75	−0.106	0.191	0.193	−0.482	2.960	−37.393	1.145	−2.091	−33.981
90	−0.118	0.216	0.142	−0.215	2.528	−32.992	1.867	−3.315	−33.979
105	−0.119	0.215	0.084	−0.099	2.378	−28.141	2.038	−3.363	−27.561
120	−0.137	0.242	0.038	−0.134	3.013	−29.092	1.784	−2.622	−20.025
135	−0.145	0.245	−0.016	−0.296	3.897	−29.162	1.149	−1.398	−11.697
150	−0.146	0.232	−0.069	−0.583	4.999	−28.859	0.845	−0.712	−8.546

屈曲角度/(°)	肱桡肌			肱三头肌外侧头			肱三头肌长头		
	x	y	z	x	y	z	x	y	z
0	−0.059	−0.009	−0.526	−0.118	0.579	−2.254	−0.042	0.133	−0.514
15	−0.020	−0.300	−1.120	−0.196	0.887	−3.475	−0.115	0.330	−1.295
30	0.170	−1.037	−1.864	−0.299	1.272	−5.162	−0.248	0.657	−2.778
45	0.710	−2.819	−2.967	−0.419	1.715	−7.420	−0.450	1.103	−5.329
60	1.258	−4.139	−2.535	−0.502	2.019	−9.571	−0.648	1.455	−8.594
75	1.564	−4.565	−1.296	−0.527	2.130	−11.375	−0.768	1.540	−12.195
90	1.637	−4.348	0.029	−0.486	2.034	−12.596	−0.738	1.231	−15.355
105	1.514	−3.682	1.124	−0.383	1.751	−12.969	−0.535	0.556	−17.091
120	1.549	−3.424	2.269	−0.248	1.372	−12.576	−0.224	−0.255	−16.889
135	1.409	−2.754	3.246	−0.109	0.962	−11.324	0.082	−0.902	−14.704
150	1.146	−1.834	3.969	0.003	0.608	−9.534	0.279	−1.184	−11.314

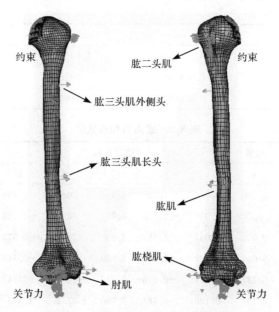

图 8.30　肱骨力学边界约束和载荷

2. 应力分析结果

为了分析肌肉作用力对肱骨应力、应变的影响,对肱骨相同的屈曲运动过程分别进行两种载荷情况的有限元静力学分析,即载荷 I,对肱骨同时作用关节力和肌力载荷,载荷 II,仅作用关节力而不考虑肌力载荷。图 8.31 示出了载荷 I 情况下肱骨从 0°位开始到屈曲 150°过程中每增加 30°的应力云图,可以看出,应力在整个过程中都集中在肱骨上段,且在 90°位达到最大值 7.791MPa,而载荷 II 情况下的应力集中位置与载荷 I 相同,但最大应力都比载荷 I 小,且基本不变,如表 8.10所示。这是因为关节力大小的变化比肌肉力的变化小,对肱骨作用力的变化就小,只有关节力作用的情况下,作用于肱骨的应力变化不大,而肌肉力大小变化较大,尤其是肱二头肌,肌肉力的作用使肱骨的应力变化明显增加。因此,有限元仿真分析的边界条件应该增加肌肉力的作用,它将提高有限元分析的准确性。

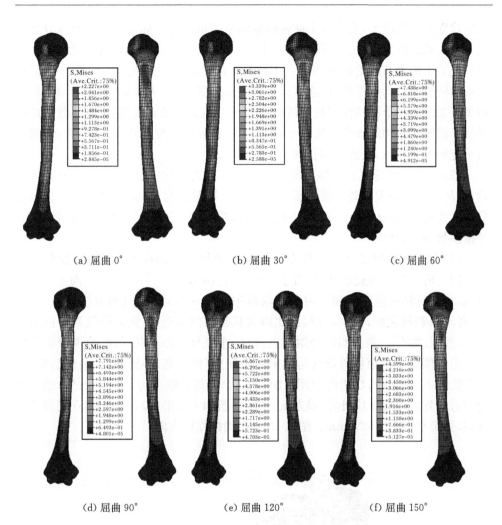

图 8.31　考虑肌肉力作用下肱骨 von Mises 应力分布(单位：MPa)

表 8.10　相同屈曲角度有无肌肉力作用下肱骨上应力的最大值

屈曲角度/(°)	0	30	60	90	120	150
有肌肉力作用最大应力值/MPa	2.227	3.339	7.438	7.791	6.867	4.599
无肌肉力作用最大应力值/MPa	2.118	1.652	0.954	1.272	1.303	1.430

8.5.3　肩关节有限元分析

1. 加载和边界条件

(1) 旋转轴线的确定。肱骨可在矢状面、冠状面、横断面和沿自身轴线旋转，根据建立的几何模型,确定一个肱骨旋转轴线的笛卡儿坐标系。用两个球分别模拟肱骨头和肩胛盂,球的半径分别为 21.78mm 和 25.41mm,球心距离为 2.9mm。这验证了盂肱关节的旋转中心可以用肱骨头的模拟球心来表示的假设[62]。以肱骨头的模拟球心为坐标原点,连接肱骨远端内外髁,定义为 x 轴方向,x 轴正向指向关节盂。用一个圆柱模拟肱骨近端 20%～40% 之间的髓腔部分,过肱骨头球心平行于髓腔圆柱轴线方向定义为 z 轴,即为肱骨外旋的旋转轴线,向上为正,则由右手定则确定 y 轴,其正方向指向肩胛骨后侧。

(2) 接触面的定义。接触定义为主面和从面之间的接触,主面为部分肱骨头软骨,从面为肩胛盂软骨。接触面上定义两个接触法则,法向接触法则定义为指数渗透关系,允许从面上的节点向主面渗透;切向接触法则定义为库仑摩擦法则,摩擦系数 $\mu = 0.001$。

(3) 加载和边界条件。在肩关节运动中,不同的肌肉在运动过程中所起的作用不同。肩关节的外旋运动(臂置于体侧时)范围为 0～45°,作用的肌肉主要有冈下肌、小圆肌和三角肌后部。内旋运动范围为 0～90°,内旋肌为肩胛下肌、大圆肌、背阔肌和胸大肌,其中,背阔肌比胸大肌起的作用更大,胸大肌仅当臂抗阻力内旋时才收缩[81]。根据肌肉的附着点位置,连接起点和止点,用弹簧来模拟肌肉的作用。模拟了约束肱骨旋转运动的 5 块肌肉(冈下肌、小圆肌、三角肌后部、肩胛下肌和大圆肌),每块肌肉都用 6 根弹簧代表,弹簧刚度为 50N/mm[31];模拟了稳定肩胛骨运动的 3 块肌肉(斜方肌、小菱形肌和大菱形肌),共同用 20 根弹簧来代表,弹簧刚度为 100N/mm。图 8.32 各肌肉的作用方向。

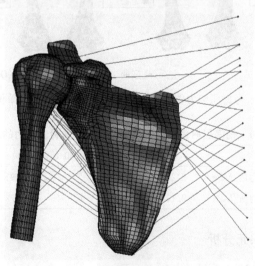

图 8.32　弹簧作用的肌肉模型

在肱骨外旋运动过程中(即绕z轴自转),假设没有其他两个方向的旋转运动,即限制x、y轴的旋转运动;肱骨为刚体,没有变形;肩胛骨是基本固定的,在肩胛骨的后侧底部加3个刚度为1kN/mm的弹簧。外旋运动是通过位移的变化实现的,即肱骨刚体绕z轴的旋转运动,运动范围从0外旋至40°。

2. 分析结果

图8.33为肩关节从解剖位外旋至40°运动过程中,每旋转10°关节盂接触面的压力分布情况。随着旋转角度的增加,接触应力和接触力逐渐增加,外旋40°时接触应力为1.9762MPa,接触力为140.08N,压力中心位于肩胛盂后侧。肱骨头的旋转中心是不断变化的,外旋运动不是单纯的旋转运动,伴随着肱骨头的滑动和滚动。肱骨头旋转中心在3坐标方向的位移如图8.34所示,最大位移总量为3.91mm,x方向最大位移量为向外移动2.95mm,y方向最大位移量为向后移动2.45mm,z方向最大位移量为向上移动0.75mm。

接触应力/MPa

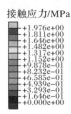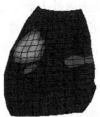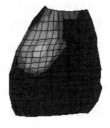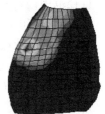

| (a) 外旋10°,最大接触应力1.200MPa,接触力31.32N | (b) 外旋10°,最大接触应力1.200MPa,接触力31.32N | (c) 外旋10°,最大接触应力1.200MPa,接触力31.32N | (d) 外旋10°,最大接触应力1.200MPa,接触力31.32N |

图8.33　肩关节外旋运动中关节盂接触面的应力分布

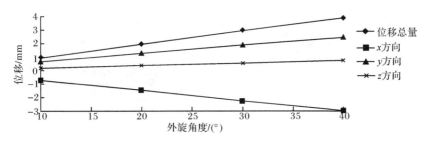

图8.34　肱骨头旋转中心的位移

一些学者研究了肩关节不同运动过程中关节力的分布情况,如Apreleva等[82]研究了上肢尸体骨在4种不同肌肉力作用下,从解剖位外展到90°过程中,关节反力逐渐增大,达到90°时,关节反力分别为(337±88)N、(365±95)N、(315±78)N和(279±67)N。外展运动过程中,肩盂关节作为一个支点抵抗上肢的重力使其抬起,受力比外旋运动时大,Novotny 等[83]模拟了上肢水平外展 90°位肩关节外旋过程中,关节接触面的受力情况,即在最大外旋位时,接触力达到最大值218.79N,接触应力为 0.49MPa。Büchler 等[31]模拟了正常肩关节外旋 30°时法向接触力为 31.9N,接触应力为 1.35MPa。Novotny 等[84]研究表明,在肩关节外旋运动过程中伴随着肱骨头的向后运动,同时临床诊断表明,外展过渡时可能导致肩胛盂后部骨折。

8.5.4　肘关节有限元分析

1. 加载和边界条件

肘关节一般被认为属于铰链关节,仅有屈伸单轴活动。肱骨滑车和肱骨小头的关节面轮廓在矢状面上接近正圆弧,因此,尺桡骨近端围绕上述结构进行屈伸活动时,其旋转中心与圆弧所在圆的圆心十分接近,旋转中心的轨迹分布在 1mm 直径范围内,一般可以把它看做是一条直线,该直线位于内外上髁中心连线的前下方 45°～50°,并与水平横截面有 2.5°外翻角,存在一定的个体差异性。由于肘关节运动上述特点,用一个球来模拟肱骨小头,肱骨滑车沟轴向截面用圆来拟合,连接圆心和球心,形成尺骨屈曲运动的旋转轴线[85,86],如图 8.35 中 CD,肱骨内外髁连线 AB,选择 CD 为肘关节屈曲运动的旋转轴,由于几何模型本身有 12°的屈曲角度,因此对尺桡骨施加 CD 轴向旋转 30°～135°的屈曲运动。

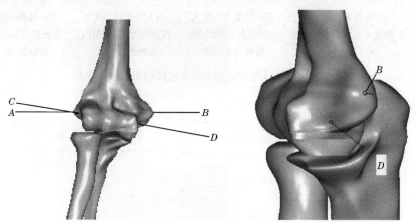

图 8.35　屈曲运动的旋转轴

又由于尺骨和桡骨的相对运动更加复杂,因此,约束尺骨和桡骨的相对运动。约束肱骨的 6 个自由度,约束尺桡骨其他 5 个方向的旋转和位移自由度,并定义软骨间接触面的接触法则,即法向接触法则为指数渗透关系,允许从面上的节点向主面渗透;切向接触法则为库仑摩擦法则,摩擦系数 $\mu = 0.001$。

2. 分析结果

肘关节屈曲运动的接触面受力情况如图 8.36 所示,图中显示了屈曲从 30°开始每增加 15°过程的具体接触面分布情况,随着屈曲角度的增加,接触力逐渐增加,接触应力先增加,75°~105°过程中有一个减少的过程,而后又增加,但接触应力最大的地方都集中在尺骨滑车切迹突处和喙突部,这与临床表征相符,即尸体解剖结果发现,尺骨鹰嘴的滑车切迹存在着明显的软骨分布不均匀,大于半数人的软骨都集中在鹰嘴尖部和喙突部,切迹最深处软骨相对较薄,软骨下骨矿化亦较差。在较低负荷情况下,滑车切迹主要通过鹰嘴尖部和喙突部与肱骨滑车接触并传递负荷[87]。证明了仿真模型的有效性,并进一步从量上计算了接触应力大小,屈曲达到 135°时最大接触应力 2.802MPa 和最大节点力 3.695N。

接触应力/MPa

(a) 屈曲 30°,最大接　　(b) 屈曲 45°,最大接　　(c) 屈曲 60°,最大接　　(d) 屈曲 75°,最大接
应力 1.814×10⁻⁸MPa,　触应力 0.466MPa,　触应力 0.9758MPa,　触应力 2.076MPa,
最大节点力 1.509N,　最大节点力 1.933N,　最大节点力 1.958N,　最大节点力 2.708N,
提携角 8.0745°　　　提携角 7.6731°　　　提携角 6.6464°　　　提携角 5.0678°

   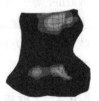

(e) 屈曲 90°,最大接　　(f) 屈曲 105°,最大接　　(g) 屈曲 120°,最大接　　(h) 屈曲 135°,最大接
触应力 1.995MPa,　触应力 1.730MPa,　触应力 2.473MPa,　触应力 2.802MPa,
最大节点力 2.560N,　最大节点力 2.585N,　最大节点力 3.453N,　最大节点力 3.695N,
提携角 3.0476°　　　提携角 0.7239°　　　提携角 −1.7478°　　　提携角 −4.2033°

图 8.36　肘关节屈曲运动中尺骨软骨接触面的应力分布

前臂的提携角随着屈曲角度的增加而线性地减少(图 8.37)。提携角的最初定义为当肘关节伸直时,肱骨与尺骨长轴在冠状面上构成的夹角,正常男性为 10°~15°,女性为 20°~25°,提携角存在一定的个体差异性。目前常说的提携角是在肘关节屈伸活动中,以尺骨相对于肱骨外展或内收的角度来表示,是一个随肘关节屈曲角度变化而线性变化的量。当肘过伸时,提携角最大,随着肘关节屈曲角度的增加,此角变小,甚至成为负值,变化的幅度约为 18°。提携角的形成和变

化主要由肱骨远端及尺骨近端的几何形态决定。本仿真结果的提携角从屈曲 30°时的 8.0745°逐渐减少到屈曲 105°时的 0.7239°,而后又变成负值。

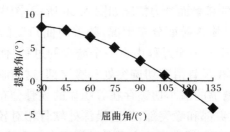

图 8.37　肘关节屈曲运动中提携角的变化

8.6　上肢实验生物力学

8.6.1　上肢关节面压力分布实验

一些学者用尸体试验的方法研究关节接触面的受力情况,如软骨着色技术、关节腔内铸塑和压敏片技术[56],通过这些方法可以测出关节处于不同位置和不同载荷下关节接触面的面积和应力分布情况。Stormont 等[57]用上述三种方法测试并比较了肱骨屈曲 90°位加载不同大小的轴向载荷时肘关节面的压力分布情况。Warner 等[58]用 10 个只保留关节囊和肩袖软组织的肩关节做了上臂外展过程中盂肱关节接触面应力分布情况的试验,试验中将肩胛骨和肱骨分别固定,并允许肱骨有三个方向的平移自由度,使肱骨在肩胛平面内外展达到 0、45°和 90°三个位置,用插入关节面内的 Fuji 压敏传感器测量运动过程中关节面的压力分布。

8.6.2　上肢运动特性及稳定性实验

人体骨肌系统的运动由身体的肌肉作为原动力,通过肌肉收缩驱动骨杠杆的不同运动轨迹。对于上肢运动而言,为了控制手部的灵活运动,上肢肌肉的收缩方式很多,即使是达到同样的动作,也可以通过收缩不同的肌肉来完成。为了研究上肢运动的特性和运动的稳定性问题,已有很多研究成果。最近,随着科学技术的发展,改进了尸体试验的各种条件,Debski 等[40]首先提出了用可编程液压缸控制肌腱的加载,并实时反馈行进位置,实现了对加载力和位移的自动控制和记录,该设备被称为 DSTA(Dynamic Shoulder Testing Apparatus),并不断改变试验的方案。2000 年,Apreleva 等[82]在原有的固定肩胛骨的支架上增加了力/力矩传感器,用 4 个液压缸作为驱动装置,分别驱动肩胛下肌、冈上肌、冈下肌/小圆肌和三角肌,测量了盂肱关节面上的关节力大小和方向,同时用磁跟踪设备记录了盂肱关节外展角度和肱骨头的位移情况,如图 8.38 所示,得出不同加载方案使上臂外展时,所得到关节力的方向是基本一致的,但关节力的大小取决于冈上肌和三角肌加载的比例关系。因此,冈上肌或是三角肌的损伤将导致不正常盂肱关节力的产生。最近,Kedgley 等[41]采用气动驱动器按照不同比例对肌肉进行加载(图 8.39),分析了不同加载方案对上臂外展运动位置的影响,不同加载方案得出不同的运动轨迹,但同种加载方法基本得到相同的运动轨迹。

　　肘关节运动特性的研究,如 Johnson 等[88,89]设计了一个主动加力装置(图 8.40),研究了肘关节主动屈曲运动,该装置将肱骨下 1/3 处固定,保留肘关节附近组织的完整性,对三个主要的屈肌(肱二头肌、肱桡肌和肱肌)、一个伸肌(肱三头肌)和旋前圆肌按照肌肉的作用方向进行加载,加载力由计算机控制的气压装置驱动,同时用电磁跟踪装置记录前臂在空间的运动轨迹(包括屈伸、内外旋和内外翻),比较了主动加载和被动运动所产生运动的稳定性,不同加载方案对运动轨迹的影响,结果表明主动运动的稳定性很高,不同加载方案对运动轨迹的影响不大。

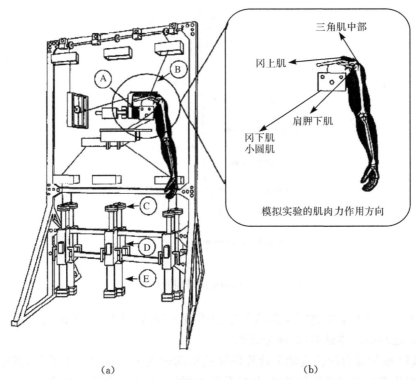

(a)　　　　　　　　　　　　　　(b)

图 8.38　Apreleva 上臂外展尸体实验

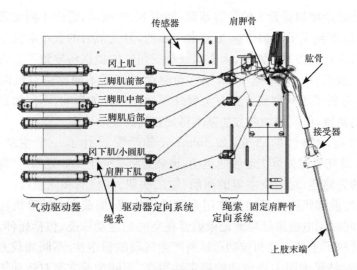

图 8.39　上臂外展尸体实验

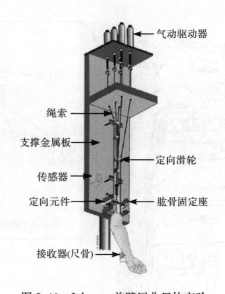

图 8.40　Johnson 前臂屈曲尸体实验

上海交通大学生物医学制造与生命质量工程研究用 4 种不同的加载方案进行屈曲运动的尸体试验,具体方案如下:

(1)根据动力学仿真结果计算的屈曲运动过程中肌肉力大小关系,按屈曲角度的变化进行不同比例的加载(屈曲角度每增加 15°为一个载荷步,图 8.41)。

(2)参考文献[89]中三种固定比例加载方案进行加载,具体肌肉力比例如表 8.11 所示。按比例进行加载,但具体的肌肉力数值根据不同的情况而定,其基本

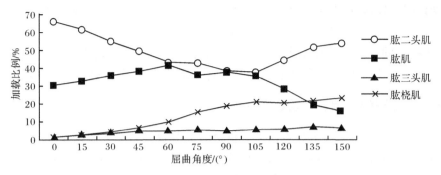

图 8.41 根据动力学仿真结果制定的不同比例加载方案

原则是使前臂顺畅地达到指定屈曲角度的最小力值。

表 8.11 三种固定比例加载方案

	肱二头肌	肱肌	肱桡肌	肱三头肌
定比 1	42	33	9	16
定比 2	26	21	9	44
定比 3	31	42	11	16

四种加载方案所模拟的前臂运动角度变化如图 8.42 所示,可以看出屈曲在不同角度时,不同加载方案使前臂的内旋和内翻角度的变化不大(局部坐标下内旋、内翻为正),三种定比加载方案所产生的内旋角度随屈曲角度的增加而增加,变比加载所产生的内旋角度也随屈曲角度的增加而增加,但屈曲到 75° 以后增加的幅度小于定比加载;变比加载和前两种定比加载方案使前臂屈曲过程中产生的

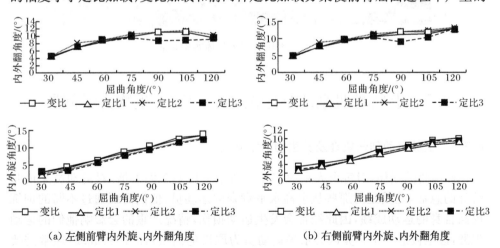

(a) 左侧前臂内外旋、内外翻角度   (b) 右侧前臂内外旋、内外翻角度

图 8.42 不同加载方案前臂运动情况

内翻角度比较接近,但第三种定比加载在前臂屈曲 90°以后使前臂产生内翻程度偏小,可能是由于第三种定比加载方案中肱肌的作用力大于肱二头肌。总体来看,四种不同加载方案使前臂屈曲的运动方式基本相同,都是手掌向上的屈曲运动,虽然尸体试验的结果与仿真试验结果有一定的差别,但也有一定的合理性。

8.6.3 上肢有限元计算的验证实验

一些学者用有限元分析方法来分析全肩关节置换后关节盂松动现象的原因,并用尸体实验验证模拟的有效性,如 Maurel 等[27]建立了一个模拟肩胛盂假体受力的尸体试验,将植入假体的肩胛盂接触面朝上固定在试验设备上,用一个 28mm 直径的肱骨球头对肩胛盂上 9 个位置分别加载 500N 的垂直力,测量了肩胛盂周围皮质骨 6 个位置的应变和植入假体 4 个位置的位移情况,然后建立了有限元模型,用同样的边界条件和加载方式进行仿真分析。结果表明,有限元分析方法可以有效地反应肩胛盂的应变和假体的位移(图 8.43)。Hopkins 等[28]用有限元法模拟了不同假体参数的全肩关节置换后肱骨头的脱位现象,结果与实验测量数据比较平均误差小于 4%。

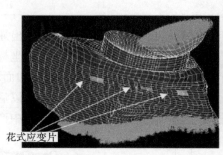
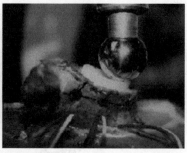

花式应变片

图 8.43 有限元法的尸体实验验证

8.7 上肢骨肌系统临床医学中的若干生物力学问题

8.7.1 上肢运动创伤机理及其生物力学问题

肌肉骨骼损伤,对每个人来说都是生活中一件不幸的事情,对运动员来说是特殊的急症,尤其是对那些从事高水平竞赛的运动员,他们需要通过不断的训练提高自身的运动成绩,因此经常会发生运动损伤,情况严重的会影响他们的运动生涯,甚至被迫终止。奥运会水平运动员为取得他们项目的优秀成绩,通常需要上肢的精确动作。损伤造成上肢功能下降,即使下降轻微,也会在运动能力上产生深远的反应。正确理解肌肉骨骼损伤机理将有助于对运动员进行正确诊断和处理,对损伤机理的认识也能引导出更好的损伤预防措施。

1. 肩关节

肩关节是全身最不稳定的关节,这换来了它的很大的灵活性。肩关节容易脱臼或半脱臼。在罕见的情况下,先天性松肩患者可能产生非外伤性肩关节脱位。肩部脱位多数由直接或间接作用于肩关节的外伤性力量引起,90％或更多的肩关节脱位发生在前部,通常由间接轴向力(即在倒地时地面的反作用力通过手和臂的作用)作用于伸、外展伴外旋位的手臂造成。这些力有效地使肱骨头滑出关节窝内的正常位置。在极少情况下,肩关节前脱位是由作用于肩部后方的直接力引起[90]。

肩部后脱位十分少见,其机制基本上与引起前脱位的机制相反。通过处于屈、内收且内旋位置的手臂传递的间接力,如在向前倾倒所能见到的,能有效地使肱骨头向后滑动。后脱位也可由直接作用于肱骨前部的外伤引起。

肩峰下撞击通常是指上臂外展引起对肱骨上部结构(即冈上肌腱、肩峰下囊),对肩峰的前表面和形成喙肩弓的喙肩韧带,产生强有力的压迫。反复外展对囊韧带和肩关节的肌腱结构产生很大应力,这些应力往往导致组织微创伤,加上连续的机械攻击可导致组织功能障碍。组织功能障碍进一步使关节不稳定性加重,肱骨的活动范围加大,交替地加重损害的程度,使运动员陷入了损伤关节组织完整性和关节功能的恶性循环中。损伤的危险特征包括负重动作、直接承受负荷、反复上臂运动、手超过肩高度的动作、缺乏休息所致的疲劳和高速度的动作。

肩袖肌肌腱结构的断裂被认为是不稳定连续体链中的最后一个环节,不稳定、半脱位和损伤的病程进展最终导致一些运动员肩袖撕裂。肩袖负荷特征依赖于运动项目的功能需求。尽管每一个投掷或击打运动项目都有独特的动作结构,但都存在一个起始于温和的接近于合适的开始位置,随后经一个"上举"过程,这期间肩部结构紧张产生强有力的加速度,一旦达到必要的加速度,这个系统的肌肉往往以离心形式工作,减慢上臂的动作速度,以避免损伤。反复在投掷的减速期内试图减慢水平内收、内旋和盂向压分力将导致肩袖,尤其是冈上肌离心拉伸超负荷后的破坏,如此反复地改变动作的力学状况。动作控制和技术的变化将进一步刺激组织和造成额外的损害,最终导致衰竭[90]。

2. 肘关节

与上述的慢性、过渡使用性损伤相比,急性损伤是由巨大的力速作用所致。在肘部,这种急性损伤通常表现为骨折或脱位[90]。由于肘部的相对稳定性大,肘部脱位的可能性比肩部低3倍。然而,肘部脱位也不罕见。肘关节脱臼通常伴有广泛的软组织损伤,包括尺侧和桡侧副韧带的完全断裂或撕裂。肘部骨性结构对前脱位给予相当大的抵抗,于是,大多数肘部脱位发生在后方。最通常的机制及轴向压缩力作用于伸或过伸的肘关节,如当人摔倒时伸臂着地,在这个位置力将尺骨撬出滑车,使关节囊和韧带破裂,由此引起关节脱位[91]。肘部骨折可发生于组成肘关节的三骨块(肱骨、尺骨和桡骨)中的任意一块,骨折的部位取决于力作用的特性、幅度、位置和方向。肱骨远端的骨折可发生在骨的任何区域,包括髁上、髁间、髁、上髁和关节区域。尺骨骨折通常涉及鹰嘴突,可能直接由强烈的撞击肘后部引起,或者间接由摔倒时负荷通过前臂作用于肘部引起。典型的桡骨头骨折由身体落下时桡骨的轴向负荷引起。

8.7.2　上肢骨关节炎症的临床生物力学问题

1. 肩关节

Büchler 等[31]用三维 CT 资料建立肩关节的数字化三维有限元模型,包括肱骨近端、肩胛骨、冈下肌、冈上肌、肩胛下肌等肩袖结构,对比了正常肩关节和退变的肩关节(骨性关节炎)的生物力学差异。结果表明,在肩关节外旋时,骨性关节炎的肩关节,其肱骨头向后方半脱位,而正常肩关节则没有此现象,其结果是在骨性关节炎肩盂后方产生过高应力,而对于正常肩关节而言,这个力是基本均匀的。这个研究提示临床上所见的骨性关节炎的肩关节出现后方半脱位不仅仅是由于肩胛下肌的僵硬所致,而可能是因为病变肩关节的几何形状的改变所导致的。由此,也可以推断出,肱骨头在关节盂上活动时,盂假体如果存在离心性载荷,则可能造成假体松动。该模型可以用来辅助设计肱骨头假体,优化盂的载荷、应力、骨-假体界面的微动[90]。

2. 肘关节

最常见的肘部损伤是网球肘,它是从笼统的肘部疼痛到特指的外上髁炎。大多数外上髁炎由过渡使用引起的肘部损伤以进行性组织退化为特征,这种退化开始为无症状的微创伤,细胞质内钙化,胶原纤维断裂和缠结,异常纤维交叉结合。继续负重将加重组织损害,导致症状性炎症、不灵活及组织弱化。运动性工作的特殊动力学,决定上髁炎影响到肘关节的内侧部还是外侧部。例如,打网球的时候外上髁遭受的损伤 5 倍于内上髁,外上髁炎往往由于进行反手击球时桡侧腕短伸肌起点的炎症所引起的。球员击球时由腕部伸肌发力,这些负荷通过紧张的前臂肌肉传递到外侧肱骨上的起点。内上髁炎很少发生在网球运动员身上,很可能是由于在正手击球和发球期间,当需要由腕部屈肌的离心收缩来控制腕部伸展时,而产生力的最大值。在内外上髁炎的病例中,可能的损伤机制包括不当的击球力学、偏离球拍中心接球、握拍过紧、触球时的腕部位置及球拍振动[90]。

内上髁炎和影响肘关节的其他损伤(即尺神经损伤,肘内侧不稳定)通常由投掷动作的运动形式引起。大量的研究已经探索了肘部在投掷过程中的运动学和动力学,它被分为 5 个期:预摆、上举、加速、减速及随挥。这些研究中的一部分对肘部动力学进行了量化,发现存在大的、潜在的损伤性力和力矩。接近上举期末,当肘部接近最终的伸展时肘部受到外翻负荷,这一外翻负荷被由肌腱和关节周围组织产生的内翻力矩抵消,这时的内翻力矩估计为 64～120N・m,相应的肱骨与桡骨之间的关节反力大约为 500N。外翻力矩和肘关节伸展的共同作用产生外翻-伸展机制,它们能使关节超负荷,导致肘关节内侧损伤,如内上髁炎、尺侧副韧带断裂、撕脱骨折和神经损伤。外翻应力也引起外侧桡腕关节受压及鹰嘴内侧部在鹰嘴窝处受撞击反复受撞击导致炎症,最终在鹰嘴隆起的后内部形成骨赘。

8.7.3　人工肩、关节置换中的生物力学问题

1. 人工肩关节假体的生物力学问题

人工肩关节假体的奠基人为 Neer 医生,从 1951 年他运用肩关节假体治疗复杂的肱骨头骨折以来,人工肩关节假体已经逐步发展成:第一代为整体型假体,第二代为模型化型假体,第三代为解剖型假体。近年来,人们开始设计和使用第四代肩关节假体,其代表产品为三维通用肩关节假体(UNIVERSTM3-D)。

目前,肩关节置换的疗效不够理想,主要原因是由于肩运动范围大,组成成分众多,以及这些成分在尺寸和形状上均有很大的个体差异,解剖结构复杂,任意一个功能动作的完成,往往均有多种成分参与,因而要对肩关节作一定量的生物力学很难实现,故目前对肩关节的生物力学特点的了解不充分,因而,假体置换后,肩关节的动力性稳定性难以实现。所以,近年来学者们开始用有限元分析法对肩关节的假体设计和假体合理放置进行生物力学研究。

肩关节盂假体松动是全肩关节置换的主要问题,相对于骨水泥而言,非骨水泥的假体也许可以达到上方固定。非骨水泥假体往往使用微孔钛合金背衬,想达到骨长入必须要求术后具有相当的直接稳定性,Andreykiv 等[92]研究初始固定、背衬的弹性特性、骨-假体界面的摩擦对骨长入的影响。Andreykiv 等建立了三个不同的初始稳定性的盂假体的三维有限元模型,结果发现初始稳定性对骨长入影响最大,其主要作用不是牢固地锁定假体,而是产生一种合理的载荷分布,减少界面的微动;摩擦对骨长入产生次要的影响;强度不高的背衬由于导致更高的界面微动而阻止骨长入,这与人们的直觉不相符合。

2. 人工肩关节置换的匹配问题

目前,国内临床常用的是国外设计制造的第三代解剖型假体,但国内并没有

研究表明这些引进的假体是否适合中国人使用,假体结构是否与中国人的肩关节解剖结构相匹配。

上海交通大学生物医学制造与生命质量工程研究与上海交通大学附属仁济医院合作,通过 CT 层切图像,详尽测量了 180 个正常中国人肱骨的三维解剖学参数,主要包括肱骨全长、肱骨近端髓腔直径、肱骨头冠状面直径、矢状面直径、肱骨头的表面曲率半径、肱骨头的高度、颈干角、后倾角、内侧偏心距和后侧偏心距等10 个解剖学参数,如表 8.12 所示,比较了统计的中国人解剖学参数与目前国内临床常用的四种解剖型假体参数(肱骨头的表面曲率半径、肱骨头的高度、颈干角和后倾角)的关系[93]。可以看出,国外的肩关节假体参数与我们的统计结果存在一定差别,差别最大的是肱骨头后倾角,其他参数普遍体现为中国的数据比外国的小,为了更好地重建肩部的骨性解剖学特性,还需要进一步研究中国国人的统计数据,为研究适合中国人肩关节假体提供理论依据。

表 8.12　国内外肱骨近端统计数据比较

统计参数	中国人统计数据				欧洲人统计数据[94,95]			
	平均值	标准差	最小值	最大值	平均值	标准差	最小值	最大值
肱骨全长/mm	297	19	257	349	316	23	245	368
肱骨近端髓腔直径/mm	11.6	1.9	7.2	17.1	11.5	2.09	6	21
肱骨头冠状面直径/mm	42.4	4	30.6	51.5	44.5	4	36	57
肱骨头矢状面直径/mm	40.1	3.9	21.6	52.5	42	3.8	33.5	53.5
肱骨头表面曲率直径/mm	44.6	4.4	36.4	55.5	46.2	5.4	37.1	56.9
肱骨头的高度/mm	16.7	1.9	12.4	22	17	1.7	12.5	22
肱骨头颈干角/(°)	132.4	4.7	122.4	147.1	137	3.62	128	145.5
肱骨头后倾角/(°)	21.1	12.2	−4.7	52.5	23.3	11.8	−9	50
肱骨头内侧偏心距/mm	5	1.6	0.4	9.6	6	1.81	1.7	11.5
肱骨头后侧偏心距/mm	3.5	1.6	0.21	8	1.4	1.43	−3	5.3
肱骨头的高度/曲率半径	0.75	0.07	0.55	0.95				

参 考 文 献

[1] Garner B A, Pandy M G. A kinematic model of the upper limb based on the visible human project (vhp) image dataset. Computer Methods in Biomechanics and Biomedical Engineering,1999,2(2):107—124.

[2] Biryukova E V, Roby-Brami A, Frolov A A, et al. Kinematics of human arm reconstructed from spatial tracking system recordings. Journal of Biomechanics,2000,33(8):985—995.

[3] de Groot J H, Brand R. A three-dimensional regression model of the shoulder rhythm. Clinical Biomechanics, 2001, 16(9): 735—743.

[4] Hingtgen B, McGuire J R, Wang M, et al. An upper extremity kinematic model for evaluation of hemiparetic stroke. Journal of Biomechanics, 2006, 39(4): 681—688.

[5] Moore S M, McMahon P J, Debski R E. Bi-directional mechanical properties of the axillary pouch of the glenohumeral capsule: Implications for modeling and surgical repair. Journal of Biomechanical Engineering, 2004, 126(2): 284—288.

[6] Debski R E, Weiss J A, Newman W J, et al. Stress and strain in the anterior band of the inferior glenohumeral ligament during a simulated clinical examination. Journal of Shoulder and Elbow Surgery, 2005, 14.

[7] van der Helm F C T. A finite element musculoskeletal model of the shoulder mechanism. Journal of Biomechanics, 1994, 27(5): 551—569.

[8] Buchanan T S, Delp S L, Solbeck J A. Muscular resistance to varus and valgus loads at the elbow. Journal of Biomechanical Engineering, 1998, 120(5): 634—639.

[9] Gonzalez R V, Buchanan T S, Delp S L. How muscle architecture and moment arms affect wrist flexion-extension moments. Journal of Biomechanics, 1997, 30(7): 705—712.

[10] de Duca C J, Forrest W J. Force analysis of individual muscles acting simultaneously on the shoulder joint during isometric abduction. Journal of Biomechanics, 1973, 6(4): 385—393.

[11] Poppen N K, Walker P S. Forces at the glenohumeral joint in abduction. Clinical Orthopaedics and Related Research, 1978, 135: 165—170.

[12] Hogfors C, Peterson B, Sigholm G, et al. Biomechanical model of the human shoulder joint-II. The shoulder rhythm. Journal of Biomechanics, 1991, 24(8): 699—709.

[13] Karlsson D, Peterson B. Towards a model for force predictions in the human shoulder. Journal of Biomechanics, 1992, 25(2): 189—199.

[14] van der Helm F C T. Analysis of the kinematic and dynamic behavior of the shoulder mechanism. Journal of Biomechanics, 1994, 27(5): 527—550.

[15] Happee R, van der Helm F C T. The control of shoulder muscles during goal directed movements, an inverse dynamic analysis. Journal of Biomechanics, 1995, 28(10): 1179—1191.

[16] Seireg A, Arvikar R J. Modeling of the musculoskeletal system for the upper and lower extremities//Seiveg A, Arvilcar R J. Biomechanical Analysis of the Musculoskeletal Structure for Medicine and Sports. New York: Hemisphere Publisher, 1989: 99—128.

[17] Pigeon P, Yahia L, Feldman A G. Moment arms and lengths of human upper limb muscles as functions of joint angles. Journal of Biomechanics, 1996, 29(10): 1365—1370.

[18] Raikova R. A general approach for modelling and mathematical investigation of the human upper limb. Journal of Biomechanics, 1992, 25(8): 857—867.

[19] Fleisig G S, Barrentine S W, Zheng N, et al. Kinematic and kinetic comparison of baseball pitching among various levels of development. Journal of Biomechanics, 1999, 32(12): 1371—1375.

[20] van Drongelen S, Veeger D H E J, Angenot E, et al. Mechanical strain in the uppper extremities during wheelchair related activities//4th Meeting of the International Shoulder Group, Cleveland, 2002:2.

[21] Holzbaur K R S, Murray W M, Delp S L. A model of the upper extremity for simulating musculoskeletal surgery and analyzing neuromuscular control. Annals of Biomedical Engineering, 2005, 33(6):829—840.

[22] Mackerle J. Finite element modeling and simulations in orthopedics: A bibliography 1998—2005. Computer Methods in Biomechanics and Biomedical Engineering, 2006, 9 (3): 149—199.

[23] Stone K D, Grabowski J J, Cofield R H, et al. Stress analyses of glenoid components in total shoulder arthroplasty. Journal of Shoulder and Elbow Surgery, 1999, 8(2):151—158.

[24] Lacroix D, Murphy L A, Prendergast P J. Three-dimensional finite element analysis of glenoid replacement prostheses: A comparison of keeled and pegged anchorage systems. Journal of Biomechanical Engineering, 2000, 122(4):430—436.

[25] Murphy L A, Prendergast P J, Resch H. Structural analysis of an offset-keel design glenoid component compared with a center-keel design. Journal of Shoulder and Elbow Surgery, 2001, 10(6):568—579.

[26] Couteau B, Mansat P, Estivalezes E, et al. Finite element analysis of the mechanical behavior of a scapula implanted with a glenoid prosthesis. Clinical Biomechanics, 2001, 16 (7): 566—575.

[27] Maurel N, Diop A, Grimberg J. A 3D finite element model of an implanted scapula: Importance of a multiparametric validation using experimental data. Journal of Biomechanics, 2005, 38(9):1865—1872.

[28] Hopkins A R, Hansen U N, Amis A A, et al. Finite element modelling of glenohumeral kinematics following total shoulder arthroplasty. Journal of Biomechanics, 2006, 39 (13): 2476—2483.

[29] Ellis B J, Debski R E, Moore S M, et al. Methodology and sensitivity studies for finite element modeling of the inferior glenohumeral ligament complex. Journal of Biomechanics, 2007, 40(3):603—612.

[30] Gupta S, van der Helm F C T. Load transfer across the scapula during humeral abduction. Journal of Biomechanics, 2004, 37(7):1001—1009.

[31] Büchler P, Ramaniraka N A, Rakotomanana L R, et al. A finite element model of the shoulder: Application to the comparison of normal and osteoarthritic joints. Clinical Biomechanics, 2002, 17(9—10):630—639.

[32] Büchler P, Farron A. Benefits of an anatomical reconstruction of the humeral head during shoulder arthroplasty: A finite element analysis. Clinical Biomechanics, 2004, 19 (1): 16—23.

[33] Hvorslev C M. Studien ueber die Bewegungen der Schulter//Skand Arch. f. Physiol, Berlin

u. Leipzig：Walter de Gruyter & Co. 1927.

［34］Blasier R B,Guldberg R E,Rothman E D. Anterior shoulder stability：Contributions of rota-tor cuff forces and the capsular ligaments in a cadaver model. Journal of Shoulder and Elbow Surgery,1992,1(3)：140—150.

［35］Lippitt S B,Vanderhooft J E,Harris S L. Glenohumeral stability from concavity-compres-sion：A quantitative analysis. Journal of Shoulder and Elbow Surgery,1993,2(1)：27—35.

［36］Harryman I D T,Sidles J A,Clark J M,et al. Translation of the humeral head on the glenoid with passive glenohumeral motion. Journal of Bone and Joint Surgery, 1990, 72(9)：1334—1343.

［37］Soslowsky L J,Flatow E L,Bigliani L U,et al. Quantitation of in situ contact areas at the glenohumeral joint：A biomechanical study. Journal of Orthopaedic Research,1992,10(4)：524—534.

［38］Kelkar R, Newton P M, Armengol J. Three-dimensional kinematics of the glenohumeral joint during abduction in the scapular plane. Trans. Orthop. Res. Soc. ,1993,18：136.

［39］Sharkey N A,Marder R A, Hanson P B. The role of the rotator cuff in elevation of the arm. Trans. Orthop. Res. Soc. ,1993,18：137.

［40］Debski R E,McMahon P J,Thompson W O,et al. A new dynamic testing apparatus to study glenohumeral joint motion. Journal of Biomechanics,1995,28(7)：869—874.

［41］Kedgley A E,Mackenzie G A,Ferreira L M,et al. The effect of muscle loading on the kinematics of in vitro glenohumeral abduction. Journal of Biomechanics,2007,40(13)：2953—2960.

［42］Olsen B S,Henriksen M G,Sojbjerg J O,et al. Elbow joint instability：A kinematic model. Journal of Shoulder and Elbow Surgery,1994,3：143—150.

［43］Olsen B S,Sojbjerg J O,Dalstra M,et al. Kinematics of the lateral ligamentous constraints of the elbow joint. Journal of Shoulder and Elbow Surgery,1996,5(5)：333—341.

［44］Sojbjerg J O,Ovesen J,Nielsen S. Experimental elbow instability after transection of the medial collateral ligament. Clinical Orthopaedics and Related Research, 1987, 218：186—190.

［45］Sojbjerg J O,Ovesen J,Gundorf C E. The stability of the elbow following excision of the radial head and transection of the annular ligament：An experimental study. Archives of Orthopaedic and Traumatic Surgery,1987,106(4)：248—250.

［46］Morrey B F,Tanaka S,An K N. Valgus stability of the elbow：A definition of primary and secondary constraints. Clinical Orthopaedics and Related Research,1991,265：187—195.

［47］O'Driscoll S W, An K N, Korinek S, et al. Kinematics of semi-constrained total elbow arthroplasty. Journal of Bone and Joint Surgery,1992,74(2)：297—299.

［48］King G J W,Morrey B F,An K N. Stabilizers of the elbow. Journal of Shoulder and Elbow Surgery,1993,2：165—174.

［49］King G J W,Itoi E,Niebur G L,et al. Motion and laxity of the capitellocondylar total elbow prosthesis. Journal of Bone and Joint Surgery,1994,76(7)：1000—1008.

[50] Itoi E, King G J W, Niebur G L, et al. Malrotation of the humeral component of the capitellocondylar total elbow replacement is not the sole cause of dislocation. Journal of Orthopaedic Research, 1994, 12(5): 665—671.

[51] King G J W, Itoi E, Risung F, et al. Kinematics and stability of the Norway elbow: A cadaveric study. Acta Orthopaedica Scandinavica, 1993, 64(6): 657—663.

[52] Pichora J E, Fraser G S, Ferreira L F, et al. The effect of medial collateral ligament repair tension on elbow joint kinematics and stability. Journal of Hand Surgery, 2007, 32(8): 1210—1217.

[53] Beingessner D M, Dunning C E, Stacpoole R A, et al. The effect of coronoid fractures on elbow kinematics and stability. Clinical Biomechanics, 2007, 22(2): 183—190.

[54] Beingessner D M, Dunning C E, Gordon K D, et al. The effect of radial head fracture size on elbow kinematics and stability. Journal of Orthopaedic Research, 2005, 23(1): 210—217.

[55] Beingessner D M, Dunning C E, Gordon K D, et al. The effect of radial head excision and arthroplasty on elbow kinematics and stability. Journal of Bone and Joint Surgery, 2004, 86(8): 1730—1739.

[56] Takatori K, Hashizume H, Wake H, et al. Analysis of stress distribution in the humeroradial joint. Journal of Orthopaedic Research, 2002, 7(6): 650—657.

[57] Stormont T J, An K N, Morrey B F, et al. Elbow joint contact study: Comparison of techniques. Journal of Biomechanics, 1985, 18(5): 329—336.

[58] Warner J J P, Bowen M K, Deng X H, et al. Articular contact patterns of the normal glenohumeral joint. Journal of Shoulder and Elbow Surgery, 1998, 7(4): 381—388.

[59] Merz B, Eckstein F, Hillebrand S, et al. Mechanical implications of humero-ulnar incongruity: Finite element analysis and experiment. Journal of Biomechanics, 1997, 30(7): 713—721.

[60] 郭光文, 王序. 人体解剖彩色图谱. 北京: 人民卫生出版社, 1986.

[61] 高士濂. 实用解剖图谱上肢分册. 第二版. 上海: 上海科学技术出版社, 2004.

[62] Stokdijk M, Nagels J, Rozing P M. The glenohumeral joint rotation centre in vivo. Journal of Biomechanics, 2000, 33(12): 1629—1636.

[63] Garner B A, Pandy M G. Estimation of musculotendon properties in the human upper limb. Annals of Biomedical Engineering, 2003, 31(2): 207—220.

[64] Wu G, van der Helm F C T, Veeger H E J, et al. ISB recommendation on definitions of joint coordinate systems of various joints for the reporting of human joint motion. Part Ⅱ: Shoulder, elbow, wrist and hand. Journal of Biomechanics, 2005, 38(5): 981—992.

[65] 赵焕彬. 运动生物力学. 第三版. 北京: 高等教育出版社, 2007.

[66] Pappas A M. Biomechanics of baseball pitching: A preliminary report. Journal of Applied Biomechanics, 1985, 4: 21—222.

[67] Vdughn R E. An algorithm for determining arm action during overarm baseball pitches. Biomechanics 1X-B, 1985: 510—515.

[68] Barrentine S W. Kinematic analysis of The wrist and forearm during baseball pitching. Jour-

nal of Applied Biomechanics,1998:24—39.

[69] Elliott B C,Armour J. The penalty throw in water polo:A cinematographic analysis. Journal of Sports Sciences,1988,6(2):103—114.

[70] Feltner M,Dapena J. Dynamics of the throwing arm. International Series on Biomechanics Vol. 4b Biomechartics VIII-B,Champaign,1983:688.

[71] Fleisig G S,Escamilla R F,Andrews J R,et al. Kinematic and kinetic comparison between baseball pitching and football passing. Journal of Applied Biomechanics, 1996, 12 (2): 207—224.

[72] Neal R J,Wilson B D. 3D kinematics and kinetics of the golf swing. International Journal of Sport Biomechanics,1985,1:221—232.

[73] Sandhu S,Millard M,Mcphee J,et al. 3D dynamic modelling and simulation of a golf drive. Procedia Engineering,2010,2(2):3243—3248.

[74] 刘卉. 上肢鞭打动作技术原理的生物力学研究. 北京:北京体育大学博士学位论文,2002.

[75] Mather J S B. Innovative golf clubs designed for the amateur//Subic A J, Haake S J. The Engineering of Sport:Research,Development and Innovation. Oxford:Malden Blackwell Science,2000:61—68.

[76] Hamill J,Knutzen K M. Biomechanical Basis of Human Movement. 3ed. Philadelphia:Lippincott,Williams and Wilkins,2008:43.

[77] Veeger H E J,van der Woude L H V,Rozendal R H. Wheelchair propulsion technique at different speeds. Scandinavian Journal of Rehabilitation Medicine,1989,21(4):197—203.

[78] Veeger H E J,van der Woude L H V,Rozendal R H. Load on the upper extremity in manual wheelchair propulsion. Journal of Electromyography and Kinesiology, 1991, 1 (4): 270—280.

[79] Zhang L L,Zhou J,Zhang X A,et al. Upper limb musculo-skeletal model for biomechanical investigation of elbow flexion movement. Journal of Shanghai Jiaotong University(Science), 2011,16(1):61—64.

[80] Raikova R. A model of the flexion:Extension motion in the elbow joint-Some problems concerning muscle forces modelling and computation. Journal of Biomechanics,1996,29(6): 763—772.

[81] Raikova R T,Aladjov H T. Hierarchical genetic algorithm versus static optimization:Investigation of elbow flexion and extension movements. Journal of Biomechanics,2002,35(8): 1123—1135.

[82] Apreleva M,Parsons I M,Warner J J P,et al. Experimental investigation of reaction forces at the glenohumeral joint during active abduction. Journal of Shoulder and Elbow Surgery, 2000,9(5):409—417.

[83] Novotny J E,Beynnon B D,Nichols C E. Modeling the stability of the human glenohumeral joint during external rotation. Journal of Biomechanics,2000,33(3):345—354.

[84] Novotny J E,Nichols C E,Beynnon B D. Normal kinematics of the unconstrained glenohu-

meral joint under coupled moment loads. Journal of Shoulder and Elbow Surgery, 1998, 7(6):629—639.

[85] Morrey B F, Chao E Y S. Passive motion of the elbow joint: A biomechanical analysis. Journal of Bone and Joint Surgery, 1976, 58(4):501—508.

[86] Ericson A, Arndt A, Stark A, et al. Variation in the position and orientation of the elbow flexion axis. Journal of Bone and Joint Surgery, 2003, 85(4):538—544.

[87] 毛宾尧. 肘关节外科学. 上海:上海科学技术出版社, 2002.

[88] Johnson J A, Rath D A, Dunning C E, et al. Simulation of elbow and forearm motion in vitro using a load controlled testing apparatus. Journal of Biomechanics, 2000, 33(5):635—639.

[89] Dunning C E, Duck T R, King G J W, et al. Simulated active control produces repeatable motion pathways of the elbow in an in vitro testing system. Journal of Biomechanics, 2001, 34(8):1039—1048.

[90] 胡广. 骨与运动关节损伤. 北京, 人民军医出版社, 2007.

[91] Hotchkiss R N. Fracture and dislocation of the elbow. Rockwood and Green's Fractures in Adults, 1996.

[92] Andreykiv A, Prendergast P J, van Keulen F, et al. Bone ingrowth simulation for a concept glenoid component design. Journal of Biomechanics, 2005, 38(5):1023—1033.

[93] Zhang L, Yuan B, Wang C, et al. Comparison of anatomical shoulder prostheses and the proximal humeri of chinese people//Proceedings of the Institution of Mechanical Engineers. Part H: Journal of Engineering in Medicine, 2007, 221(8):921—927.

[94] Boileau P, Walch G. The three-dimensional geometry of the proximal humerus, implications for surgical technique and prosthetic design. Journal of Bone and Joint Surgery, 1997, 79: 857—865.

[95] Hertel R, Knothe U, Ballmer F T. Geometry of the proximal humerus and implications for prosthetic design. Journal of Shoulder and Elbow Surgery, 2002, 11(4):331—338.

第9章 下肢骨肌生物力学仿真建模与分析

通过下肢骨肌系统生物力学仿真模型可以进行各类涉及下肢行为的运动学、动力学分析，获得下肢运动中髋、膝、踝三大关节的关节力和关节力矩，以及各肌肉之间力的协调作用。对下肢正常步行、跑、跳、上下楼梯等主要运动，国外在20世纪80年代就已经开展了建模研究。而对中国人群典型而多发的行为运动，如下蹲、下跪、盘腿坐等行为运动的研究，更多应由中国和东方的学者进行，本章将介绍作者这方面的工作。由于下肢是人体承受负荷最重的部位，下肢生物力学研究结果在医学和工程学领域具有广泛而重要的使用价值。

9.1 概　　论

以现代计算机技术为基础的下肢骨肌生物力学建模研究起自于斯坦福大学NMBL实验室的Delp等[1]的工作，其于1990年建立了较完整的下肢骨肌系统力学仿真模型，包含7个自由度和43条肌肉单元，是目前商业软件SIMM的前身。2010年，Arnold等[2]在原有7自由度下肢骨肌系统模型基础上，结合21具尸体肌肉形态测量数据，重新建立一个下肢骨肌系统力学仿真模型。德克萨斯大学奥斯汀分校Anderson和Pandy[3,4]建立了一个23个自由度、54条肌肉单元的下肢骨肌系统力学仿真模型，于1999年和2001年分别对垂直跳跃和正常步态进行了动态分析。国内方面，2006年，浙江大学计算机科学与技术学院徐孟[5]建立了面向人机工程仿真分析的人体生物力学模型，共包含50块肌肉，其中下肢部分24块。上海交通大学尚鹏[6]建立了下肢的骨肌系统模型，考虑了髋部和大腿部共19块肌肉。清华大学杨义勇等[7]建立了下肢4刚体10块肌肉组的骨肌生物力学模型，用于分析负重时下肢深蹲的力学过程。上海交通大学"中国力学虚拟人"项目建立了基于中国人体解剖数据的人体全身骨肌系统力学模型，其中下肢骨肌系统模型包含32块肌肉41条力线，构成一个研究下肢骨肌系统生物力学的仿真工具平台。上述模型的主要计算结果为关节力与关节力矩。

下肢关节力除用骨肌力学模型进行仿真预测外，国外开展了直接测量关节力的技术研究。1993年，Bergmann等[8]利用植入体内的遥感力测量系统测量了两名全髋关节置换术者步态与奔跑时的关节接触力；2001年，进一步利用该技术测量了四名全髋关节置换术患者日常较频繁动作时的髋关节接触力[9]。Kaufman等[10]介绍了一种装有力传感器的胫骨假体，可以测量人工膝关节胫股平台中的压力大小和受力中心。D′Lima 等[11]比较详细地介绍了一个可植入式的遥感力测量装置,用来测量膝关节中胫股平台上的接触力,同时进行了尸体实验。这些工作和仿真计算起到相辅相成的作用。

在下肢肌肉力计算方面,Anderson 和 Pandy[12]曾用静态和动态优化两种方法预测人体完整步态的肌肉力,认为两种方法等价,可以交互使用。上海交通大学尚鹏[6]利用静态优化算法对包含 19 块肌肉的下肢骨肌系统模型进行了步态下肌肉力的预测。清华大学杨义勇等[7,13]利用所建立的下肢骨肌系统二维模型,通过优化算法获得了负重深蹲和自然步态过程中下肢的肌肉力。

步态作为人体的一个典型行为动作,研究最为普遍。步态的动力学研究一般均基于反向动力学原理,通过三维运动捕捉系统和足底测力平台获得测量数据,在此基础上计算关节力矩等参数。目前,工作主要在两个方面开展:一是不同外界条件,如不同路况和速度下的步态研究;二是不同研究对象,如不同年龄、性别、体型及各类患者的步态研究等。前者,如张瑞红等[14]对同路况下正常步态特征进行了研究,根据反向动力学计算各路况下髋、膝、踝关节所需力矩;王劲松等[15]对不同步速下人体步态规律进行了测量与研究,得到了人体在跑步机上不同步速行走时下肢关节运动轨迹和关节角度;Lelas 等[16]通过步态试验并利用统计学方法给出了矢状面动力学及运动学各参数的峰值与步态速度的关系,列出了 27 个回归方程,作为正常步态的参考依据;郝智秀等[17]对受试者在光足、穿球鞋和穿 7cm 高跟鞋时的三维步态进行了测试,结果表明穿高跟鞋后,下肢髋、膝、踝三关节所受的力和力矩将会加剧关节的磨损,长期积累会造成关节损伤和病变;Riley 等[18]研究了不同年龄对下肢关节力矩与步态速度的影响;Powers 等[19]研究了步态中髌骨疼痛对下肢承载的影响。后者,如胡雪艳等[20]对不同年龄段正常成人的步态特征进行了研究;刘建华[21]、胡雪艳等[22]、江晓峰等[23]、许光旭等[24]分析了偏瘫患者的步态;励建安[25]分析了神经疾病患者的步态;廖福元等[26]研究了帕金森病对步态对称性的影响;邹亮畴等[27]对膝关节损伤患者的步态进行了分析。

上下楼梯是日常生活中人类的常见行为动作,张瑞红等[14]对上下楼梯时的步态特征进行过研究,采集了多个健康人行走时运动学数据,并计算了髋、膝、踝关节所需力矩,指出支撑期上楼梯时所需膝力矩最大,摆动期上楼梯和上坡时所需膝力矩均较大。刘建华等[28]对不同上下台阶方法的差异进行比较分析,发现不同方法上下台阶时膝关节力矩有差异,而膝关节屈曲角度未见明显不同,上台阶时的肌肉活动强度要比下台阶时大。国外一些学者也先后对上下楼梯时下肢各关节的运动进行了分析。早在 1980 年,Andriacchi 等[29]对上楼梯时下肢力学就进行过分析;1991 年,Livingston 等[30]对不同身高的测试者在爬不同尺寸楼梯时下肢关节的运动进行了分析;2002 年,Riener 等[31]进行了试验,对测试者在不同坡度的楼梯上上下楼梯时下肢的运动学与动力学进行了分析;2007 年,Protopapadaki 等[32]对健康青年人上下楼梯运动学、动力学进行了分析,得到了矢状面上下肢髋、膝、踝关节的运动学、动力学数据。

目前,对蹲、跪等关节大活动度范围的行为运动研究较少。2001 年,Mulholland 等[33]对非西方文化的一些日常运动中髋、膝关节的活动范围进行了综述,指出这一领域研究的缺乏;Hemmerich 等[34]对 30 名健康的印度志愿者进行了几种日常大活动范围髋、膝、踝关节的运动学测量,为设计适合非西方患者的假体提供基础。国内对下蹲类运动的研究过去大多集中在体育科技领域,如研究举重运动[35~39],旨在改进技术动作,为训练提供科学依据。

上海交通大学、中国矿业大学和清华大学合作,在国家自然科学基金有关亚洲人种人工关节研究项目的资助下,针对中国人群开展了系统的工作,对中国人常见的日常行为动作进行测量,得到各种运动中下肢关节的活动范围和关节角度变化规律,进一步进行了动力学仿真分析,为关节假体设计提供科学有效的依据。

对整个人体下肢系统进行整体有限元建模及仿真的研究主要集中于汽车碰撞方面。日本名古屋大学 Nagasaka 等[40]与丰田研发中心合作,对 THUMS 有限元模型进行改进,分析了行人和汽车碰撞时不同碰撞的位置、角度及冲击刚度对下肢损伤的影响。湖南大学杨济匡等[41]与瑞典查尔摩斯大学合作,研究行人碰撞事故中人体下肢的生物力学响应和损伤机理。湖南大学彭睿[42]对行人在汽车碰撞事故时下肢骨折进行有限元仿真。

目前,对步态过程中下肢进行的有限元分析大多针对某一根骨进行,且对象多为股骨。姜海波[43]对不同步态条件下人体整个下肢系统有软骨和无软骨时的应力和变形量进行分析,通过对比发现,有软骨存在的系统变形量和应力峰值均较无软骨系统有明显改变,由此说明软骨对减缓力传递有较为积极的作用。尚鹏[6]曾对步态中有无肌肉力加载的两种情况下股骨的受力进行分析,结果认为,在进行人工股骨柄植入后的生物力学分析时必须考虑肌肉力的作用。张洪等[44]对人体股骨进行了三维有限元模拟与步态应力分析,结果表明应力集中部位在股骨颈和在股骨干中、下段处,而对于大转子等处则并无高应力场出现。王以进[45]曾对不同步态时股骨应力和位移进行了三维有限元动态和静态比较,证明了股骨颈处主应力为最大,单腿支撑是双腿支撑应力的 6 倍,动态应力是静态应力的 4 倍。廖东华等[46]用有限元法分析了士兵在齐步、正步、跑步三种步态下胫骨中的应力分布,首先测量了三种步态下的足底反力,然后采用胫骨上端固定、下端加载足底反力的边界及载荷条件对胫骨进行了分析,结果表明在地面载荷作用下,胫骨中的应力分布不均匀,胫骨干前部的应力值明显大于后部,其最大值发生在膝下 1/3 处。Wong 等[47]对胫骨施加轴向、扭矩和横向作用力,分析其三种状态下的应力情况,结果显示在胫骨中远端应力较大。

9.2 下肢骨肌系统解剖结构及其力学功能

下肢骨分为下肢带骨和自由下肢骨。下肢带骨即髋骨,自由下肢骨包括股骨、髌骨、胫骨、腓骨和足骨,本章主要研究下肢整体和股、胫、腓三骨。

9.2.1 下肢骨骼系统

下肢骨骼系统如图 9.1 所示。

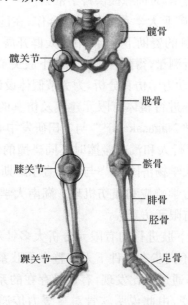

髋骨

髋关节

股骨

膝关节

髌骨

腓骨

胫骨

踝关节

足骨

图 9.1 下肢骨骼系统

股骨位于大腿部,是人体最长、最重要的承重骨,由一体两端三部分组成,如图 9.2(a)所示。股骨体呈略带弯曲的管状结构,后面有纵行的骨嵴,称为粗线,粗线向上外延续为臀肌粗隆,是臀大肌的止点。近端有球形的股骨头,头下外侧为股骨颈,颈与股骨体交界处有两个隆起,上外侧隆起为大转子,下内侧隆起为小转子。颈和体所成的夹角为颈干角 β,男性约 132°,女性约 127°左右,如图 9.2(b)所示;股骨颈和体之间还存在一前倾角 α,约为 12°~15°,如图 9.2(c)所示。上述角度在力的传递和关节活动度方面非常重要,在髋部手术治疗中应注意保持。远侧端有两个膨大解剖构造,分别称为内侧髁和外侧髁。股骨大转子、股骨内外侧髁是股骨的主要骨性标志。

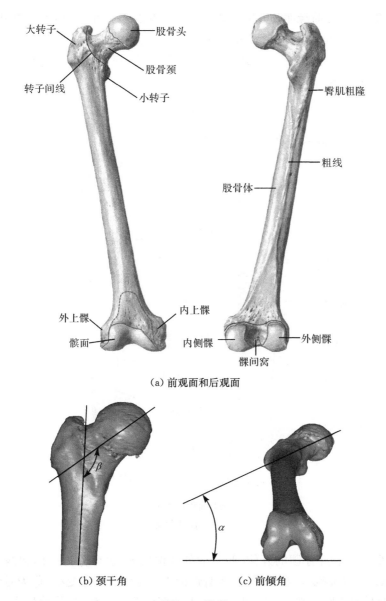

（a）前观面和后观面

（b）颈干角　　　　　　（c）前倾角

图 9.2　股骨

　　髌骨是全身最大的籽骨,位于股骨下端前面,为三角形的扁平骨,上宽下尖,前面粗糙,后面有关节软骨面,是膝关节的重要组成部分,其位于股四头肌腱内,集中股四头肌各方向的牵引力,再通过髌韧带止于胫骨,有效完成股四头肌的伸膝动作。

　　胫骨位于小腿内侧部,可分为一体和两端,如图 9.3 所示。胫骨体是一呈三棱柱形的骨管,其前缘明显,直接位于皮下。近端膨大部,分别为内侧髁和外侧髁。在胫骨上端与胫骨体移行处的前面有胫骨粗隆,为股四头肌通过髌韧带的止点,是骨性标志。远端内侧面凸隆,称为内踝,也为骨性标志;外侧面有一三角形切迹,称为腓切迹。

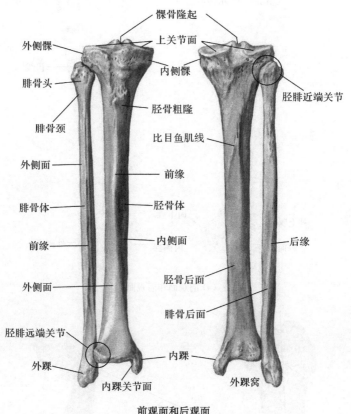

前观面和后观面

图 9.3　胫骨和腓骨

　　腓骨细长,位于小腿的外侧,胫骨的外侧偏后方,也可分为一体和两端,如图 9.3 所示。上端略膨大,称腓骨头,为骨性标志。腓骨头下方变细,称为腓骨颈,此处骨折时易损伤腓总神经。腓骨下端膨大解剖构造为外踝,为骨性标志。腓骨通过周边软组织与胫骨连接。胫腓近端关节为平面滑膜关节,可进行极为有限的滑动。胫腓远端关节为纤维连接,几乎不能运动。

　　Wolff 定理指出,骨的生长与受力相关,图 9.4 是本书作者在股骨站立位置所进行的有限元应力计算。图 9.4(a)假定股骨是只保留三维外形的各向均质材料,计算结果以主应力矢量的方式加以显示,可以发现,股骨内部的应力密集程度与股骨的厚薄形态、主应力线走向与骨小梁的生长方向非常一致,图 9.4(b)、(c)是计算结果与实际人体尸体骨断面解剖形态的对比。

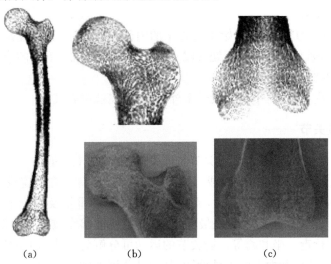

(a)　　　　　　　(b)　　　　　　　(c)

图 9.4　骨小梁的走向与主应力线

图 9.5 清晰地描述了骨盆及股骨头部分应力和骨小梁走向与性质[48]，这里，骨小梁共分为四束：

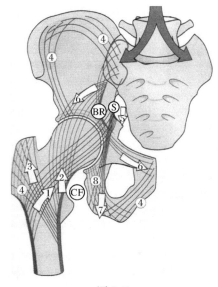

图 9.5

（1）箭头 1 为弓形束，起于股骨干外侧皮质，终止于股骨头下侧皮质，属拉应力束。

（2）箭头 2 为支撑束，起始于股骨干的内侧与股骨颈下侧皮质，终止于股骨头上部皮质，属压应力束。

（3）箭头 3 为粗隆束，起始于股骨干的内侧皮质，终止于粗隆部皮质，属拉应力束。在弓形束与粗隆束交汇处形成一股骨颈上部皮质向下方的支撑区，并随着年龄老化而变弱。

（4）4 为皮质下束，平行于股骨干外侧走向，属拉应力束。

9.2.2　下肢关节

下肢关节主要有髋关节、膝关节与踝关节，如图 9.1 所示。

髋关节由股骨头与髋臼构成，属于球窝结构，具有内在稳定性，通过髋关节头、臼软骨面相互接触传导重力，支撑人体上半身的重量及提供下肢的活动度。在众多的可动关节中，髋关节是最稳定的，其结构能够完成日常生活中所需的大范围动作，如行走、坐和蹲等。髋关节的运动可分解为矢状面上的屈伸、冠状面上的内收外展及横断面上的内外旋转，其活动范围如图 9.6 和表 9.1 所示。必须指出，髋关节的活动范围与膝关节的位置状态密切相关，表 9.1 同时给出了测量时膝关节的位置。

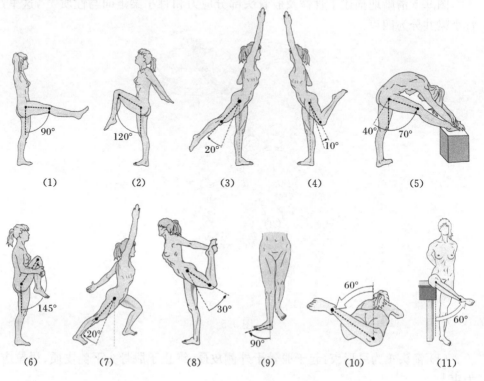

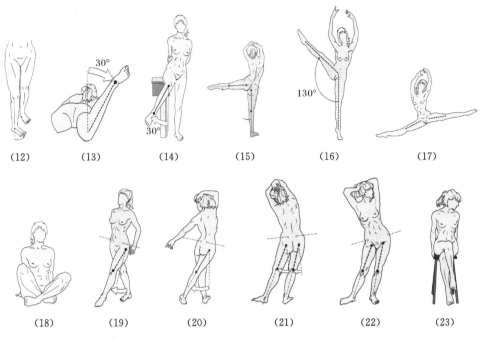

(12) (13) (14) (15) (16) (17)

(18) (19) (20) (21) (22) (23)

图 9.6 髋关节的活动范围[48]

表 9.1 髋关节活动范围 （单位:(°)）

横轴	主动运动			被动运动			下肢轴向	主动运动			矢状轴	主动运动		
	测量条件	最大活动范围	示图	测量条件	最大活动范围	示图		测量条件	最大活动范围	示图		测量条件	最大活动范围	示图
屈曲	膝关节伸直	90	(1)	膝关节伸直	110	(5)	外旋	膝关节伸直	90	(9)	外展	膝关节伸直	双髋同时45	(15)
								俯卧姿屈曲90°	60	(10)		接受训练	130～18	(16)(17)
	膝关节屈曲	120	(2)	膝关节屈曲	145	(6)		坐姿屈曲90°	60	(11)		盘腿坐	30	(18)
伸展	膝关节伸直	20	(3)	膝关节伸直	20	(7)	内旋	膝关节伸直	90	(12)	内收	髋伸展或屈曲内收	30	(19)(20)
								俯卧姿屈曲90°	30～40	(13)		叉腿站	30	(21)(22)
	膝关节屈曲	10	(4)	膝关节屈曲	30	(8)		坐姿屈曲90°	30	(14)		髋关节屈曲90°坐姿	30	(23)

　　膝关节由股骨内、外侧髁和胫骨内、外侧髁和髌骨共同构成,如图9.1~图9.3所示,它是人体内最大、最复杂的关节。膝关节的运动主要是围绕额状轴作屈、伸运动,在屈膝状态下,又可作旋内和旋外运动,其各方向的活动度范围如图9.7及表9.2所示。同样,膝关节的活动同时受髋关节的影响,反映在表9.2中。

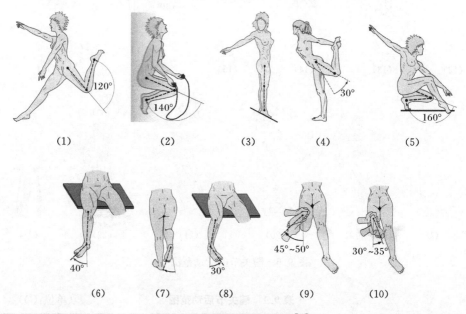

图 9.7　膝关节的活动范围[48]

表 9.2　膝关节关节活动范围　　　　　　　　（单位:(°)）

矢状面	主动运动			被动运动			下肢轴线	主动运动			被动运动			额状面	被动运动
	测量条件	最大活动范围	示图	测量条件	最大活动范围	示图		测量条件	最大活动范围	示图	测量条件	最大活动范围	示图		
伸展	下肢伸直	0	—	膝过伸	5~10	(3)	外旋	膝屈曲90°	40	(6)	人体俯卧膝屈曲90°	40~50	(9)	外展	在膝关节完全伸直时,外展与内收活动度几乎为零
								膝屈曲30°	32	(7)					
屈曲	髋伸展	120	(1)	髋伸展	160	(4)	内旋	膝屈曲90°	30	(8)	人体俯卧膝屈曲90	30~35	(10)	内收	当膝关节屈曲30°左右时,膝关节可以有几度的被动外展内收运动
	髋屈曲	140	(2)	髋屈曲	160	(5)									

　　踝关节由胫、腓骨下端的关节面与距骨上部的关节面构成。踝关节是负重关

节,参与运动和承载。踝关节基本上是单平面关节,运动主要是在矢状面内绕横轴发生,使足能背屈和跖屈。踝穴中的距骨也可绕纵轴作少量旋转,并可绕矢状轴作少量倾斜。踝关节在矢状面的总活动幅度约为 45°,背屈为 10°～20°,跖屈为 25°～35°。

在站立相,髋关节球头中心和膝、踝关节中点处于一根直线上,与地面垂直线约呈 6°,如图 9.8 所示。这根力线是下肢关节假体设计和临床手术的重要参照指标,必须予以保证。

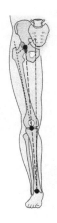

图 9.8　髋、膝、踝三关节的位置关系[48]

9.2.3　下肢肌肉系统

下肢骨骼肌按照部位可分为髋肌、大腿肌、小腿肌和足肌。人体的下肢以承受体重、维持直立姿势和实现人体位置运动为主要功能,因此,下肢骨骼肌数量上虽不及上肢骨骼肌多,但更为粗壮。图 9.9 是髋肌和大腿肌肌群的解剖结构,图 9.10 是小腿肌肌群的解剖结构。

图 9.9 显示出单侧 12 块髋肌,可分为前、后两群,主要起自骨盆的内面或外面,跨越髋关节,止于股骨,主要负责运动髋关节。前群包括腰大肌、髂肌和阔筋膜张肌,如图 9.9(a)、(b)所示,腰大肌、髂肌合称髂腰肌,阔筋膜张肌位于大腿的前外侧,止于髂胫束,除协助屈曲髋关节外,通过髂胫束还可以协助伸膝关节并外旋小腿;后群主要位于臀部,包括臀大肌、臀中肌、臀小肌、梨状肌、闭孔内肌、闭孔外肌、上孖肌、下孖肌和股方肌等,如图 9.9(d)、(e)所示,除运动髋关节外,臀大肌对维持人体的直立有重要意义。臀中肌、臀小肌两者对人体在行走和跑步时保持平稳姿势有重要意义。

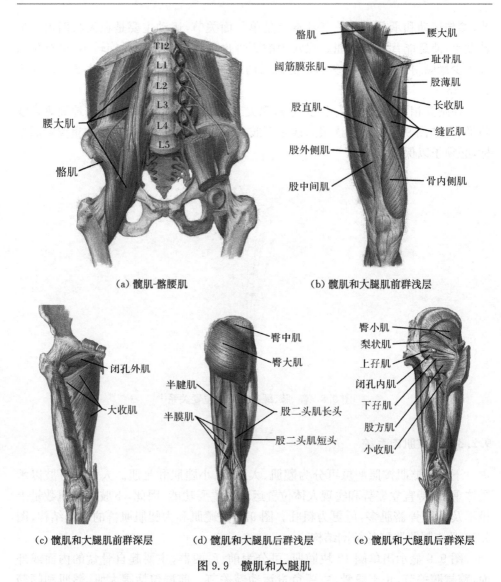

（a）髋肌-髂腰肌　　　　　　　（b）髋肌和大腿肌前群浅层

（c）髋肌和大腿肌前群深层　　　（d）髋肌和大腿肌后群浅层　　　（e）髋肌和大腿肌后群深层

图 9.9　髋肌和大腿肌

　　图 9.9 同时显示出单侧 13 块大腿肌，位于股骨周围，可分为前群、后群和内侧群。前群有缝匠肌和股四头肌。缝匠肌是全身中最长的肌，呈扁带状，其作用为屈髋关节和膝关节，并使小腿旋内。股四头肌是全身中体积最大的肌，有 4 个头，分别称为股直肌、股内侧肌、股外侧肌和股中间肌，四块肌肉远端汇合形成股四头肌腱，附着于髌骨底，向下延伸为髌韧带，止于胫骨粗隆，是膝关节强有力的伸肌，股内、外侧肌部分腱性纤维加入到膝关节囊。内侧群有 5 块肌肉，浅层有耻骨肌、长收肌和股薄肌；中层有小收肌；深层有大收肌。长收肌、短收肌和大收肌是髋关

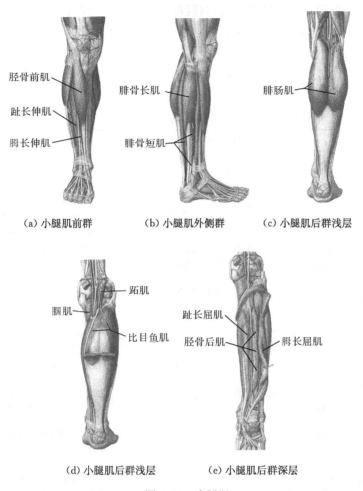

（a）小腿肌前群　　　　　（b）小腿肌外侧群　　　　　（c）小腿肌后群浅层

（d）小腿肌后群浅层　　　　　　（e）小腿肌后群深层

图 9.10　小腿肌

节的主要内收肌,故又称内收肌群。后群位于大腿的后面,有股二头肌、半腱肌和半膜肌,它们组成腘绳肌群,可以屈膝关节和伸髋关节。

　　图 9.10 显示出单侧 12 块小腿肌,分为前群、外侧群和后群。前群位于小腿骨前方,主要有 3 块肌肉,自胫侧向腓侧依次为胫骨前肌、姆和趾长伸肌、第三腓骨肌,胫骨前肌是小腿前群肌中最大的肌,第三腓骨肌为趾长伸肌的一部分,或可认为是它的第五条肌腱。前群肌主要用于伸踝关节,故为伸肌群,此外,胫骨前肌可使足内翻,姆长伸肌和趾长伸肌能伸趾。外侧群位于腓骨的外侧,包括腓骨长肌和腓骨短肌,主要作用是使足外翻。后群位于小腿骨后方,可分浅、深两层。浅层有腓肠肌、比目鱼肌和跖肌,前两者构成强大的小腿三头肌,主要负责趾踝关节和上提足跟。腓肠肌在人的行走、跑、跳运动中提供推动力,比目鱼肌在站立时维持

小腿与足之间的稳定。深层有 4 块,自胫侧向腓侧依次为趾长屈肌、胫骨后肌、姆长屈肌和腘肌,前三块肌肉负责足跖屈,此外,趾长屈肌和姆长屈肌可屈趾,胫骨后肌可使足内翻。

表 9.3 列出髋肌和大、小腿肌每一块的起、止位置和在关节运动中的力学功能。

表 9.3　髋肌和大、小腿肌的起、止位置和力学功能

名称		起止位置		功能
		起点	止点	
髋肌	髂腰肌 腰大肌	全部腰椎横突,第 12 胸椎至第 5 腰椎体两侧及其椎间盘	逐渐缩窄向下,越过骶骨和骶骨关节的前方,与髂肌汇合,止于股骨小转子	腰大肌和髂肌共同作用,可屈曲髋关节,是躯干和髋关节的一个主要屈肌,并可使髋关节外旋。腰大肌单独作用时,可使躯干向同侧弯曲
	髂腰肌 髂肌	扇形的髂肌起于髂骨翼内面(髂窝)	该肌与腰大肌纤维一起附着于股骨小转子	
	阔筋膜张肌	髂前上棘和髂嵴前部	强壮的髂胫束。髂胫束附着于胫骨外侧髁	该肌收缩时,可屈、外展、内旋大腿,同时也是臀大肌的拮抗肌
	臀大肌	髂骨的臀后线、骶骨和尾骨的背面及骶结节韧带	大部分纤维止于髂胫束,但其下半部的部分纤维止于股骨臀肌粗隆	为强有力的伸髋关节肌和大腿外旋肌,其上部纤维可协助大腿外展,而下部纤维可协助大腿内收
	臀中肌	髂骨外面,臀前线和臀后线之间	股骨大转子	为强大的大腿外展肌和内旋肌。当单腿站立时,可保持骨盆的稳定
	臀小肌	髂骨外面,臀前线和臀下线之间	股骨大转子	外展和内旋大腿。当单腿站立时,还与臀中肌一起维持骨盆的稳定
	梨状肌	第 2～4 骶椎的前面和骶结节韧带	以圆形肌腱止于股骨大转子	外展处于屈曲的髋关节,并协助稳定髋关节,还可使伸直的大腿外旋
	闭孔内肌	闭孔膜的盆面及闭孔周围的骨面	股骨大转子的内面	外旋伸直的大腿和外展屈曲的大腿
	闭孔外肌	闭孔外肌为扁的三角形肌,覆盖骨盆的外面。起于闭孔周缘和闭孔膜	该阔肌纤维逐渐集中并通过股骨颈的后面,止于转子窝	外旋大腿,使股骨头完全位于髋臼内
	股方肌	起于坐骨结节	止于股骨后面的方肌结节	外旋大腿
	上孖肌	起于坐骨棘	两肌腱与闭孔内肌腱汇合,止于股骨大转子内侧面	两肌均可外旋伸直的大腿和外展屈曲的大腿
	下孖肌	起于坐骨结节		

续表

名称		起止位置		功能
		起点	止点	
大腿肌	缝匠肌	髂前上棘	胫骨体上端内侧面,靠近股薄肌和半腱肌的附着点	缝匠肌既跨过髋关节又跨过膝关节,因此可前屈、外展和外旋大腿,同时可后屈小腿,此肌与其他起于骨盆的肌一起作用,还可协助保持骨盆的平衡
	股四头肌 股直肌	有两个头:直头起于髂前下棘,反折头起于髋骨髋臼的上方	两头汇合形成梭形的肌腹,止于股四头肌腱。股四头肌腱附着于髌骨底,向下延伸为髌韧带(髌腱)止于胫骨粗隆	通过髌韧带作用于膝关节,可伸小腿,由于其还跨过髋关节,因此可协助髂腰肌屈大腿
	股外侧肌	股骨后面,从股骨大转子沿股骨粗线外侧唇向下延伸	大多数纤维附着于髌骨外侧,与股直肌腱形成四头肌腱。髌韧带(髌腱)止于胫骨粗隆	伸小腿(伸膝关节)
	股内侧肌	转子间线、股骨粗线内侧唇和内侧肌间隔	股四头肌腱的内侧,但有部分纤维直接附着于髌骨的内侧。髌韧带(髌腱)附着于胫骨粗隆	伸小腿
	股中间肌	股骨干的前面和外侧面,以及外侧肌间隔	髌骨上缘的后面,形成部分股四头肌腱。髌韧带(髌腱)附着于胫骨粗隆	伸小腿
肌	耻骨肌	耻骨梳	股骨小转子下方的耻骨肌线	内收和屈髋关节,并协助大腿内旋
	长收肌	耻骨结节下方的耻骨体	股骨粗线	内收大腿
	股薄肌	耻骨体和耻骨下支	胫骨上端内侧面,内侧髁的下方	内收大腿,屈膝关节;屈膝关节时,可内旋小腿
	短收肌	起于耻骨体和耻骨下支	止于耻骨肌线和股骨粗线上部	内收大腿,并可屈和内旋髋关节
	大收肌	较大的三角形肌,起于耻骨下支,坐骨支和坐骨结节	止于臀肌粗隆、股骨粗线、内侧髁上线和收肌结节。止于髁上线的部分叫做收肌部,止于收肌结节的部分叫腘绳肌部	大收肌为强有力的大腿内收肌,其上部纤维具有较弱的屈和内旋髋关节的作用,下部纤维可助伸和外旋髋关节

续表

名称			起止位置		功能
			起点	止点	
大腿肌	腘绳肌	股二头肌	股二头肌长头起于坐骨结节,短头起于股骨粗线和股骨外侧髁上线	该肌两个头汇合,其总腱止于腓骨头外侧。在附着于腓骨头之前,该肌腱被膝关节腓侧副韧带分开	屈膝关节,屈膝时可使小腿外旋;另外,长头还可伸大腿
		半腱肌	起于坐骨结节	以一个明显的肌腱止于胫骨上端内侧面	屈膝关节。屈膝时可内旋胫骨;同时,半腱肌还可伸大腿
		半膜肌	以一个厚肌腱起于坐骨结节	止于胫骨内侧髁的后内侧面。其止腱向外侧扩展延伸与膝关节囊融合,形成腘斜韧带的大部分。少数纤维扩展到膝关节内侧,可能增强髌内侧支持带的作用	屈膝关节,屈膝时使小腿内旋;同时也可伸髋关节
小腿肌	胫骨前肌		胫骨外侧髁、胫骨上半部外侧面和骨间膜	内侧楔骨的内侧和下面,以及第1跖骨底	使足内翻及背屈踝关节
	趾长伸肌		胫骨外侧髁、腓骨上段前面的大部分及骨间膜	趾长伸肌腱经过伸肌上、下支持带的深面,分为4束,止于第2~5趾的中节和远节趾骨	伸第2~5趾的跖趾关节,并背屈踝关节
	胟长伸肌		胫骨前面中份和骨间膜	胟趾远节趾骨底背侧	伸胟趾,并帮助踝关节背屈及使足微内翻
	腓骨长肌		腓骨头和腓骨上2/3的外侧面	以长肌腱经过外踝后方到足的外侧,然后经过足底斜行到达足的内侧,止于第1跖骨底和内侧楔骨	使足外翻,并轻度跖屈踝关节
	腓骨短肌		腓骨下2/3的外侧面	腓骨短肌向下,其肌腱经过外踝后方,然后向前止于第5跖骨底外侧的跖骨粗隆	使足外翻,并轻度跖屈踝关节
	腓肠肌		该肌有两个头:外侧头起于股骨外侧髁外侧部。内侧头起于股骨内侧髁后部及股骨内侧髁上方的腘面	两个头的肌纤维汇合形成腱性中缝,向下延伸扩展为宽大的腱膜。该腱膜与比目鱼肌肌腱汇合形成跟腱,终止于跟骨的后面	跖屈踝关节,同时可屈膝关节,行走时提足跟

续表

名称		起止位置		功能
		起点	止点	
小腿肌	比目鱼肌	腓骨头后面,腓骨体上1/3后面、比目鱼肌线及胫骨内侧缘	肌纤维终止于一个窄而后的腱膜,并与腓肠肌腱融合,形成跟腱。跟腱止于跟骨后面	跖屈踝关节,并且对维持姿势非常重要。显而易见,在静止的站立位时,该肌仍处于活动状态,以协助维持身体的平衡
	跖肌	起于股骨外侧髁上线下端和腘斜韧带	该肌细长的肌腱在腓肠肌和比目鱼肌之间向下斜行,止于跟骨的后部并常与跟腱融合	协助腓肠肌微跖屈踝关节,也可微屈曲膝关节
	趾长屈肌	胫骨后面中份、比目鱼肌线下方和胫骨后肌筋膜	肌腱在足底分为4束,分别止于第2～5趾的远节趾骨底	屈第2～5趾,特别是屈中、远节趾骨,使其在行走时紧贴地面。该肌还可使踝关节跖屈,协助足内翻和支撑足纵弓
	胫骨后肌	骨间膜后面、胫骨后面比目鱼肌线下方和腓骨后面	足舟骨粗隆,楔骨及楔骨下面和第2～4跖骨底	当足处于非承重状态时,可使踝关节跖屈及足内翻
	姆长屈肌	腓骨后面下2/3和骨间膜下部	姆长屈肌腱与趾长屈肌腱和胫骨后肌腱一起进入足底,姆长屈肌腱止于姆趾远节趾骨底	屈姆趾趾间关节和跖屈踝关节。当走路或跑步时协助足的运动
	腘肌	起于股骨外侧髁的外侧面和膝关节囊,有部分纤维起于膝关节外侧半月板	止于胫骨后面,比目鱼肌线的上方	使膝关节屈曲并内旋。当下肢处于承重位时,腘肌可使股骨在胫骨上外旋,以"打开"膝关节

9.3　下肢骨肌系统几何与动力学仿真建模

这里中国人民解放军以重庆第三军医大学提供的人体冷冻切片数据为依据进行下肢骨肌系统建模。

9.3.1　下肢骨骼系统的几何建模

软件 CryoSegmentation 可以进行冷冻切片图像的配准及轮廓线的提取,而曲面的建模可以将 igs 格式的曲线模型导入通用的 CAD 软件中进行,本书所有的曲面建模均在 Imageware 中完成。

图 9.11 为一张冷冻切片图像中提取的股骨轮廓线。图 9.12(a)为建好的下肢骨骼曲面模型,共建立了骨盆、股骨、胫骨、腓骨和髌骨在内的左右八块骨骼,其

中股骨、胫骨和腓骨分别区分了皮质骨和松质骨。

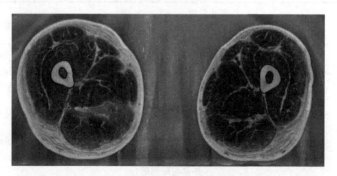

图 9.11　从冷冻切片图像中提取股骨轮廓曲线

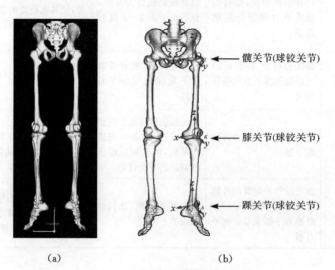

（a）　　　　　　　　　　　　（b）

图 9.12　下肢骨骼曲面模型与坐标

　　髋、膝、踝关节的运动可以分别通过计算两个刚体，即大腿与骨盆、小腿与大腿、足部与小腿之间的相对运动得到，为此需要对每个肢段建立局部坐标系，如图 9.12(b) 所示。而各左侧关节的旋转轴 x 轴指向人体右侧，对应于关节的屈曲与伸展；z 轴由各肢段远端指向近端，对应于关节的内外旋；y 轴与 x 和 z 轴正交，由人体前身向外，对应于关节的外展和内收。不同肢段局部坐标系的相对运动即为其连接关节的运动。各坐标系的原点定义如下：骨盆坐标系 P——左右大转子上方髂嵴上两点连线的中点 O_P；股骨坐标系 F——股骨头中心 O_H；胫腓骨坐标系 T——股骨内外髁连线中点 O_K；足部坐标系 Ft——内外踝连线中点 O_A。其中，除股骨头中心的坐标不能直接得到外，其余各局部坐标系的原点均可以在骨骼模型上测量得到，而股骨头中心 O_H 通过在股骨头表面取若干点进行球面拟合而获得。

9.3.2　下肢肌肉系统几何建模与力线替代

对下肢肌肉的起止点及路径上的经过点进行标记,建立下肢肌肉力线模型。由于下肢肌肉大小、形态、肌纤维走行及附着点几何形状有着很大差异,在标记肌肉附着点时,不同形态特点的肌肉采用不同的原则和方法进行标记:

(1) 对于有宽大附着区的肌肉,若在其附着区范围内,无论标记在何处都不会明显影响肌拉力线的位置的,则该肌附着点标记于附着区在骨面的几何中心(如髂腰肌起点等)。

(2) 对于有宽大附着区的肌肉,若其附着点的标记会明显影响肌拉力线的位置,则该肌附着点应根据具体情况,用两个或三个点进行标记,以便说明肌肉不同部分肌纤维的各自功能(如臀大肌起、止点,臀中、小肌起点等)。

(3) 肌肉附着区较局限,肌肉纵轴走向为直线的肌肉,其附着点标记于附着区的几何中心(如长收肌等)。

(4) 若肌肉从起点到止点的走向为曲线,在肌肉路径上设置经过点,采取设置代起止点的方法进行标记(如髂腰肌、闭孔内肌、小腿前群肌、小腿后群深层肌等)。

本书在下肢部分单侧共建立了 41 根肌肉力线模型,用来表示 32 块肌肉。其中臀大肌、大收肌分别用三条肌线表示;臀中肌和臀小肌分别用两条肌线表示;阔筋膜张肌和缝匠肌各用两条肌线分别表示两肌肉对髋和膝关节的作用。表 9.4 列出了左腿各肌肉线模型的(代)起止点的坐标和所作用的关节。

表 9.4　左下肢 41 根肌肉直线模型的(代)起止点坐标　　　(单位:mm)

序号	肌肉名称	(代)起点			(代)止点		
		x	y	z	x	y	z
1	阔筋膜张肌上部	110.079	−18.519	985.974	112.557	24.659	784.560
2	耻骨肌	25.994	−16.689	901.309	81.793	52.063	824.790
3	长收肌	9.538	−2.087	880.290	85.081	48.844	708.985
4	短收肌	7.034	−17.392	885.950	85.590	45.604	759.025
5	股方肌	52.858	71.879	866.485	84.025	69.855	875.898
6	梨状肌	27.457	92.316	958.576	95.667	66.033	905.807
7	臀中肌前部	73.140	63.981	1029.650	120.953	68.483	887.100
8	臀中肌后部	55.152	86.891	998.556	120.953	68.483	887.100
9	臀小肌前部	96.783	15.313	978.929	117.731	65.003	898.050

续表

序号	肌肉名称	(代)起点			(代)止点		
		x	y	z	x	y	z
10	臀小肌后部	71.582	51.145	955.962	117.731	65.003	898.050
11	臀大肌上部	42.535	109.049	997.265	106.488	74.303	873.757
12	臀大肌中部	26.763	101.642	959.794	94.435	58.596	804.650
13	大收肌上部	30.034	54.552	848.500	88.995	52.626	783.122
14	大收肌下部	30.034	54.552	848.500	55.740	50.428	534.931
15	大收肌中部	30.034	54.552	848.500	86.955	51.223	624.154
16	髂腰肌	62.683	−11.729	910.561	65.911	51.764	851.045
17	臀大肌下部	51.244	79.370	872.058	94.697	50.887	758.462
18	缝匠肌上部	95.977	−20.503	966.358	33.827	42.086	582.425
19	股二头肌长头	46.126	83.045	873.047	103.187	94.457	491.812
20	股薄肌	12.889	13.104	871.173	37.533	58.158	478.123
21	半腱肌	43.912	82.057	867.015	44.637	76.251	478.254
22	半膜肌	49.792	80.772	876.050	40.637	71.251	485.254
23	股直肌	90.916	−7.915	941.198	103.178	20.483	550.000
24	阔筋膜张肌下部	115.718	68.336	527.754	116.214	75.974	487.454
25	股二头肌短头	86.955	51.223	624.154	103.187	94.457	491.812
26	缝匠肌下部	33.827	42.086	582.425	42.827	45.086	477.425
27	股中间肌	99.150	24.500	715.337	103.178	20.483	550.000
28	股内侧肌	90.414	22.098	715.639	103.178	20.483	550.000
29	股外侧肌	103.974	31.345	714.826	103.178	20.483	550.000
30	股四头肌下部	102.385	20.807	506.160	113.595	48.548	451.923
31	腓肠肌外侧头	84.456	89.951	516.868	34.391	101.632	132.690
32	腓肠肌内侧头	42.415	72.345	512.830	34.391	101.632	132.690
33	比目鱼肌	86.882	71.520	388.070	34.391	101.632	132.690
34	腓骨长(短)肌	83.519	104.224	139.786	84.347	87.268	107.789
35	趾长伸肌	100.366	66.223	168.052	111.475	51.547	100.698
36	长伸肌	89.620	51.285	167.509	112.503	33.540	107.976
37	趾长屈肌	61.489	73.770	161.910	61.139	60.631	129.704

续表

序号	肌肉名称	(代)起点			(代)止点		
		x	y	z	x	y	z
38	长屈肌	65.203	85.149	163.080	61.139	60.631	129.704
39	胫骨前肌	81.005	46.748	161.378	95.031	12.858	85.983
40	第三腓骨肌	101.541	85.620	168.462	92.629	76.618	66.582
41	胫骨后肌	60.122	61.568	161.454	61.534	58.727	129.479

9.3.3　中国力学虚拟人下肢动力学仿真分析模型

由此建成中国力学虚拟人下肢骨肌系统生物力学仿真模型,如图 9.13 所示。该模型包括股骨、胫骨、腓骨、髌骨及一具固化为一体的足部组成,所有肌肉由 42 根力线替代,可用于下肢骨肌系统的运动学仿真,以及关节力、关节力矩和肌肉力计算。在动力学计算中,髋、膝、踝三个关节均用球铰关节替代,可以实现三个关节在各种肢体相对位置时的活动度,而运动的限制则由实际测量所得到的运动数据反映。髋、膝关节与股骨、胫骨、腓骨具有皮质骨与松质骨解剖仿真结构,可进行骨的有限元分析。

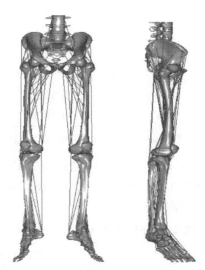

图 9.13　下肢骨肌系统生物力学仿真计算模型

下肢肌肉的 PCSA 数据是肌肉力计算的重要参数。目前,广泛用于下肢骨肌系统模型中的 PCSA 数据主要基于 Arnold 等[2]和 1990 年 Ward 两篇文献中五个尸体样本的直接测量值,但这一数据样本少且数据本身缺少样本自身信息,如年龄、性别、重量等,使得我们无法利用这一数据对不同个体肌肉生理参数的进行缩放,进而影响了肌肉力的准确预测。近期,Ward 等[49]对 21 个尸体样本中的下肢肌肉的肌纤维长度和生理横截面积进行了测量,提供了更为翔实的下肢肌肉结构数据。本书下肢模型中肌肉的 PCSA 值列于表 9.5 中。

表 9.5　下肢肌肉 PCSA 值

肌肉名称	PCSA/cm²	肌肉名称	PCSA/cm²
阔筋膜张肌	2.5*	长屈肌	6.9
股二头肌长头	11.3	腰大肌	7.7
股二头肌短头	5.1	髂肌	9.9
耻骨肌	2.9*	腓肠肌外侧头	9.7
长收肌	6.5	腓肠肌内侧头	21.1
短收肌	5.0	腓骨短肌	4.9
股方肌	4.2	胫骨前肌	10.9
梨状肌	4.9*	第三腓骨肌	1.5*
比目鱼肌	51.8	胫骨后肌	14.4
臀中肌	33.8	缝匠肌	1.9
臀小肌	9.6*	股薄肌	2.2
臀大肌	33.4	半腱肌	4.8
大收肌	20.5	半膜肌	18.4
腓骨长肌	10.4	股直肌	13.5
趾长伸肌	5.6	股中间肌	16.7
长伸肌	2.7	股内侧肌	20.6
趾长屈肌	4.4	股外侧肌	35.1

* 所对应的肌肉 PCSA 数值参考 Arnold 等[2]的肌肉模型参数,其余肌肉参考 Ward 等[49]的测量数据。

上海交通大学尚鹏对人体样本股骨 19 块肌肉的 PCSA 值进行了计算,测量尸体样本身高为(168.4±9.3)cm,体重为(82.7±15.2)kg,具体数值如表 9.6 所示,表中并与已有的文献数据进行了比较。

表 9.6　下肢肌肉 PCSA 值对比计算

序号	肌肉名称	PCSA/cm²		
		Richard	Pierrynowski	上海交通大学
1	阔筋膜张肌	8.00	7.73	9.32
2	臀中肌	16.21	11.55	17.31
3	股直肌	42.96	54.07	44.40
4	缝匠肌	2.90	4.8	3.75

续表

序号	肌肉名称	PCSA/cm²		
		Richard	Pierrynowski	上海交通大学
5	股内侧肌	66.87	45.65	76.67
6	骨外侧肌	64.41	147.75	87.32
7	股中间肌	82.00	87.91	78.93
8	骨薄肌	3.74	4.3	5.26
9	长收肌	22.73	18.30	26.73
10	短收肌	11.52	3.73	8.32
11	大收肌	18.35	11.35	13.58
12	半腱肌	13.05	9.52	15.62
13	半膜肌	46.33	93.38	53.17
14	股二头肌	8.14	19.35	12.25
15	腓肠肌外侧	※	※	22.1
16	腓肠肌内侧	※	※	22.3
17	臀大肌	※	※	46
18	臀小肌	※	※	21.2
19	髂腰肌	※	※	12.2

9.4　下肢骨肌系统运动学与动力学仿真计算与分析

人体各种行为运动中下肢的关节力与关节力矩是动力学计算的主要目标,也是许多领域研究中迫切需要的数据,本书第 3 章与第 4 章中对此已经作出详细交代。本节针对下肢运动学与动力学中的一些专门问题进行进一步的阐述。

9.4.1　下肢典型运动

下肢作为人体主要承重和运动器官,需要完成很多日常行为动作,如站立、行走、跑步、跳跃、踢、跨、上下楼梯和斜坡、骑自行车、下蹲、下跪、正坐与盘腿坐等各种坐的行为,以及各种体育舞蹈技艺动作等。

步态是人体最主要的行为动作。步态一般指行走,而跑步与行走的概念区分在于:行走时支撑相大于 50%,在一个完整周期中将有两次双足着地阶段,分别在支撑相的初期和末期;跑步时支撑相一般小于 50%,即趾尖离地发生在整个周期时间的 50% 之前,整个周期中不存在双足着地期,而在一个周期中将有两次双足腾空的阶段。趾尖离地的具体时间取决于跑步的速度,当速度变大时,支撑相所占的比例变小；随着跑步速度的不断增加，首先与地面接触的足的部位将由后足变成前足，这是长跑和短跑的区别。

有一些动作是东方人所特有的，它随着人们独特的生活习惯所形成，文化对其有着很重要的影响。例如，在亚洲的一些地区，蹲、跪等动作经常在日常生活中用到，而在西方文化中较少。在全世界很多国家和地区，包括日本、中国、印度和中东一些国家里仍然有许多人采用一种蹲式如厕的方式。不仅如此，在家务劳动、社交场合、工作及一些宗教仪式时，蹲及跪也是常见的动作。与西方人不同，亚洲人的这些特有的日常行为动作对髋关节、膝关节和踝关节的活动度要求比较高。

9.4.2　下肢的运动学测量与分析

本节专门阐述下肢运动测量与数据处理中的一些问题。

1. 测量刚体的制作与虚拟标记点的确定

骨盆、大腿、小腿、足部四个肢段各被视为一个六自由度刚体，每个肢段由近端和远端空间的两个点定义，对应于各肢段所代表的骨的两端点。由于肢段的端点位置在测试者体内，不能对肢段的端点直接贴标记点定位。以往将标记点粘贴于人体表皮的方法，由于软组织相对骨骼运动将造成测量误差，因此，这里采用一种基于测量刚体的虚拟标记点来间接进行测量。

参考 Cappozzo 等[50]提出的刚体设计标准，我们研制了适合不同解剖部位的带有 3 个或 4 个实体标记点的测量刚体，它按所贴附的人体部位表面形状，用有机玻璃通过热成型弯成，如图 9.14(a)所示。刚体上各个标记点之间的相对位置固定不变。测量刚体通过自黏性弹性绷带粘贴在测试者相应的各个肢段。大腿、小腿和足部标记点刚体位于各肢段的前外侧部，具体位置如图 9.14(b)所示。跟踪骨盆运动的测量刚体用尼龙扣固定于骶骨处。

按表 9.7 和图 9.15(a)列出的虚拟标记点位置，如图 9.15(b)所示使用定位探针点取人体上虚拟标记点的位置坐标，以用来确定各个肢段远端、近端及局部坐标系。由于虚拟标记点相对测量刚体的空间位置固定不变，因此，虚拟标记点的坐标可由测量刚体上被拍摄到的 3 个或 4 个(考虑某标记点被遮挡)实体标记点的坐标确定。在同一肢段部位上只要黏附一块由 3 个实体标记点确定的测量刚体，所有虚拟标记点都可由其与测量刚体的相对位置确定。在人体运动过程中，即使虚拟点的位置处在盲区，只要测量刚体的空间位置确定，虚拟点的位置坐标仍可以被确定，从而由虚拟标记点所定义的各个肢段也被确定。

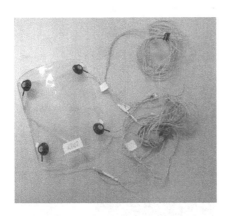
　　　　　　　　(a)

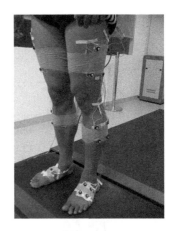
　　　　　　　　(b)

图 9.14　左大腿测量刚体

表 9.7　虚拟标记点及其对应的解剖学位置

虚拟标记点	解剖学位置
LMF	左足第一跖骨头内侧
LLF	左足第五跖骨头外侧
LMA	左胫骨内踝
LLA	左腓骨外踝
LMK	左股骨内侧髁
LLK	左股骨外侧髁
LLH	左股骨大转子
RMF	右足第一跖骨头内侧
RLF	右足第五跖骨头外侧
RMA	右胫骨内踝
RLA	右腓骨外踝
RMK	右股骨内侧髁
RLK	右股骨外侧髁
RLH	右股骨大转子
RLP	右髂嵴上位于股骨大转子上方的点
LLP	右髂嵴上位于股骨大转子上方的点

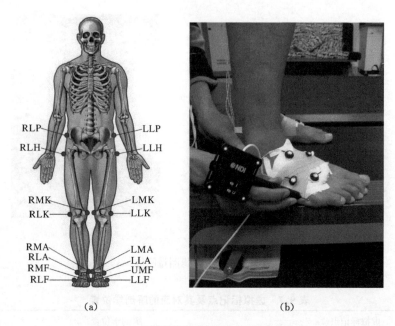

(a)　　　　　　　　　　　　(b)

图 9.15　虚拟标记点的解剖学位置与点取

2. 运动测量

实验包括两个部分:一是利用运动捕捉系统和足底测力台测量步态运动,分析计算得到步态运动的运动学、动力学参数;二是利用足底测力台和肌电信号采集仪器采集步态过程中下肢肌肉的表面肌电信号,用以验证肌肉力预测值。由于肌电信号和运动捕捉数据均需要在人体下肢粘贴物体,且有重复的位置,无法同时进行数据的采集,因此实验分成两部分进行测量。

三维运动捕捉系统空间标记点位置和足底力测量平台电压信号的采集频率为50Hz 和 1000Hz,两种信号由 ODAUII 进行同步,并将模拟信号转化成数字信号。

在正式进行运动捕捉前,首先采集人体下肢静态站立数据,用以定义下肢模型,同时让测试者在步态实验室进行正常的步态行走练习,要求两眼目视前方,避免故意踏上测力台的现象。而实验成功的标准是:左、右足分别完全踏上第一和第二块测力板;行走过程中没有故意调整步长的行为。

3. 全球坐标系与下肢各局部坐标系的定义

运动测量时,首先定义捕捉系统的全球坐标系,其中前进方向为 y 轴,竖直方向为 z 轴,横向为 x 轴,各标记点的空间坐标均以此全球坐标系为参考。

　　运动测量后,需要进行数据的后处理,建立一个下肢模型来进行数据的匹配,将采集得到的大量标记点运动数据转化成人体各肢段的运动数据。下肢模型主要包括骨盆、左右下肢、左右小腿和左右足这七个肢段。各肢段利用采集得到的静态校准文件进行定义和建模,文件中记录了各个测量刚体上的运动跟踪标记点和用来定义各肢段远近端的虚拟标记点的位置。通过定义肢段也即定义了各肢段的局部坐标系,可以用来描述所关心的各个局部关节的关节角度、角速度、角加速度等参数。

　　下肢各肢段局部坐标系的定义主要有两种方法:一是由其近端两个虚拟标记点与远端两个虚拟标记点来确定;二是由近端关节中心和远端两个虚拟标记点确定,各肢段虚拟标记点和局部坐标系对应关系如表 9.8 所示。

表 9.8　虚拟标记点与各局部坐标系对应关系

局部坐标系	近端	远端
骨盆	RLP、LLP	RLH、LLH
右大腿	右髋关节中心	RLK、RMK
左大腿	左髋关节中心	LLK、LMK
右小腿	RLK、RMK	RLA、RMA
左小腿	LLK、LMK	LLA、LMA
右足	RLA、RMA	RLF、RMF
左足	LLA、LMA	LLF、LMF

　　骨盆、小腿和足部局部坐标系由近端和远端各两个虚拟标记点定义。以小腿为例,如图 9.16 所示,其定义方法如下:设 G 为全球坐标系。灰色圆球 m_{t1}、m_{t2}、m_{t3}、m_{t4} 代表跟踪标记点,它们组成测量刚体固定于人体表面,测量刚体坐标系为 M,其原点向量为 $\boldsymbol{R}_m$。空心圆球 m_{c1}、m_{c2}、m_{c3}、m_{c4} 代表虚拟标记点,C_p、C_d 为 m_{c1}、m_{c2} 和 m_{c3}、m_{c4} 连线的中点,分别近似为近端和远端的关节中心,C_m 为质心,距离点 C_p 和 C_d 的距离分别为 l_p、l_d,其值按本书第 4 章中人体惯性参数计算公式确定。肢段局部坐标系为 A。m_{t1}、m_{t2}、m_{t3}、m_{t4}、m_{c1}、m_{c2}、m_{c3}、m_{c4}、C_m 在全球坐标系中的向量分别为 $\boldsymbol{R}_{t1}$、$\boldsymbol{R}_{t2}$、$\boldsymbol{R}_{t3}$、$\boldsymbol{R}_{t4}$、$\boldsymbol{R}_{c1}$、$\boldsymbol{R}_{c2}$、$\boldsymbol{R}_{c3}$、$\boldsymbol{R}_{c4}$、$\boldsymbol{R}_a$。在静态文件中取一帧数据,则 $\boldsymbol{R}_{c1}$、$\boldsymbol{R}_{c2}$、$\boldsymbol{R}_{c3}$、$\boldsymbol{R}_{c4}$、$\boldsymbol{R}_{t1}$、$\boldsymbol{R}_{t2}$、$\boldsymbol{R}_{t3}$、$\boldsymbol{R}_{t4}$ 为已知量,人体局部坐标系原点位于 C_m:

$$\boldsymbol{R}_a = \frac{l_d}{2(l_p+l_d)}(\boldsymbol{R}_{c1}+\boldsymbol{R}_{c2}) + \frac{l_p}{2(l_p+l_d)}(\boldsymbol{R}_{c3}+\boldsymbol{R}_{c4}) \tag{9.1}$$

局部坐标系中,z_a 轴由 C_d 指向 C_p:

$$\boldsymbol{z}_a = \frac{1}{2}(\boldsymbol{R}_{c1}+\boldsymbol{R}_{c2}) - \frac{1}{2}(\boldsymbol{R}_{c3}+\boldsymbol{R}_{c4}) \tag{9.2}$$

y_a 轴垂直于 C_d、m_{c1}、m_{c2} 三点确定的平面:

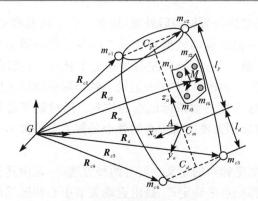

图 9.16　局部坐标系示意图

$$y_a = z_a \times (R_{c1} - R_{c2}) \tag{9.3}$$

根据右手法则确定 x_a 轴：

$$x_a = y_a \times z_a \tag{9.4}$$

　　大腿的局部坐标系由髋关节中心 C_p 和远端两个虚拟标记点 m_{c3}、m_{c4} 定义，其中远端两个标记点已知，而最关键即是确定髋关节中心，目前常用的方法是利用大腿部虚拟标记点股骨大转子向内侧偏移获得，偏移量为左右大转子连线的四分之一。在用这种方法确定髋关节中心来定义局部坐标系时，远端股骨内外侧髁的两个标记点的选择需要注意，由于股骨内外侧髁是一个相当大的表面，若简单地按解剖学上的内外侧髁定义来确定标记点，可能会引起坐标系未正确对准而造成后期计算的误差。对于外侧髁上的点选择股骨外侧髁上最外侧的点，而内侧髁上的点应选择使内外侧髁上点的连线与估计的膝关节屈曲伸展轴尽量共线。当三个标记点均确定之后，即可进行大腿局部坐标系的定义。

　　大腿局部坐标系中，坐标原点和 x_a、z_a 轴的计算方法同前述其他局部坐标系的定义，差异在于近端由 C_p 直接确定。

　　坐标系原点 C_m：

$$R_a = \frac{l_d}{l_p + l_d} C_p + \frac{l_p}{2(l_p + l_d)}(R_{c3} + R_{c4}) \tag{9.5}$$

z_a 轴由 C_d 指向 C_p：

$$z_a = C_p - \frac{1}{2}(R_{c3} + R_{c4}) \tag{9.6}$$

y_a 轴则垂直于近端关节中心 C_p 和远端两个虚拟标记点 m_{c3}、m_{c4} 构成的平面：

$$y_a = z_a \times (R_{c4} - R_{c3}) \tag{9.7}$$

同样，根据右手法则确定 x_a 轴：

$$x_a = y_a \times z_a \tag{9.8}$$

　　至此，可以确定下肢各肢段局部坐标系的向量矩阵，对其进行归一化，得到局部坐标系单位向量矩阵：

$$e_a = \left[\frac{\boldsymbol{x}_a}{|x_a|}, \frac{\boldsymbol{y}_a}{|y_a|}, \frac{\boldsymbol{z}_a}{|z_a|} \right] \tag{9.9}$$

跟踪测量刚体坐标系的单位向量矩阵 e_m 和原点向量 $\boldsymbol{R}_m$ 也可以由四个跟踪标记点用以上类似而的方法得到。

在标记点刚体坐标系中，肢段局部坐标轴向量矩阵表示为

$$e_{am} = e_m^\mathrm{T} e_a \tag{9.10}$$

由此，利用静态校准文件中的数据可以确定测量刚体坐标系与肢段局部坐标系之间的关系，且局部坐标系 e_a 一旦定义，e_{am} 保持不变。

肢段局部坐标系在全局坐标系下第 k 帧的单位向量矩阵 e_a^k 可以由下式计算得到：

$$e_a^k = e_m^k e_{am} \tag{9.11}$$

式中，e_{am} 为常量，已计算得到；e_m^k 为第 k 帧标记点刚体坐标系单位向量矩阵。随着人体各肢段的运动不断变化，由此通过坐标变换可以计算出运动过程中各局部坐标系的向量矩阵。

4. 运动学参数的计算方法

在各局部坐标系确定之后，可以进行运动学参数的计算。关节角定义为与关节相连的两肢段的局部坐标系间的相对转动，取整个捕捉过程中第 k 帧，已知相连两部分测量刚体的局部坐标系，根据式(9.9)可求得与关节相连的上一肢段远端和下一肢段近端的局部坐标系向量矩阵 e_{ad}^k 和 e_{ap}^k，计算旋转变换矩阵 $\boldsymbol{R}^k$：

$$\boldsymbol{R}^k = (e_{ad}^k)^\mathrm{T} e_{ap}^k \tag{9.12}$$

两坐标系间的旋转变换可以按很多种不同的表达方式进行描述，这里采用运动生物力学中常用的 Cardan 顺序 $x\text{-}y\text{-}z$ 来表述关节的运动，结合本书 x、y、z 的具体坐标轴意义，这一顺序代表按屈曲/伸展-内收/外展-内旋/外旋的顺序做旋转，其变换矩阵为

$$\boldsymbol{R}^k = \begin{bmatrix} r_{11} & r_{12} & r_{13} \\ r_{21} & r_{22} & r_{23} \\ r_{31} & r_{32} & r_{33} \end{bmatrix} = \begin{bmatrix} c_2 c_3 & s_3 c_1 + s_1 s_2 c_3 & s_1 s_3 - c_1 s_2 c_3 \\ -c_2 s_3 & c_1 c_3 - s_1 s_2 s_3 & s_1 c_3 + c_1 s_2 s_3 \\ s_2 & -s_1 c_2 & c_1 c_2 \end{bmatrix} \tag{9.13}$$

式中，$s_i = \sin\theta_i$；$c_i = \cos\theta_i (i=1,2,3)$；$\theta_1$、$\theta_2$、$\theta_3$ 分别表示绕 x、y、z 轴的转动角。由此计算出三个转动角分别为

$$\begin{aligned} \theta_1 &= -\arcsin\left(\frac{r_{32}}{c_2}\right) \\ \theta_2 &= \arcsin(r_{31}) \\ \theta_3 &= -\arcsin\left(\frac{r_{21}}{c_2}\right) \end{aligned} \tag{9.14}$$

由此得到了相连两肢段局部坐标系的相对转角,再以静止站立时的关节角度为 0 位置参考点,计算得到关节角,然后利用梯形公式求其一次导数和二次导数分别得到角速度和角加速度。

5. 测量结果与运动学分析

从图 9.17 可以看出,步态一个周期中下肢髋、膝、踝三个关节在矢状面上的运动范围最大。步态时,髋关节的屈曲角度变化呈正弦波状,在支撑相初期,髋关节屈曲角度较大,后逐渐伸展,至趾端离地之前伸展达到最大,在摆动相阶段髋关节屈曲达到最大。膝关节屈曲角度变化呈 M 形,在支撑相和摆动相均有一次高峰,其中屈曲最大值出现在摆动相阶段。踝关节在足跟着地时呈微小背屈,在支撑相初期随着足底落地跖屈角度变大,而后随着人体前移跖屈角度逐渐变小而背屈角度逐渐增至最大,跖屈的最大值出现在摆动相阶段,其他两个平面内下肢三个关节的角度变化均较小。

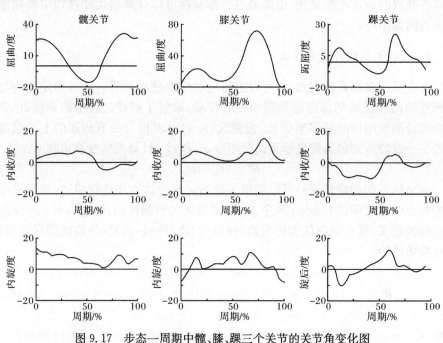

图 9.17　步态一周期中髋、膝、踝三个关节的关节角变化图

9.4.3　下肢关节力与关节力矩计算分析

1. 足底力测量

足底测力系统用来测量下肢运动中足底反力及其随时间的变化,是下肢反向

动力学计算必需的数据,具体测量方法见本书第4章。图9.18显示了步态过程中足底力在三个方向的分量,从上到下分别对应 xyz 三方向。

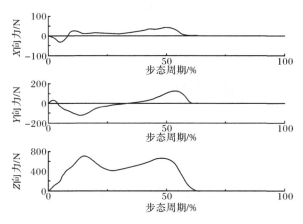

图 9.18　步态一周期中的足底反力

2. 人体惯性参数的计算

在计算人体惯性参数时,将人体各肢段简化成若干类型规则的几何体,其中下肢大腿、小腿和足简化成圆台,骨盆简化为椭圆柱体,分别按照各几何体质心和转动惯量的算法计算,见式(9.15)~式(9.18)。

对于椭圆柱体[图9.19(a)],质心离近端的距离为

$$CG=0.5L \tag{9.15}$$

式中, C 为椭圆柱上表面(近端)的中心; G 代表椭圆柱质心。

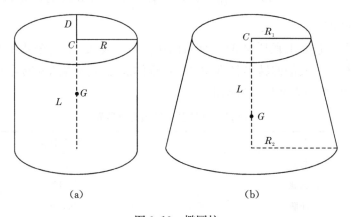

(a)　　　　　　　　　　　　　　(b)

图 9.19　椭圆柱

转动惯量分别为

$$I_x = \frac{M(3D^2 + L^2)}{12}$$

$$I_y = \frac{M(3R^2 + L^2)}{12} \tag{9.16}$$

$$I_z = \frac{M(R^2 + D^2)}{4}$$

式中，M 为肢段的质量；R 和 D 为椭圆柱体截面上两半轴的长度；L 为椭圆柱体高度，即肢段长度。

对于圆台[图 9.19(b)]，质心离近端的距离为

$$CG = \frac{1 + 2x + 3x^2}{4\sigma}L, \quad R_1 > R_2$$

$$CG = \left[1 - \frac{1 + 2x + 3x^2}{4\sigma}\right]L, \quad R_1 < R_2 \tag{9.17}$$

式中，R_1 为圆台上表面(近端)半径；R_2 为圆台下表面(远端)半径；C 为圆台上表面(近端)圆心；G 为圆台质心。

转动惯量分别为

$$I_x = I_y = \frac{a_1 a_2 M^2}{\delta L} + b_1 b_2 M L^2$$

$$I_z = \frac{2a_1 a_2 M^2}{\delta L} \tag{9.18}$$

式中，$x = \dfrac{R_2}{R_1}$；$\sigma = 1 + x + x^2$；$a_1 = \dfrac{9}{20\pi}$；$a_2 = \dfrac{1 + x^2 + x^3 + x^4}{\sigma^2}$；$b_1 = \dfrac{3}{80}$；$b_2 = \dfrac{1 + 4x + 10x^2 + 4x^3 + x^4}{\sigma^2}$；$\delta = \dfrac{3M}{L(R_1^2 + R_2 R_1 + R_2^2)\pi}$；$M$ 为肢段的质量；L 为圆台高度，即肢段长度。

计算时，下肢各肢段质量 M 与体重的比值参见表 9.9。而公式中的各肢段长度 L、椭圆柱体肢段的回转半径 R 和 D、圆锥体肢段远近端的回转半径 R_2 和 R_1 由不同实验对象静态文件直接确定。

表 9.9　下肢各肢段相对质量表

肢段	质量/体重
骨盆	0.142
大腿	0.100
小腿	0.0465
足	0.0145

注：数据来源为文献[51]。

3. 下肢关节反力与关节力矩

下肢各关节的关节近端反力和力矩根据反向动力学原理进行计算,详见第 4 章。

在关节反力图中,根据局部坐标系的定义,x 方向向内侧为正值,y 方向向前为正,z 方向向上为正。图 9.20 和图 9.21 分别给出了一个步态周期中下肢左腿三个关节在三个方向关节反力和关节力矩的变化情况。以左足足跟着地为一周期的开始,以其再次着地为此周期的结束。与足底力 z 向的两次高峰相应,髋关节和膝关节的关节反力在 z 向也有两次明显的高峰。同时,踝关节的关节反力在 y 向和 z 向也出现了两次高峰,两个方向上的关节反力数据均较大。

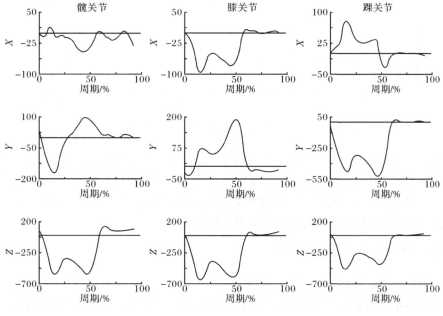

图 9.20　步态一周期中髋、膝、踝三个关节的关节反力

髋、膝、踝关节三关节力矩最大值出现在踝关节的矢状面内,可以看出,在支撑相初期,随着足底逐渐着地,踝关节周围的胫前肌群产生了一相反的背屈力矩,之后,跖屈肌的作用增加。在支撑相中期跖屈肌控制着小腿绕足部的向前旋转,足部跖屈力矩逐渐增大,至支撑相后期,大约在整个周期的 50% 时足部跖屈力矩达到最大,使足部迅速跖屈并形成推进蹬地的动作。而随着趾尖离地,足部跖屈力矩减少至零,而此时髋关节的屈曲肌群产生作用使下肢向上向前运动而进入摆动期。对膝关节而言,在支撑相初期膝关节的伸展肌群处于激活状态用以控制膝关节的屈曲;而后随着腓肠肌对足部跖屈力矩的作用,膝关节矢状面的力矩转向相反的屈曲方向;而到趾端离地前后,膝关节伸展肌群又发挥其作用控制膝关节

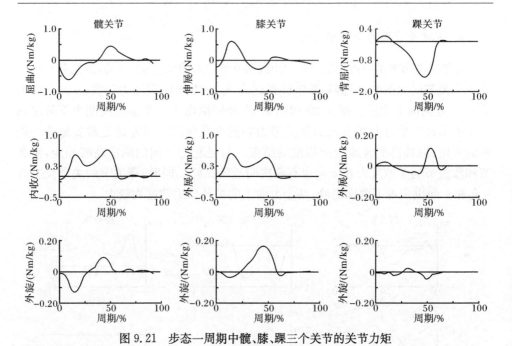

图 9.21　步态一周期中髋、膝、踝三个关节的关节力矩

的屈曲。对髋关节而言,在支撑相前期受伸展力矩作用,而后期后屈曲力矩作用;在前期伸展力矩可以防止躯干向前弯曲而保持其姿态稳定,同时协助膝关节伸展;而后期屈曲力矩可以防止躯干向后弯曲,同时在之前踝关节的力矩分析中也提到,可以在使大腿向上向前运动而进入摆动期。

9.4.4　下肢肌肉力预测及分析

根据步态运动的特点,在下肢肌肉力计算中采用基于反向动力学的静态优化法对人体步态运动一个周期进行肌肉力预测,并通过 EMG 信号对结果进行验证。

1. 肌肉力计算

本书肌肉力预测的优化目标函数为

$$J(F) = \min \sum_{i=1}^{n} \left(\frac{F_i}{\mathrm{PCSA}_i} \right)^3 \tag{9.19}$$

约束条件为

$$\sum_{i=1}^{n} (R_i F_i) = M_{\mathrm{ext}} \tag{9.20}$$

$$0 \leqslant F_i \leqslant \sigma_i \times \mathrm{PCSA}_i \tag{9.21}$$

式中,F_i 表示未知肌肉力;PCSA_i 为肌肉生理横切面积;n 为肌肉力数目;M_{ext} 为肌肉作用在各关节的总力矩;R_i 为肌肉相对于各关节转动轴的力臂;σ_i 为肌肉极限张力,这里取 61N/cm²。

表 9.5 或表 9.6 中的肌肉生理横截面面积不能直接用于实验对象的肌肉力计算,需要根据人体测量学数据对这些生理参数进行缩放。在本计算案例中,研究对象身高 168cm,体重 60kg,肌肉 PCSA 由表 9.6 中的 PCSA 值乘以 60/82.7 获得。三个关节的力矩已由反向动力学计算得到,根据式(9.20)分别在三个方向列出九个平衡方程,结合不对等式约束条件对优化目标进行优化。

2. 表面肌电信号采集

采集 8 块肌肉的肌电信号,肌肉名称如表 9.10 所示。

表 9.10 测量肌肉列表

中文名	英文名	简称
股直肌	rectus femoris	RF
股外侧肌	vastus lateralis	VL
股内侧肌	vastus medialis	VM
股二头肌	biceps femoris	BF
半腱肌/半膜肌	semitendinosus/semimembranosus	ST/SM
胫骨前肌	tibialis anterior	TA
腓肠肌外侧头	gastrocnemius lateralis	GL
腓肠肌内侧头	gastrocnemius medialis	GM

按照 SENIAM 组织对肌肉粘贴位置的推荐[52],对以上 8 块肌肉进行电极粘贴,具体位置如图 9.22 所示。

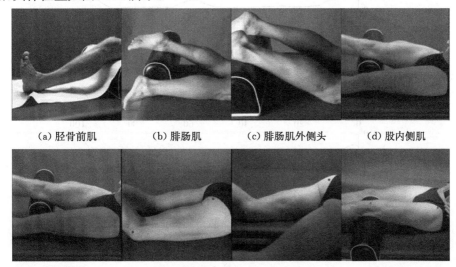

(a) 胫骨前肌　　　(b) 腓肠肌　　　(c) 腓肠肌外侧头　　　(d) 股内侧肌

(e) 股外侧肌　　　(f) 股二头肌　　　(g) 半腱肌　　　(h) 股直肌

图 9.22 8 块肌肉电极的粘贴位置[52]

　　步态运动信号采集之前,先进行肌肉最大主动收缩(maximum voluntary contraction,MVC)测试,以获得肌肉在极限承载时表现出来的肌电信号,也是相应肌肉所能产生的最大肌电信号,用于步态运动中肌电信号的归一化处理。该测试采用传统的手动测试方法,测试者对被测者施加运动阻力,使其保持姿势,被测者施加最大对抗力,试图摆脱测试者的阻碍,此时所测肌肉作最大等长收缩。实验每块肌肉测试三次,每次信号采集时间 3s,为了避免肌肉疲劳,每次信号采集完,被测者休息足够长的时间。

　　对测得的表面肌电信号进行一定的处理可以得到 8 块肌肉一个步态周期内的激活状态,即兴奋度,如图 9.23(a)所示,图中的纵坐标已经过归一化处理。图 9.23(b)为 Vaughan 等[53]列出的下肢部分 28 块肌肉步态时的 EMG 数据,对比可以看出,这里测量的 8 块肌肉激活状态与其测量结果基本一致。

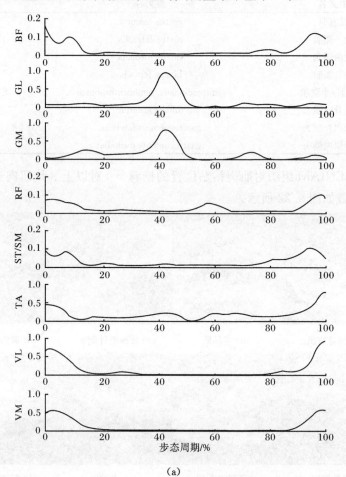

步态周期/%

(a)

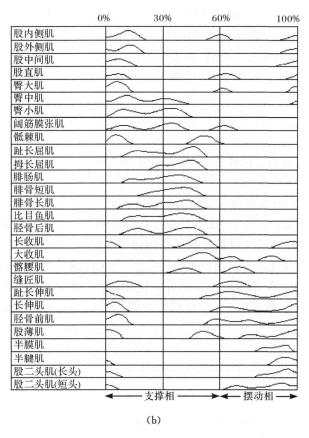

(b)

图 9.23　一个步态周期内的肌肉激活状态

在支撑相初期,股二头肌、股直肌、半腱肌/半膜肌、胫骨前肌、股外侧肌和股内侧肌均处于激活状态。结合关节力矩分析可知,这一阶段足部需要一个背屈力矩来平衡足底着地,而从实验结果看,这一阶段胫骨前肌(TA)正处于激活状态;膝关节的伸展肌群(RF、VL、VM)处于激活状态用以控制膝关节的屈曲;髋关节在支撑相前期受伸展力矩作用,防止躯干其向前弯曲而保持其姿态稳定,实验结果中,此时髋关节伸展肌群(BF、ST/SM)正处于激活状态。

支撑相后期,腓肠肌内外侧头处于激活状态,从力矩分析看出,支撑相后期足部跖屈力矩逐渐达到最大,使足部迅速跖屈并形成推进蹬地的动作,同时膝关节屈曲力矩变大,而测量结果此时踝关节跖屈肌群及膝关节屈曲肌群(GL、GM)正处于激活状态。

随着趾尖离地,股直肌再次处于激活状态,从力矩分析看出趾尖离地时,足部跖屈力矩减少至零,髋关节的屈曲肌群产生作用使下肢向上向前运动而进入摆动期,膝关节伸展肌群又发挥其作用控制膝关节的屈曲,测量结果此时股直肌(RF)处于激活状态,其有屈髋和伸膝的作用。

在摆动相末期,髋关节伸展、膝关节伸展、踝关节背屈,此时实验结果中髋关节伸展肌群(BF、ST/SM)、膝关节伸展肌群(RF、VL、VM)及踝关节背屈肌(TA)正处于激活状态。

3. 肌肉力预测值

根据肌肉力静态优化算法,计算得到步态周期中各肌肉的肌肉力预测值,如图 9.24～图 9.27 所示。

对比分析 EMG 测量值和肌肉力的预测曲线,发现肌力预测曲线与测量兴奋度具有一定的相似。然而,对比发现也存在着差别。最明显的区别为:EMG 所测量得到的股外侧肌、股内侧肌仅在支撑相初期和摆动相末期处于激活状态,而预测结果在支撑相及摆动相前期处于激活状态。EMG 测量得到的股直肌肌肉兴奋度呈三段式分布。Anderson[54]采用静态优化计算得到的股外侧肌、股内侧肌在摆动相前期也处于激活状态,股直肌在支撑相中后期也处于激活状态,与本书一致。

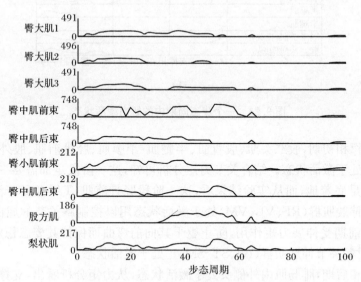

图 9.24　髋关节周围肌肉力预测值

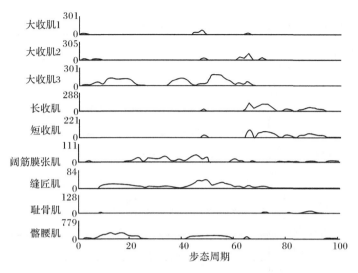

图 9.25　髋关节和膝关节周围肌肉力预测值

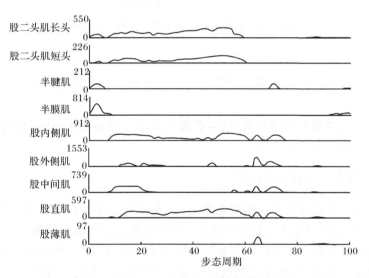

图 9.26　膝关节和髋关节周围肌肉力预测值

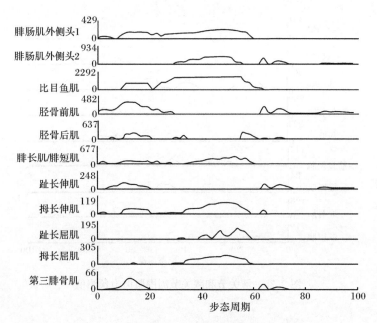

图 9.27　踝关节和膝关节周围肌肉力预测值

9.5　下肢骨骼有限元建模与计算分析

下肢是人体最主要的承重肢体,在各种人体行为运动中,骨骼中的应力是各领域研究者最为关注的内容。

9.5.1　下肢骨骼的有限元建模

在建立了下肢骨骼几何模型基础上,可进一步在 HyperMesh 7.0 中建立下肢骨骼的有限元网格模型。这里共建立了下肢股骨、胫骨、腓骨和髌骨左右 8 块骨骼的有限元计算模型,股骨、胫骨和腓骨进行了皮质骨与松质骨的区分,网格采用四面体单元,网格结点和单元数统计如表 9.11 所示。同时,对股骨、胫骨和腓骨的远近端松质骨外附一层壳单元,厚度为 1mm,用以仿真该部位薄层皮质骨。建好的骨骼网格模型如图 9.28 所示。

表 9.11　下肢骨骼网格结点数和单元数

骨骼名称	结点数	单元数
左股骨	36134	157968
右股骨	36555	159892
左胫骨	27210	109989

续表

骨骼名称	结点数	单元数
右胫骨	27187	106341
左腓骨	8114	28430
右腓骨	7486	26209
左髌骨	1968	8305
右髌骨	1680	6997

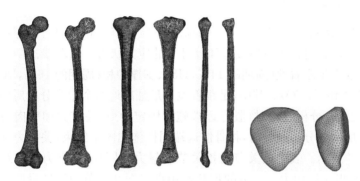

图 9.28　下肢骨骼有线元网格模型

9.5.2　有限元分析中关键问题处理

下肢骨骼材料物理性质、载荷与约束是下肢有限元计算三个要素。在计算中,除关节力外,还加入上述计算所得肌肉力,通过有与无肌肉力计算结果的对比,说明加入肌肉力的必要性。

1. 材料的属性

模型中,皮质骨和松质骨材料属性不同。本书中的材料属性具体数值如表9.12所示[55~57],其中皮质骨作为各向异性线弹性材料,而松质骨可看成各向同性线弹性材料。

表 9.12　骨骼材料属性

材料	弹性模量/GPa			应变比			剪切模量/GPa		
	E_1	E_2	E_3	υ_{12}	υ_{13}	υ_{23}	G_{12}	G_{13}	G_{23}
股骨皮质骨(干部)[55]	21.9	14.6	11.6	0.205	0.109	0.302	6.99	6.29	5.29
股骨皮质骨(干骺端)[55]	17.5	11.7	9.3	0.205	0.109	0.302	5.59	5.03	4.23
股骨松质骨[55]	0.6			0.2			0.25		

续表

材料	弹性模量/GPa			应变比			剪切模量/GPa		
	E_1	E_2	E_3	υ_{12}	υ_{13}	υ_{23}	G_{12}	G_{13}	G_{23}
胫骨皮质骨[56]	20.7	12.2	11.7	0.390	0.417	0.435	5.7	5.17	4.1
胫骨松质骨[57]		0.1			0.2				

注:符号下标中,"1"对应骨骼长轴方向,"2"指周向,"3"指径向。

2. 载荷与边界条件

作为典型算例,这里以 9.4 节中步态时下肢关节力和肌肉力计算结果作为载荷条件,分析步态过程中下肢股骨和胫骨上的应力状态。选取步态中三个相位进行分析,分别为足跟着地(周期的 14%,HS)、支撑中相(周期的 16%,MID)和足趾离地(周期的 48%,TO)。其中,足跟着地和足趾离地两个相位分别对应关节力最大的两个位置。分析股骨时,股骨远端施加固定约束,关节力和肌肉力具体数值如表 9.13 所示。分析胫骨时,将骨骼远端同样施加固定约束,关节力和肌肉力数值如表 9.14 所示。表中的关节力指关节接触力,是包括肌肉力计算结果后关节两表面总的相互作用力。肌肉的加载作用点根据 9.2 节中下肢骨肌系统模型中肌肉起止点来定义,在网格模型中选择最接近的结点进行加载,而关节力则作用在若干结点上进行分散加载,以仿真实际受力状态。同时,为了分析肌肉力加载对骨骼应力的影响,还对股骨和胫骨进行了只加载关节力而无肌肉力的对比计算。

整个计算在商业软件 ABAQUS 中进行。

表 9.13　股骨模型上施加的关节接触力和肌肉力载荷表

名称	作用点	作用力										
		足跟着地				站立中期				脚趾离地			
		数值	方向[a]			数值	方向[a]			数值	方向[a]		
			x	y	z		x	y	z		x	y	z
阔筋膜张肌上	止点					21.791	0.817	0.577	0.001				
股方肌	止点									124.795	0.571	−0.032	−0.820
梨状肌	止点	76.837	0.528	0.672	0.520	26.831	0.612	0.446	0.653	123.210	0.652	0.286	0.70
臀中肌前部	止点	384.788	0.967	0.248	0.055	153.377	0.988	0.150	0.034	511.958	0.980	0.196	0.04
臀中肌后部	止点	279.475	0.871	−0.471	0.139	198.708	0.922	−0.316	0.224				
臀小肌前部	止点	75.731	0.943	0.043	0.329	20.750	0.944	0.173	0.280	122.103	0.968	0.185	0.17
臀小肌后部	止点	75.731	0.847	−0.273	0.455	25.365	0.878	−0.026	0.477	122.103	0.908	−0.062	0.41
臀大肌上部	止点	145.434	0.692	0.717	0.078	93.177	0.781	−0.583	0.223	22.825	0.790	−0.527	0.31
臀大肌中部	止点	146.541	0.558	0.785	0.268	11.868	0.705	−0.531	0.470				

续表

名称	作用点	足跟着地 数值	方向ª x	方向ª y	方向ª z	站立中期 数值	方向ª x	方向ª y	方向ª z	脚趾离地 数值	方向ª x	方向ª y	方向ª z
大收肌下部	止点	130.478	0.287	−0.680	0.675					192.309	0.464	0.703	0.54
髂腰肌	止点	269.296	0.584	−0.023	0.811	8.606	0.564	0.381	0.733	91.451	0.655	0.548	0.52
臀大肌下部	止点	145.434	0.543	−0.510	0.668	5.179	0.619	−0.092	0.780	61.406	0.664	−0.184	0.72
缝匠肌	止点	17.458	−0.859	0.383	0.340	5.197	−0.580	0.681	0.446	13.886	−0.554	0.591	0.59
腓肠肌外侧头	起点	173.260	0.121	−0.134	−0.984	115.513	0.110	−0.064	−0.992	235.090	0.130	−0.027	−0.99
腓肠肌内侧头	起点									400.104	−0.110	−0.020	−0.99
阔筋膜张肌下	起点					21.791	−0.008	−0.061	−0.998				
股二头肌短头	起点	63.240	−0.387	−0.156	−0.909	34.060	−0.390	−0.122	−0.912	100.338	−0.379	−0.172	−0.91
缝匠肌	起点	17.458	−0.043	−0.071	−0.997	5.197	−0.051	−0.005	−0.999	13.886	−0.053	−0.041	−1.00
股中间肌	起点	276.524	0.103	0.149	−0.983								
股内侧肌	起点	334.058	0.011	0.165	−0.986	126.267	0.085	0.228	−0.970	395.888	0.038	0.230	−0.97
股外侧肌	起点	266.708	0.173	0.188	−0.967	105.859	0.253	0.247	−0.935				
髋关节接触力　股骨头		1915.717	−0.630	−0.038	−0.775	812.527	−0.649	0.148	−0.746	1623.284	−0.681	−0.010	−0.73

注："a"表示作用力方向均表述在股骨坐标系中。

表 9.14　胫腓骨模型上施加的关节接触力和肌肉力载荷表

名称	作用点	足跟着地 数值	方向ª x	方向ª y	方向ª z	站立中期 数值	方向ª x	方向ª y	方向ª z	脚趾离地 数值	方向ª x	方向ª y	方向ª z
阔筋膜张肌下	止点					21.791	−0.025	−0.208	0.978				
股二头肌短头	止点	63.240	0.321	0.110	0.941	34.060	0.317	0.077	0.945	100.338	0.342	0.103	0.934
缝匠肌	止点	17.458	−0.008	−0.392	0.920	5.197	−0.018	−0.141	0.990	13.886	−0.052	−0.166	0.985
股四头肌	止点	877.290	−0.057	0.383	0.922	232.129	−0.057	0.383	0.922	395.888	−0.057	0.383	0.922
股二头肌长头	止点	171.428	0.427	−0.255	0.868	104.929	0.509	−0.131	0.851	258.693	0.620	−0.093	0.779
股直肌	止点	229.318	−0.624	−0.471	0.623	91.191	−0.656	−0.541	0.527	291.148	−0.701	−0.621	0.352
比目鱼肌	起点	758.797	0.202	−0.316	−0.927	1318.226	0.211	−0.252	−0.944	1712.308	0.197	−0.187	−0.962
趾长伸肌	起点	54.731	0.110	0.582	−0.806								
拇长伸肌	起点	36.197	0.154	0.670	−0.726	9.905	0.036	0.698	−0.715	79.095	0.065	0.698	−0.714
趾长屈肌	起点									29.156	0.043	0.167	−0.985
拇长屈肌	起点									145.338	0.101	0.106	−0.989
胫骨前肌	起点	245.741	0.067	0.814	−0.577	75.218	0.067	0.797	−0.600				
第三腓骨肌	起点	23.466	−0.106	0.561	−0.821								

续表

名称	作用点	作用力												
		足跟着地				站立中期				脚趾离地				
		数值	方向[a]			数值	方向[a]			数值	方向[a]			
			x	y	z		x	y	z		x	y	z	
胫骨后肌	起点	134.608	−0.064	0.291	−0.955									
膝关节接触力	胫骨平台	1828.189	0.002	−0.059	−0.998	792.233	−0.053	0.035	−0.998	1399.929	−0.033	0.155	−0.987	

注:"a"表示作用力方向均表述在胫骨坐标系中。

9.5.3　正常步态过程的下肢骨骼系统有限元分析

1. 股骨

图 9.29 和图 9.30 分别为股骨在步态下考虑肌肉力和不考虑肌肉力加载时的应力分布图。通过比较可以看出,在无肌肉力加载时,股骨应力明显增加;无论有、无肌肉力加载,在三个相位中,站立中相的应力相对足跟着地和足趾离地阶段要小。图中同时给出步态三个相位下股骨剖面的应力云图,从图中可以看出,在不同加载条件下松质骨部分应力均较小。

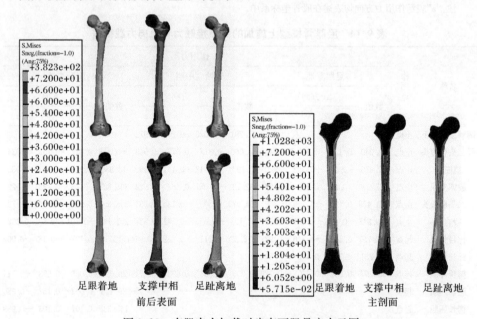

图 9.29　有肌肉力加载时步态下股骨应力云图

在股骨前后侧和内外侧骨干部分分别取若干点,观察四条路径上骨骼的应力变化,图 9.31 和图 9.32 为两种加载方式下股骨前、后侧和内、外侧四条路径上的应力变化图。有肌肉力加载时,四个方向较均匀;无肌肉力加载时,四条路径上应力明显增加,特别是外侧和内侧,其应力远远大于前、后侧。

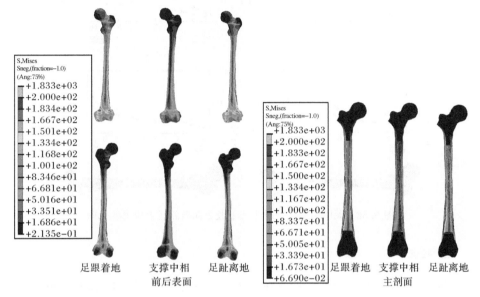

图 9.30 无肌肉力加载时步态下股骨应力云图

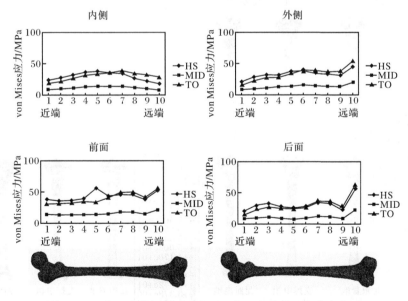

图 9.31 有肌肉力加载时步态下股骨四条路径上应力变化图

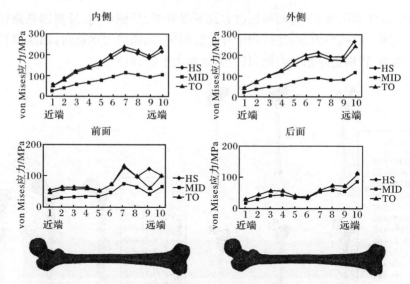

图 9.32 无肌肉力加载时步态下股骨四条路径上应力变化图

2. 胫骨

图 9.33 和图 9.34 分别为胫骨在步态下有肌肉力和无肌肉力加载时的应力分布图。通过比较可以看出,无论有、无肌肉力加载,在三个相位中,站立中相的应力相对足跟着地和足趾离地阶段要小。

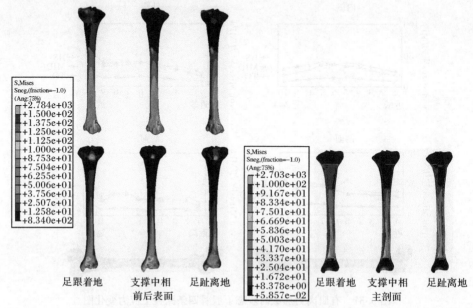

图 9.33 有肌肉力加载时步态下胫骨应力云图

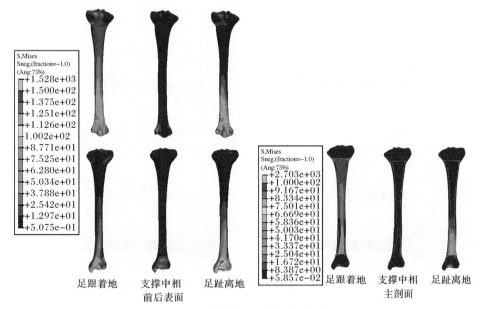

图 9.34　无肌肉力加载时步态下胫骨应力云图

　　图 9.35 和图 9.36 为两种肌肉加载方式下步态三相位胫骨前后侧和内外侧四条路径上的应力变化图。可以看出,有肌肉力加载时,四路径中内侧远端应力最大,前后面远端应力其次,外侧应力最小。

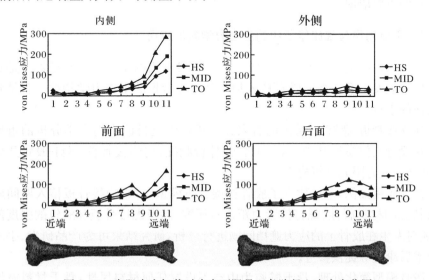

图 9.35　有肌肉力加载时步态下胫骨四条路径上应力变化图

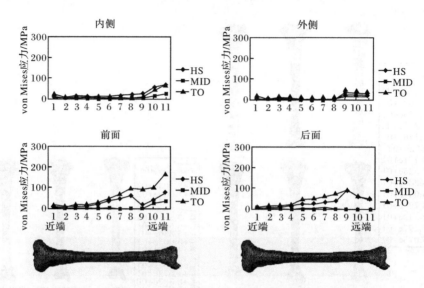

图 9.36　无肌肉力加载时步态下胫骨四条路径上应力变化图

9.6　下肢骨肌系统临床医学中的若干生物力学问题

下肢生物力学研究对下肢临床医学具有重要的作用,同时也是下肢骨科植入物设计的重要依据。

9.6.1　下肢创伤与临床修复中的生物力学典型应用

接骨板内固定是目前临床治疗四肢骨折最常用的手段。金属接骨板是目前临床中失效发生率最高的骨科植入物产品。接骨板的生物力学特性一直是骨科界关注的重点。

建立接骨板-螺钉-骨系统的有限元分析模型是目前生物力学分析的重要手段。在股骨几何模型基础上,模拟股骨骨折状况,构建接骨板-螺钉-股骨几何模型,并转换成有限元计算模型。

作为应用案例,这里建立了股骨典型骨折模型,对影响接骨板植入期间应力分布特性的材料属性、螺钉拧紧力矩进行研究,除考虑接骨板和螺钉的强度问题外,还对发生在股骨上的应力遮挡问题进行分析,研究结果可为产品研发、手术操作及术后康复等提供参考。

股骨模型简化处理,骨干髓腔为中空不设置任何材料属性,骨干材料属性全部为皮质骨。由于股骨近端和远端的皮质骨很薄,为实体单元,材料属性设置为松质骨,外侧为共节点的壳单元,材料属性为皮质骨。同时,考虑到实际应用中螺钉与接骨板之间、螺钉与骨头之间无相对运动,所以,在螺钉与接骨板接触位置、螺钉与骨头接触位置,网格为共节点,这接近目前广泛使用的锁定螺钉工况。网格划分之后,接骨板得到 25572 个单元,10 个螺钉共得到 52217 个单元,股骨得到 194719 个单元,整个模型的单元为 272508 个,模型如图 9.37 所示。

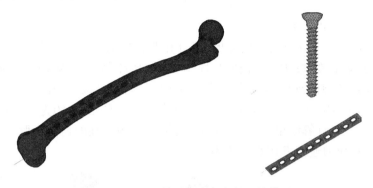

图 9.37　股骨、接骨板与螺钉的网格模型

假设骨骼和接骨板、螺钉均为均质的、各向同性的线弹性材料。其中,股骨皮质骨弹性模量为 16.8GPa,泊松比为 0.3;松质骨的弹性模量为 840MPa,泊松比为 0.2。模拟骨干横行骨折的 1mm 间隙填充材料相对较软,其弹性模量为 10MPa。接骨板的材料为 TA3 纯钛,弹性模量为 102.7GPa,抗拉强度为 605~610MPa,屈服强度为 461MPa;接骨螺钉的材料为 TC4 钛合金,弹性模量为 110~114GPa,抗拉强度为 895~930MPa,屈服强度为 850~900MPa。正常皮质骨抗压强度设定为 141.84MPa,抗弯强度为 70.92MPa;正常松质骨抗压强度为 50MPa,抗弯强度为 3.5MPa。

在所有的模拟状态下,把股骨远端的所有自由度全部限定。图 9.38 为股骨近端加载的力,其方向 (θ, ϕ, α) 与数值取决于不同的行为动作,R 力方向垂直向下,人的体重为 65kg。

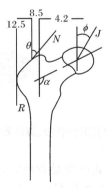

图 9.38　步态下单足着地股骨时受力

对双腿站立、步行、上楼梯及摔倒四种行为进行有限元分析。

（1）双腿站立。在股骨头处，由髋臼垂直向下施加人体重力 250N，得出关节力为

$$J = \frac{250}{\cos 24.4°} = 274.52N$$

方向与垂直方向角度 $\phi = 24.4°$。

图 9.39(a)～(c)分别为接骨板、螺钉和股骨应力分布，由图可见，在站立位时，接骨板受到的最大应力位于骨折缝附近且靠近外侧，应力最大值为 108.3MPa，而螺钉受到的应力最大值出现在螺钉与接骨板下表面的接触位置，其应力最大值 648.4MPa。股骨在骨折线附件的应力值很小，约为 0～4MPa，与站立时完好的股骨计算结果相比[图 9.39(d)]，接骨板存在的情况下股骨出现了应力遮挡现象，应力遮挡率在 80% 左右。

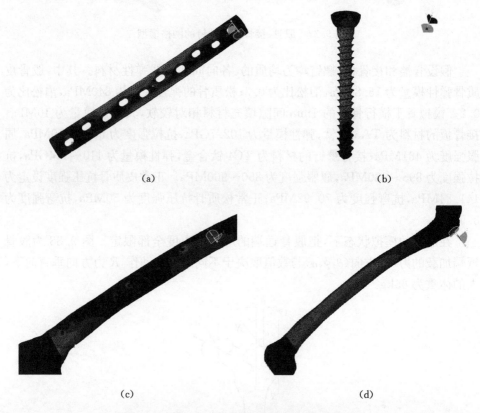

(a)

(b)

(c)

(d)

图 9.39　站立位时接骨板、螺钉和股骨应力分布

（2）步行。模拟人在缓慢行走时单足着地状态下股骨的受力模式。股骨头传递的关节力 $J = 1558N$，外展肌群肌力 $N = 1039N$，髂胫束肌力 $R = 169N$，受力方

向如图 9.38 所示,其中,$\theta=29.5°$,$\phi=24.4°$,$\alpha=135°$,R 力方向垂直向下,计算结果如图 9.40 所示。

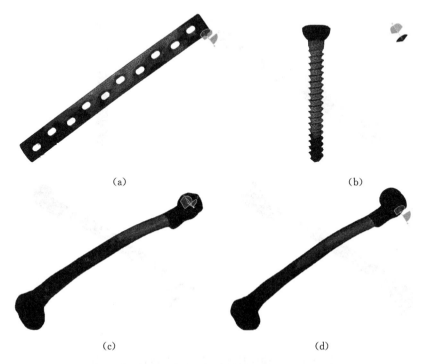

(a)　　　　　　　　　　　　　(b)

(c)　　　　　　　　　　　　　(d)

图 9.40　正常步态时接骨板、螺钉和股骨应力分布

图 9.40(a)～(c)分别为接骨板、螺钉和股骨应力分布。与站立时相似,在步态时,接骨板受到的最大应力也位于骨折缝附近且靠近外侧,应力最大值为130.2MPa,螺钉受到的应力最大值出现在螺钉与接骨板下表面的接触位置,其应力最大值为720.6MPa。由于步态下股骨承受的力大于人体站立位所承受的力,所以接骨板和螺钉上的应力要大于站立时。分析表明,接骨板和螺钉所承受的应力均未超过材料本身的许用应力值。股骨在骨折线附件的应力值范围为0～5MPa,与步态时完好的股骨计算结果相比[图 9.40(d)],应力遮挡率在 68% 左右。

(3)上楼梯。上楼梯时的关节力 $J=1781.43$N,外展肌群肌力 $N=1000.53$N,髂胫束肌力 $R=191.52$N,计算结果如图 9.41 所示。

图 9.41(a)～(c)分别为接骨板、螺钉和股骨应力分布。在上楼梯时,接骨板受到的最大应力也位于骨折缝附近且靠近螺钉孔处,应力最大值为208.5MPa,螺钉的应力最大值为 1242MPa,螺钉材料 TC4 的屈服强度为850～900MPa,很显然,螺钉受到的最大应力值已经超过了 TC4 的屈服强度,但根据螺钉受力云图发现,只有一个单元出现最大应力值,而螺钉其他部位的受力均在 300MPa 以下。

股骨在骨折缝附近的应力值大约为 3～5MPa,与上楼梯时完好的股骨计算结果相比[图 9.41(d)],应力遮挡率为 60%～70%。

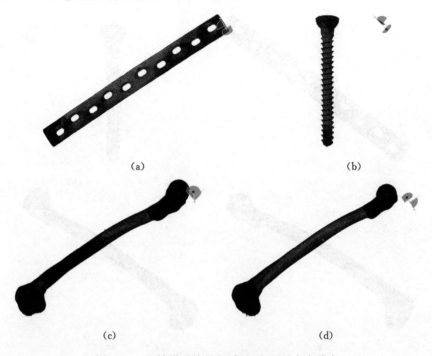

图 9.41　上楼梯时接骨板、螺钉和股骨应力分布

(4) 摔倒。对于已经骨折的患者来说,摔倒状态是一种比较极端的受力状况。摔倒时,加载的关节力一般是体重的 8 倍。摔倒时的关节力 $J=5488$N,外展肌群肌力 $N=900.52$N,髂胫束肌力 $R=111$N,计算结果如图 9.42 所示。

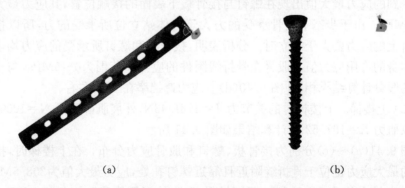

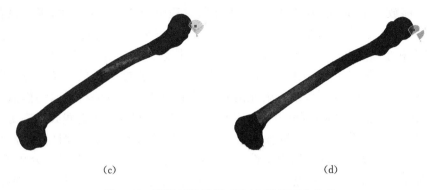

(c)　　　　　　　　　　　　　　　　(d)

图 9.42　摔倒时接骨板、螺钉与股骨应力分布

　　图 9.42(a)~(c)分别为接骨板、螺钉和股骨应力分布。在摔倒时,接骨板受到的最大应力也位于骨折缝一侧且靠近螺钉孔处,应力最大值达到了 1397MPa,超过了纯钛的屈服强度。螺钉的最大应力分布在螺钉头下面第一道螺纹处,约为 2000~4500MPa,这个应力值也超过了螺钉的屈服强度,而螺钉的其他部位的受力在 250MPa 以下。股骨骨折缝附近的应力值大约为 20~50MPa,与摔倒时完好的股骨计算结果相比[图 9.42(d)],应力遮挡率为 60%~90%。

　　表 9.15 是接骨板和螺钉采用医用不锈钢时的最大应力值,与采用钛合金相比,应力有所提高,计算还表明,当采用不锈钢时,应力遮挡现象更为严重。

表 9.15　医用不锈钢接骨板和螺钉最大应力值

运动状态	接骨板应力 σ_{max}/MPa	接骨螺钉应力 σ_{max}/MPa
站立	132.8	809
步态	169.8	938.3
爬楼梯	228.5	1350
摔倒	1676	4565

9.6.2　下肢康复治疗中的生物力学典型应用

　　大腿截肢患者使用假肢装置来弥补肢体的缺损和代偿基本的行走功能。假肢接受腔是假肢与残肢之间的腔体部件,主要作用是容纳残肢、传递残肢与假肢间的作用力,它是决定假肢装配质量、患者满意程度、残肢承重部位舒适与否及站立、行走功能代偿效果好坏的重要部件。良好掌握接触面间力的传递情况能够客观地评估假肢的适配性,从而优化接受腔的设计[58]。

　　目前,关于残肢与接受腔接触面之间力传递规律的研究已有开展。临床采用的传感器[59~63]测量方法需要将传感器放置于接受腔与残肢的接触面上,由于传感器只能放置于局部的位置上,在患者步行过程中会产生应力集中,影响患者的行走过程[64,65]。为了弥补实验结果的失真,一些学者用有限元法分析了大腿残肢[65~68]和小腿残肢[69~71]与接受腔内表面之间接触面应力-应变的变化分布情况。例如,Lacroix 等[72]用超弹性的肌肉模型模拟了大腿接受腔的穿着过程,穆晨等[73]建立了大腿与接受腔的有限元模型,用各向同性线弹性的材料属性模拟站立中期大腿与接受腔接触面间的应力-应变情况。但是,目前对大腿残肢与接受腔界面的应力分析还没有扩展到步态周期的各个时相,也没有对比超弹性和线弹性肌肉组织材料参数对分析结果力学性能的影响。因此,建立三维有限元分析模型,考虑肌肉材料的非线性特点,计算步行过程中足跟着地时期、站立相中期、脚尖离地 3 个时刻大腿残肢与接受腔接触面间的应力分布,对于系统分析假肢的功能特性和假肢接触界面的优化设计具有重要意义。

1. 模型建立及边界条件

从 CT 断层扫描获得骨骼、大腿残肢表面和接受腔外表面的模型数据,扫描层厚 5mm,然后以 1.25mm 层厚、0.6mm 层间隔进行后重建,图像以 DICOM 格式储存。志愿者为 1 名 41 岁右侧大腿截肢的男性患者(身高 171cm,体重 65kg),中等残长,有近十年穿戴大腿假肢的经验,平时使用坐骨承重式大腿假肢接受腔,承重自锁膝关节和 SACH 静踝假脚,步态良好。断层扫描时,戴好大腿假肢处于平躺位,并保持膝关节和髋关节伸展位,接受腔一并扫描。在 Mimics 10.01 软件分割股骨和接受腔的内外表面,假设接受腔的内表面与残肢的外表面一致[74],大腿的肌肉组织填充在接受腔内表面与骨骼表面之间。将面模型导入到 HyperMesh 10.0 软件中进行网格划分(图 9.43),单元类型 $C_3D_{10}M$,其中骨骼单元 1808 个,肌肉软组织单元 16288 个,接受腔单元 1496 个,共计 19592 个。

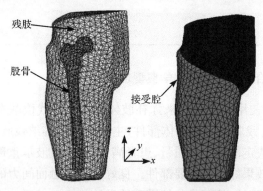

图 9.43　大腿截肢患者残肢与接受腔有限元模型

骨和接受腔的材料属性为各向同性线弹性,弹性模量和泊松比分别为 15GPa

和 0.3[68,75]，详见表 9.16。为了模拟肌肉的大变形、非线性特点，肌肉软组织采用
Mooney-Rivlin 超 弹 性 材 料[76]，参 数 $C_{10} = 85.5$kPa，$C_{01} = 21.38$kPa，$D_1 = 0.459$MPa^{-1}。为了比较线弹性和超弹性材料属性对仿真分析结果的影响，同时
建立软组织为线弹性属性的模型。Malinauskas 等[77]测量了 9 个大腿截肢患者腿
部肌肉放松状态下的弹性模量，不同位置的材料属性的平均值范围为 53.2～
141.4kPa。当大腿残肢穿戴上接受腔时，腿部肌肉处于压缩状态，其弹性模量比
放松状态大，故设置其弹性模量为 200kPa，泊松比为 0.45。

表 9.16　骨骼、软组织和接受腔的材料属性

	骨骼	接受腔	线弹性软组织
弹性模量/MPa	15000	15000	0.2
泊松比	0.3	0.3	0.45
单元类型	$C_3D_{10}M$	$C_3D_{10}M$	$C_3D_{10}M$
单元数	1808	1496	16288

假设骨和软组织之间是没有活动的连续整体，残肢和接受腔之间是可以运动
的两部分，并定义接触面间的接触法则为面-面接触，接受腔内表面为主面，残肢的
外表面为从面，摩擦系数为 0.5[73]。为了分析大腿接受腔的穿戴过程和步行中残
肢的力的传递过程，共建立 2 个分析步，先固定接受腔的底端面，在残肢的上端面
施加 50N 的压力[73]，模拟穿戴过程；再固定残肢的上端面，在接受腔的下端面施
加步态分析过程中测量得出的接受腔与假肢接触界面的 3 个时相作用力，包括足
跟触地时期、站立相中期和脚尖离地时期，3 个时相的作用力以其与体重之比定义
为 BW 列于表 9.17 中[78]。仿真分析软件为 ABAQUS。

表 9.17　大腿截肢有限元模型的加载力[21]

	BW/%		
	足跟触地时期	站立中期	脚尖离地
x	10	11	12
y	−11	0	12
z	102	70	93

2. 结果分析

(1) 3 个时相残肢-接受腔界面的压力分布。足跟着地时期、站立相中期、脚尖
离地 3 个时期残肢-接受腔界面的压力变化规律如图 9.44 所示。3 个时相压力均
在残肢末端集中，超弹性软组织模型分析所得的最大值分别为 55.80kPa、
47.63kPa和50.44kPa；当采用线弹性软组织的模型来仿真时，3 个时相的压力同

样集中于残肢末端,其最大值分别增加到 149.86kPa、118.55kPa 和 139.68kPa,
且压力更加集中在残肢末端。

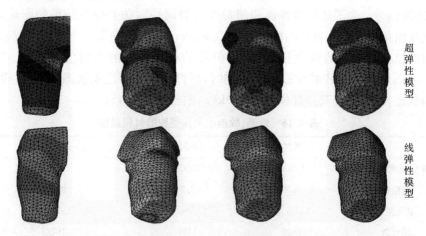

图 9.44　预压力作用下以及不同时相的法向界面压力

（2）3 个时相残肢-接受腔界面的剪切应力分布。两种模型足跟着地时期、站
立相中期、脚尖离地 3 个时期残肢-接受腔界面的剪切应力变化规律如图 9.45 所
示。其中,超弹性模型 3 个时相接触面径向剪切应力最大值分别为 13.42kPa、
10.45kPa、13.29kPa、轴向剪切应力最大值分别为 40.70kPa、11.98kPa、
22.41kPa;线弹性模型 3 个时相接触面径向剪切应力最大值分别为 25.32kPa、
24.10kPa、29.55kPa,轴向剪切应力最大值分别为 65.48kPa、29.53kPa、
37.59kPa。两种模型不同时相下的剪切应力最大值如图 9.46 所示。

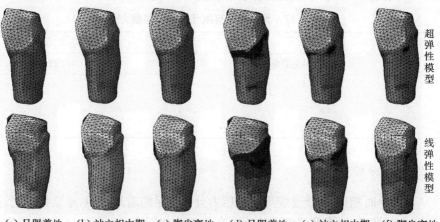

（a）足跟着地　（b）站立相中期　（c）脚尖离地　（d）足跟着地　（e）站立相中期　（f）脚尖离地
　径向剪切应力　径向剪切应力　径向剪切应力　轴向剪切应力　轴向剪切应力　轴向剪切应力

图 9.45　两种模型 3 个时相下残肢-接受腔界面的径向剪切应力和轴向剪切应力

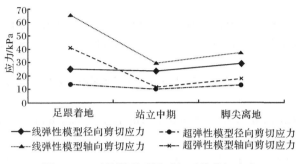

图 9.46　两种模型不同时相下的剪切应力

3. 讨论

为了模拟大腿残肢的穿戴过程,Lacroix 等[72]将接受腔固定,在大腿残肢上施加了指向接受腔方向的轴向位移,Zhang 和 Roberts[58]则使接受腔的单元节点沿径向位移逼近残肢表面,这不仅会使整个仿真过程出现大的滑动和扭动,增加收敛的难度,同时增加了计算量和计算时间。因此,本书没有模拟实际的穿戴过程,而采用了相对简单而又有效的方法,在模拟步行过程中残肢-接受腔界面的受力分布情况之前,增加了 1 个分析步,使残肢从上端向下挤压接受腔(压力为 50N)产生一个预压力,残肢-接受腔界面的最大法向应力为 5.5kPa,这与 Lacroix 等[72]分析得到的穿戴接受腔会产生平均最大压力(4±0.6)kPa 的作用效果相当。

基于模型的计算结果表明,步行过程的 3 个时相下接触界面的压力主要集中在残肢末端和接受腔口型圈,是步行过程中感觉疼痛的主要部位,与实际情况相符。不同时相下,残肢与接受腔接触界面的压力和剪切应力分布情况不同,在设计接受腔时需要充分考虑其受力特点。

参 考 文 献

[1] Delp S L, Loan J P, Hoy M G, et al. An interactive graphics-based model of the lower extremity to study orthopaedic surgical procedures. IEEE Transaction on Biomedical Engineering,1990,37(8):757—767.

[2] Arnold E M,Ward S R,Lieber R L,et al. A model of the lower limb for analysis of human movement. Annual of Biomedical Engineering,2010,38(2):269—279.

[3] Anderson F C,Pandy M G. A dynamic optimization solution for vertical jumping in three dimensions. Computer Methods in Biomechanics and Biomedical Engineering,1999,2(3):201—231.

[4] Anderson F C,Pandy M G. Dynamic optimization of human walking. Journal of Biomechanic Engineering,2001,123(5):381—390.

[5] 徐孟. 面向人机工程仿真分析的人体生物力学模型. 杭州:浙江大学博士学位论文,2006.

[6] 尚鹏. 完整步态下自然股骨与人工髋关节的力学特性研究. 上海:上海交通大学博士学位论文,2003.

[7] 杨义勇,华超,王人成,等. 负重深蹲过程中下肢冗余肌肉力分析. 清华大学学报(自然科学版),2004,(11):1493—1496.

[8] Bergmann G,Graichen F,RohlmAnnual A. Hip joint loading during walking and running, measured in two patients. Journal of Biomechanics,1993,26(8):969—990.

[9] Bergmann G,Deuretzbacher G,Heller M,et al. Hip contact forces and gait patterns from routine activities. Journal of Biomechanics,2001,34(7):859—871.

[10] Kaufman K R,Kovacevic N,Irby S E,et al. Instrumented implant for measuring tibiofemoral forces. Journal of Biomechanics,1996,29(5):667—671.

[11] D'Lima D D,Townsend C P,Arms S W,et al. An implantable telemetry device to measure intra-articular tibial forces. Journal of Biomechanics,2005,38(2):299—304.

[12] Anderson F C,Pandy M G. Static and dynamic optimization solutions for gait are practically equivalent. Journal of Biomechanics,2001,34(2):153—161.

[13] 杨义勇,王人成,郝智秀,等. 自然步态摆动期动力学协调模式的研究. 生物医学工程学杂志,2006,23(1):69—73.

[14] 张瑞红,金德闻,张济川,等. 不同路况下正常步态特征研究. 清华大学学报(自然科学版),2000,40(8):77—80.

[15] 王劲松,王令军,王婷,等. 不同步速下人体步态规律的测量与研究. 传感器与微系统,2008,27(9):43—45,49.

[16] Lelas J L,Merriman G J,Riley P O,et al. Predicting peak kinematic and kinetic parameters from gait speed. Gait Posture,2003,17(2):106—112.

[17] 郝智秀,周吉彬,金德闻,等. 不同足地界面对人体三维步态的影响. 清华大学学报(自然科学版),2006,(08):1388—1392,1396.

[18] Riley P O,Della C U,Kerrigan D C. Propulsive adaptation to changing gait speed. Journal of Biomechanics,2001,34(2):197—202.

[19] Powers C M,Heino J G,Rao S,et al. The influence of patellofemoral pain on lower limb loading during gait. Clinical Biomechanics,1999,14(10):722—728.

[20] 胡雪艳,恽晓平,郭忠武,等. 正常成人步态特征研究. 中国康复理论与实践,2006,(10):855—857,921.

[21] 刘建华. 偏瘫患者的步态分析和治疗. 中国康复理论与实践,2006,(10):915,916.

[22] 胡雪艳,江晓峰. 偏瘫步态的运动学评定. 中国康复理论与实践,2005,(05):359,360.

[23] 江晓峰,胡雪艳. 双侧痉挛型脑瘫患儿的步态特征分析. 中国康复理论与实践,2009,15(01):65,66.

[24] 许光旭,王彤,王翔,等. 偏瘫不对称步态的生物力学研究. 中国康复医学杂志,1995,(03):

97—101.

[25] 励建安. 神经疾病的步态分析. 中国康复医学杂志,2005,(04):304—306.

[26] 廖福元,王珏. 帕金森病对步态对称性的影响. 西安交通大学学报,2006,(02):228—230,238.

[27] 邹亮畴,马晋. 膝关节损伤患者的步态分析. 广州体育学院学报,1999,(03):59—63.

[28] 刘建华,丸山仁司,胜平纯司. 上下台阶方法的生物力学研究. 中国康复理论与实践,2003,9(10):604—605.

[29] Andriacchi T P, Andersson G B, Fermier R W, et al. A study of lower-limb mechanics during stair-climbing. Journal of Bone and Joint Surgury,1980,62(5):749—757.

[30] Livingston L A, Stevenson J M, Olney S J. Stairclimbing kinematics on stairs of differing dimensions. Archives of Physical Medicine and Rehabilitation,1991,72(6):398—402.

[31] Riener R, Rabuffetti M, Frigo C. Stair ascent and descent at different inclinations. Gait Posture,2002,15(1):32—44.

[32] Protopapadaki A, Drechsler W I, Cramp M C, et al. Hip, knee, ankle kinematics and kinetics during stair ascent and descent in healthy young individuals. Clincial Biomechanics,2007,22(2):203—210.

[33] Mulholland S J, Wyss U P. Activities of daily living in non-Western cultures: Range of motion requirements for hip and knee joint implants. International Journal of Rehabilitation Research,2001,24(3):191—198.

[34] Hemmerich A, Brown H, Smith S, et al. Hip, knee, and ankle kinematics of high range of motion activities of daily living. Journal of Orthopaedic Research,2006,24(4):770—781.

[35] 危小焰,王向前,胡贤豪,等. 女子举重下蹲式上挺的运动生物力学分析. 医用生物力学,2008,23(3):202—207.

[36] 白雪岭,王洪生,张希安,等. 男子下蹲式抓举技术动作的生物力学特征分析. 医用生物力学,2008,23(2):116—120.

[37] 艾康伟,李方祥,郝卫亚,等. 举重抓举和下蹲翻运动学比较与用力特征分析. 体育科学,2005,25(7):39—42.

[38] 王向前,危小焰,魏文仪. 箭步式上挺和下蹲式上挺技术的运动生物力学研究现状. 浙江体育科学,2003,(01):59—61.

[39] 孙砺. 下蹲式抓举技术动作的力学原理与解剖学分析. 太原大学教育学院学报,2010,28(01):94—96.

[40] Nagasaka K, Mizuno K, Tanaka E, et al. Finite element analysis of knee injury risks in car-to-pedestrian impacts. Traffic Injure Prevention,2003,4(4):345—354.

[41] 杨济匡,方海峰. 人体下肢有限元动力学分析模型的建立和验证. 湖南大学学报(自然科学版),2003,32(5):31—36.

[42] 彭睿. 行人在汽车碰撞事故中下肢骨折的有限元仿真研究. 长沙:湖南大学硕士学位论文,2006.

[43] 姜海波. 人体下肢关节系统的生物力学行为研究. 徐州:中国矿业大学博士学位论

文,2008.

[44] 张洪,李兆霞,钱竞光. 人体股骨的三维有限元模拟与步态应力分析. 医用生物力学,2009, 24(增刊):143—144.

[45] 王以进. 不同步态下人体股骨的有限元分析. 上海科技大学学报,1980,3(2):34—36.

[46] 廖东华,韩海潮,匡震邦. 离体胫骨的有限元分析. 生物医学工程学杂志,1998,15(1): 53—57.

[47] Wong C,Mikkelsen P,Hansen L B,et al. Finite element analysis of tibial fractures. Danish Medical Bulletin,2010,57(5):A4148.

[48] Kapandji A L. 骨关节功能解剖学(中卷). 第6版. 顾冬云,戴尅戎译. 北京:人民军医出版社,2011.

[49] Ward S R,Engineering C M,Smallwood L H,et al. Are current measurements of lower extremity muscle architecture accurate? Clincial Orthopaedic Related Research,2009, 467(4):1074—1082.

[50] Cappozzo A,Cappello A,Della C U,et al. Surface-marker cluster design criteria for 3-D bone movement reconstruction. IEEE Transaction on Biomedical Engineering,1997, 44(12):1165—1174.

[51] Winter D A. Biomechanics and Motor Control of Human Movement. 3rd ed. Hoboken:John Wiley & Sons,Inc,2005.

[52] Seniam. http://www. seniam. org/.

[53] Vaughan C L,Davis B L,O'Connor J C. Dynamics of Human Gait. 2nd ed. Cape Town: Kiboho,1999.

[54] Anderson F C. A dynamic optimization solution for a complete cycle of normal gait[PhD Dissertation]. Austin:The University of Texas at Austin,1999.

[55] American Academy of Orthopaedicaedic Surgeons,Committee for the Study of Joint Motion. Joint motion:Method of measurement and recording. American Academy of Orthopaedicaedic Surgeons,Chicago,1965.

[56] Robinson R P,Simonian P T,Gradisar I M,et al. Joint motion and surface contact area relateded to component position in total hip arthroplasty. Journal of Bone and Joint Surgury,1997,79(1):140—146.

[57] Burroughs B R,Hallstrom B,Golladay G J,et al. Range of motion and stability in total hip arthroplasty with 28—,32—,38—,and 44—mm femoral head sizes. Journal of Arthroplasty,2005,20(1):11—19.

[58] Zhang M,Roberts C. Comparison of computational analysis with clincial ical measurement of stresses on a below-knee residual limb in a prosthetic socket. Medical Engineering & Physics,2000,22(9):607—612.

[59] Convery P,Buis A W P. Socket/stump interface dynamic pressure distributions recorded during the prosthetic stance phase of gait of a trans-tibial amputee wearing a hydrocast socket. Prosthetics and Orthotics Intnational,1999,23(2):107—112.

[60] Laing S, Lee P V, Goh J C. Engineeringineering a trans-tibial prosthetic socket for the lower limb amputee. Annual of Acadamic Medicine, 2011, 40(5):252—259.

[61] Polliack A A, Sieh R C, Craig D D, et al. Scientific validation of two commercial pressure sensor systems for prosthetic socket fit. Prosthetics and Orthotics Intnational, 2000, 24(1): 63—73.

[62] Zhang M, Turner-Smith A R, Tannualer A, et al. Clincial ical investigation of the pressure and shear stress on the trans-tibial stump with a prosthesis. Medical Engineering & Physics, 1998, 20(3):188—198.

[63] Eshraghi A, Abu-Osman N A, Gholizadeh H, et al. An experimental study of the interface pressure profile during level walking of a new suspension system for lower limb amputees. Clincial Biomechanics, 2013, 28(1):55—60.

[64] Silver-Thorn M B, Steege J W, Childress D S. A review of prosthetic interface stress investigations. Journal of Rehabilitation Research and Development, 1996, 33(3):253—266.

[65] Tanaka M, Akazawa Y, Nakagawa A, et al. Identification of pressure distribution at the socket interface of an above-knee prosthesis. Advance in Engineering Software, 1997, 28(6):379—384.

[66] Commean P K, Smith K E, VAnnualier M W, et al. Finite element modeling and experimental verification of lower extremity shape change under load. Journal of Biomechanics, 1997, 30(5):531—536.

[67] Lin C C, Chang C H, Wu C L, et al. Effects of liner stiffness for trans-tibial prosthesis: A finite element contact model. Medical Engineering & Physics, 2004, 26(1):1—9.

[68] Zhang M, Mak A F T. A finite element analysis of the load transfer between an above-knee residual limb and its prosthetic socket: Roles of interface friction and distal-end boundary conditions. IEEE Transactions on Rehabilitation Engineering, 1996, 4(4):337—346.

[69] Portnoy S, Siev-Ner I, Shabshin N, et al. Patient-specific analyses of deep tissue loads post transtibial amputation in residual limbs of multiple prosthetic users. Journal of Biomechanics, 2009, 42(16):2686—2693.

[70] Portnoy S, Siev-Ner I, Yizhar Z, et al. Surgical and morphological factors that affect internal mechanical loads in soft tissues of the transtibial residuum. Annual of Biomedical Engineering, 2009, 37(12):2583—2605.

[71] Lee W C C, Zhang M. Using computational simulation to aid in the prediction of socket fit: A preliminary study. Medical Engineering & Physics, 2007, 29(8):923—929.

[72] Lacroix D, Patiño R J F. Finite element analysis of donning procedure of a prosthetic trans-femoral socket. Annual of Biomedical Engineering, 2011, 39(12):2972—2983.

[73] 穆晨, 钱秀清, 闫松华, 等. 预应力下大腿残肢站立中期时相的有限元分析. 医用生物力学, 2011, 26(4):321—324.

[74] Zachariah S G, Sanders J E. Finite element estimates of interface stress in the trans-tibial prosthesis using gap elements are different from those using automated contact. Journal of

Biomechanics,2000,33(7):895—899.

[75] Steege J W,Schnur D S. Prediction of pressure at the below-knee socket interface by finite element analysis//Proceedings of Symposium on the Biomechanics of Normal and Prosthetic Gait,Boston,1987:39—43.

[76] 王冬梅,董谢平,王尚城,等. 侧向冲击载荷作用下髋护具对股骨-骨盆复合体生物力学响应的影响. 医用生物力学,2012,27(1):32—39.

[77] Malinauskas M,Krouskop T A,Barry P A. Noninvasive measurement of the stiffness of tissue in the above-knee amputation limb. Journal of Rehabilitation Research and Development,1989,26(3):45—52.

[78] Schwarze M,Hurschler C,Seehaus F,et al. Loads on the prosthesis-socket interface of above-knee amputees during normal gait:Validation of a multi-body simulation. Journal of Biomechanics,2013,46(6):1201—1206.

第10章 骨盆骨肌生物力学仿真建模与分析

10.1 概 论

骨盆是脊柱向下肢载荷传递的中心,也是躯干和下肢运动肌肉的重要起止区域,盆骨和盆底结构对盆、腹部组织起到了保护支持的作用。本章主要摘选课题组前期相关研究,阐述构成骨盆带的髂骨、骶骨及其连接结构的相关生物力学问题,采用有限元仿真建模和生物力学实验的方法阐述构成骨盆带的髂骨-骶骨及其连接结构的相关生物力学问题,并结合临床问题对骶髂关节退变、骨盆创伤重建等进行初步分析。

10.2 骨盆骨肌系统几何与动力学仿真建模

10.2.1 骨盆骨骼系统的几何建模

1. 骨组织轮廓信息的提取

数据来源:采用中国人民解放军第三军医大学"中国可视人"第一例男性尸体冰冻切片数据[1],身高171cm,体重69kg,年龄35岁,在标准双腿站立位下冰冻,共有切片2111片,层厚为0.1~1.0mm。

2. 体模型的建立

(1)线模型的预处理。将前述的igs文件导入到Imageware软件中进行预处理[图10.1(a)],按特征部位分成两到三段,得到最终预处理模型[图10.1(b)]。

(2)体模型的建立。将预处理完毕的igs文件分步导入到Ansys中生成外层骨皮质[图10.1(c)]。本研究着重于骶髂关节,该部分处理尽可能细致,将骶骨与髂骨模型侧面耳状区域的空隙以约2:1的比例分别建出骶骨软骨和髂骨软骨[2],接触面间隙为0[图10.1(d)]。

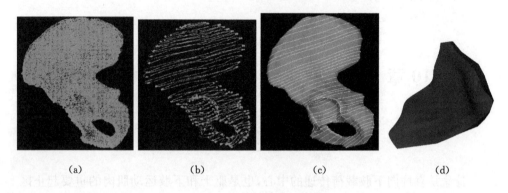

　　(a)　　　　　　　　(b)　　　　　　　　(c)　　　　　　　　(d)

图 10.1　模型处理过程图

　　(3) 坐标系的确立。如图 10.2 所示,将右侧髋臼中心定义为原点 O;(X,Z) 面定义为平行于过右左髂前上棘及最前侧耻骨结节的平面;X 轴从右侧髋臼中心指向左侧髋臼中心;Z 轴随之确定,方向向上;Y 轴运用右手法则确定[3]。

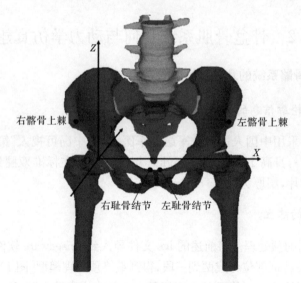

图 10.2　完整几何模型及其坐标系

10.2.2　骨盆的有限元建模

1. 单元类型选择

　　(1) 骨与软骨等。选用 Solid92 四面体十节点单元划分模型[4](图 10.3)。

　　(2) 韧带。本模型中涉及的韧带数量多,方向不一致,各韧带间相互交织,难以建立三维韧带实体模型,故在此采用 2D 索单元 LINK10 代替。

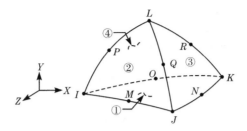

图 10.3　模型单元示意图

2. 材料属性赋予

(1) 骨材料。本模型数据来源是冰冻切片彩图,无 CT 值,故骨松质各向同性赋予,具体如表 10.1 所示。

(2) 骶髂软骨。本模型骶髂软骨属性取自 Miura 的测量数据均值 54MPa。骨盆其他部位软组织属性设置如表 10.1 所示。

表 10.1　骨与软骨组织材料属性及单元类型和单元数

材料名称	本构模型	材料属性		参考文献	单元类型	单元数
		弹性模量/MPa	泊松比			
股骨骨皮质	各向同性	18200	0.38	[5]	Solid92	37720
股骨骨松质		389	0.3	[5]		28846
髂骨骨皮质		17000	0.3	[6]		104700
髂骨骨松质		132	0.2	[6]		153806
骶骨骨皮质		6140	0.3	[7]		97982
骶骨骨松质		1400	0.3	[7]		158795
腰椎骨皮质		12000	0.3	[5]		130980
腰椎骨松质		100	0.3	[5]		148830
软骨终板		24	0.4	[5]		5569
纤维环		450	0.45	[9]		55922
髓核		2.25	0.4995	[9]		9725
骶骨软骨(均值)		54	0.4	[10]		5804
髂骨软骨(均值)		54	0.4	[10]		3870
耻骨间盘		5	0.45	[11]		1399
髋关节软骨		12	0.42	[5]		7271
合计						954292

（3）骶髂韧带系统。文献中骶髂系统韧带属性的差异也很大，本模型中韧带属性采用 Zheng 和 Phillips 文中参数，如表 10.2 所示。

表 10.2　骶髂韧带系统材料属性及单元类型和单元数

材料名称	本构模型	刚度系数/(N/mm)	参考文献	单元类型	单元数
骶棘韧带		K=1400N/mm	[8]		80×2
骶结节韧带		K=1500N/mm	[8]		300×2
骨间韧带		K=2800N/mm	[8]		400×2
骶髂前韧带		K=700N/mm	[8]		120×2
骶髂后韧带(长丛)	各向异性	K=1000N/mm	[8]	LINK10	200×2
骶髂后韧带(短丛)		K=400N/mm	[8]		160×2
髂腰韧带		K=1000N/mm	[4]		200×2
耻骨上韧带		K=500N/mm	[4]		100
耻骨弓韧带		K=500N/mm	[4]		100
合计					3120

3. 网格划分、韧带创建和接触处理

（1）网格划分。选用自动划分网格功能，网格密度按不同部位通过设定线段的长度来定：髂骨 3mm、骶骨 2mm、椎骨 1.6mm、骶髂软骨 1mm，其他各部位软组织 2mm。

（2）韧带创建。分别选出各韧带两端解剖附着区域面内的节点，在两端节点间创建 LINK10 单元，为减弱韧带附着区域的应力集中现象，本模型中创建了较多数量的韧带单元，每根单元的刚度系数约 5～17N/mm，共创建了 3120 个 LINK10 单元，各韧带部位具体数量和参数值如表 10.2 所示。

（3）接触处理。骶骨软骨与髂骨软骨之间做接触处理，接触间隙为 0，接触方式为"面-面"，摩擦系数取 0.015[5]。髂骨较硬，设为目标体，选用 TARGE170 单元；骶骨较软，设为接触体，选用 CONTA174 单元。

4. 加载及边界条件

如图 10.4 所示，取双腿站立位，固定双侧下端部分股骨 6 个自由度，在腰 3 椎面上加竖直向下 500N 的面载荷，分别用于文献验证和实验验证。

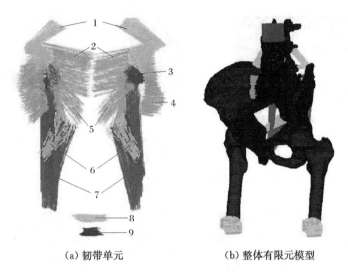

（a）韧带单元　　　　　　　　　（b）整体有限元模型

图 10.4　有限元模型的创建

1. 髂腰韧带；2. 骶髂关节背侧韧带（短）；3. 骨间韧带；4. 骶髂前韧带；5. 骶髂关节背侧韧带（长）；
6. 骶棘韧带；7. 骶骨节韧带；8. 耻骨上韧带；9. 耻骨弓韧带

10.3　骨盆生物力学仿真计算与分析

10.3.1　双腿站立相骨盆生物力学仿真分析及模型验证

通过文献查阅与比较后，选取程黎明等[12] 于 2007 年建立并初步验证的人体全骨盆模型作为文献验证对象。选取汪方[13]和陈博等[14]的骨盆尸体实验数据作为实验验证对象。为分别与文献和实验进行对比验证，建立了两种模型——骶髂关节做融合处理模型和骶髂关节做接触处理模型，其约束和加载条件都相同。取双腿站立位，固定双侧下端部分股骨 6 个自由度，在腰 3 椎面上加竖直向下 500N 的面载荷，分别用于文献验证和实验验证。

1. 文献验证

骶髂融合算例计算，应力从骶骨椎面往下分别在骶骨前方和后方向两侧面分叉传导至骶髂关节面上，然后直接指向骶髂关节，再通过股骨头传至下肢；应力主要集中部位是椎骨前面、骶髂关节面及周边、髂骨弓、坐骨大切迹、髋臼侧缘、股骨颈，最大幅值约为 41MPa，发生在第四腰椎（图 10.5、表 10.3、表 10.4）。

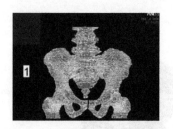 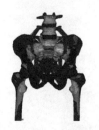 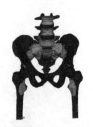

(a) 程黎明等[12]全骨 (b) 含韧带全骨盆融合 (c) 不含韧带全骨盆融合
盆模型计算结果 模型计算结果 模型计算结果

图 10.5 双腿站立位下融合模型全骨盆的 von Mises 应力分布图

表 10.3 双腿站位融合模型中整体与各部位应力与位移峰值

各参数名称	整体	左侧髂骨		右侧髂骨		骶骨		左骶髂关节		右骶髂关节		耻骨联合
		皮质	松质	皮质	松质	皮质	松质	骶软	髂软	骶软	髂软	
主应力一 /MPa	18.1	20	0.23	16.4	0.24	12.2	3.0	3.5	5.2	3.1	3.5	0.36
主应力三 /MPa	−42.8	−17.5	−0.70	−27.8	−0.5	−12.5	−5.3	−3.4	−11.2	−3.1	−4.4	−0.16
等效应力 /MPa	41	16.1	0.46	25.7	0.52	13.5	4.32	5.0	4.24	0.5	2.9	0.16
X 位移 /mm	0.12/ −0.07	0.09/−0.07		0.09/−0.07		007/−0.03		0.1/ −0.0	0.05/ −0.1	0.03/ −0.03	0.03/ −0.03	0.03/ −0.01
Y 位移 /mm	0.32/ −1.0	0.16/−0.08		0.14/−0.08		0.32/−0.09		0.13/ 0.06	0.12/ 0.08	0.12/ 0.04	0.11/ 0.08	0.03/ −0.03
Z 位移 /mm	0.15/ −0.68	0.06/−018		0.07/0.17		−0.06/−0.37		−0.1/ −0.20	−0.1/ −0.2	−0.1/ −0.2	−0.1/ −0.18	0.01/ −0.5
总位移 /mm	1.16	0.21		0.21		0.37		0.23	0.22	0.22	0.21	0.05

表 10.4 双腿站立位融合模型中各韧带拉力与变形幅值

	髂腰韧带		骨间韧带		骶髂前韧带		骶髂后韧带		骶结节韧带		骶棘韧带	
	左	右	左	右	左	右	左	右	左	右	左	右
拉力/N	3.34	4.11	37.9	35.9	0	0	0.06	0.25	1.56	1.57	5.91	4.94
变形/mm	0.003	0.004	0.014	0.013	0	0	≈0	≈0	≈0	≈0	0.004	0.004

模型位移分布较对称,最大位移发生在第三腰椎,骨盆后方位移比前方大,耻骨联合处位移几乎为 0;整体模型位移峰值为 1.16mm,骶骨处位移峰值为 0.37mm,髂骨处位移为 0.21mm;骶髂关节处位移为 0.23mm(图 10.6、表 10.3)。

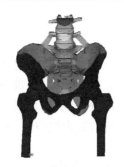
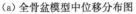
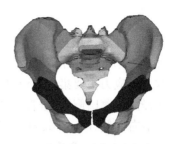

(a) 全骨盆模型中位移分布图　　　　(b) 骨盆骨组织位移分布图

图 10.6　融合模型中位移分布图

骶髂关节面应力主要集中在耳状面周缘,两侧应力传导不对称,左右两侧髂骨应力峰值分别为 16.1MPa 和 25.6MPa;骶髂软骨中的应力同样主要集中在耳状面边缘,两侧应力亦不对称,峰值分别为 2.9MPa 和 5.1MPa;应力在骨松质中的传导路线与在骨皮质中的传导路线一致,但峰值小很多,骶骨中约为 4.32MPa,髂骨中约为 0.5MPa(图 10.7、表 10.3)。

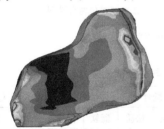
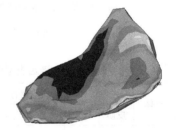

(a) 左侧骶髂软骨　　　　　　　　(b) 右侧骶髂软骨

图 10.7　融合模型中骶髂软骨表面等效应力分布图

各韧带所承拉力都较小,骨间韧带处拉力幅值约为 37N,髂腰、骶结节、骶棘韧带只承力 1～6N,其余韧带拉力均可忽略不计(表 10.4)。

程黎明的计算结果显示正常骨盆双足站立位 von Mises 应力主要集中在骶髂关节附近、弓状线附近、髋臼处及股骨颈处,这与本次计算结果大体一致,但计算结果中最大应力为 82.863MPa[图 10.5(a)],约为本算例结果的 2 倍。文献中其他骨盆模型的计算结果为:Dalstra 等[15]计算步态中 8 个相位下应力在骨盆中传导的结果显示,骨皮质中的应力约为 15～20MPa,骨松质中的应力约为 0.3～0.4MPa;郑琦等[16]建立的个性化骨盆的计算结果显示,骨皮质中的最大应力为 20～36MPa;钱齐荣等[17]的计算结果显示,坐位下骶髂关节面的应力约为 27MPa。这些计算结果皆与本算例的计算结果较为接近。

2. 实验验证

骶髂接触算例计算,应力从骶骨椎面往下,主要在骶骨前向两侧面分叉传导至骶髂关节面上,然后分别沿髂骨弓和髂骨外缘传导至髋臼,部分应力再从髋关节传至耻骨联合。应力主要集中部位是椎骨前面、骶髂关节面及周缘、髂骨弓、坐骨大切迹、髂骨外缘、髋臼侧缘、耻骨联合及股骨颈,最大幅值约为 47.6MPa,发生在右侧骶髂关节右前侧(图 10.8、表 10.5)。

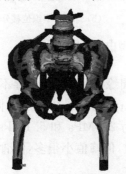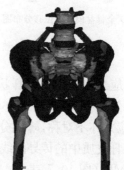

　　(a) 双腿站位融合接触模型　　　　　　(b) 双腿站位融合模型

图 10.8　等效应力分布状况比较

表 10.5　双腿站位接触模型中整体与各分部位应力与位移峰值

参数名称	整体	左侧髂骨		右侧髂骨		骶骨		左骶髂关节		右骶髂关节		耻骨联合
		皮质	松质	皮质	松质	皮质	松质	骶软	髂软	骶软	髂软	
主应力一 /MPa	28.9	28.7	0.37	28.9	0.38	11.0	2.8	3.86	12.3	3.3	8.1	2.55
主应力三 /MPa	−42.8	−31.8	−1.03	−43.2	−1.39	−17.9	−5.78	−8.3	−16.7	−10.9	−22.2	−1.02
等效应力 /MPa	47.6	31.4	0.95	39.9	1.21	16.5	5.3	6.6	15.1	6.57	15.7	1.2
X 位移 /mm	0.45/ −0.46	0.40/−0.03		0.04/−0.42		0.03/−0.25		−0.04/ −0.23	0.45/ 0.3	0.02/ −0.11	−0.31/ −0.46	0.03/ −0.02
Y 位移 /mm	1.23/ −1.85	0.21/−0.03		0.21/−0.03		1.23/−0.25		0.41/ 0.04	0.25/ 0.13	0.46/ 0.09	0.11/ 0.30	0.22/ 0.16
Z 位移 /mm	0.20/ −1.38	0.19/−0.12		0.19/−0.06		−0.04/−0.92		−0.31/ −0.78	−0.05/ −0.54	−0.18/ −0.65	−0.02/ −0.38	0.2/ 0.15
总位移 /mm	2.2	0.45		0.46		1.3		0.83	0.72	0.72	0.62	0.29

模型左右两侧位移分布较对称,骨盆后方位移还是仍大于前方,骨盆前方位移主要集中在耻骨联合附近;整体模型位移峰值为 2.2mm,骶骨处位移峰值为1.3mm,髂骨处位移峰值为 0.45mm;左右两侧骶髂关节滑动距离不对称,分别为0.66mm、0.81mm;耻骨联合处位移峰值为 0.29mm(表 10.6)。

表 10.6　双腿站位接触模型中各韧带拉力与变形幅值

	髂腰韧带		骨间韧带		骶髂前韧带		骶髂后韧带		骶结节韧带		骶棘韧带	
	左	右	左	右	左	右	左	右	左	右	左	右
拉力/N	12.2	14.4	165.5	154.7	14.2	16.4	17.1	12.1	2.72	2.0	17.3	16.7
变形/mm	0.012	0.014	0.059	0.055	0.02	0.023	0.012	0.009	0.002	0.001	0.012	0.012

骶髂关节面应力主要集中在耳状面前方中下侧周缘,两侧应力分布较对称,右侧髂骨应力峰值比左侧略大,分别为 39.9MPa 和 31.4MPa,骶骨中应力峰值为16.5MPa。应力在骨松质中的分布状况与在骨皮质中基本一致,但峰值小很多,骶骨中为 5.3MPa,约为其骨皮质中应力的 1/3,髂骨中约 1MPa,仅是其骨皮质内应力的 1/40~1/30。骶髂软骨中的应力主要集中在前方下侧、前方中上侧和中部上侧。两侧应力具体分布状况并不对称,左右两侧软骨中应力峰值分别为15.1MPa 和15.7MPa,软骨接触面应力峰值分别为 7.3MPa 和7.9MPa(图 10.9、表 10.7)。

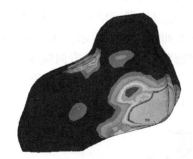 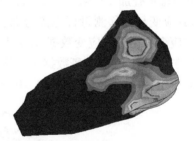

　　(a) 左侧骶髂软骨　　　　　　　　　　　(b) 右侧骶髂软骨

图 10.9　接触模型中骶髂软骨表面等效应力分布图

表 10.7　双腿位接触模型中软骨接触面压力、滑动距离及分布区域

	接触压力/N	摩擦应力/N	总接触应力/N	滑动距离/mm	主要分布区域
左侧骶髂软骨接触面	7.25	0.11	7.25	0.66	前部下方、其次中部中上方
右侧骶髂软骨接触面	7.93	0.12	7.93	0.81	前部下方、其次前中、上部

模型中各韧带都承载,骨间韧带处拉力最大,最大幅值超过 160N,骶结节韧

带上拉力最小约 2N,其余各韧带拉力在 10~20N(表 10.8)。

表 10.8　各计算模型与实验标本中 A、B、C、D 各区域内第一、三主应变

（单位:με）

	A		B		C		D	
	主应变/一	主应变/三	主应变/一	主应变/三	主应变/一	主应变/三	主应变/一	主应变/三
计算 (接触)	108±36	−193±55	573±81	−631±128	564±106	−640±99	78.2±20	−170±56
计算 (融合)	14.8±4	−35.3±12	423±106	−508±121	447±120	−594±110	32.3±6	−55.4±10
实验 (新鲜)	149.3±58	−2.3±18	567.7±146	−253±90	458±101	−466±157	94±37	−159±66
实验 (固定)	141.8±93	−25.7±27	631.6±355	−398.4± 166	337.9±204	−376.6± 133	64.4±43	−42.7±30
实验 (总体)	143.7±85	−19.8±25	615.6±305	−362.1± 148	359.7±191	−398.9± 140	71.8±43	−71.8±54

　　汪方[13] 和陈博等[14] 共测量了 12 具完整骨盆标志点的应变数据和散斑点的位移数据。其中,4 具是新鲜尸体骨盆,其余 8 具经甲醛泡过。加载为 100~500N,中间每步叠加 100N。本次验证模型选取加载 500N 时的测量数据作为比较对象,其应变与位移测量标志点分布位置如图 10.10 所示。A、B、C、D 处测量了第一主应变和第三主应变数据;而 a、b 处测量只测量了 X 方向应变,c、d 处只测量了 YZ 方向上的应变;散斑数据主要分析了 Z 方向位移。具体数值如表 10.8~表 10.10 所示,各数值比较如图 10.10 所示。

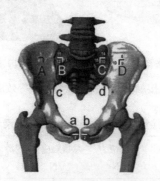

(a) 应变测试点位置分布

A. 右髂窝;B. 右骶骨翼;C. 左骶骨翼;D. 左髂窝;a. 右耻骨结节;
b. 左耻骨结节;c. 右弓状线;d. 左弓状线

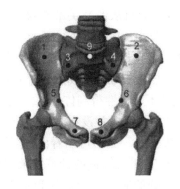

(b) 位移测试点位置分布

1. 右髂窝；2. 左髂窝；3. 右骶骨翼；4. 左骶骨翼；5. 右弓状线；

6. 左弓状线；7. 右耻骨结节；8. 左耻骨结节；9. 骶骨岬

图 10.10　实验中各测试点的位置分布

表 10.9　各计算模型与实验标本中 a、b 区域内 X 应变与 c、d 区域内 YZ 应变

（单位：μɛ）

	a	b	c	d
	X 应变	X 应变	YZ 应变	YZ 应变
计算（接触）	-7.6 ± 3.6	-4.2 ± 9	-190 ± 114	-141 ± 81
计算（融合）	11.2 ± 4.9	4.21 ± 3.8	-106 ± 55.3	-67.2 ± 24.3
实验（新鲜）	-23 ± 52	90.3 ± 27	-269.9 ± 26	-243.3 ± 40
实验（固定）	-31.7 ± 20	-73.1 ± 71	-204.7 ± 41	-224.3 ± 54
实验（总体）	-29.5 ± 28.3	-32.2 ± 83	-221 ± 44.5	-229.1 ± 50.3

表 10.10　各计算模型与实验标本中各散斑点 Z 方向位移　（单位：mm）

	1	2	3	4	5	6	7	8	9	Max
计算（接触）	$-0.03\pm$ 0.01	$-0.04\pm$ 0.01	$-0.67\pm$ 0.05	$-0.77\pm$ 0.05	$0.04\pm$ 0.02	$-0.05\pm$ 0.02	$0.17\pm$ 0.03	$0.16\pm$ 0.03	$-0.82\pm$ 0.1	-1.38
计算（融合）	$-0.04\pm$ 0.03	$-0.06\pm$ 0.01	$-0.22\pm$ 0.02	$-0.21\pm$ 0.01	$-0.02\pm$ 0.01	$-0.02\pm$ 0.01	$0.01\pm$ 0.01	$0.02\pm$ 0.01	$-0.33\pm$ 0.03	-0.68
实验（总体）	$-0.71\pm$ 0.18	$-0.68\pm$ 0.12	$-0.44\pm$ 0.14	$-0.40\pm$ 0.15	$-0.34\pm$ 0.07	$-0.25\pm$ 0.09	$0.16\pm$ 0.29	$0.15\pm$ 0.25	$-0.99\pm$ 0.17	$-1.25\pm$ 0.37

从图 10.11(a) 可以看到，骶骨前侧面和骶髂关节髂骨周缘 A、B、C、D 四个测量点中第一主应变的实验数据与接触算例计算结果均较接近，而融合算例在 A、D 两点处第一主应变明显小于实验值，这正反映出髂骨翼部位亦有部分应力传导，

而非融合算例结果所显示：应力只从骶髂关节直接传导至髋关节，这也进一步说明了骶髂关节是微动滑液关节。从图 10.11(b)可以看到，融合和接触模型中 A、B、C、D 四点第三主应变绝对值均比实验值大，尤其是在 A、B 点，这可以从两个方面去解释：①实验真实测量点区域与计算模型测量点区域并不是完全吻合，这可以从 B、C 两点实验测量值的不对称性得到佐证；②真实骨盆骨性结构外层还覆盖了一层筋膜，这部分材料在本模型中并没有考虑，其存在对骨盆中应力的传导与分布也具有一定的影响。从图 10.11(c)可以看出，髂骨弓 c、d 处的应变测量数据与接触算例的计算结果较接近，融合算例的计算结果明显偏小。耻骨联合 a、b 处的测量数中新鲜骨盆在 b 点处的应变与计算值和甲醛固定骨盆的测量值差别很大，这有可能是由于实验误差引起的。从总体平均数据来看，耻骨联合处应变为负值表明受压，这与接触算例的计算结果相符，而与融合算例的计算结果正好相反。从图 10.11(d)可以看出，接触模型各部位位移分布与实验测量值较为接近，尤其是 7、8、9 三点和最大值，但 1、2 和 5、6 四点相差较大，对于这个差异，作者认为一方面是由于骨盆外层筋膜的影响未曾考虑，另一方面是骶髂后韧带、骶结节韧带采用索单元代替可能会削弱它原有的作用，因为真实骨盆这部分韧带是在骶骨表面上滑行的，而不是侵入至骶骨骨性结构里面。

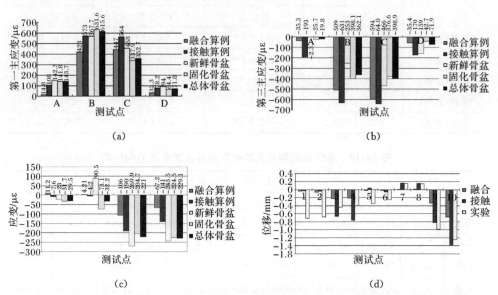

图 10.11　各测试点应变及位移数据与计算数值比较图

(a)A、B、C、D 测试点中第一主应变数据与计算数值比较；(b)A、B、C、D 测试点中第三主应变数据与计算数值比较；(c)a、b 测试点中 X 方向应变和 c、d 测试点 YZ 方向应变的数据与计算数值比较；(d)实验测量值中各散斑点 Z 方向位移值同融合模型、接触模型的比较图

综上所述,接触模型计算结果与实验结果较符合,可以初步确认此接触模型是可信的。

10.3.2　单腿站立位骨盆生物力学仿真分析

1. 边界条件

约束左侧股骨下端,在腰3平面节点上加载500N均布载荷,方向从腰3平面中心指向左侧髋臼中心。

2. 结果

单腿站立算例计算结果如图10.12(b)所示,应力从骶骨椎面往下主要在骨盆左侧传导;从左侧骶髂关节过髂骨弓和髂骨外缘传至髋臼到股骨头,再传至左侧下肢;另有部分应力从左侧股骨头过耻骨、坐骨传至耻骨联合,再通过右侧髂骨弓和髂骨外缘传至右侧骶髂关节;这样就形成了一个封闭的应力环,右侧股骨无应力分布。应力主要集中部位仍是椎骨前面、骶髂关节面及周缘、髂骨弓、坐骨大切迹、髂骨外缘、髋臼侧缘、耻骨联合及股骨颈,最大幅值约为54.5MPa,发生在左侧骶髂关节附近。各部位具体等效应力峰值比较如表10.11所示。

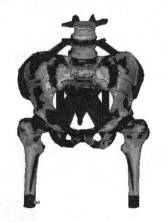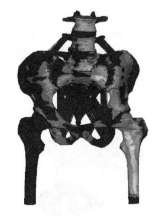

（a）双腿站位　　　　　　　　　　　（b）左侧单腿站位

图10.12　正常状况单、双腿仿真模型等效应力分布图(单位:MPa)

表10.11　单腿站位模型中整体与各部位应力与位移幅值

各参数名称	整体	左侧髂骨		右侧髂骨		骶骨		左骶髂关节		右骶髂关节		耻骨联合
		皮质	松质	皮质	松质	皮质	松质	骶软	髂软	骶软	髂软	
主应力一/MPa	43.5	52.0	0.71	23.3	0.36	15.4	3.84	3.67	12.1	1.43	1.33	4.37

续表

各参数名称	整体	左侧髂骨		右侧髂骨		骶骨		左骶髂关节		右骶髂关节		耻骨联合
		皮质	松质	皮质	松质	皮质	松质	骶软	髂软	骶软	髂软	
主应力三/MPa	−48.5	−49.2	−1.73	−45.4	−1.46	−26.3	−7.90	−12.5	−24.7	−4.54	−4.99	−2.35
等效应力/MPa	55.9	55.9	1.42	37.2	1.14	24.3	7.0	17.2	23.5	4.6	4.4	1.61
X位移/mm	6.5/−4.6	0.97/0.02		2.28/−2.52		0.94/−4.61		0.06/−2	0.82/0.24	0.20/−1.85	−0.24/−1.86	1.13/−0.12
Y位移/mm	0/−8.1	−0.21/−1.94		−0.42/−7.64		−0.43/−5.2		−1.32/−2.07	−1.0/−1.51	−3.53/−4.78	−3.89/−5.14	−0.38/−1.19
Z位移/mm	2.69/−2.44	0.73/−0.62		2.69/−0.73		2.38/−2.33		−0.63/−2.4	0.56/−0.64	2.4/1.3	2.36/1.31	0.1/−0.71
总位移/mm	9.92	1.96		7.31		5.55		2.98	1.76	5.12	5.42	1.7

图 10.13 所示模型位移分布不对称,总体而言左侧约为右侧 3～4 倍,骨盆后方位移仍大于前方,耻骨联合处左右两侧位移分布差异很明显,最大位移发生在第三腰椎右侧,约 9.2mm;左右两侧骶髂关节软骨接触面的滑动距离分别为 2.15mm 和 0.32mm。造成这一差异的主要原因为:在含 X 轴正向加载力的作用下,整体骨盆会同时受到使其向左侧侧翻的力矩,此处髋臼若做接触处理,侧翻位移会更大。各部位具体位移分布及总位移峰值如表 10.11、表 10.12。

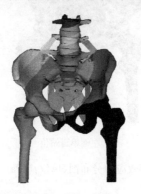
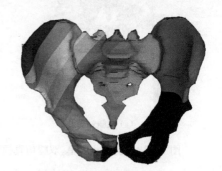

(a) 全骨盆模型中位移分布图　　　　(b) 骨盆骨组织位移分布图

图 10.13　单腿站立位模型位移分布图(单位:位移/mm)

表 10.12　单腿站位仿真模型中双侧骶髂关节软骨接触面压力、滑动距离和主要分布区

	接触压力 /MPa	摩擦应力 /MPa	总接触应力 /MPa	滑动距离 /mm	主要分布区域
左侧骶髂软骨接触面	12.9	0.19	12.9	2.15	前部下方、其次中部中上方
右侧骶髂软骨接触面	3.7	0.06	3.71	0.32	中部下方、其次中后部下缘

图 10.14 所示左、右骶髂关节面应力分布不对称,左侧主要集中在耳状面前方中下侧,右侧主要集中在耳状面中部下方,左右两侧髂骨应力峰值分别为54.5MPa 和 34.8MPa,骶骨中应力峰值为 26.2MPa。应力在骨松质中的分布状况与在骨皮质中基本一致,峰值仍小很多,骶骨中约为 7.8MPa,左右髂骨中约为1.4/1.1MPa。骶髂软骨中的应力分布与骶骨耳状面应力分布较一致,两侧应力峰值相差很大,左右分别为 23.5MPa 和 4.6MPa,软骨接触面应力峰值分别为12.9MPa和 3.7MPa[表 10.12、图 10.15(a)]。

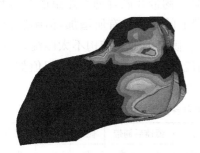
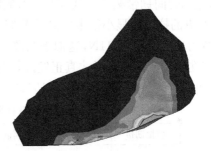

（a）左侧骶髂软骨　　　　　　　　（b）右侧骶髂软骨

图 10.14　单腿站立位下骶髂软骨表面等效应力分布图(单位:MPa)

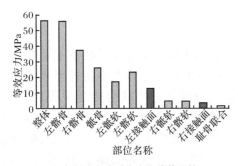
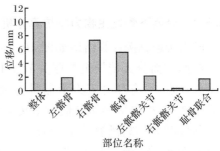

（a）各部位骨皮质中应力峰值比较　　　　　　（b）各部位总位移峰值比较

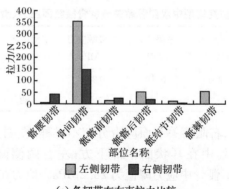

（c）各韧带左右束拉力比较

图 10.15　单腿站位仿真模型

　　相比双腿站位模型各韧带所承拉力都有较大幅度的增加，骨间韧带处拉力仍最大，左侧骨间韧带幅值达到 353.1N；骶髂后韧带和骶棘韧带左束的拉力都超过50N，右束的拉力明显小很多。骶结节韧带上的拉力也有所增加，但幅度很小，左束的拉力也只达到约 11N，这似乎与骶结节韧带的强韧结构不太匹配，不过也有可能其在坐位或是步态下才真正发挥其功能。其余各韧带的拉力幅值如表10.13所示，各韧带间拉力比较如图 10.15（c）所示。

表 10.13　单腿站位仿真模型中各韧带拉力与变形幅值

	髂腰韧带		骨间韧带		骶髂前韧带		骶髂后韧带		骶结节韧带		骶棘韧带	
	左	右	左	右	左	右	左	右	左	右	左	右
拉力/N	3.48	40.8	353.1	146.4	12.4	24.6	51.9	18.5	11.5	0.04	52.3	0
变形/mm	0.004	0.041	0.126	0.052	0.018	0.035	0.037	0.013	0.008	0	0.037	0

10.3.3　坐姿下骨盆生物力学仿真分析

　　骶髂接触算例计算结果如图 10.16 所示，应力从骶骨椎面往下主要在骶骨前方向两侧面分叉传导至骶髂关节面上，然后主要经坐骨大切迹传至坐骨结节及坐骨顶点，另有部分应力沿髂骨弓或髂骨外缘经耻骨联合传至坐骨顶点，再传导至髋臼，部分应力再从髋关节传至耻骨联合。应力主要集中部位是椎骨前面、骶骨前侧上部、骶髂关节面及周缘、髂骨弓、坐骨大切迹、坐骨结节、坐骨顶点及耻骨联合，最大幅值约为 47.6MPa，发生在第右侧骶髂关节（图 10.16、表 10.14）。

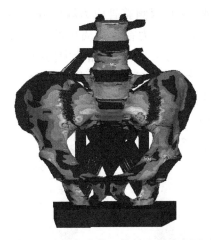

图 10.16　正常状况坐位仿真模型等效应力分布图(单位:MPa)

表 10.14　坐位模型中整体与各分部位模型中各应力与位移幅值

各参数名称	整体	左侧髂骨		右侧髂骨		骶骨		左骶髂关节		右骶髂关节		耻骨联合
		皮质	松质	皮质	松质	皮质	松质	骶软	髂软	骶软	髂软	
主应力一/MPa	23.3	27.2	0.35	23.3	0.33	9.06	2.46	6.95	10.1	3.11	10.9	3.02
主应力三/MPa	−71.1	−30.9	−0.95	−48.1	−1.13	−14.4	−5.25	−10.1	−21.8	−9.97	−29.8	−2.5
等效应力/MPa	66.8	29.9	0.90	43.9	0.98	13.4	4.84	7.98	17.0	5.87	18.6	1.59
X位移/mm	−1.02/0.83	−0.06/0.81		−1.02/0.08		−0.31/−0.13		−0.34/−0.16	0.65/0.83	0.22/−0.07	−0.93/−0.72	−0.04/0.08
Y位移/mm	−0.06/4.41	−0.03/3.46		−0.01/3.31		1.45/3.26		2.45/2.93	2.15/2.72	2.42/2.87	2.04/2.61	0.55/1.08
Z位移/mm	−2.52/1.05	−1.8/1.04		−1.68/1.05		−2.52/−1.55		−2.37/−1.69	−1.57/−0.76	−2.21/−1.52	−1.48/−0.64	0.40/1.04
总位移/mm	4.93	3.72		3.62		3.95		3.56	3.03	3.37	2.91	1.47

　　模型位移分布较对称,最大位移也发生在第三腰椎,坐骨顶点至耻骨联合段位移最小,骨盆后方位移仍比前方大,耻骨联合位移比双腿站位时大;整体模型位移峰值为 4.93mm,骶骨处位移峰值为 3.95mm,髂骨处位移为 3.72mm;左右两侧骶髂关节处位移为 1.34mm、1.10mm(图 10.16、表 10.14)。

　　骶髂关节面应力主要集中在耳状面前侧下部和中部下侧,两侧应力分布较对称,但幅值有一定的差别,左右两侧髂骨应力峰值分别为 29.9MPa 和 43.9MPa,骶骨中应力峰值为 13.4MPa;应力在骨松质中的分布状况与在骨皮质中基本一致,但峰值小很多,骶骨中约为 4.84MPa,髂骨中仍约为 1MPa;骶髂软骨中的应力主要集中在前侧下部,前上部和中后部。两侧应力分布不对称,左右两侧软骨中应力峰值分别为 17.0MPa 和 18.6MPa,软骨接触面应力峰值分别为 9.3MPa 和 7.3MPa(图 10.17、表 10.14、表 10.15)。

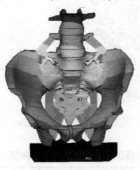
(a) 全骨盆模型中位移分布图

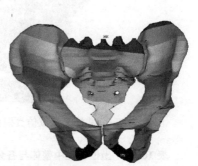
(b) 骨盆骨组织位移分布图

图 10.17　坐位模型中位移分布图

表 10.15　坐位下双侧骶髂关节软骨接触面压力、滑动距离和主要分布区

	接触压力/MPa	摩擦应力/MPa	总接触应力/MPa	滑动距离/mm	主要分布区域
左侧骶髂软骨接触面	9.34	0.14	9.34	1.34	前侧下方、后侧中部
右侧骶髂软骨接触面	7.34	0.11	7.34	1.10	前侧下方、上部以及中部

各韧带所承拉力与单腿站位和双腿站位稍有不同,骶结节韧带完全不承力,骨间韧带处拉力仍最大,幅值约为 163N,其次骶髂后韧带约 50N,骶髂前韧带上的承力也接近 50N,其余各韧带拉力为 5～20N[图 10.18(c)、表 10.16]。

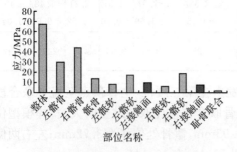
(a) 各部位等效应力和压应力峰值比较

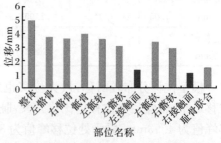
(b) 各部位总位移峰值与滑动位移峰值比较

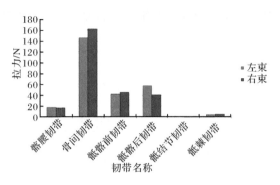

(c) 各韧带左右束拉力比较

图 10.18　坐位仿真模型中

表 10.16　坐位仿真模型中各韧带拉力与变形幅值

	髂腰韧带		骨间韧带		骶髂前韧带		骶髂后韧带		骶结节韧带		骶棘韧带	
	左	右	左	右	左	右	左	右	左	右	左	右
拉力/N	17.95	16.99	146.0	162.6	41.8	45.2	57	40.9	0	0	4.0	4.76
变形/mm	0.018	0.017	0.052	0.058	0.060	0.065	0.057	0.041	0	0	0.003	0.003

10.3.4　三种体位间的分析比较

单腿站立位承力侧髂骨及骶骨中骨皮质与骨松质内的等效应力峰值明显高于双腿站位和坐位,其次是双腿站位,略比坐位时应力幅值大。

单腿站位时承力侧骶髂软骨中等效应力和关节接触面压应力峰值最大,其非承力侧骶髂软骨等效应力与关节接触面压应力峰值又最小。双腿站位与坐位下骶髂软骨中的等效应力与接触面压应力峰值都较为接近,坐位时略大;单腿站位与坐位时耻骨联合中的应力峰值较接近,双腿站立位时耻骨联合中的应力峰值略小。

如图 10.19 所示,三种体位下,骨间韧带中的承力都最大,尤其是单腿站立位承力侧骨间韧带,达到 350N,几乎为整体载荷(500N)的 70%,其他体位下骨间韧带拉力最小值也达到近 150N,为整体载荷的 30%,可见骨间韧带在维护骨盆稳定中的重要作用。单腿站立承力侧骶棘韧带、髂腰韧带和骶结节韧带中的拉力也明显高于其他体位。坐位时骶髂前韧带明显比双腿站和单腿站时拉力幅值大,但此时骶结节韧带又完全不承力。

如图 10.20 所示,单腿站位时各部位总位移最大,其次坐位。三种体位下骶髂关节面滑动距离较吻合正常生理状况,单腿站位承力侧骶髂关节面滑动位移最大,其非承力侧滑动距离又最小。坐位下左右两侧骶髂关节面滑动距离都略高于双腿站位,可见双腿站位最适合保持和维护骶髂关节及整体骨盆的稳定性。

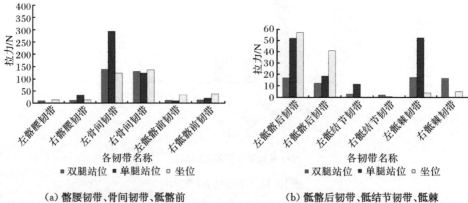

（a）髂腰韧带、骨间韧带、骶髂前　　　　（b）骶髂后韧带、骶结节韧带、骶棘
　　　韧带拉力幅值比较　　　　　　　　　　　韧带拉力幅值比较

图 10.19　双腿站、单腿站、坐位仿真模型

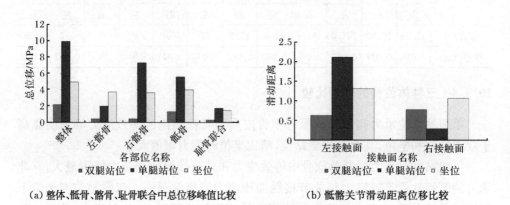

（a）整体、骶骨、髂骨、耻骨联合中总位移峰值比较　　（b）骶髂关节滑动距离位移比较

图 10.20　双腿站、单腿站、坐位仿真模型

综上所述,双腿站位骨盆应力分布最均匀,各韧带受力最平均,骶髂关节面滑动距离最小,最利于保护骶髂关节,延缓其退变。

10.3.5　双腿站位下骶髂关节融合与接触模型间的分析比较

（1）骶髂关节软骨表面应力分布有显著区别。融合模型中骶髂软骨中的应力主要集中在软骨周缘,而接触模型中应力主要集中在关节软骨前下侧(图 10.21);应力幅值也存在显著差距,详见表 10.17。

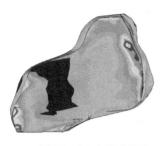 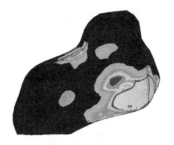

（a）融合模型中左侧骶髂软骨　　　（b）接触模型中左侧骶髂软骨

图 10.21　骶髂融合模型与接触模型中骶髂关节内等效应力分布比较

表 10.17　融合与接触模型中骶髂软骨及耻骨联合内的等效应力峰值比较（单位：MPa）

部位		骶骨软骨		髂骨软骨		耻骨联合
		左	右	左	右	
等效应力	骶髂关节接触	6.6	6.57	15.1	15.7	1.2
	骶髂关节融合	5.0	2.5	4.24	2.9	0.16

（2）应力传导路线增多，分布更趋广泛、均匀。骶髂融合时应力是从骶髂关节直接指向髋关节，而骶髂接触处理时还有部分应力从髂骨上缘传向骶髂关节，另有部分应力再从髋关节传至耻骨联合；坐骨上也有较大应力分布。接触处理时各部位应力峰值明显比融合时增大，特别是髂骨软骨和髂骨皮质中的应力峰值增幅最大，耻骨联合处应力峰值增幅也非常显著，其余详见图 10.22。

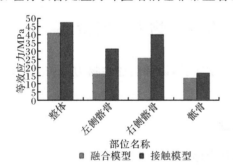 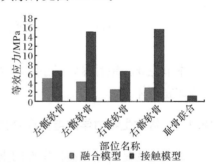

（a）整体模型、髂骨皮质、骶骨皮质中等效应力峰值比较　　（b）骶髂软骨和耻骨联合中等效应力比较

图 10.22　融合模型与接触模型各部位等效应力峰值比较

（3）模型中各部位位移峰值显著增大，特别是骶骨、骶髂关节和耻骨联合处位移峰值明显增大，分别为 1.3mm 和 0.37mm、0.81mm 和 0.32mm、0.27mm 和 0.02mm，其余详见图 10.23(a)。

（4）除骶结节韧带外，各韧带承力显著增大，尤其是骨间韧带，骶髂软骨接触处理后其拉力从 36N 增至 165N,其余详见图 10.23(b)。

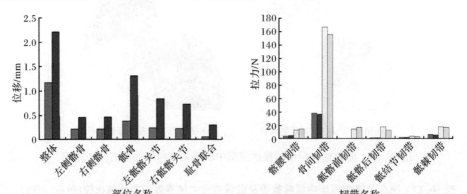

（a）各部位位移峰值比较　　　　　　　（b）各韧带拉力比较

图 10.23　融合模型与接触模型中各部位位移峰值比较和韧带拉力幅值比较

骶髂关节做接触或融合处理对应力在骨盆中的传导影响很大。虽然从数值上看,接触模型的骶髂关节位移只比融合模型增加约 1mm,但由于骶髂关节周围韧带系统的刚度系数非常大,尤其是骨间韧带,因而对骶髂关节内的应力分布、骨盆中应力的分布与传导都产生了显著的变化。虽然本次计算结果没有直接得到实验验证,但已经可以得到临床客观现象的侧面佐证。

10.4　骨盆骨肌系统生物力学实验

本节主要介绍骨盆骨肌系统生物力学实验,以和前述生物力学仿真建模与分析构成完整体系。

10.4.1　骨盆生物力学的电阻应变测量

骨盆应变是衡量骨盆稳定性的重要指标之一。

电阻应变测量依据电阻率随电阻丝的变形而变化的关系,把力学参数转换成与之成比例的电学参数,依照一定的比例关系将其转换成试件的应变值。

1. 材料与方法

（1）实验器材。CSS-44000 电子万能试验机,DH3818 型静态应变测试系统,应变片型号为 BEl20-2AA;直角应变花型号为 BEl20-4CA。两种应变计均可正常工作于室温下。

（2）标本处理。选用经甲醛短期防腐处理的、大小相似的成年男性尸体标本。

（3）应变片与应变花粘贴。本实验电阻应变测量的测点布置方案如图 10.10 所示。

2. 结果

（1）应变片 A、B、C、D 结果。在 0～500N 梯级静载荷下,双腿站位时,骨盆应变测点 A、B、C、D 处（即髂骨窝和骶髂关节骶骨侧）主要承受拉应变,各点应变值分别为$(142\pm93)\mu\varepsilon$、$(632\pm355)\mu\varepsilon$、$(282\pm140)\mu\varepsilon$、$(64\pm43)\mu\varepsilon$。其中,骶髂关节骶骨侧拉应变是髂骨窝处拉应变的 4.4 倍。

（2）应变片 a、b、c、d 结果。在 0～500N 梯级静载荷下,双腿站位时,骨盆应变测点 a、b 处（即耻骨结节处）应变较为复杂,压应变、拉应变均有出现;总体而言,呈现压应变的骨盆样本数多于呈现拉应变的骨盆样本数,且随载荷增大而更趋于压应变;c、d 处（即髂骨弓状线）都呈现压应变。a、b、c、d 处各点应变值分别为$(-37\pm16)\mu\varepsilon$、$(-73\pm71)\mu\varepsilon$、$(-205\pm41)\mu\varepsilon$、$(-224\pm54)\mu\varepsilon$。髂骨弓状线的压应变比耻骨结节处压应变也约高出 3～5 倍。

（3）应变随载荷变化规律。在 0～500N 梯级静载荷下,双腿站位时,各骨盆应变测量点处应变幅值随载荷的增大而增大,且呈线性规律。

10.4.2　骨盆刚度测量

骨盆轴向刚度即骨盆抵抗轴向变形的能力,是衡量骨盆稳定性的重要指标之一。电子万能试验机横梁传感器所采集的载荷-位移数据可以直接测量整体骨盆的位移、载荷数据。

本书选取防腐全骨盆标本 9 具,采用垂直梯级加载法,利用电子万能试验机横梁传感器所采集的载荷-位移数据,计算双腿站立位时骨盆轴向刚度,观察分析全骨盆刚度随载荷的变化规律。

本实验共测试 9 具骨盆标本,获取载荷与整体位移数据及各梯级载荷下骨盆轴向刚度。

（1）骨盆标本的轴向刚度数据。受测骨盆标本在 200～500N 梯级载荷下的轴向刚度为 151.21～881.57N/mm（表 10.18）;骨盆标本在 200N 与 400N、200N 与 500N 载荷下的轴向刚度值存在统计学差异（$P<0.05$）,其余载荷下刚度值无统计学差异。

表 10.18　骨盆标本在 200～500N 梯级载荷下的轴向刚度值

骨盆	刚度/(N·mm^{-1})			
	100～200N	200～300N	300～400N	400～500N
1#	151.21	236.97	304.61	323.46
2#	202.36	222.82	250.20	286.98
3#	335.17	345.75	333.27	307.09
4#	563.33	565.43	532.19	494.97
5#	222.13	244.78	293.57	325.15
6#	560.68	582.40	562.54	547.93
7#	622.64	750.15	851.19	881.57
8#	409.92	452.13	466.90	492.07
9#	232.09	291.34	339.32	332.77

（2）骨盆标本轴向刚度的聚类分析。对 9 具骨盆在 200～500N 梯级载荷下轴向刚度进行比较，无统计学差异（$P=0.815$）。因此，对 9 具骨盆的轴向刚度进行了聚类分析。结果提示，1#、2#、3#、5#、9# 骨盆归为第 1 组，4#、6#、8# 骨盆归为第 2 组，7# 骨盆为第 3 组。

（3）骨盆标本轴向刚度的重复测量方差分析。200～500N 共 4 个水平各组测量值间差异有意义（$P<0.05$）。300N 与 500N、400N 与 500N 载荷下的轴向刚度值无统计学差异，其余载荷下刚度值存在统计学差异 $P<0.05$。刚度与载荷间有交互作用（$P=0.049$），载荷影响刚度值，但影响不大。表 10.19 是 3 组骨盆不同载荷下刚度均值变化；3 组骨盆在相同载荷下轴向刚度变化大小不同，第 1 组和第 3 组共 6 具标本轴向刚度随载荷增大；第 2 组 3 具标本轴向刚度随载荷增大而先增大后减小。各骨盆轴向刚度随载荷的变化规律有差异，但总体而言 9 具骨盆标本轴向刚度随载荷增大而增大。不同载荷下各组间的刚度差异有统计学意义（$P<0.05$），并且随载荷的增加，差异逐渐增加，增加的幅度也逐渐明显，说明该分组较为合理。

表 10.19　各组骨盆标本在 100～500N 梯级加载下的刚度均值变化

骨盆	刚度/(N·mm^{-1})			
	100～200N	100～200N	100～200N	100～200N
第 1 组	228.59±67.25	268.33±50.33	304.19±35.73	315.09±18.29
第 2 组	511.31±87.2	533.32±70.82	520.54±48.87	511.66±31.45
第 3 组	622.64	750.15	851.19	881.57
第 4 组	366.61±179.28	410.25±187.7	437.09±190.58	443.56±190.92

骨盆轴向刚度值之间的巨大差异是来自于不同骨盆个体本身,也即骨盆轴向刚度的个性化差异很大。作者将测量结果同其他学者的实验结果进行比较,同样发现差异普遍存在。本组实验骨盆标本在 200~500N 梯级载荷下轴向刚度为 151.21~881.57N/mm。van Zwienen 等[18]、Hugate 等[19]测量的新鲜或经甲醛固定骨盆标本的轴向刚度数据约为 300~450N/mm,与本实验结果较接近。

本实验测量并统计了各梯级载荷下骨盆轴向刚度数据,发现 5 具骨盆轴向刚度均值随载荷增加而增大,平均增加幅度为 11.44%;3 具骨盆轴向刚度均值随载荷增加而先增大后减小到 500N,基本等于 200N 的载荷刚度值;1 具骨盆随载荷增大而刚度增加,但刚度值明显比其他 8 具高,平均增加幅度为 11.32%。总体而言,大部分骨盆标本轴向刚度随载荷增加而增大,这一规律也与文献中一些学者的测量结果相吻合。全仁夫等[20]加载骨盆至破坏的实验中可以看到,其载荷位移曲线呈 S 形,这表明在生理载荷下骨盆刚度(反应为曲线斜率)是逐渐增大的。Hugate 等[19]与 Comstock 等[21]测量得到的载荷-位移曲线也同样呈 S 形。鉴于骨盆轴向刚度的个体差异较大,需采用聚类分析的方法描述载荷-刚度的变化趋势,但由于本实验样本量较小,结果存在较大局限性,需在今后加强。

10.4.3　数字散斑相关法测量骨盆位移

骶骨、骶髂关节与耻骨联合活动度是判定骨盆环稳定性的重要指标之一。数字散斑相关法采用数字图像处理技术,因其非接触、无创、精度高且能测量骨组织表观结构的局部位移和变形等优点,已经在测量骨组织位移和变形中得到了广泛应用[22]。作者选取人体全骨盆标本,利用数字散斑相关法对不同载荷下骨盆中骶骨、骶髂关节与耻骨联合的位移进行测量,并从中观察出位移随载荷的一些变化规律。具体介绍如下:

根据骨盆应力集中部位和本实验重点关注的区域,确定各标识点代表的解剖位置如下:1 右髂窝、2 左髂窝、3 右侧骶骨翼、4 左侧骶骨翼、5 右弓状线、6 左弓状线、7 右耻骨结节、8 左耻骨结节、9 骶骨胛(图 10.10)。

(1)骨盆标识点位移规律。骨盆各散斑测量点位移均随静载荷增加而增加。除 7、8 两点外,其余各散斑测量点 Y 向位移整体大于 X 向位移。从图 10.24(c)可以看出,X 向最大位移发生在标识点 1 处,即右髂窝处,其变化范围为 0.06~0.65mm。从图 10.24(d)可以看出,Y 向最大位移发生在标识点 9 处,即骶骨岬中央,其变化范围为 0.19~2.75mm;标志点 7、8(即耻骨结节处)位移幅值最小,其变化范围为 -0.05~0.13mm。其余各散斑标识点各梯度载荷下位移值如表 10.20 所示。

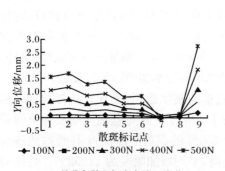

（a）骨盆各散斑标志点处 Y 向位移随载荷递增的变化曲线

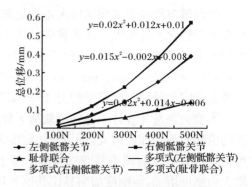

（b）骶髂关节和耻骨联合处位移随载荷递增的变化曲线及其拟合规律

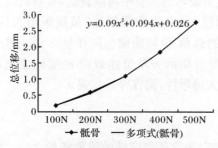

（c）骶骨位移随载荷递增的变化曲线及其拟合规律

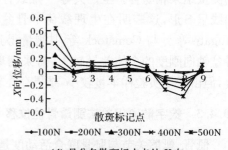

（d）骨盆各散斑标志点处 X 向位移随载荷增递增的变化曲线

图 10.24　骨盆各特征部位位移随载荷递增的变化曲线

表 10.20　所有骨盆式样在 100～500N 各阶段载荷下各标记点对应位移均值（单位：mm）

标记点		1	2	3	4	5	6	7	8	9
X 向	100N	0.06	0.02	0.03	0.02	0.025	0.03	−0.01	−0.02	0.01
	200N	0.12	−0.03	0.01	−0.01	0.01	−0.01	−0.09	−0.12	−0.01
	300N	0.24	−0.02	0.05	0.03	0.05	0.02	−0.12	−0.18	−0.01
	400N	0.42	0.10	0.08	0.12	0.12	0.05	−0.17	−0.26	0.04
	500N	0.65	0.16	0.14	0.14	0.20	0.10	−0.26	−0.36	0.10
Y 向	100N	0.10	0.11	0.08	0.07	0.06	0.07	0.02	0.033	0.19
	200N	0.31	0.36	0.27	0.29	0.19	0.15	0.03	0.05	0.59
	300N	0.61	0.70	0.52	0.56	0.34	0.31	0.00	0.03	1.10
	400N	1.03	1.16	0.86	0.92	0.55	0.55	0.06	0.13	1.84
	500N	1.55	1.68	1.28	1.37	0.80	0.82	−0.05	0.06	2.75

　　（2）骶髂关节位移。如图 10.24（a）所示，左右两侧骶髂关节位移随载荷递增都呈加速增长，采用多项式拟合可得到

$$\begin{cases} y_L = 0.015x^2 - 0.002x + 0.08 \\ y_R = 0.02x^2 + 0.012x + 0.01 \end{cases} \tag{10.1}$$

式中,x 表示载荷,单位为 N;y_L 表示左骶髂关节位移,单位为 mm;y_R 表示右骶髂关节位移,单位为 mm。右侧骶髂关节位移略大于左侧,左右最大值分别为 0.39mm 和 0.57mm,各梯度载荷下具体位移值如表 10.21 所示。

表 10.21　所有骨盆式样在 100～500N 各阶段载荷下骶髂关节和耻骨联合处总位移均值

	样本量	100N	200N	300N	400N	500N
左侧骶髂关节位移/mm	9	0.02	0.07	0.14	0.25	0.39
右侧骶髂关节位移/mm	9	0.04	0.12	0.22	0.38	0.57
耻骨联合位移/mm	9	0.01	0.04	0.06	0.10	0.14
骶骨位移/mm	9	0.20	0.60	1.10	1.84	2.75

（3）耻骨联合位移如图 10.24(a)所示,耻骨联合位移随载荷增加也呈加速增长,其拟合得出的多项式为

$$y_P = 0.002x^2 + 0.014x - 0.006 \tag{10.2}$$

式中,x 表示载荷,单位为 N;y_P 表示耻骨联合位移,单位为 mm,最大值为 0.14mm。各梯度载荷下具体位移值如表 10.22 所示。

（4）骶骨位移。如图 10.24(b)所示,骶骨位移随载荷增加同样呈加速增长,其拟合多项式为

$$y_S = 0.09x^2 + 0.094x + 0.026 \tag{10.3}$$

式中,x 表示载荷,单位为 N;y_S 表示骶骨位移,单位为 mm,最大值达 2.75mm。各梯度载荷下具体位移值如表 10.20 所示。

数字散斑相关法能够有选择地在骨盆各特征部位粘贴标记点,故可测量骨盆表观结构间微小位移和变形;由于只需粘贴标识点和摄取图像,骨盆解剖结构未破坏,不会影响骨盆的力学传导;通过分析前后图像间特定标记点位置变化可以得到该点相对自身在不同载荷下的位移变化。数字散斑相关法对环境要求低,光路简单,可以使用白光作光源,无需严格的激光干涉光路;另外,计算精度高,灵敏度好。故综合比较可见,数字散斑相关法更适用于骨盆尸体标本的位移测量。

本实验中采用特制夹具固定双侧股骨来模拟双腿站位。实验时,在腰 4 椎体平面上加载载荷,并调节骨盆使过左、右髂前上棘及最前侧耻骨结节的平面与加载机力线平行,更接近人体真实生理状况。平静站立位时,重心垂线通过髋关节额状面后方、膝、踝关节横轴前方;在人体骨骼侧位图上画出此重力垂线,并反向延长,可以观察到重力垂线约过腰 3 和腰 4 平面。采用这种体位与加载方式测量双腿站位骨盆位移值的还有吴乃庆等[23]、司卫兵等[24]、贾永伟[25]等。综上所述,作者认为测量双腿站位骨盆标本位移值时,应当固定双侧股骨而不是坐骨结节。

本实验中,测得 500N 载荷下骶骨位移为 2.75mm,骶髂关节位移最大值为 0.57mm,这与 Cappaert[26] 总结出的生理载荷下骶骨位移一般不超过 3mm 这一规律相近(在各载荷下骨盆位移最大的部分发生在骶骨)。

10.5　骨盆骨肌系统临床医学中的若干生物力学问题

10.5.1　骶髂关节退变的生物力学机理初探

1. 骶髂关节退变机理的假设

(1)骶髂周围韧带松弛与骶髂软骨应力分布。第一个实验假设:骶髂周围韧带松弛导致软骨应力集中。若保持其他参数不变,将正常状况模型中骶髂周围韧带刚度系数逐步变小,计算结果显示骶髂软骨中应力会逐步增大,且增幅明显,则表明假设一成立。

(2)骶髂软骨硬化与应力分布。软骨硬化和骨赘形成,乃至关节融合是骶髂关节退变的重要表现。据此假设软骨发生硬化,可能加剧应力集中,当骨赘形成后,关节活动度进一步变小,此时,应力分布又趋于均匀。实验中保持其他参数不变,将正常模型中软骨弹性模量逐步加大,计算结果应显示应力峰值急剧增大;此时,若再将硬化后的模型中骶髂关节作融合处理,其他条件不变,计算结果显示骶髂软骨及周边组织应力分布又趋于均匀,则表明假设成立。

2. 骶髂关节退变模拟算例设计

根据上述提出的退变假设,设计出相关模拟算例分别验证各假设,具体设计算例及其模拟边界条件和比较内容、判断条件等如图 10.15 所示。骶髂接触模型源自正常模拟模型,软骨弹性模量若未特殊说明,则默认为 54MPa;骶髂融合模型与骶髂接触模型相比除骶髂关节软骨未作接触处理外,所有材料属性与边界条件都一致。

3. 退变假设的有限元计算

(1)骶髂周围韧带松弛与骶髂软骨应力分布。如表 10.22 所示,取正常状况双腿站位模型,将骶髂骨间韧带、骶髂后韧带、骶结节韧带、骶棘韧带、骶髂前韧带和髂腰韧带的刚度系数逐步减小,从 100% 逐步减小到 50%,每一步长为 10%,观察各模型,特别是软骨中应力和滑动距离变化。

表 10.22　正常双腿站位模型(软骨弹模 54MPa)模拟韧带松弛过程中
整体与各部位中应力变化　　　　　　　(单位:MPa)

松弛至	各应力比较	整体模型	左侧髂骨皮质	右侧髂骨皮质	骶骨皮质	骶骨软骨		髂骨软骨	
						左	右	左	右
100%	第一主应力	28.9	28.7	28.9	11.0	3.86	3.3	12.3	8.1
	第三主应力	−42.8	−31.8	−43.2	−17.9	−8.3	−10.9	−16.7	−22.2
	等效应力	47.6	31.4	39.9	16.5	6.6	6.57	15.1	15.7
90%	第一主应力	29.2	28.9	29.2	11.0	3.82	3.51	11.2	8.53
	第三主应力	−42.8	−32.2	−43.9	−18.1	−8.7	−11.0	−18.9	−23.3
	等效应力	48.4	31.2	40.0	16.7	6.84	6.78	18.1	16.6
80%	第一主应力	29.6	29.4	29.6	11.0	2.86	3.74	11.73	8.96
	第三主应力	−42.9	−32.6	−44.8	−18.5	−8.75	−11.3	−20.6	−24.8
	等效应力	49.6	31.8	40.3	17.0	7.15	7.01	19.4	17.2
70%	第一主应力	29.9	30.5	29.9	11.0	3.97	4.2	12.2	9.42
	第三主应力	−42.9	−33.3	−45.6	−18.9	−8.8	−11.5	−25.1	−26.7
	等效应力	50.5	32.6	41.1	17.3	7.51	7.3	19.9	18.3
60%	第一主应力	29.8	32.0	29.8	11.3	3.95	4.38	12.5	10.2
	第三主应力	−43.0	−34.0	−46.2	−19.3	−9.18	−11.6	−20.4	−29.4
	等效应力	51.4	33.0	41.9	17.7	7.96	7.3	14.7	20.1
50%	第一主应力	29.8	33.6	29.8	11.7	3.5	4.05	12.5	11.1
	第三主应力	−43.0	−34.6	−46.8	−19.7	−10.6	−11.7	−23.9	−33.0
	等效应力	52.0	34.2	43.0	18.1	8.5	7.02	19.0	21.7

　　计算结果显示,总体而言,随着韧带的松弛骶髂软骨中的应力主要集中在骶髂关节的前侧下方,在前侧中上方和中部上方也略有集中,随着韧带松弛,其应力集中区域更趋明显(图 10.25)。软骨接触面压力分布与滑动距离分布变化趋势正好相反(图 10.26),压应力分布更趋集中,滑动分布范围则略有扩大。

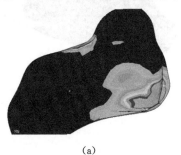
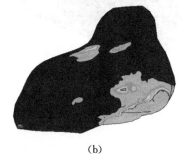

(a)　　　　　　　　　　　　(b)

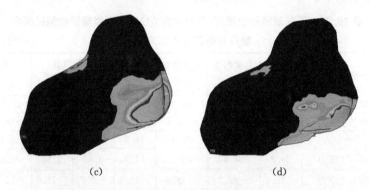

(c)   (d)

图 10.25　韧带松弛前后骶髂软骨等效应力分布变化

(a)未松弛时左骶骨软骨中应力分布;(b)未松弛时左髂骨软骨中应力分布;(c)松弛至 50%时
左骶骨软骨中应力分布;(d)松弛至 50%时左髂骨软骨中应力分布

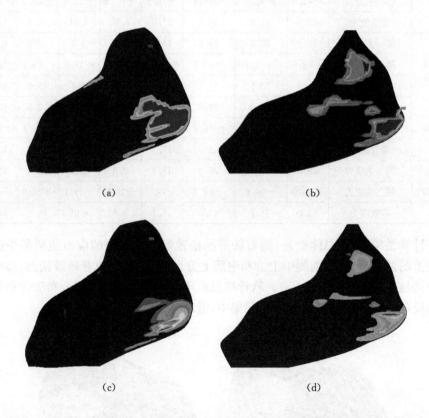

(c)   (d)

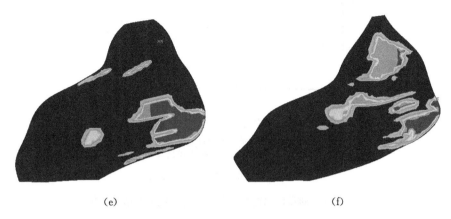

（e）　　　　　　　　　　　　　　　　　　（f）

图 10.26　韧带松弛前后骶髂接触面压力和滑动位移分布变化

（a）未松弛时左接触面压力分布；（b）未松弛时右接触面压力分布；（c）未松弛时左接触面位移分布；
（d）未松弛时右接触面位移分布；（e）松弛至 50%时左接触面压力分布；（f）松弛至 50%时右接触面压力分布

　　整体模型、髂骨与骶骨处的应力峰值增幅约 10%，韧带松弛对骨盆骨性结构中的应力幅值影响较小[图 10.27(a)、表 10.23]。随着韧带逐渐松弛，应力愈来愈集中在骶髂软骨前侧上部，von Mises 峰值明显增大，除右侧骶骨软骨增幅较小外，其余增幅都很大（表 10.21）。虽然右侧骶骨软骨增幅较小，对其自身而言可以减缓退变进程，但就整体而言，其会使其左侧软骨承担更多的应力传导，退变进程会加速。

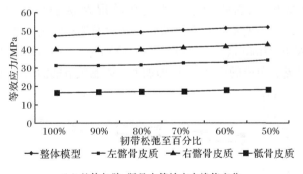

（a）整体与髂、骶骨中等效应力峰值变化

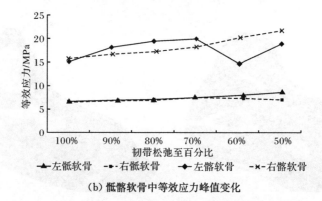

（b）骶髂软骨中等效应力峰值变化

图 10.27　韧带松弛过程中各部位等效应力峰值等变化

表 10.23　正常双腿站位模型模拟韧带松弛过程中双侧骶髂关节软骨接触面压力、滑动距离变化

比较部位		100%	90%	80%	70%	60%	50%
左侧骶髂软骨接触面	接触压力/MPa	7.25	7.54	7.86	8.16	8.43	9.71
	摩擦应力/MPa	0.11	0.11	0.12	0.12	0.13	0.15
	总应力/MPa	7.25	7.54	7.86	8.16	8.43	9.71
	滑动距离/mm	0.66	0.85	0.91	0.97	1.04	1.13
右侧骶髂软骨接触面	接触压力/MPa	7.93	8.29	8.69	8.99	8.98	9.32
	摩擦应力/MPa	0.12	0.12	0.13	0.13	0.13	0.14
	总应力/MPa	7.93	8.29	8.69	9.00	8.98	9.32
	滑动距离/mm	0.81	0.70	0.76	0.83	0.94	1.08

　　各松弛步长下，骶髂软骨中应力变化状况及接触面压力变化状况如图
10.27(b)、图 10.28(a)所示。左右骶髂软骨接触面滑动距离左侧从 0.66mm 增至
1.13mm，右侧从 0.81mm 增至 1.08mm，增幅分别为 71.2％和 33.3％，可见韧带松
弛会明显增大骶髂关节面的滑动位移，即加大了骶髂关节的活动度[图 10.28(b)]。

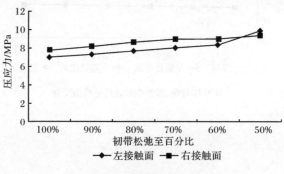

（a）骶髂软骨接触面压力变化

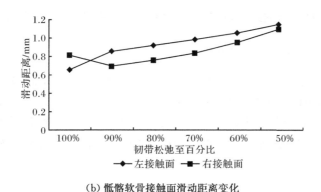

（b）骶髂软骨接触面滑动距离变化

图 10.28　韧带松弛过程中接触面压力和滑动距离峰值等变化

　　综上所述，韧带刚度系数的松弛会明显增大骶髂软骨中的应力峰值和骶髂关节的滑动位移，这与假设 1 的判定条件较吻合，故推断假设 1 成立。

　　（2）骶髂软骨硬化与应力分布。先取正常状况双腿站位接触模型，骶髂软骨弹模逐步从 24.3MPa 增大至 54MPa、100MPa、200MPa、500MPa、1000MPa 进行计算；后取双腿站位骶髂融合模型，骶髂软骨弹模分别设为 500MPa、1000MPa 进行计算。

　　计算结果显示，融合前骶髂软骨硬化过程中，其内应力分布愈来愈集中至骶髂关节前侧下方。融合后应力则非常均匀地分布在骶髂软骨的周缘，其幅值甚至比软骨未发生硬化时还要小，分布区域更广泛。随着软骨逐步硬化，软骨接触面压应力与滑动位移分布范围也愈来愈小，更加集中至骶髂关节前侧下方。

　　融合前，髂骨与骶骨皮质骨中各应力在骶髂软骨硬化至 500MPa 时达到峰值，软骨进一步硬化至 1000MPa 时，其峰值略有下降，至骶髂融合后，其峰值则大幅度下降，几乎与未发生硬化时的幅值一致，甚至更小。而骶髂软骨中的应力峰值则随着软骨弹性模量的增加而不断增大，尤其是在 200～500MPa 时增加的幅度最大。

　　骶髂软骨硬化过程中，其接触面压力也急剧增大，接触面滑动距离则大幅度减小。左侧接触面压力从 5.08MPa 增长至 21.5MPa；右侧接触面压力从 5.29MPa 增长至 29.2MPa；左侧滑动距离从 1.02mm 减至 0.55mm，右侧从 0.91mm 减至 0.36mm。

　　从数据可以看出，软骨硬化后，其内应力急剧增大，特别是髂骨软骨，增幅甚至达到近 10 倍；软骨临近部位骨组织应力也相应增长近 50%。这些急剧增大的应力可能导致疼痛，刺激骨质增生形成骨赘。而在骨赘形成过程中，骶髂关节活动度逐渐减小，直至完全融合，这时候的应力分布变得非常均匀，与未硬化前相当，这也解释了为什么病人的疼痛会在持续一段时间后自行消失。可见，骨赘的形成是人体自身调节的结果,可将软骨硬化后造成的集中应力再一次分布均匀。

10.5.2　骨盆 B1 型骨折外固定的有限元研究

Tile B1 型骨折为骨盆旋转不稳定,而垂直方向稳定。目前,多认为这种类型的骨折可以采用保守治疗或单纯的前方外固定方式重建稳定性。本实验在前述的骨盆骨折有限元模型构建的基础上,通过模拟加载的方式,比较髋臼上外固定支架、髂骨翼支架及保守治疗和钢板固定等不同工况的生物力学行为[27]。

1. 材料和方法

本实验构筑骨盆 Tile B1 型骨折模型,均以右侧为健侧,左侧为患侧。各固定工况操作简介如下:

(1) 完整骨盆(IS)。

B1 骨折模型(FS)。具体方法为:去除耻骨联合、患侧骶髂前韧带、骶棘韧带及前半部分骶髂前韧带的连接,不加任何形式固定。

(2) 耻骨联合钢板固定(PS)。骨盆后方保持骨折模型状态,为减少计算量,耻骨联合部位以 Tie 面单元约束方式代替钢板的作用。

(3) 髂骨翼固定支架(IW)。在髂骨结节部位骨质厚实处,中线偏外侧 45°左右顺髂骨倾斜方向,每侧髂骨翼置入 2 枚直径 5.0mm 外固定钉,深度约 60mm。以连接夹头和连接棒将两侧固定钉相连。

(4) 髋臼上支架固定(SA)。以髂前下棘中点为进钉部位,沿髂前下棘至髂后上棘方向置钉,固定钉直径 6.0mm,置钉深度 75mm。以连接夹头和连接棒将两侧固定钉相连。

2. 结果

对于本书的位移分析部分,作如下考虑:由于骨盆在加载过程中会发生以髋关节为支点的旋转动作,在三维空间里会发生矢状面方向的位移,而这对评判骶髂关节及耻骨联合两个主要观测区域相对位移无明显关联,为与实验力学中的测试数字散斑测试一致,采用了冠状面的 X、Y 轴位移进行分析。采用最大载荷(即500N)下的位移作为分析对象,本实验提示多级载荷作用下测点的位移变化与载荷大小是正相关的,而且对最大位移的分析保证了稳定性评价的结果是偏安全的。位移采集点与标本试验中散斑标识点取相同部位,以便后续对比分析。各标识点代表的解剖位置如下:1. 右髂窝、2. 左髂窝、3. 右侧骶骨翼、4. 左侧骶骨翼、5. 右弓状线、6. 左弓状线、7. 右耻骨结节、8. 左耻骨结节、9. 骶骨岬。

(1) X 轴位移分析。在应力加载下,各工况相应测点的位移有差异(图 10.29),但肉眼难以辨别出这种微细的变化。通过采集相应测量点的位移值建立统计图

（图 10.30），可见 PS 工况与 IS 最为接近，而 IW 工况与 FS 最为接近，SA 处于 PS 与 IW 工况之间，说明耻骨联合部位坚强的固定有利于控制水平方向的位移。

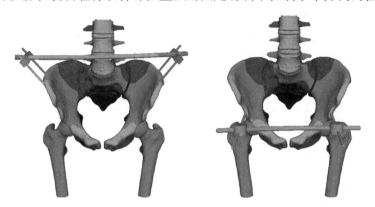

图 10.29　髂骨翼支架（IW）与髋臼上支架（SA）工况 500N 加载下位移云图

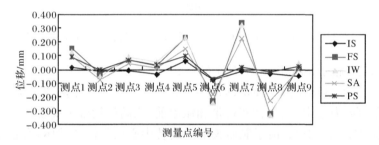

图 10.30　骨盆 B1 型骨折有限元模型 500N 各工况 X 轴位移

（2）Y 轴位移分析。在应力加载下，各工况相应测点的位移有差异，从图 10.31 可见，各工况在 Y 轴位移值较为接近，并且没有如 X 轴的明显规律。骶骨出现相对下沉，而耻骨联合上移。

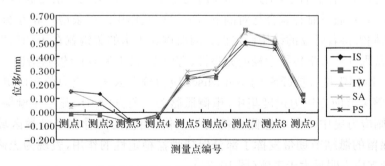

图 10.31　骨盆 B1 型骨折有限元模型 500N 各工况 Y 轴位移

本书采用 von Mises 应力对各结构部位进行应力分析。

(1) 各测量点的 von Mises 应力分布。加载条件下,各测量点的 von Mises 应力发生变化,总体趋势是:各工况骶骨翼部位(3、4 测量点)应力最大。本实验按解剖关系,在骶髂关节前方虚拟了骶髂前韧带,由于建立的连接单元分布不完全均匀分布,导致采取测量点存在差异。正常骨盆(IS)测点 4 处应力最高,可能与实验中采取的测量点有关(图 10.32)。

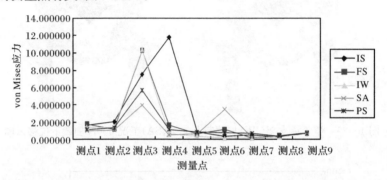

图 10.32 骨盆 B1 型骨折有限元模型 500N 各工况 von Mises 应力分布

(2) 各工况的 von Mises 应力分布云图。

① 正常骨盆(IS)的 von Mises 应力分布云图。应力分布两侧基本对称,骶髂关节处应力最为集中,骶髂骨间韧带和骶髂前、骶髂后韧带主要发挥了骨盆轴向稳定的作用(图 10.33)。由于骶髂关节的旋转中心处于骶 2 椎体,附着于骶骨后方的骶棘、骶结节韧带均发挥了维持骶骨旋转稳定性的作用,表现为坐骨棘、坐骨支、骶骨上均有较大应力分布。骨盆的应力传导途径[28,29]为:应力到达骶骨后经骶髂关节分流至两侧髂骨,然后下行至髋臼顶后一分为三:一支经髋臼—髋关节—股骨头后到达下肢骨,是人体站位的主要承重支;第二支经过坐骨大切迹到达坐骨支,称为骨盆后弓,是人体坐位时的主要承重弓;第三支沿弓状线到达耻骨支,称为前弓,通过耻骨联合与对侧下行应力相互作用。三条途径相互影响、相互作用,共同维持着骨盆的结构稳定性。因而重建手术的关键就在于如何保证重建后的骨盆既具有力学传导途径的完整性、有效性,又不失原有的对称性。

② 骨盆 B1 型骨折(FS)的 von Mises 应力分布云图。应力分布两侧不对称,健侧骶髂关节前方应力过度集中,患侧骶髂关节前方应力明显小于健侧,骶髂关节后方则应力集中。由于患侧骶棘韧带损伤,相应的骶骨和坐骨棘区域应力减小,但保留的骶结节韧带发挥了部分保持骨盆稳定性的作用,表现为患侧的耻骨支、坐骨支应力明显大于患侧(图 10.34)。

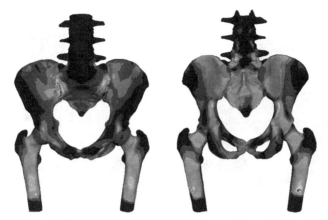

图 10.33　正常骨盆(IS)500N 应力加载下 von Mises 应力分布云图

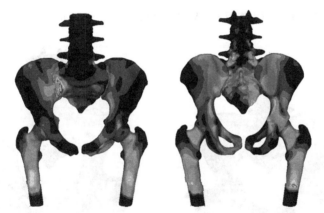

图 10.34　骨盆 B1 型骨折(FS)500N 应力加载下 von Mises 应力分布云图

　　③ 髂骨翼支架固定(IW)工况的 von Mises 应力分布云图。骨盆 B1 型骨折采用髂骨翼支架固定后,应力分布较骨折状态均匀,健侧骶髂关节应力集中稍减轻。通过髂骨翼支架的作用,一部分应力通过健侧髂骨翼传导到患侧髂骨翼,患侧髂窝及髋臼上缘应力有所增加。保留的骶结节韧带承受的过度应力有所下降,表现为患侧的耻骨支、坐骨支应力接近健侧(图 10.35)。

　　④ 髋臼上支架固定(SA)工况的 von Mises 应力分布云图。骨盆 B1 型骨折采用髋臼上支架固定后,应力分布较骨折状态均匀,健侧骶髂关节应力集中稍减轻。健侧应力通过髋臼上支架直接传导至患侧髋臼上缘,尽管这种固定框架结构较髂骨翼支架固定更远离骶髂关节,但对骶髂关节的应力传导作用较后者为佳,表现为云图中患侧骶髂关节前方应力有所增加,骶髂关节及髋臼上缘应力分布更趋均匀,该工况骶结节韧带仍承受较大应力(图 10.36)。

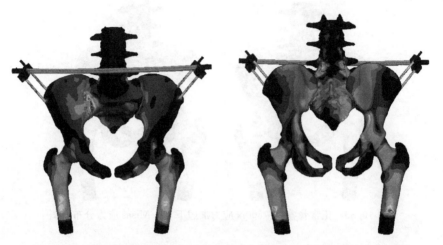

图 10.35　髂骨翼支架固定(IW)500N 应力加载下 von Mises 应力分布云图

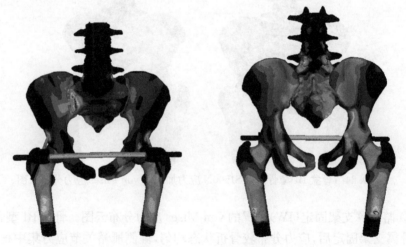

图 10.36　髋臼上支架固定(SA)500N 应力加载下 von Mises 应力分布云图

⑤耻骨联合固定(PS)工况的 von Mises 应力分布云图。在此工况中,本实验采用保留正常骨盆建模中耻骨联合 Tie 面约束的方法代替耻骨联合钢板固定的效应,理论上也是该类型固定中与生理状态最为接近的方式。由云图可以看出,该工况主要通过健侧耻骨支、坐骨支向患侧传导应力,表现为相应区域和耻骨联合部位的应力集中现象。这种工况下,患侧骶髂关节的应力传导得到一定程度的保留(图 10.37)。

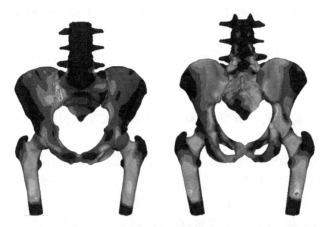

图 10.37　耻骨联合固定(PS)500N 应力加载下 von Mises 应力分布云图

（3）骨盆固定系统的安全性分析。本实验中参照临床实际情况，髂骨翼支架采用 2 枚5.0mm直径不锈钢固定钉，髋臼上支架采用 1 枚 6.0mm 直径不锈钢固定钉。由应力云图分析可见(图 10.38)，尽管采用两枚固定钉，在髂骨翼支架固定钉与骨质结合部位，以及固定钉与框架结合部位还是出现了明显的应力集中。这与前述的髂骨翼支架主要通过直接的应力传导而不是恢复骶髂关节稳定性的作用有关。采用单根固定钉的髋臼上支架，由于髋臼上骨质厚实，可置入较粗固定钉。由云图分析可见，在钉杆与骨质接触部位同样出现了应力集中，但不如髋臼上支架明显。本模型中，将固定钉置入骨质内 60mm，可以发现固定钉头端的应力已不明显，因此，无需过深置钉，在临床实践中这将极大减少对坐骨大切迹区结构损伤的风险。

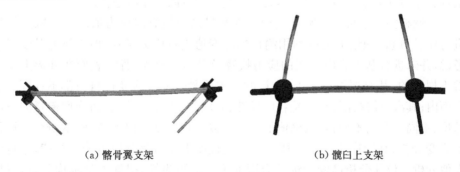

　　　(a) 髂骨翼支架　　　　　　　　　　　(b) 髋臼上支架

图 10.38　两种支架系统 500N 载荷下的 von Mises 应力云图

3. 讨论

由本实验发现，骶髂复合体周围韧带在骨盆稳定性维持中发挥着重要作用。

与既往不包含韧带的骨盆骨折有限元模型相比,本实验的模型更贴近临床实际情况。

在有限元模型上可以进行不同加载方式与约束条件下的有限元计算,为标本实验进行探索性研究,如选择集中载荷还是均布载荷,约束股骨下段三个自由度还是两个自由度(如水平方向自由度不约束,可研究骨盆的横向位移),最终将有限元结果对照试验机夹具类型、试验台尺寸和相关文献报道等,确定实验的加载方式与约束条件。

针对有限元模型的分析结果,可以对初步实验方案进行调整和修改。通过对有限元结果中内固定系统的应力分析,把握应力集中与应力遮挡等危险区域的分布规律,比对内固定系统的极限应力与不同材料强度内固定器的许用应力,及时调换、修改内固定器,排除安全隐患,提高内固定系统的安全性。本实验中发现,固定钉与骨的接触部位是应力最为集中的部位,提示在置钉过程中应避免将固定的螺纹与螺杆相接的相对薄弱部位与前者重合。

本研究在有限元分析中采取了一定程度的简化,标本实验则受实验条件的制约、骨盆的个体化差异的影响与测试人员操作水平的限制,因而对有限元模型上的测点位移并不能和标本试验中的散斑标志点位移完全一致,这样使得将两者的结果进行绝对数值的比较意义有限,从而会凸显两种方法的差异,而无法将两者都能体现问题的共有本质这一能力反映出来。

综合考虑,本研究采取竖直向下的相对位移量进行有限元结果与实验结果的比较分析。相对位移能够反映出不同载荷作用下的位移变化趋势,揭示标本实验与有限元计算的力学响应规律。各个测点的标本实验与有限元计算的相对位移趋势大致相同,最大差异小于等于 7%,说明相同载荷与约束条件下,两种研究方法具有相似的力学响应规律。本研究所建立的有限元模型是合理、可靠的。

虽然相关文献可以查阅到利用应变测量结果换算成应力值后跟有限元结果进行比较分析,理论上可以利用测得的应变值进行应力换算,但本研究基于以下考虑,并未进行基于表面应变的应力换算及分析。首先,骨盆表面在外形上是非常不规则的,甚至严格意义上说,粘贴于皮质骨表面的应变计自身都不在同一个平面内;其次,骨盆在材料上是各向异性、非均匀、黏弹性的,表面弹性模量因不同部位、不同方向而不同,其精确值的获取难以实现。基于以上考虑,本研究只进行了应变分析,利用应变分布规律可以一定程度上反应骨盆应力分布规律,不再做类似分析。位移分析已经验证了有限元模型的可靠性,根据力学本构关系,可以相信,以此模型所做的应力分析也必然是具有合理性、可靠性的。

参 考 文 献

[1] Zhang S X, Heng P A, Liu Z J. Chinese visible human project. Clinical Anatomy, 2006, 19(3):204—215.

[2] McLauchlan G J, Gardner D L. Sacral and iliac articular cartilage thickness and cellularity: Relationship to subchondral bone end-plate thickness and cancellous bone density. Rheumatology, 2002, 41(4):375—380.

[3] Dostal W F, Andrews J G. A three-dimensional biomechanical model of hip musculature. Journal of Biomechanics, 1981, 14(11):803—812.

[4] Phillips A T, Pankaj P, Howie C R, et al. Finite element modelling of the pelvis: Inclusion of muscular and ligamentous boundary conditions. Medical Engineering & Physics, 2007, 29(7):739—748.

[5] 冯元桢. 生物力学:活组织的力学特性. 长沙:湖南科学技术出版社,1986.

[6] Dalstra M, Huiskes R, van Erning L. Development and validation of a three-dimensional finite element model of the pelvic bone. Journal of Biomechanical Engineering, 1995, 117(3):272—278.

[7] Hakim N S, King A I. A three dimensional finite element dynamic response analysis of a vertebra with experimental verification. Journal of Biomechanics, 1979, 12(4):277—292.

[8] Goel V K, Kim Y E, Lim T H, et al. An analytical investigation of the mechanics of spinal instrumentation. Spine, 1988, 13(9):1003—1011.

[9] Renner S M, Natarajan R N, Patwardhan A G, et al. Novel model to analyze the effect of a large compressive follower pre-load on range of motions in a lumbar spine. Journal of Biomechanics, 2007, 40(6):1326—1332.

[10] Miura H. Biomechanical properties of the sacroiliac joint. Nihon Seikeigeka Gakkai Zasshi, 1987, 61(10):1093—1095.

[11] 郑琦,廖胜辉,石仕元,等. 个性化全骨盆三维有限元建模及骶髂关节骨折脱位模拟. 医用生物力学, 2008,(4):296—300.

[12] 程黎明,贾永伟,俞光荣,等. 人体全骨盆三维有限元模型的建立与验证. 中华医学杂志, 2007,87(47):3346—3348.

[13] 汪方. 外固定支架结合后路钢板技术在不稳定骨盆骨折中的应用. 上海:人民解放军第二军医大学博士学位论文,2008.

[14] 陈博,丁祖泉,游木荣,等. 髋臼周围肿瘤切除后功能重建手术的仿真建模方法. 医用生物力学,2008,23(1):37—42.

[15] Dalstra M, Huiskes R. Load transfer across the pelvic bone. Journal of Biomechanics, 1995, 28(6):715—724.

[16] 郑琦,毕大卫,石仕元,等. 骶髂关节解剖型棒-板内固定系统的生物力学评价. 中国骨伤, 2008,21(8):577—580.

[17] 钱齐荣,贾连顺,周伟明,等. 坐位骶髂关节面应力分布的三维有限元研究. 临床骨科杂志,2001,4(4):241—243.

[18] van Zwienen C M,van den Bosch E W,Snijders C J,et al. Biomechanical comparison of sacroiliac screw techniques for unstable pelvic ring fractures. Journal of Orthopaedic Trauma,2004,18(9):589—595.

[19] Hugate J R R,Dickey I,Phimolsarnti R,et al. Mechanical effects of partial sacrectomy: When is reconstruction necessary. Clinical Orthopaedics and Related Research,2006,45: 82—88.

[20] 全仁夫,胡文跃,李伟,等. 骨盆的垂直动态冲击试验研究. 中医正骨,2005,17(8):1—3.

[21] Comstock C,van Dermeulen M,Goodman S. Biomechanical comparison of posterior internal fixation techniques for unstable pelvic fractures. Journal of Orthopaedic Trauma,1996,10(8):517—520.

[22] 宋连新,张英泽,彭阿钦,等. 垂直不稳定性骨盆骨折内固定的生物力学研究. 中华实验外科杂志,2000,17(2):126—127.

[23] 吴乃庆,王道新. "π" 棒及 "T" 形钢板治疗垂直不稳定骨盆骨折. 中华骨科杂志,1997,17(001):51—55.

[24] 司卫兵,吴乃庆,嵇鹏,等. 骨盆骨折 π 棒双重固定效应的生物力学研究. 中国骨与关节损伤杂志,2005,20(4):249—251.

[25] 贾永伟. 髂骨肿瘤 I 型切除骨盆环重建的生物力学研究. 上海:同济大学博士学位论文,2007.

[26] Cappaert T. The sacroiliac joint as a factor in low back pain:A review. Journal of Sport Rehabilitation,2000,9(2):169—185.

[27] 汪方,陈博,王秋根,等. 髂骨翼与髋臼上置钉技术在 Tile-B1 型骨盆骨折固定的有限元研究. 中华创伤骨科杂志,2011,13(6):32—36.

[28] 蔡丰,姚劢炜,黄河清,等. 站、坐位态骨盆应力分布的实验研究. 生物医学工程与临床,2002,6(4):206—208.

[29] Sances A J. Biomechanical analysis of injury criterion for child and adult dummies . Critical Review in Biomedical Engineering,2000,28:213—217.

第 11 章　髋、膝关节骨肌生物力学仿真建模与分析

11.1　髋关节骨肌生物力学研究历史与现状

本章内容主要包括人体自然髋、膝关节的基本解剖结构,基本生物力学问题及其相关的研究方法。关节的运动与受力状态在本书第 9 章中已详细阐述,这里主要介绍关节生物力学中的一些专门问题及解决方案。20 世纪 60 年代,Charnley 研发出人工关节技术并在临床中取得巨大的成功,他的基本理念被复制到人工膝关节中,从此关于人工髋、膝关节的研究成为关节生物力学的重要内容。特别是由于膝关节力学机理的复杂性,导致人们投入更多的研究精力。

1. 天然髋关节

天然髋关节内部的力学接触状态是髋关节病理学的基础研究,并与假体设计相关。20 世纪 90 年代起,髋关节力学建模和有限元计算方法逐步普及。Stops 与 Jin 等[1]对髋关节接触计算方法和成果进行了细致回顾,认为髋关节的接触计算主要由有限元计算和多刚体动力学构成。有限元计算着重于处理关节面的接触力学,而多刚体动力学则把步态行为中的关节力引入计算。这两者结合大大扩大了研究结果的价值和意义。Bachtar 等[2]建立了弹性软骨层髋关节模型,得出在整个步态周期中,接触应力的峰值出现在脚跟触地的时刻,峰值为 5.5MPa。Russell 等[3]使用非线性弹性模型计算了髋关节接触,得出正常和发育不良造成的畸形髋关节(dysplastic hip)的接触应力峰值分别为 1.75MPa 和 9.88MPa。Anderson 等[4,5]着重研究了髋关节三维超弹性模型,计算与验证结果显示软骨厚度比软骨弹性对接触应力的影响更大,接触峰值为 10.8~12.7MPa,接触面积为 304.2~366.1mm²。在该模型平台上,还就球形股骨头/天然股骨头、光滑股骨头表面形貌/天然股骨头表面形貌两种简化几何模型的力学影响进行了评估。

有关髋关节软骨层的研究是目前研究的热点。Ferguson 等[6]的研究发现,髋臼唇限制了关节内液体向外溢出的通路,从而使软骨层的固相化速度(cartilage layer consolidation)降低 40%。如切除髋臼唇,则髋臼软骨与股骨球头软骨固相-固相的接触应力将升高 92%。除了天然髋关节接触,半置换髋关节的软骨接触研究对人工关节设计、手术规划和术后评估颇具价值。Pawaskar 等[7]研究了半置换髋关节的间质流承载,结果显示,半置换后的各种步态过程中,间质流分担 87%~

90%的负荷；半置换后金属球头的接触区域大部分时间集中在髋臼穹顶，接触应力峰值为 2.78MPa。Guerado 等[8]研究表明，半髋置换术后，植入的假体对髋臼软骨有磨损作用。Kim 等[9]研究了双极球头假体对髋臼软骨的磨损，得出磨损量为(0.34 ± 0.35)mm/year。Moon 等[10]的研究得出双极球头假体对髋臼软骨的线磨损量为(0.23 ± 0.107)mm/year，体积磨损量为(114 ± 47.2)mm³/year。Mechlenburg 等[11]测量了髋臼软骨厚度一般为 $1.3\sim1.5$mm。因此，结合两者结果，平均磨损 3 年，快则两年即可磨穿髋臼软骨。

长期以来，人们注意到股骨头解剖形态的非圆性，开展了相关的研究。Gu 等[12]的研究发现，髋臼软骨表面并非理论上的球形，而呈旋转椭球体状。球形髋臼软骨面造成更大的接触应力和不对称的应力分布。而采用旋转椭球体髋臼软骨面计算的接触应力及应力分布比球形软骨面有所改善[13,14]。而 Meng 等[15]就非圆的髋关节流体动力润滑进行了研究，发现非圆髋关节对膜厚和最大滑膜压的影响分别达 43%和 17%。

2. 人工髋关节

随着人工髋关节在临床中的广泛应用和假体设计水平的不断提高，与髋关节假体相关的生物力学研究在广度和深度上取得了丰富的成果。

人工关节的摩擦学研究对关节假体技术进步发挥了重要的作用。作为世界公认的人工关节之父，Charnley 最主要的贡献就是研发出钴铬钼合金球头与高分子聚乙烯髋臼这对低摩擦耐磨关节副，它成为今天人体各部位关节假体的主要摩擦配副形式。早期的人工髋关节出于磨损寿命的考虑，规定仅用于 50 岁以上的患者。随着材料科学的进步，陶瓷股骨头与陶瓷髋臼配副的髋关节假体有可能将磨损寿命提高到与人的寿命等长。20 世纪末，研究发现骨中的巨噬细胞吞噬磨损颗粒后会发生骨溶解现象，导致宿主骨与假体结合部位的松动，成为影响假体使用寿命的瓶颈，是当今关节生物摩擦学研究的重点和热点。

假体的强度是结构设计关注的问题。早期研究重点集中在股骨柄强度的保证上，有限元分析和疲劳试验为这项研究提供了有力的技术支撑，如今已建立了完整的 ISO 标准体系，保证产品的强度性能。进一步研究发现，关节柄部过高的刚度将导致"骨-假体"系统力流大量通过关节柄传递到远端结合部，使近端结合部骨侧应力明显低于原有的天然骨，产生应力遮挡现象，并由于骨组织应力刺激的减小而发生骨吸收，是假体松动的又一个重要原因。现在的关节柄部设计都已充分注意这一因素。

人工关节通过五十余年的临床应用积累了大量的成功与失效的案例。许多国家建立了人工关节置换统计机制，并以年报形式公布，北欧国家在这方面的工作开展得最早且最为规范[16,17]。统计数据表明，人工关节置换技术虽然是成功的,但为降低失效率,仍然需要从临床技术、设计与制造技术、术后康复技术等方面进行进一步的研究和改进[18],其中,失效的生物力学分析成为发展改进的重要依据。王成焘等对脱位、断柄、磨损与松动的生物力学机理进行了系统研究[19~23],就关节假体设计提出了相应的对策。

从20世纪70年代开始,人工髋关节置换术在亚洲地区普遍推广,该地区国家主要使用Dupuy、Stryker、Zimmer、Smith & Nephew等欧美知名公司的进口人工关节产品,它们主要是按欧美人种解剖特点和生活习惯设计。由于亚洲患者与西方患者在人种和文化方面的不同,导致髋、膝关节在解剖形态、典型行为动作及人体力学特性等方面存在着一定差异。例如,亚洲地区民众由于宗教和生活习俗的原因,下蹲与下跪动作较欧美民众多发,这就要求人工髋关节与膝关节的活动度满足大屈曲运动的需求。研究表明,中国人体骨骼解剖形态与欧美人种同样存在多处统计学差异。开发中国及亚洲广大地区适用的人工关节产品成为中国、日本、韩国、新加坡等亚洲许多国家的重要课题。

11.2 髋关节骨肌系统解剖结构及其力学功能

11.2.1 髋关节副

髋关节由股骨头与髋臼构成,如图11.1所示[24],属于球窝结构。髋臼内表面半月形的关节面称月状面(lunate surface),覆以关节软骨。窝的中央未形成关节面的部分,称髋臼窝。髋臼的边缘有关节盂缘(关节唇)附着,相当于一个密封圈,对关节间隙中滑液流体动压力的保持具有重要的作用。髋关节通过股骨头与髋臼软骨面相互接触传导重力,支撑人体上半身的重量,并保证下肢能作屈伸、收展、旋转及环转运动。由于股骨头深嵌在髋臼中,加之关节囊较厚,限制关节运动幅度的韧带坚韧有力,因此,髋关节在众多的活动关节中是最稳定的,但与肩关节相比灵活性相对较差。

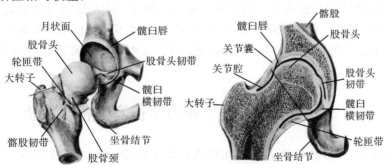

图11.1 髋关节解剖结构

11.2.2 髋关节囊

关节囊厚而坚韧,上方起自髋臼周缘、盂缘和髋臼横韧带,下端前面附于转子间线,后面附于转子间嵴的内侧,相当于股骨颈的中外 1/3 交界处。这样,股骨颈的前面完全位于关节囊内,而后面只有内侧 2/3 在关节囊内,外侧 1/3 则位于关节囊外。所以,股骨颈骨折时,根据其骨折部位而有囊内、囊外或混合性骨折之分。

关节囊有助于限制股骨头相对于髋臼的位移。髋关节囊厚而致密,其各个组成部分并不等厚,应该被看做由几个不同的韧带组成。囊体由纤维层和滑膜层组成,纤维层可分为纵行走行的浅层和环状走行的深层。浅层的一部分纤维与坐骨囊韧带和耻骨韧带相融合,但不直接附着于骨面;深层纤维于关节囊的远端和后部较为丰富,在股骨颈中部的深层纤维呈环状增厚,紧贴关节囊滑膜表面,似一衣领环绕股骨颈,向关节腔突出,故称轮匝带,具有约束股骨头从关节腔内滑出的作用。整个纤维层的前部及上部较坚厚,有较大的抗张力,可阻止人体直立位时股骨头向前方滑出的作用。其后部及下部则较薄弱,附着部也较松弛,加上该处又无坚强的韧带与肌肉加强,在暴力作用下,股骨头可从这一薄弱点脱出,发生髋关节后下脱位。

11.2.3 髋关节韧带

髋关节周围有韧带加强。

位于关节囊前方的髂股韧带长而坚韧,是全身最强韧的韧带。在髋关节所有动作中,除屈曲外,髂股韧带均维持一定的紧张状态,可限制大腿过度后伸,此韧带与臀大肌能将身体牵拉至直立位,以达到躯干重心的平衡和维持髋关节前方的稳定,对维持直立姿势具有重要意义。

耻股韧带位于关节囊的前下方,可限制大腿过度外展及旋外。关节囊后部有坐骨韧带增强,此韧带有限制髋关节内收和内旋的作用,是维持髋关节后方稳定的主要韧带。关节囊轮匝带的纤维多与耻骨韧带及坐骨韧带相编织,而不直接附在骨面上,此韧带在髋关节从屈曲位到伸直位的过程中均能张紧关节囊,能约束股骨头向外脱出。股骨头韧带为关节腔内的扁纤维束,起于髋臼横韧带,止于股骨头凹,表面有滑膜被覆,内有血管通过,一般认为它对髋关节的运动并无限制作用。

11.3　人工髋关节生物力学仿真建模与分析

与国内外大多数学者一样,本书作者通过有限元分析方法开展研究[25~27]。

1. 人工髋关节的受力

这里针对右腿髋关节双腿静止站立、缓慢步行及登高三种典型活动中受力情况进行力学计算。由于研究目标限于人工髋关节部位,故与第 9 章不同,将髋关节的复杂受力(体重、外展肌群的拉力、臀肌肌群肌力、髂胫束肌力)化简为一个在三维空间的合力。

设人体体重 BW 为 75kg,几种日常生活行为时的人工髋关节所受载荷大小和方向列于表 11.1。

表 11.1　几种日常生活行为中髋关节受载情况

状态	受力大小	受力方向
双腿静止站立	1/3 BW	平行于身体轴线向下
后跟着地	4.64 BW	与矢状面成 24.4°,与冠状面成 30°
足趾离地	4.33 BW	
登高	7.7 BW	与矢状面成 12.1°,与冠状面成 28.7°

注:BW 为人体体重。

2. 建模与网格化

采用有限元分析软件 Ansys10.0 建立人工髋臼和股骨头的实体模型。髋臼和股骨球的材料类型及参数如表 11.2 所示。

表 11.2　人工髋关节材料参数

材料	弹性模量/MPa	泊松比
UHMWPE	1.4×10^3	0.46
Co-Cr-Mo	2.3×10^5	0.3

对三维有限元模型进行网格划分(图 11.2)。UHMWPE 为弹塑性变形体,Co-Cr-Mo 股骨头为弹性体,选择单元类型为 Solid185,网格边长控制为 1～1.5mm。Solid185 是三维四面体 4 节点网格结构实体,每个节点具有三向自由度。

对于股骨球头与髋臼的接触界面,研究中采用 CONTA174 与 TARGE170 为单元,该类单元自身能够精确反应弹性实体单元的边界接触情况。CONTA174 设定于模型实体表面的三维实体单元 SOLID187 表面之上,将 TARGE170 作为 CONTA174 的对应接触单元。

3. 载荷情况及边界约束条件

根据髋关节的结合形式确定载荷分布在髋臼顶部面积上,使加载作用在受力

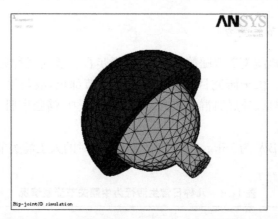

图 11.2　人工髋关节杯臼和股骨头有限元网格划分图

部位的节点上。

根据表 11.1 中所列出的载荷大小和方向,加载时,由于模型的参考坐标系与人工髋关节在人体内的实际安装位置不同,故使用旋转算子,将理论加载方向绕 X 轴顺时针转动 45°后,作为人工髋关节三维有限元模型的三向分力。

绕 X 轴旋转变换矩阵,得

$$\mathbf{Rot}(X,45°)\begin{bmatrix} x \\ y \\ z \\ 1 \end{bmatrix} = \begin{bmatrix} 1 & 0 & 0 & 0 \\ 0 & \cos 45° & -\sin 45° & 0 \\ 0 & \sin 45° & \cos 45° & 0 \\ 0 & 0 & 0 & 1 \end{bmatrix}\begin{bmatrix} x \\ y \\ z \\ 1 \end{bmatrix} \tag{11.1}$$

对股骨颈端面采用固定约束,即将该面所有节点的自由度(X,Y,Z 三个方向)定为零,作为模型的边界条件。

最后,运用 Ansys 软件对以上模型进行计算,得到三种状态下不同直径人工髋关节的应力、应变、变形情况。

4. 有限元计算结果

1) 双腿静止站立

图 11.3 是 75kg 体重的人体在双腿静止站立状态下 28mm 直径人工髋臼的应力[图 11.3(a)]、应变[图 11.3(b)]和变形分布[图 11.3(c)]情况。可以发现,最大应力、应变和变形的发生部位位于髋臼外侧边缘处。由于髋臼不仅承受竖直方向的力,同时也承受 Y 方向的分力,而且髋臼边缘存在尺寸突变,造成在边缘的应力集中,该结果与临床中人工髋关节边缘受载造成磨损情况吻合。

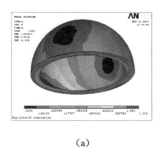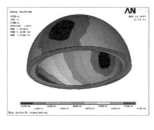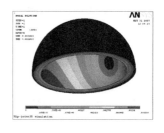

| (a) | (b) | (c) |

图 11.3　直径 28mm 髋臼双腿静止站立态

由图 11.3 和表 11.3 所列数据分析可知,在双腿静止站立状态下,髋臼上的最大接触应力与 UHMWPE 的屈服极限相比较数值均很小,仅处于弹性变形的初始阶段,而且随着髋臼直径的增大单调递减。

表 11.3　双腿静止站立态,不同内径髋臼上的最大应力、应变和变形

股骨头直径/mm	最大接触应力/MPa	最大应变/($\times 10^{-3}$)	最大变形/($\times 10^{-3}$)
28	1.226	0.879	2.633
32	0.965449	0.690	2.018
36	0.74654	0.534	1.597
40	0.594563	0.425	1.295
44	0.360842	0.258	1.05
48	0.302578	0.216	0.886
52	0.256777	0.184	0.756
56	0.221062	0.158	0.653

2) 缓慢步行

(1) 后跟着地。

图 11.4 是 75kg 体重人体在缓慢步行状态下后跟着地时,28mm 直径人工髋臼的应力、应变和变形分布情况。结果显示,髋臼边缘同样存在应力集中现象。由于后跟着地时,股骨位于身体冠状面前侧,并与之呈一定角度,故对髋臼的作用部位偏靠后侧。表 11.4 为各种股骨头直径的计算结果。

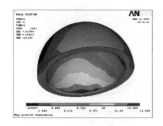
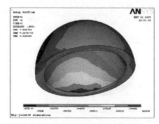
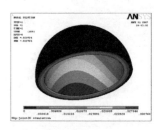

（a）应力分布　　　　　　　　（b）应变分布　　　　　　　　（c）变形情况

图 11.4　后跟着地态,28mm 髋臼的应力、应变、变形分布情况

表 11.4　后跟着地态,不同内径髋臼上所受最大接触应力、应变和变形

股骨头直径/mm	最大接触应力/MPa	最大应变	最大变形
28	14.888	0.010645	0.030764
32	10.559	0.007571	0.023616
36	8.595	0.006144	0.018697
40	6.806	0.004865	0.015184
44	4.224	0.003021	0.01234
48	3.541	0.002532	0.010403
52	3.009	0.002151	0.00889
56	2.591	0.001852	0.007686

　　通过对计算结果分析可知,人体在缓慢行走状态下后跟着地时,髋臼的最大接触应力、最大应变与 UHMWPE 的屈服极限相比较,仍处于弹性变形阶段。

　　（2）足趾离地。

　　图 11.5 是 75kg 体重的人体在缓慢行走状态下足趾离地时,28mm 直径人工髋臼上的应力、应变和变形分布情况。缓慢行走足趾离地状态,由于足趾离地时,股骨位于身体冠状面后方,髋臼的前倾角与倾覆角均增大,故对髋臼的应力集中产生在髋臼内侧。表 11.5 为各种股骨头直径的计算结果。

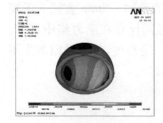
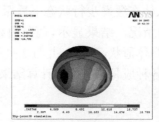
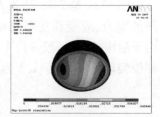

（a）应力分布　　　　　　　　（b）应变分布　　　　　　　　（c）变形情况

图 11.5　足趾离地态,28mm 髋臼应力、应变、变形分布情况

表 11.5　足趾离地态,不同内径髋臼上所受最大接触应力、应变和变形

股骨头直径/mm	最大接触应力/MPa	最大应变	最大变形
28	18.799	0.013442	0.040846
32	14.308	0.010229	0.031435
36	11.139	0.007962	0.024968
40	9.074	0.006484	0.020325
44	7.34	0.005248	0.016849
48	6.254	0.004469	0.014206
52	5.325	0.003805	0.012131
56	4.895	0.003464	0.010873

通过计算结果分析可知,人体在缓慢行走状态下足趾离地时,人工髋臼上的最大接触应力、最大应变与 UHMWPE 的屈服极限相比较,大部分处于弹性变形阶段,其中,直径 28mm 的髋臼接近塑性变形阶段。

3) 登高

图 11.6 是 75kg 体重的人体在登高状态时,28mm 直径人工髋臼上的应力、应变和变形分布情况。登高状态时,应力集中发生位置与后跟着地状态相似,位于髋臼靠后侧边缘处,这是因为登高时股骨同样位于身体冠状面前方,区别在于此状态时股骨与冠状面所成的角度更大。

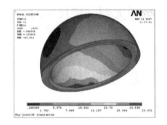 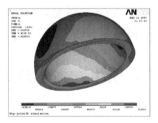 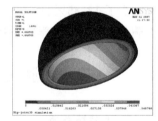

　　　　(a) 应力分布　　　　　　　　　(b) 应变分布　　　　　　　　　(c) 变形情况

图 11.6　登高态,28mm 髋臼应力、应变、变形分布情况

对计算结果分析可知,人体在登高状态时,人工髋臼上的最大接触应力、最大应变,与 UHMWPE 的屈服强度极限对比,大部分处于弹性变形阶段,28mm 和 32mm 的髋臼处于塑性变形初始阶段。表 11.6 为各种股骨头直径的计算结果。

表 11.6　登高态,不同内径髋臼上所受最大接触应力、应变和变形

股骨头直径/mm	最大接触应力/MPa	最大应变	最大变形
28	23.531	0.016824	0.048788
32	16.738	0.011965	0.037418
36	11.027	0.007898	0.029001
40	8.116	0.005806	0.023618
44	6.685	0.004781	0.019578
48	5.561	0.003979	0.01649
52	4.735	0.003387	0.014113
56	4.079	0.002918	0.0122

5. 人工髋关节股骨球头与髋臼的接触力学状态

由以上计算结果可以得出,人工髋关节的接触应力、应变和变形量均随股骨头直径的增大而减小,这一现象在承受载荷较大的登高状态尤为明显。以登高状态为例,当股骨头直径从 28mm 增大到 56mm 的过程中,最大接触应力减小了82.67%;最大应变减小了 82.67%;最大变形也减小了 74.99%。值得注意的是,接触应力、应变和变形的减小现象在 28～44mm 的相对小尺寸股骨球头中较为明显。最大接触应力、应变和变形在股骨头直径从 52mm 增加到 56mm 过程中分别仅减少了 13.85%、13.85%和 13.55%。可见,股骨头直径增大到一定尺寸时,人工髋关节的接触力学状态将不再有显著改善。

11.4　膝关节骨肌生物力学研究历史与现状

1. 天然膝关节

膝关节生物力学研究主要包括运动、关节接触、肌肉、韧带等软组织的变形、外力对关节运动和受力的影响。对此,已有很多学者进行了研究。早在 1836 年,Weber 兄弟发表了双侧间室矢状面上的研究,他们描述股骨在胫骨上的旋转"就像在路上的马车轮子",屈曲轴穿过两侧圆形的中心。随后的研究证实了以上观点。股骨与胫骨接触面的运动又被称为后滚,股骨髁相对胫骨滚动,而接触面相对移动。Zuppinger 将这种运动的机制归于交叉韧带形成的四连杆机制,之后这种机制被证实[28,29]。Kettlekamp 等[30]最早在尸体上研究了胫股关节的接触。Muller[31]发现股骨髁关节面的轮廓曲线长度远大于胫骨平台的关节面长度,而股骨在胫骨平台上的运动属于滚动与滑移的复合运动。

膝关节从完全伸直到屈曲 10° 称为终末伸直弧段,在早期吸引了许多解剖学家的关注,在此阶段,接触面的后移引发股骨外旋,而且向后的滚动和滑动可能是强制的[32,33],但这段弧段在日常活动中很少使用,功能上可能并没有多大的实际意义。

直到 MRI、CT 和数字重建广泛使用后,膝关节胫骨、股骨和髌骨的相互关系及在不同平面和屈曲角度的重现才得以实现。MRI 最早被用来显示完整的尸体膝关节及屈曲下股骨和胫骨的相互关系。用 MRI 可以观察矢状面和冠状面的形状及关节面的状态,并且被解剖和冰冻切片、数字三维和 CT 的结果所证实[34,35]。Patel[36] 针对健康自愿者的膝关节在 MRI 中进行负重(133N)下扫描,评估从 0 到 60° 膝关节屈曲运动,结果表明,胫骨在 40° 屈曲时内旋 4.8°,然后内旋变小,胫骨外翻不断增加,在 60° 屈曲时达到 8°,同时,股骨后滚不断增加,在 60° 屈曲时达到 18.5mm。

Hsieh 等[37] 发现在 90° 时股骨发生 0° 内收外展,这与 Kurosawa 等[38] 使用固定胫骨的试验设备研究结果(在 120° 时 2.2° 的内收)近似。Zavatsky[39] 与 Wilson 等[40] 选用同样的参考点,研究膝关节被动屈曲时胫骨参考点的平移,他们的研究结果较为一致:大于 100° 屈曲时,发生向后(24±4)mm,向远端(13±4)mm 平移,向内侧(5±3)mm 平移。Johal 等[41] 通过 MRI 对 10 例加载的白人膝关节进行测量,研究屈曲过程的胫股关节相对运动。

Yao 等[42] 利用 MRI 测量了伸直位和平均 139°±3° 屈曲时膝关节胫股关节的接触与移动情况,结果发现,在高屈曲 139°±3° 时,伴随 14°±3° 的内收和 19°±10° 的内旋。

一些学者通过体外测试研究膝关节的运动,由于体外装置的使用及坐标系选择的不同,关于膝关节运动的数据有较大变化。但是,体外测试系统能够重建健康膝关节的关键运动特征。这些健康膝的运动特征与股骨和胫骨髁的形状、韧带限制和肌肉力作用相关。以股骨或胫骨中心为参考的股骨后滚与胫骨关节的旋转紧密相关。肌肉力和身体外力的加载会影响主动运动的运动方式[43]。股四头肌力在封闭链式膝弯曲活动中是最活跃的肌肉组。然而,腘肌在这些活动中也活动,只不过比股四头肌的活动程度较少。腘绳肌和腓肠肌影响膝关节纵轴的旋转[44]。

自然膝前交叉韧带在伸直位张紧,对胫骨施加向外的扭矩[45]。因此,由于置换膝切去了前交叉韧带,会引起在伸直位时锁紧机制的缺失。相似地,后交叉韧带能够促进股骨后滚,切除后交叉韧带的置换膝会引起股骨后滚减少[46]。然而,后交叉韧带保留的置换膝并不能充分重建膝关节生理的后滚,这表明软组织平衡的改变、置换假体元件的限制,可能会阻碍后交叉韧带功能的实现。

在高屈曲时,内侧接触位于胫骨中心附近,此时外侧接触位于胫骨的大后方。

外侧持续向后平移很可能与后方胫骨表面的檐槽和向下的斜坡有关,同时内侧副韧带和后交叉韧带张紧[47]。研究表明,在大于130°屈曲时,后方股骨在胫骨上的内侧碰撞会对胫骨施加向前的力。有文献在尸体上比较下蹲和下跪时在胫骨加载向前的力[48],结果是内侧股骨髁在高屈曲时脱离胫骨表面几毫米,抬离内后部半月板。Brantigan 和 Voschell 早在 1941 年就发现,膝关节伸展阶段内、外侧副韧带及前交叉韧带均处于紧张状态,屈曲时,外侧副韧带松弛,而随着屈曲进行,内侧副韧带在不同区域呈现张紧状态,整个屈曲过程交叉韧带均呈现不松弛态[49]。

与步行和爬楼梯相比较,膝关节在大屈曲时向后方的力明显增大,而且其峰值均发生在屈曲 90°之后。较大的力矩和后方力会导致高屈曲角度较高的应力。在大屈曲角度,在维持后方稳定的作用方面,后交叉韧带占到总作用的 94%[50]。膝关节屈曲到 90°时,胫股关节接触面积下降了 55%[51]。过大的应力(大于25MPa)能够引发软骨损伤,而且可能成为关节退化继续发展的起因[52]。内外侧接触应力的分布受关节位置的影响(因关节位置的不同而不同)。在整个加载过程中,单腿站立相在两侧的压力分布比较均匀。在高屈曲时,发生外翻和胫骨内旋,当负载较低时,两侧的载荷分布较为平均。但是,当载荷达到最大加载时,内侧压力达到大约 70%的总载荷[53]。

对于健康膝髌骨,大多数接触点的上移发生在早期屈曲[54,55]。Hefzy 等[56]和Singerman 等[57]报道的髌股关节接触的体外测试中,接触点位置被近似为接触区域的质心。

由于测试设备和载荷的不同,对于膝关节接触应力的测量结果差异较大。Fukubayashi[58]对七具尸体使用压敏片膝关节进行体外测试,测得膝关节直立位胫股关节平均峰值压力为 3MPa。Ihn[59]利用 Instron 试验台同样使用压敏片对 5具尸体膝关节进行体外测试,得到伸直位胫股关节内外侧平均峰值压力分别为1.9MPa和2.5MPa。Brown[60]使用微型压敏式电阻传感器对 11 具尸体测量了 0、10°、20°和 30°屈曲时胫股关节的峰值接触应力为 8MPa。Thambyah 等[53]将薄膜电子压力传感器插入尸体膝胫股关节,在材料实验机和定制的仪器上对 5 具尸体膝进行准静态力学测试。在所模拟的不同步行相下,得到的平均峰值接触压是14.1MPa;在各个步态相位下,接触应力的变动量较少,屈曲 90°时的峰值压力最大为 26.6MPa,达到软骨的损伤极限,该生物力学研究结果表明,关节软骨在膝关节深度屈曲时能否充分支持关节加载值得怀疑。

评估软骨的应力有助于研究髌骨软骨瘤和长期退化。关节接触力、接触面积、关节软骨的厚度和材料性能都对软骨的应力产生影响。目前,已有学者将压敏片放入尸体标本进行髌股关节接触的评估[37,61]。这些实验表明髌股关节的接触面积通常随着髌骨在滑车沟中向远端移动而增加。当膝关节从 20°屈曲到 60°,

接触面积增长约 50％以上[62]，这表明随着膝关节屈曲角度增大，髌股关节的协调性得到改善。

Henche 等[63]的研究表明，当胫股关节屈曲小于 40°时，髌股关节接触行为不稳定。在 40°屈曲时，在髌骨的远端内侧面发现接触区，外侧接触面较小。在 60°屈曲位，接触压力对称分布于髌骨内外面，大部分发生在内侧面。在 90°屈曲，接触区域主要发生在近端内侧髌骨面。120°屈曲与此近似。

Goodfellow 等[64]对髌股关节进行体外测试，研究发现，90°屈曲后，接触面被分为两个区域，在 135°屈曲时，髌骨向内侧倾斜。与 Goodfellow 等的研究近似，Yildirim 等[65]发现在上部髌骨始终有一个接触带相接触，这表明伴随内侧和外侧边接触，接触发生在髁间凹。从 90°到 120°屈曲过程中，实际接触压力减少[66]。许多研究表明，髌股关节接触力在高屈曲时增大。因此，高屈曲时髌股关节的高应力可能是引起高屈曲相关临床疾病的原因[67]。Lee 等[68]比较髌股关节置换前后 30°、60°、90°和 120°屈曲的接触应力，发现置换后膝髌股关节接触压力比置换前平均增大了 20 多倍，而内外侧面的接触压力没有明显区别。

综合国内外文献研究表明，以前的研究者已经对膝关节胫股关节和髌股关节的几何解剖、运动、接触力学进行了较为深入的研究，并联系膝关节肌肉、韧带等软组织对膝关节生物力学进行了大量分析。但是，由于膝关节的复杂性和多样性，以及技术的限制和研究对象的不同，多数研究或针对胫股或髌股关节接触，或者针对胫股、髌股关节运动，却没有对它们同时进行研究，尽管它们之间具有紧密的联系，因此，仍然存在许多认识的不足。

2. 人工膝关节

由于膝关节在人体所有关节中负重最大、运动量最大，其结构、运动和力学也极其复杂，多数人都存在膝关节相关的疾病，大约 12.5％的矫形外科手术属于膝关节疾病[69]。作为一项相对成熟的治疗方法，人工膝关节置换术在更多疾病及更大年龄范围中得到推广应用，而并发症相对减少。术后主要并发症，如感染和假体松动的发生率约为 1％～3％，故接受此项手术者日益增多。根据美国国立卫生研究院(NIH)报道[70]，美国每年因关节炎终末期而接受 TKR 手术的患者年手术量约 30 万例，这一数字逐年上升，并且手术适应证也在向年龄更轻或更高龄的患者群体扩展。

随着膝关节外科学的发展及生物力学研究的进展，研究者们发现假体力学性能的优劣、膝关节置换术前的手术规划、植入人体后患者关节力学分布对人工膝关节置换术的成功与否有决定性的影响。目前，科研人员在膝关节置换后的运动和力学分析、人工关节的设计和固定，以及膝关节置换方法方面作了大量的研究工作。

早在 1938 年,Harold 受到 Smith 设计金属股骨头的启发,用金属铸成远端股骨,金属股骨髁假体开始应用在膝关节成形术。由于疗效较差,这种手术未能推广。20 世纪 50～70 年代是人工膝关节的形成阶段,这一阶段以完全限制型假体的应用为主,大部分为单轴铰链型,只允许单一平面运动,导致组织界面应力集中、磨损量大和假体松动。

进入 20 世纪 70 年代后,人工膝的研究与应用更多地转移到了半限制型和非限制型。在非限制型人工膝关节发展的同时,限制型假体也在早期铰链型假体的基础上有了发展。1970 年,法国 Guepar 小组设计了 Guepar 型人工膝,其特点是:①术中切骨量少;②铰链旋转轴偏关节线后上方;③关节屈曲不受限;④股骨髁假体有与髌骨相关浅槽;⑤假体分左右、股骨柄有外翻角。

1969 年,Gunston 提出应用单个部件代替相对的关节面维持关节稳定,模拟膝的运动,他设计的人工膝关节虽未成功,但 Gunston 第一个应用生物力学原则,设计的关节在形状和结构上与传统的人工膝关节完全不同,也是首次采用金属-高分子聚乙烯组合的人工膝,属半限制型,用骨水泥固定,对于人工膝的发展具有历史意义。实际上,此型人工膝关节只有一个固定的半径,并不具自然膝的旋转功能,胫股关节面的负荷仍过大。Freeman 等于 1970 年研制出第一代 Freeman 型人工膝,这也是非限制型人工膝的先驱之一。改型假体克服了 Gunston 假体的缺点,但假体松动和下沉仍多见,术后 5 年髌股关节疼痛率高达 42%。1973 年,Insall 等设计出了全髁型(TCP)假体,该假体吸收了上述多种假体的优点,临床效果显著,其原型设计至今仍在使用,并成为衡量其他类型人工膝的“金标准”。1978 年,Insall 在 TCPⅡ 的基础上设计出了后方稳定型(Insall-Burstein 型)假体,重新设计了平台柱的形状、位置和方向,避免了 TCPⅡ 假体易松动的缺点。

为此,他们设计了 MarkⅠ 型,后来改进到 MarkⅢ 型。解剖型人工膝由 MarkⅢ 型发展而来,相比 MarkⅢ 型,它更接近人体正常膝解剖,平台较平坦,关节活动限制小,有较长的髓内固定柄并应用金属托,较好解决了平台松动问题。Coventry 等设计的几何型和解剖型全膝假体在 1971 年首次应用,效果比较理想。由于膝关节的作用和运动远比髋关节来得复杂,迄今为止已有一百余种不同类型的人工膝关节问世,以适应各种病人的需求[71]。

深屈曲的力学研究对于日常行为中经常进行大屈曲活动的重建手术病人而言非常重要。当前,对于 TKA,尤其受到关注,更大的活动范围引起力学失败的风险更大,原因在于高屈曲很可能是引起 TKA 不稳定的因素之一。Delp[72] 的计算仿真研究表明,TKA 在高屈曲时膝关节发生后部失位(错位)的风险很大(尤其在最大屈曲时)。已经有多例不同类型后方替代型假体发生后部膝关节失位[73,74]。另外,Pagnano 等[75] 报道了后交叉韧带保留 TKA,在晚期后交叉韧带断裂后的膝关节屈曲失稳。虽然大多数 TKA 病人不进行大屈曲活动,但只要 TKA

可以达到高屈曲,还是希望能够在高屈曲时实现较大的膝关节后方加载力(以实现假体的稳定性)。

　　总结人工膝关节由机械式的限制性假体到现代非限制性解剖假体的发展过程,人工关节的设计更加趋向于符合人体解剖和生理要求。人工膝关节的临床应用也更加有效和成熟。然而,目前的临床实践中仍然存在人工关节的失效问题。人工关节失效主要有松动、磨损、感染等原因。磨损是人工关节失效的远期效应,属于人工关节摩擦学问题。松动是人工关节的中远期效应,一般发生在关节置换术后 5～10 年。在所有的失效形式中,松动引起的失效所占的比例最大。这些问题的存在要求更加深入地了解人工膝关节在人体内部的运动和接触等生物力学特性,设计更加满足人体生理的要求,实现正常人体功能的人工膝关节。

11.5　膝关节骨肌系统解剖结构及其力学功能

　　人体膝关节骨肌系统由骨、肌肉、肌腱与韧带、软骨等组织共同构成,它们具有不同的组织构造、力学性质和功能。

11.5.1　膝关节的整体解剖结构

　　在关节分类上,膝关节属于滑膜关节。膝关节由股骨远端、胫骨近端和髌骨共同组成,其中,髌骨与股骨滑车组成髌股关节,股骨内、外侧髁与胫骨内、外侧平台分别组成内、外侧胫股关节,如图 11.7 所示。

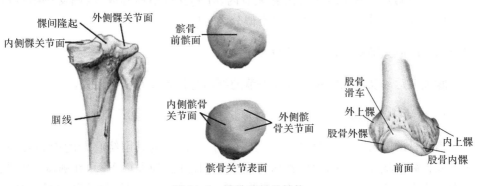

图 11.7　膝关节骨性结构

　　髌骨是人体内最大的籽骨,它与股四头肌、髌腱共同组成伸膝装置。髌骨厚度为 20～30mm,其中,关节软骨最厚处可达 5mm。

　　股骨远端的前部为股骨滑车。股骨远端的后部为股骨髁,由髁间切迹分为股骨内髁和股骨外髁,分别与内、外滑车相延续,构成凸起的股骨关节面。从侧面看,股骨外髁弧度大于内髁且较内髁更突前,而内髁比外髁更加向后延伸。

参与构成膝关节的胫骨平台呈由前向后逐渐下降的趋势,即所谓胫骨平台后倾角。因此,在结构上,膝关节是一个不完全的铰链式关节,正常膝关节具有约135°屈曲和5°~10°的过伸,以及旋转、滚动、滑动和侧翻等运动[76~79]。

膝关节前面由股四头肌的腱性扩张部所覆盖。股四头肌肌腱、髌骨及髌腱全体组成了膝关节的伸膝装置,如图11.8所示。髌腱位于关节囊前方,起自髌骨下端及其后方的粗面,止于胫骨结节,长约6~8cm,两侧与髌内、外侧支持带相交织,上端与股四头肌的远端相延续。髌腱深面与关节滑膜、胫骨之间隔有髌下脂肪垫和滑囊。

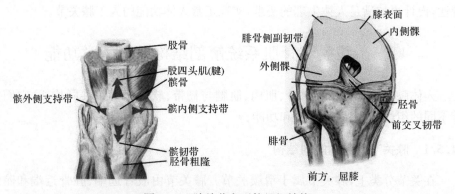

图11.8　膝关节主要软组织结构

膝关节两侧面软组织主要由膝关节内、外侧支持结构构成,内侧支持结构可分三层。膝关节外侧支持结构也可类似分为三层。

11.5.2　胫股关节的型面与运动瞬心

膝关节运动功能的实现与胫股关节的型面与运动瞬心密切相关。

1. 相关于屈伸的矢状切面的表面形状

当股骨的圆形表面在胫骨上单纯屈曲时,可以认为其围绕它们的中心转动。内侧股骨髁矢状面上的圆形面被认为后方是圆形的(屈曲面FF),在弧度110°范围内平均半径22mm。髁的后端弧度约24°,有一个较小半径,但这部分只在极度屈曲时与半月板后角接触,胫骨本身也没有相应的直接胫骨股骨接触关节面。前方为较大的半径(约32mm)的另一个圆,弧度约50°,叫做伸膝面(中心为EFC)。三个面组合起来可以看做一个椭圆或更复杂的多个单圆。图11.9所示为矢状面上内侧股骨髁MRI图像,左为完全伸直,右为屈曲120°,两侧胫骨面成11°夹角。

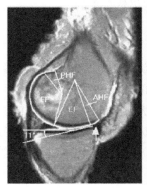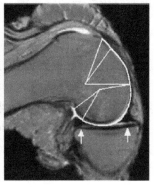

图 11.9　矢状面上内侧股骨髁 MRI 图像

AHF. 前角面；PHF. 后角面；EF. 伸膝面；FF. 屈曲面

内侧胫骨面被认为是有向前上 7°倾斜的平面，即后倾，而这种描述实际上只通过 X 射线或相片测量内侧胫骨皮质的边缘获得。图 11.10 所示为外侧髁矢状面 MRI 图像，左为完全伸直，右为屈曲 120°，股骨前侧面标记为"?"，因为此段的形状不确定，从屈曲面的前端到股骨面失去与胫骨的接触，此面逐渐缩短变平。伸直位时，股骨有一凹陷以匹配半月板前角。水平线在伸直位通过胫骨关节面和半月板前角高点，而在屈曲 120°时和半月板后角平齐。在 120°时，后角带着股骨跨过胫骨后缘后向下半脱位。

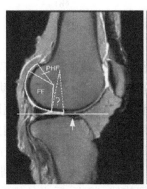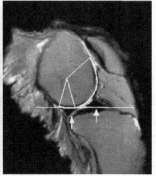

图 11.10　外侧髁矢状面 MRI 图像

外侧股骨后方也是圆形（中心，EFC），在 114°范围内半径为 21mm。股骨髁后端部分也是只与半月板后角接触，从不与胫骨接触，但不像内侧髁有逐渐减小的半径。关节面的最前端相对较平，与半月板前角接触，并且在完全伸直时和胫骨关节面前端接触。外侧胫骨面常被描述为凸面，但只在切面包括髁间隆起的基底时是对的,但外侧股骨依然与胫骨接触,它仍然是平的。

2. 胫股关节的运动及其运动瞬心

膝关节运动可以用以下几点来描述:旋转轴与旋转、平移、接触位置与接触面积,并且须要从关节整体和内外髁的运动两方面来观察。这些研究最早在尸体上进行。现代图像技术使得在活体或负重状态下的研究成为可能。根据关节运动模式的不同,膝关节运动可以分为三段:20°±10°到 110°/120°;20°到完全伸直(过伸−5°,不同膝关节的实际数有变化);120°到完全屈曲(白种人通常为 145°,亚洲人为 160°)。如图 11.11 所示。

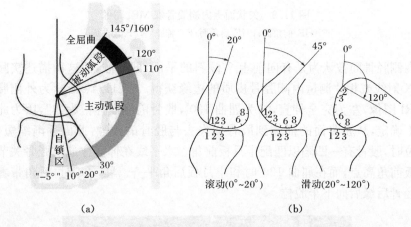

(a)　　　　　　　　　　　(b)

图 11.11　膝关节运动区间图

膝关节的屈伸运动围绕横轴在矢状面上进行,其运动轴贯穿两股骨髁的后上方,位置随屈伸运动而移动。股骨髁在胫骨平台上的运动兼有滚动和滑动两种形式。一般认为,膝由伸到屈的过程中,在起始 20°(180°~160°位)范围内,股骨髁在胫骨平台上滚动,没有滑动(更确切地说,股骨外侧髁在屈曲 20°内发生滚动,股骨内侧髁仅在屈曲头 15°内发生滚动)。在 160°位以后,滚动逐步被滑动所代替,直到屈曲最后阶段,股骨髁只在胫骨平台上滑动,没有滚动。将股骨髁不同弧线曲率半径的中心点连接,形成两个背靠背的螺旋线,其中,后半的螺旋线即为膝关节由伸到屈过程中运动轴由前向后的运动轨迹,此螺旋线称为渐屈线(evolute line)或瞬心线(instant center curve)。两螺旋线之间有一陡尖,尖的曲率半径相对于股骨髁前后两段之间的转换点为 T 点(transition point),此点代表股骨髁最突出点。T 点后方属于股胫关节部分,前方属于股髌关节部分。前半螺旋线则为髌股关节运动轴的移动轨迹。图 11.12 为胫股关节运动瞬心曲线图。

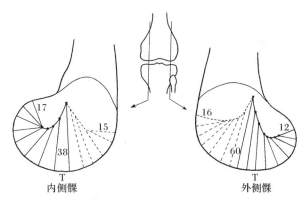

图 11.12　胫股关节运动瞬心曲线图

11.5.3　关节软骨与半月板

半月板和软骨属于膝关节的重要软组织,在膝关节系统中促进其运动功能的完美实现。

如图 11.13 所示,半月板是位于胫骨与股骨之间的楔形纤维软骨组织。外侧半月板的前后角分别附着于胫骨平台中央的非关节区域,近似于 O 形,前角附着于前交叉韧带胫骨止点周围,后角则附着于髁间棘的后方,并常与前交叉韧带胫骨止点后方纤维相融合,因其近圆形结构而覆盖了胫骨关节面的大部分。内侧半月板呈 C 形,前角附着于远离胫骨平台的胫骨前表面,后角附着于胫骨后表面后交叉韧带附着处的前方。

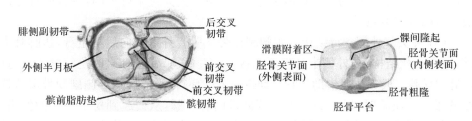

图 11.13　膝关节半月板和软骨结构

半月板在膝关节系统中的主要枢纽作用为:填充关节间隙;增强膝关节的稳定性;良好的吸振功能;通过半月板中滑液的释放降低起到关节间的润滑作用;增加关节面的接触面积关节软骨的最大应力。

关节软骨的主要功能为:富有弹性,可使关节载荷扩散到一个较大的区域,故在运动时,它具有减轻冲击、吸收震荡的作用;关节软骨使粗糙不平的关节面变得平滑,可减少关节面的摩擦,因此,可使相邻两关节面在运动时的摩擦力和磨损减低到最小限度。

11.5.4　韧带与关节囊

韧带和关节囊构成了膝关节的主要支持和连接结构。

(1)膝关节伸膝装置。膝关节前面为髌骨固定装置所覆盖,该装置主要由股四头肌的腱性扩张部构成。髌骨的两侧有自股内侧肌和股外侧肌腱下延的髌内、外侧支持带,分别止于胫骨上端的内外侧面,起到加强膝关节囊及维持髌骨固定作用。股四头肌肌腱、髌骨及髌腱全体组成了膝关节的伸膝装置。髌腱位于关节囊前方,起自髌骨下端及其后方的粗面,止于胫骨结节,长约 6～8cm,两侧与髌内、外侧支持带相交织,上端与股四头肌的远端相延续。在髌腱深面与关节滑膜及胫骨之间隔有髌下脂肪垫和滑囊[76,78]。

(2)膝关节内侧支持结构。胫侧副韧带分成浅、深两层,深层较短,构成关节囊的一部分,即内侧关节囊韧带。浅层较长,起于股骨内上髁,其前部纤维纵形向前下止于胫骨上端内面,紧挨鹅足止点后方,距关节面约 4～6cm。后部纤维斜向后下,与其下方关节囊及半膜肌腱部分纤维交织一道止于胫骨内侧髁后缘,同时也附着到内侧半月板后缘,形成所谓的后内侧角。充分伸膝时,该韧带绷紧有助于膝关节的稳定。屈膝过程中,浅层韧带的前部向后推移,盖过侧副韧带深层。膝关节内侧支持结构的第三层为关节囊,前方薄弱,向下覆盖脂肪垫,向上笼罩髌上囊。向后在浅层侧副韧带之下增厚,形成内侧关节囊韧带。该韧带起自股骨内上髁,向下与内侧半月板附着,又称为半月板股骨韧带。再向下行,止于胫骨上端内面,也称半月板胫骨韧带,此韧带很短,在膝关节屈伸时可允许半月板在该纤维长度的范围内前后活动。如该段韧带断裂,不仅丧失对半月板的控制,而且可造成关节的旋转不稳[76～78]。

(3)膝关节外侧支持结构。腓侧副韧带从股骨外上髁向后下走行,达腓骨尖端,呈圆索状结构,与外侧半月板不连接,它在膝关节完全伸直时是绷紧的,一旦屈膝便松弛。股二头肌借助于它在韧带周围的环行腱纤维,使外侧副韧带保持持续的张力。屈膝时,股二头肌可把该韧带向后拉紧,从而起到稳定关节的作用。小豆腓骨韧带位于侧副韧带和弓状韧带之间,起自腓肠附外侧头,止于腓骨茎突[76～78]。

(4)前交叉韧带。上端附着在股骨外髁内侧面的后半部分,呈新月形,凸面朝后,下端附着在胫骨髁间前区和内侧髁间结节之间,并与内外例半月板前角相连接,宽约 11mm,长约 38mm,其纤维可分为前内侧和后外侧两部分。屈膝时,前交叉韧带前内侧部紧张,而后外侧部分因其股骨、胫骨起止点间距离缩短反而变得松弛,伸膝时相反。屈曲约 45°时,前交叉韧带松弛程度最大。膝关节的旋转程度对韧带的张力也有影响,屈膝过程中的胫骨内旋,可使该韧带纤维拉紧。当胫骨外旋时,则趋向于松弛[76~78]。前交叉韧带的功能为:①限制胫骨过度前移;②限制膝关节过伸;③限制胫骨的旋转;④限制伸膝位的侧向活动。

(5)后交叉韧带。上端附着在股骨内髁外侧面,也呈新月形,凸面向下。下端附着在髁间隆起的槽沟内,并向下延伸到胫骨髁间窝的后缘中部。部分纤维与外侧半月板后角相连,宽约 13mm,长约 38mm。屈膝时,该韧带后部纤维因起止点靠近而松弛,而韧带其余部分保持着紧张状态。屈曲约 30°时,大部分纤维均趋紧张,它是膝关节内最强的韧带,是膝关节稳定的重要因素。后交叉韧带可防止胫骨后移。当胫骨内旋时,前后交叉韧带互相缠绕,韧带趋于紧张。而当胫骨外旋,它们变得松弛,到一定程度时相互间不再缠绕。后交叉韧带的功能为:①限制胫骨过度后移;②限制膝过伸;③限制伸膝位的侧方活动;④限制膝关节旋转活动[76~78]。

(6)关节囊的解剖结构和功能。膝关节的关节囊由性质薄而坚强的纤维膜构成,上起自股骨髁间线,两侧仅高于关节边缘约 1.25cm,所以股骨内外上髁均在关节囊外,下止于胫骨关节面的远侧边缘 0.3~0.6cm。关节囊薄而松弛,周围有韧带加强。前面连接股四头肌肌腱及髌腱,外侧有弓状韧带加强,内侧纤维囊与内侧副韧带后部纤维相交织,并和内侧半月板边缘相连,成为内侧副韧带的一部分。腘斜韧带和冠状韧带起到加固后方关节囊的作用。膝关节囊广阔松弛,各部厚薄不一,附于膝关节面的周缘,其前壁不完整,由附着于股四头肌腱的髌骨和髌腱填补。关节囊周围由许多韧带(包括腓侧、胫侧副韧带等)予以加强,稳定关节。关节囊本身对关节的稳定并无多大作用,伸膝时,膝关节之所以稳定,系由其周围韧带、肌肉来维持[76~78]。

11.6　膝关节骨肌系统生物力学仿真建模

由于人体的多样性及人体活体研究的限制,对人体膝关节生物力学行为的直接测试变得相当困难,而在尸体上进行实验又缺乏人体的生理环境,因此,建立人体膝关节的解剖学和力学仿真模型就成为研究人体膝关节生物力学的有效工具。

11.6.1　膝关节骨肌系统生物力学仿真模型的类型

膝关节的模型分为物理模型和数学模型。数学模型又分为现象模型和解剖模型[79]。最常见的物理模型是将股胫关节运动描述为交叉四连杆机构的模型[80]。早在 1917 年 Strasser 就已提出膝关节可视为矢状面上由交叉韧带和股胫骨组成四连杆机构的理论。在股骨髁与胫骨平台保持接触的阶段,交叉韧带的长度几乎不会改变[81],因而股骨髁和胫骨平台在矢状面上的几何形状可以由交叉韧带的长度及其在股骨、胫骨上的附着位置计算得到。基于这个理论,可将膝关节简化为以交叉韧带为四连杆机构的股胫关节二维机构模型[82]。由于膝关节关节表面形态的测量工作繁重且难以精确,而采用交叉四连杆模型只需要测量少量的点数据,因此,膝关节交叉四连杆模型在早期的膝关节运动及力学研究中占据了重要地位。

Müller[83]和 Wilson 等[84]建立了空间四连杆机构股胫关节三维模型,对股骨、胫骨位置进行描述。但交叉四连杆模型存在二维模型固有的缺陷,无法描述胫股关节之间伴随着伸屈膝的内外旋与内外翻运动。此外,由于把交叉韧带的中间纤维当做刚体处理,股骨与胫骨间的其他韧带作用则完全忽略,并且在高度屈膝时,交叉韧带的中部纤维长度也会发生变化,因此,交叉点四连杆模型不能适用于高屈膝度的情况。

人体膝关节的现象模型可分为简单铰模型和黏弹铰模型两类。简单铰模型将股骨和胫骨之间的关系拟为简单铰连接的结构;而黏弹铰模型则把股骨和胫骨之间的关系拟为黏弹铰连接的结构。现象模型既没有考虑膝关节几何形状,也没有考虑使膝关节啮合的韧带功能。在人体整体动力分析中,常用简单铰的概念来分析人体的各连接部位,这类模型可用来预测人体在行走期间的膝关节反作用力。Lindbeck[85]为了分析股骨和胫骨的运动,将人体下肢模拟为一个双摆结构,髋关节和膝关节均模拟为黏弹铰;在矢状面处承受的力偶分别模拟了髋关节和膝关节处的软组织效应模型;而足部与胫骨的连接则视为固定连接。这是一个典型的现象模型。由于物理模型和现象模型没有模拟膝关节的解剖结构,对于膝关节结构、运动和力学进行了许多假设和简化,因此仍无法用来准确预测关节力和运动参数。由于一个模型在活体反应预测时的有效性取决于对膝关节表面和韧带表面的正确模拟,因此就某种意义而言,这两种模型不是真正的膝关节模型。

膝关节解剖力学模型的建立要求首先建立其几何解剖模型。对此,已有一些学者进行了研究[85~89]。然而,较少有关于膝关节软骨和半月板几何模型建立的报道。关节软骨很薄,仅有约 4mm。Li 和 Loopez[90]也发现随着膝关节关节软骨厚度发生 10%的变化,关节面的压应力也随之变化大约 10%。因此,针对膝关节软骨和半月板建立较为精确的几何解剖模型,将有利于进行膝关节解剖力学模型的深入分析。

基于解剖的模型分为运动学模型和动力学模型。运动学模型描述并建立膝关节的运动学参数之间的联系,但并未将这些运动学参数与载荷条件相联系。膝关节是高度顺应的结构,因此,膝关节运动参数之间的联系高度依赖于载荷条件,这使得运动模型只能在待定载荷条件下有效。动力学模型则尽力将膝关节的运动参数与其载荷条件联系起来解决问题。动力学模型又可分为准静态和动态的模型。准静态模型在特定位置上、正确的约束下,通过求解平衡方程来确定膝关节的力和运动参数。在其他位置也重复此程序以覆盖膝关节的整个运动范围。

准静态模型不能预测在运动中出现的动态关节力和运动参数。从某种意义上说，准静态模型是空间参数（如屈曲角度）的推进，而动态模型是时间的推进。一些研究者先后建立了膝关节中胫股关节的数学模型[91~93]。其中，Moeinzadeh 等在1983 年建立的膝关节动力模型是第一个考虑到人体膝关节解剖结构的关节动力模型，同时也考虑了韧带的功能。由于 Moeinzadeh 等的模型是二维的，同时将股骨固定，该模型有较大的局限性。

对于髌股关节，以前的生物力学研究主要集中在髌股关节的力和应力[94]、髌股关节的接触面和位置[95,96]。Veress 等[97]研究了活体膝关节在伸展过程中髌股的倾斜位置。van Eijden 等[98]研究了髌骨、髌韧带和股四头肌肌腱在尸体中的方位。研究表明，随着膝关节屈曲和伸展角度的变化，髌股关节产生复杂的运动变化。

Abdel-Rahman 和 Hefzy[99]建立了第一个膝关节的三维解剖动力模型，但是这一模型没有包括髌股关节，并且没有考虑关节表面变形的影响。Turner 等[100]和 Ling 等[101]建立了既包含胫股关节又包含髌股关节的动力模型，但是这一模型是二维的。Caruntu 和 Hefzy[102]建立了既包含胫股关节又包含髌股关节的三维动力模型，该模型可以模拟膝关节表面可变形接触，同时股四头肌可以实现包绕股骨的动力分析，从而可以实现大屈曲范围的动力学模拟，但该模型没有包含半月板的作用。

国内学者对膝关节模型的研究较少，主要集中在二维模型上。其中，王西十[103]提出力学模型，该模型是矢状面内的自由运动膝关节力学模型，包括股骨、胫骨和髌骨，将人体下肢的肌肉分为 5 个肌肉群，分别研究其对人体下肢的动力效应，膝关节的啮合通过膝关节韧带张力和下肢肌肉力来实现，此模型只考虑了股骨和胫骨的啮合运动。1998 年，王西十等提出了一个矢状面内的股骨-髌骨-胫骨三体啮合的自由运动的膝关节模型，该模型包括了骨盆、股骨、胫骨和髌骨，膝关节的股骨-髌骨-胫骨三体啮合通过膝关节的韧带和肌腱实现，这两个模型均属于二维模型。

随着生物力学、材料学、计算机技术等的不断发展，有限元法应用于膝关节生物力学的研究日趋成熟。利用有限元模型能够深入观察生物组织的力学特性和活体器官行为，并且能够减少成本和节约时间。经过适当改善后的有限元模型能够预测不同参数的影响，提供实验很难获得的信息。

目前，一些研究者建立了针对人体单个膝关节韧带的三维有限元模型，如ACL 或 MCL 模型[104,105]。还有一些文献提供了膝关节局部的计算模型来讨论膝关节生物力学行为[98,106]。Heegaard 等[107]建立了一个三维模型来分析人体膝关节在被动屈曲下的髌骨生物力学特性。Beynnon 等[108]给出了一个解析的矢状面模型来研究交叉韧带束对于膝关节运动的控制。Bendjaballah 等[109]和 Jilani

等[110]分别构造了整个人体膝关节的非线性有限元模型来研究在前后拉力和左右扭矩作用下被动的胫股关节的全伸展生物力学特性。Beillas 等[111]根据 MRI 和 CT 数据建立了较为完整的膝关节三维模型,并根据文献数据进行了 0、10°、30°屈曲位的有限元分析,但模型只能针对特定的屈曲角度进行准静态分析。Pena 等[112]根据 MRI 和 CT 数据建立了较为完整的膝关节三维模型,根据文献数据进行了 0 屈曲位的有限元分析,并与相关文献进行比较验证。但该模型只能进行静态的分析,而且仅仅分析了膝关节一个相位的应力状态。目前合理的模型应当通过研究人体解剖结构对于人体生物力学行为的影响,在模型中去除其中影响较小的组织,保留绝大多数对于人体生物力学行为起到主要作用的组织,从而建立包含人体膝关节主要组织在内的、对于膝关节生物力学行为起到决定性影响的人体膝关节力学模型。

膝关节的生物力学模型已经可以进行动力学模拟,得到了膝关节的接触力及韧带张力等。

11.6.2　膝关节骨肌系统几何建模

人体膝关节的几何解剖模型属于膝关节数学模型中的解剖模型,是人体膝关节力学仿真模型建模和生物力学分析的基础。图 11.14 为膝关节几何建模流程。

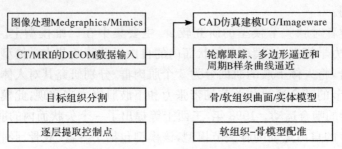

图 11.14　人体膝关节几何解剖模型仿真流程图

采用螺旋 CT 对一名身高 1.73m、体重 60kg 的男性健康志愿者的膝关节进行扫描,扫描参数设置为 120kVp,150mA,扫描层距 1mm,该层距足以获取股骨各个解剖特征,共获得 226 层。将图像数据转为沿股骨横截面方向存盘备份。CT 数据以 DICOM 文件格式输出。通过医学断层图像处理软件 Mimics8.1,根据 CT 数据选择膝关节相关股骨、胫骨和髌骨,分别进行目标组织分割、轮廓跟踪提取膝关节各个断层轮廓点云,并输出 STL 格式文件。

选择 UG 和 Imagware 作为曲面和实体仿真建模的工具,通过结合使用 UG 和 Imagware 的不同模块建立人体膝关节骨组织的几何解剖仿真模型。图 11.15 所示为人体膝关节骨组织的实体模型。

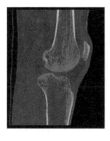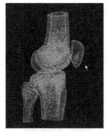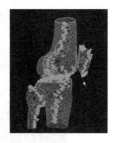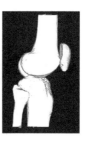

图 11.15　人体膝关节骨组织的实体模型

众所周知,尽管 CT 对于骨组织的断层扫描能够得到较高的图像分辨率,却不能精确地得到软组织的轮廓图像,而 MRI 具有与 CT 互补的特点。为了得到相对精确的膝关节几何解剖模型,分别采用 CT 和 MRI 来获取膝关节骨组织和软组织的影像数据。

对于同一志愿者采用 MRI 进行质子密度加权(PDW1)和化学位移脂肪抑制加权扫描,保持不同加权相每层图像坐标一致。MRI 数据以 DICOM 文件格式输出。根据 MRI 数据选择膝关节相关韧带、软骨、半月板等软组织,使用与采用 CT 数据同样的方法建立膝关节相关软组织的几何解剖仿真模型,如图 11.16 所示,同时得到了几何特征点明确的骨组织的点云轮廓。

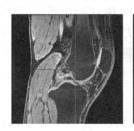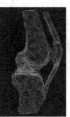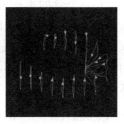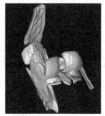

图 11.16　人体膝关节软组织的实体模型

CT 和 MRI 数据是在不同体位和坐标系下提取的。由于通过 MRI 能够得到几何特征点明确的骨组织点云轮廓,因此采用三维图像配准的原理[70],可将通过 MRI 得到的几何特征点明确的骨组织点云轮廓与通过 CT 获得的骨组织轮廓进行配准,进而得到较为精确和完整的人体膝关节几何解剖仿真模型。为此利用 Imageware12.1 软件中的配准模块,取 τ 为 0.0001mm,将膝关节的软组织和骨组织进行配准,得到图 11.17 所示包含股骨、胫骨、髌骨及相关肌腱、韧带、软骨、半月板等主要软组织在内的人体膝关节几何解剖仿真模型。

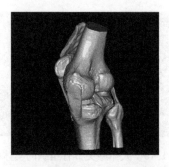

图 11.17　人体膝关节几何解剖仿真模型

11.6.3　膝关节骨与软组织的力学性能

建立膝关节的生物力学仿真模型能够帮助分析膝关节的力学特性和活体关节的行为,预测不同参数的影响及提供实验很难获得的信息,但这些力学模型的可靠性在很大程度上依赖于合理的几何重建和对骨组织、韧带、肌腱、半月板和软骨等的材料性能的准确获取。

1. 骨

Wertheim 首先给出了一个骨的本构方程:$\varepsilon^2 = A\sigma^2 + B\sigma$,Garte 等[113] 提出骨材料非线性模型:$Y = a\rho^b\varepsilon^c$。冯元桢[114] 提出了关于应力-生长关系的假说:$m = c(s-a)^{k_1}(b-s)^{k_2}(s-c)^{k_3}$。Keeve 等[115] 运用总体拉格朗日方程表示的虚位移原理,建立修改的牛顿迭代有限元方程,并将应变能量方程 W 代入,求解出非线性组织模型应力和应变的关系为

$$({}_0^t\boldsymbol{K}_L + {}_0^t\boldsymbol{K}_{NL})\Delta\boldsymbol{U}(i) = {}^{t+\Delta t}\boldsymbol{R} - {}_0^{t+\Delta t}\boldsymbol{F}^{i-1}, \quad {}_0^t\boldsymbol{S}_{ij} = \frac{\partial W}{\partial {}_0^t\varepsilon_{ij}} \tag{11.2}$$

Ashman 等[116] 通过测量骨组织的材料性能,认为在膝关节线上下 10cm 以内,股骨可以看做是均匀和线弹性的,股骨皮质骨看做是各向异性和线弹性的,并给出了股骨皮质骨的材料常数,而且在显著的松弛下,骨组织松弛剪切模量的变化较大[117],骨组织松弛剪切模量的线弹性满足特定的关系。同样,Knets 和 Malmeister[118] 给出了胫骨的材料常数。在关节面附近,松质骨可以被近似看做是线弹性和均匀的,但松质骨很大程度上依赖其表面密度和位置。Kuhn 等[119] 给出了膝关节松质骨的平均弹性模量和泊松比,分别为 0.4GPa 和 0.3。

由于准静态下加载时间很短,而且软骨的黏弹性时间常数接近 1500s,分析接触应力时可以认为软骨是各向同性、线弹性和均匀的材料[120]。Shepard 和 Seedhom[121] 通过测量膝关节软骨的材料性能给出了膝关节软骨的弹性模量 $E = 15$MPa,泊松比 $\nu = 0.475$。Li 等[122] 给出的膝关节软骨的材料参数为:弹性模量为

5MPa,泊松比为 0.46。Andriacchi 等[123]认为软骨可以简化为线弹性、各向同性实体材料,材料参数为:弹性模量为 6MPa;泊松比为 0.47;摩擦系数为 0.1。

2. 韧带

在人体膝关节的整个运动过程中,韧带在为其提供被动的稳定性方面起到了尤为重要的作用。在膝关节生物力学仿真分析中,有必要对于每根韧带在膝关节运动中起到的限制性作用有充分的认识和理解[124]。通常视韧带为单一轴线均质结构。由于髌韧带本身刚度高,通常将其视为刚性杆元件或只承受拉力的线性弹簧元件,早期也有部分文献把刚度相对较低的交叉韧带和侧副韧带定义为刚性杆元件。随着研究的进一步深入,由于常规运动中交叉韧带和侧副韧带具有较明显变形量,因此,一些文献中也将每一条交叉韧带和侧副韧带简化为一个只承受拉力的非线性弹簧[125]。事实上,交叉韧带和侧副韧带在股骨和胫骨上存在一个附着区域,而不仅仅是一个附着点,一些文献也将每条韧带视为多束在不同长度区域内分别具有二次和线性刚度的弹性纤维束[126]。把韧带定义为弹簧元件是最常见的方法,但韧带长度与力的关系是线性、非线性,抑或是单段表示或分段表示,不同的研究者得到不同的结论。一些研究者将韧带定义为单段非线性弹簧,髌韧带及其他韧带定义为力-应变有二次关系的纯弹性张紧弹簧元件[127]。而更常见的韧带表示方法是将韧带的力-长度关系分段表示,并且不考虑韧带绕上骨的状态。弹簧元件代表韧带结构,且规定只在张紧的情况下承载,即只在其长度大于松弛无应变长度 L_0 时才承载。韧带的力-延伸关系呈两个区域,即初始的非线性区域和后期的线性区域[92,128]。Moeinzadeh 等给出了韧带的力学模型:

$$(\boldsymbol{F}^l)^n = \begin{cases} 0, & \varepsilon^n \leqslant 0 \\ (k^q)^n\ (\boldsymbol{L}^n - \boldsymbol{L}_0^n)^2, & 0 < \varepsilon^n < 2\varepsilon_0 \\ (k^l)^n[\boldsymbol{L}^n - (1+\varepsilon_0)\boldsymbol{L}_0^n], & \varepsilon^n \geqslant 2\varepsilon_0 \end{cases} \tag{11.3}$$

式中,n 为第 n 条纤维束;$\boldsymbol{L}_0^n$、$\boldsymbol{L}^n$ 为第 n 条纤维束原始长度及拉伸后长度;$(k^q)^n$、$(k^l)^n$ 为第 n 条纤维束在二次及线性范围内的刚度系数;ε^n 为第 n 条纤维束应变;ε_0 为线性应变阈值,设定 $\varepsilon_0 = 0.03$ 在直立位,后交叉韧带和外侧副韧带松弛,前交叉韧带和内侧副韧带张紧。根据文献[129]、[130]可以得到韧带的刚度和参考初始应变,同时韧带被看做非线性的弹簧。

3. 半月板

半月板自身是一个复杂的生物力学系统,在膝关节内部,它起到力的传递、吸震、本体感受及稳定性和润滑的改善等作用[131]。半月板能够重新分布施加在非均匀关节表面的力,使得力的分布保持最大的均匀性[132]。要改善膝关节疾病和损伤的预防和治疗,就有必要正确理解膝关节的生物力学特性。

　　在膝关节建模时,需要建立半月板的几何模型,并建立半月板与胫骨平台和周围其他组织的附着和约束。在轴向和径向、圆周方向,半月板可以看做是线弹性和各向同性的,其弹性模量分别是:轴向和径向为 20MPa;圆周向为140MPa[133]。在各向同性平面,泊松比为 0.2,在非各向同性方向,泊松比为0.3[86,134]。半月板的前角和后角的刚度由韧带的弹性模量决定,Noyes 和Grood[135]给出的弹性模量为 111MPa。半月板的四个角的平均横截面面积为50mm²,长度为 3mm,每个角的刚度平均为 2000N/mm。Leroux 等[136]给出的半月板的材料参数为:弹性模量为 59MPa,泊松比为 0.49。

　　在早期的有限元模型中,Aspden[137]、Hefzy 等[138]、Schreppers 等[134]均将膝关节的各组织看作轴对称的,但这种轴对称的有限元模型不能精确地体现膝关节的三维几何特征,因而其计算结果不能完全正确地表达膝关节的实际力学状态。Perie 等[86]利用 MRI、Bendjaballah 等[87]利用数字化仪,分别针对尸体建立了膝关节的几何模型,他们均把膝关节的各个骨组织看作刚体,并对膝关节的各个组织的旋转分别进行了限制性的约束。实际上,膝关节在压缩载荷下的运动是一个耦合的系统,因此,膝关节有限元模型中的旋转运动的限制性约束会产生不正确的膝关节运动[139]。Donahue 等[140]分析了把膝关节的各个骨组织看作刚体及对膝关节各个组织的旋转运动进行限制性约束所产生的影响,认为把骨组织分别看作刚体和变形体所产生的应力变化不超过 2%,而将膝关节的旋转运动进行限制性约束所产生的误差达 19%。

　　总之,对于膝关节骨组织和软组织的材料性能,国内外许多学者进行了大量研究,给出的材料性能参数根据不同的应用场合和条件而不同,其研究方法也较为成熟。膝关节力学模型的建模过程中,应当根据不同模型,采用文献给出的相关的材料性能参数进行计算分析。

11.6.4　中国骨肌力学虚拟人膝关节生物力学仿真分析模型

　　在建立了膝关节几何仿生模型的基础上,将几何模型输入有限元软件进行有限元建模,建模时采用了如下物理性能:

　　(1)采用 Ashman 给出的股骨皮质骨的材料常数、Knets 和 Malmeister 给出的胫骨材料常数,如表 11.7 所示。

表 11.7　股骨与胫骨的材料常数

	E_1/GPa	E_2/GPa	E_3/GPa	G_{12}/GPa	G_{13}/GPa	G_{23}/GPa	ν_{12}	ν_{13}	ν_{23}
股骨	12.0	13.4	20.0	4.53	5.61	6.23	0.38	0.00	0.24
胫骨	6.9	8.5	18.4	2.4	3.6	4.9	0.49	0.12	0.14

　　(2)松质骨被认为是线弹性和均匀的,但松质骨很大程度上依赖于其表面密

度和位置,在关机面附近,松质骨可以被近似地看做是各向同性和均匀的。这里采用 Kuhn 和 Goldstein 给出的膝关节松质骨的平均弹性模量和泊松比,分别为0.4GPa 和 0.3。

（3）由于准静态下加载时间很短,而且软骨的黏弹性时间常数接近 1500s,分析接触应力时可以认为软骨是各向同性、线弹性和均匀的材料。这里采用 Shepard 和 Seedhom 通过测量膝关节软骨的材料性能,给出膝关节软骨的弹性模量 $E=15$MPa,泊松比 $\nu=0.475$。

（4）建立半月板的模型时,需要建立半月板的几何模型及半月板与胫骨平台和周围其他组织的附着和约束。在轴向和径向、圆周方向,半月板可以分别看做是线弹性和各向同性的,其弹性模量分别是:轴向和径向为 20MPa;圆周向为140MPa。在各向同性平面,泊松比为 0.2,在非各向同性方向,泊松比为 0.3。半月板前角和后角的刚度根据韧带的弹性模量决定,这里采用 Noyes 和 Grood 给出的弹性模量为 111MPa。

（5）模型在初步的分析时,韧带和肌腱简化为各向同性和线弹性体,其弹性模量和泊松比分别为 60MPa、75MPa 和 0.4。

图 11.18 所示为建立的包括膝关节股骨、胫骨、髌骨、前、后交叉韧带、内、外侧副韧带、关节软骨、半月板、骨四头肌肌腱和髌腱在内的膝关节有限元模型。

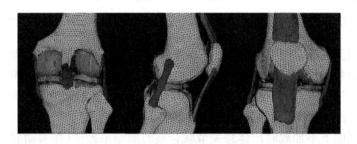

图 11.18　膝关节有限元模型

11.7　膝关节生物力学仿真计算与分析

本节在 11.6 节中所建立的膝关节骨肌解剖模型和有限元模型基础上,采用膝关节有限元模型,借助运动仿真结果,进行伸膝运动、步态及下蹲运动的膝关节运动和应力仿真分析。

本节用所建立的有限元模型在 ABAQUS-6.5.1 软件中进行关节的接触问题分析。通过全膝关节置换前后的动态有限元计算,获得健康膝关节和全膝置换后膝关节的运动和关节接触应力等的生物力学数据。

11.7.1　下蹲运动中膝关节的接触分析

图 11.19 所示为有限元仿真得到的 0 到 130°膝关节胫股关节接触应力的对比。随着膝关节从伸直到屈曲 130°,胫股关节接触应力峰值在 0°时较大,平均为10MPa,在 30°~90°,接触应力较小,平均为 6MPa,从 90°开始,应力开始增长,到130°屈曲达到 21MPa。在屈曲过程中,胫股关节内外侧接触应力的变化也不同。从 0 到 60°屈曲,有限元计算的内侧和外侧接触应力相近,此阶段体外测试的外侧接触应力相对内侧较高。从 90°屈曲开始,在内侧产生较大的接触应力;在外侧接触面,有限元模型中股骨与胫股几乎不接触。在从 0 到 30°屈曲的开始阶段,胫股关节的接触区域主要发生在胫骨的前方,接触面积相对较小,从 30°到 60°屈曲主要在胫骨平台的中央发生接触,股骨与胫骨平台的接触面积增大,接触应力也相应变小。随着屈曲加深,膝关节股骨向后的平移增加;股骨髁在高屈曲时脱离胫骨表面几毫米,与后部半月板接触;同时由于胫骨内旋,在外侧的抬离较内侧大,胫骨关节的接触面积相对减小,在内侧产生较大的应力。

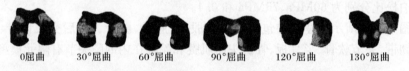

0屈曲　　　30°屈曲　　　60°屈曲　　　90°屈曲　　　120°屈曲　　　130°屈曲

图 11.19　有限元计算 0-30°-60°-90°-120°屈曲时胫股关节的接触应力

随着膝关节屈曲加深,自然膝关节股骨后滚增加,同时伴随胫骨的内旋。这里关于股骨相对胫骨运动的研究结果与以前 Iwaki 等[47]和 Johal 等[41]的研究基本一致。自然膝关节从 0 到 30°屈曲时,胫骨内旋从 3.3°至 12.8°逐渐增大。从30°到 90°屈曲过程中,自然膝胫骨旋转角度从 10.6°至 17.5°,胫骨保持内旋。与以前被动屈曲下不加载时尸体膝关节联合旋转的结果近似(在被动屈曲 100°时发生达 25°的内旋)[141]。从 20°屈曲位到伸直位(0 屈曲位,此时胫骨完全内旋)胫骨完全内旋,此时膝关节必须绕长轴旋转。在 0 屈曲时,一些旋转是可能的,并且超过极端伸展弧段的屈曲会因此伴随绕长轴的强迫性旋转及其他可能的旋转。对活体加载的研究中,股骨的外旋是伴随内收的,其原因在于:内侧平台比外侧更凹,而且内侧髁在伸直位时在冠状面的投影位置低于外侧髁。屈曲时,膝外翻失去,这是由于此时内外侧股骨后髁的曲率半径基本一致,而内侧髁不是更加向远端突出。这样导致高屈曲伴随内收,同时也与胫骨相对股骨的内旋相对应。

从全伸展到完全被动屈曲(大于 120°屈曲)阶段,股骨髁发生大于 10mm 的后滚。股骨髁几乎向后脱离胫骨,向上滚动到后角上。Wilson 等[141]的研究结果为:在大于 100°屈曲时,发生向后(24±4)mm,向远端(13±4)mm 平移,向内侧(5±3)mm 平移。Shapeero 等[142]使用快速螺旋 CT 扫描尸体膝关节,发现股骨外侧髁的移动是内侧髁的 2.3 倍。Wretenberg[143]使用 MRI 研究 16 位非负重右膝胫股关节在 0、30°和 60°屈曲的接触点,观察到外侧相比内侧发生更大的位移。同时,Johal 等[41]使用 MRI 对膝关节运动的研究表明,从 0 到 90°屈曲,股骨髁向后平移,伴随滑移或滚动。然而,Ando 等[144]在早期对 23 个健康膝关节屈曲到 90°的外侧位置的研究中却发现,内侧的移动大于外侧。

生物力学结果表明,由于体外装置的使用及坐标系选择的不同,关于膝关节运动的数据有差异。但是,体外测试系统能够重建健康膝关节的关键运动特征,并与活体结果基本一致。这些自然膝的运动特征与股骨和胫骨髁的形状、韧带限制和肌肉力作用相关。体外测试研究表明,股四头肌的大小和加载方向影响胫股关节的旋转,尤其在 0 到 90°屈曲,股四头肌力和角度(Q 角)减少造成胫骨内旋减少[145,146]。因此,仿真与活体股四头肌活动的区别可能是体外与活体胫骨旋转产生区别的原因之一。

本章研究中,内外侧接触应力的分布受关节位置的影响。胫股关节接触应力峰值在 0 时较大,平均为 10MPa,在 30°到 90°之间,接触应力较小,平均为 6MPa,从 90°起,应力开始增长,到 130°屈曲时,达到 21MPa。在屈曲过程中,胫股关节的内外侧接触应力的变化也不同。从 0 到 60°屈曲,有限元计算的内侧和外侧接触应力相近,此阶段体外测试的外侧接触应力相对内侧较高。在从 0 到 30°屈曲的阶段,胫股关节的接触区域主要发生在胫骨的前方,接触面积相对较小,从 30°到 60°屈曲,主要在胫骨平台的中央发生接触,股骨与胫骨平台的接触面积增大,接触应力也相应变小。随着屈曲加深,膝关节股骨向后的平移增加和抬离增大,使得胫骨关节的接触面积相对减小,因此从 90°屈曲开始,有限元与体外实验的结果均在内侧产生较大的接触应力;高屈曲时,仿真分析的应力结果(21MPa)接近软骨开裂的极限值(25MPa)[147]。这与 Thambyah 等一致,他们模拟不同步行相,所测得的平均应力峰值为 14MPa(标准差为 2.5MPa),在深屈曲时,峰值应力增大80%,达到软骨的损伤极限。Hill[148]和 Iwaki 等[47]对于加负载活体的研究表明,高屈曲胫股关节接触发生较大的变动,过大的应力(大于 25MPa)能够引发软骨损伤,而且可能成为关节退化继续发展的起因。在 90°和 120°高屈曲时,接触面积减少很可能是出现高应力的原因,而不仅仅是由高的外部加载所引起。也有研究表明,从 90°到 120°屈曲过程中,实际接触压力减少[66]。

在人体膝关节的外侧边存在外侧股骨髁相对胫骨的相当大的向后位移,同时发生向上抬离,股骨落在半月板后角上,股骨向后方半脱位。胫股关节内侧的应力较大,这可能是深屈曲时内侧半月板后角撕裂的发生原因。

11.7.2　下蹲运动中膝关节的韧带力

在膝关节下蹲时,主要支配肌是股四头肌,在沿重力方向运动时,股四头肌收缩以抗重力,从而维持关节的稳定。同时,股四头肌和髌腱变得紧张,与腘绳肌力、腓肠肌力和重力平衡,使得膝得以稳定地下蹲。在小于120°屈曲的过程中,膝关节的稳定性依靠关节接触(包括半月板)、肌肉力加载及周围韧带等软组织张力维持。在高屈曲位,股骨髁的曲率半径较短,外侧髁和内侧髁分别为12mm和17mm。此时,侧副韧带和前交叉韧带松弛。相反地,在伸直位,股骨髁的曲率半径较大,侧副韧带和前交叉韧带紧张,以维持膝关节的稳定。同时,随着胫股关节的屈曲加深,髌骨对于股骨及胫股关节的压力增大,股四头肌腱和髌腱的紧张程度加深。

研究表明,关节炎和软骨损伤是反复或高接触应力作用的结果[149,150],而内侧胫股关节最易发生关节炎[151,152],导致弓形膝关节。由于亚洲人经常进行高屈曲动作,与西方人存在较大区别[153,154],因此,亚洲人更易发生关节炎和弓形膝畸形。

11.7.3　下蹲运动中髌股关节的力学分析

图11.20为有限元仿真得到的0到130°膝关节胫股关节屈曲时髌股关节的接触应力的对比。随着胫股关节从伸直到屈曲120°,髌股关节的接触位置从髌骨远端向近端逐渐平移,胫股关节屈曲大于120°之后,向远端略有偏移。在胫股关节屈曲30°之内,髌股关节的接触区域不稳定,从胫股关节屈曲30°到90°,髌股关节接触区域逐渐向髌骨内外两侧漂移,这一阶段主要接触区仍接近髌骨脊偏内侧区域。从胫股关节屈曲90°开始,随着屈曲加深,髌骨表面接触区域明显在髌骨的内外侧边缘区域分布。从胫股关节伸直位到90°屈曲,仿真结果的峰值应力比较均匀,平均约9MPa;同时,除30°屈曲时内外侧比较平均外,其他屈曲角度的内侧接触压明显大于外侧。胫股关节屈曲大于90°后,峰值接触应力增大,到130°时达到约22MPa。高屈曲时,髌骨侧缘与股骨髁发生接触,接触面积相对减小,因此在高屈曲阶段发生较高的接触应力。

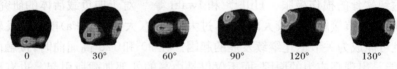

| 0 | 30° | 60° | 90° | 120° | 130° |

图11.20　有限元计算0-30°-60°-90°-120°屈曲时胫股关节的接触应力

对于髌股关节运动,Zavatsky[39]的测量结果为:当膝屈曲达到115°时,胫骨发生5°±12°内旋,5°±9°外展,相对股骨发生(29±9)mm后移,(12±16)mm近端平移,(6±6)mm内侧平移。同时,髌骨屈曲78°±6°,内旋3°±10°,外倾6°±10°,髌骨向后平移(45±5)mm,向远端平移(53±10)mm,内侧平移(1±10)mm。尽管由于所选择的参考点和参考系不同,髌骨旋转的类型和值也存在差异,对于髌股关节相对旋转的计算与测量,与其他相关的研究都基本在一致的标准差范围之内[155]。同时，发现髌股屈曲滞后胫股关节屈曲。

对于健康膝髌骨，大多数接触点的上移发生在早期屈曲。本章研究数据显示，在超过 60°屈曲后，接触区域比较稳定地处于髌骨近端部分；在髌骨的脊附近，基本没有接触，接触压力对称分布于髌骨内外面。同时，Lee 等[68]的研究也表明，在低屈曲阶段，自然髌股关节接触位置靠近远端，髌股关节的接触点随着屈曲增加向髌骨的近端移动；内外侧面的接触压力和接触面积没有明显区别。髌股关节的接触面积随着膝关节屈曲角度增加而增大[156]。从 0 到 30°屈曲，平均增长 79%，而从 30°到 60°屈曲，平均增长 34%；与本章研究的结果近似。同时，随着胫股关节屈曲的加深，髌骨内倾以便髌骨的奇面(odd facet)与股骨接触，这会减小髌腱和股四头肌的张力。上部髌骨始终有一个接触带相接触，这表明伴随内侧和外侧边接触，接触发生在髁间凹，位于髌骨上部矢状面的凹陷恰好与股骨滑车匹配。

11.8　人工膝关节设计的生物力学仿真分析

人体膝关节假体的设计与临床应用依赖于膝关节假体在人体膝关节中的运动与力学研究。对膝关节进行运动学测量和动力学分析，为相应的关节假体设计提供可靠的基本力学依据。本节主要介绍人工膝关节的仿真建模及其生物力学分析。

11.8.1　人工膝关节置换的生物力学仿真建模

膝关节的失效与假体部件的运动和关节面的负荷直接相关。因此，膝关节假体的运动功能、关节面的应力和磨损状况等就成为膝关节假体生物力学研究的重要内容。建立膝关节假体生物力学仿真模型是一种有效的研究手段。

为建立人工膝关节全膝置换力学模型，这里模拟临床手术的规范，分别对下肢解剖模型的膝关节股骨、胫骨和髌骨进行截骨；采用目前临床普遍应用的 PFC 固定平台人工膝关节，与前者一起进行模拟装配，从而构成分析人工全膝关节置换的 TKR 模型。

根据下肢膝关节模型测量数据，按临床中同样的原则选择假体类型和尺寸。人工全膝关节置换假体选择 PFC Sigma 全膝系统，通过激光扫描获得假体的点云图像数据，将所选择的假体的点云数据转换为 igs 或 STL 文件，同样导入商用 Imageware 软件，建立人工全膝关节几何模型，如图 11.21 所示。

按照 Depuy 公司全膝关节置换操作标准对骨模型进行模拟切除及假体安装：在矢状面翼的中央对着股骨干轴；在冠状面股骨滑车与股骨干轴之间呈 5°外翻角；在横断面股骨假体外旋放置，与股骨外髁上髁轴(surgical epicondylar axis, SEA)平行；胫骨近端截骨方向保证在冠状面及矢状面上均垂直于胫骨解剖轴，无后倾；同时在胫骨平台截骨面后方标记出后交叉韧带中点的位置和髌腱内侧缘得

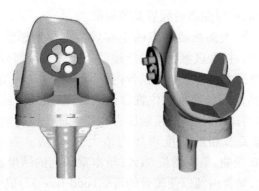

图 11.21　解剖型人工膝关节三维模型

到胫骨前后轴,并以此轴为胫骨假体的旋转中立位进行胫骨假体的旋转放置。胫骨的截骨厚度为外侧平台关节面下 8mm。髌骨切除 9mm,植入髌骨假体,恢复髌骨原厚度。按照上述装配原则,模拟进行人工膝关节的装配,分别测量典型屈曲位的人工关节间隙等参数,使假体正确地安装在膝关节上,从而建立全膝关节置换的几何模型,如图 11.22 所示。

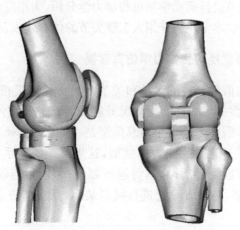

图 11.22　全膝关节置换模型

11.8.2　边界条件

人工膝关节力学模型的边界条件主要包括人工关节材料参数及边界载荷。

1. 人工关节材料参数的确定(表 11.8)

股骨假体为钴铬钼合金,其弹性模量为 227GPa,泊松比为 0.31;胫骨托假体为钛合金制造,其弹性模量为 125GPa,泊松比为 0.36。对于胫骨超高分子聚乙烯假体,弹性模量从 0.5GPa 到 8.1GPa 变化[157,158]。采用文献给出的材料属性:弹性模量为 0.6GPa,泊松比为 0.46[159]。骨组织和软组织的材料属性与自然膝关节有限元模型相同,韧带的材料属性使用在横截面各向同性的超弹性模型。

表 11.8　膝关节假体的材料属性

材料	弹性模量/MPa	泊松比
钛合金(Ti6Al4V)	125000	0.36
超高分子量聚乙烯	600	0.46
钴铬钼合金(Co-Cr-Mo)	227000	0.31

2. 模型网格化及边界条件

所建立的全膝置换后的膝关节及其假体的几何三维模型划分为四面体网格,单元总数为 30184,如图 11.23 所示。

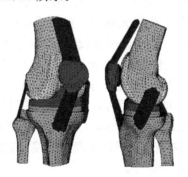

图 11.23　网格化后全膝置换有限元模型

针对股骨、高分子聚乙烯衬垫、胫骨平台、髌骨假体及其他软组织,定义了 8 个表面接触副。高分子聚乙烯与钴铬钼材料的摩擦系数定义为 0.04[160]。接触的定义采用了带加权因子的罚函数法,因此,接触力定义为主面侵入辅面的距离的函数。选择加权因子以便主面(股骨假体表面)对于接触侵入计算的影响更大。罚函数接触允许在刚体之间定义接触。

3. 人工膝关节有限元计算

建立的有限元模型在 ABAQUS 6.5.1 软件中进行约束和加载,分析全膝置换后膝关节胫股关节及髌股关节的相对运动和接触面上的应力分布。图 11.24 显示全膝置换后的有限元分析模型及其应力状态。

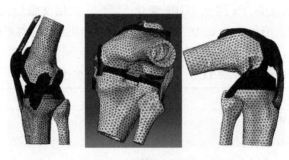

图 11.24　全膝置换有限元模型

11.8.3　下蹲运动人工膝关节受力及有限元应力分析

与自然膝关节相比,置换后膝关节发生较少的股骨后滚。置换后膝关节仿真和尸体试验复制了这种股骨后滚的减少。在不同活体活动下,全膝置换后的膝关节与健康人相比,胫骨内旋发生较大减少。置换后膝在 0～30°屈曲之间没有发生锁定机制。随着屈曲增加,胫骨内旋增长较慢,或保持常量的旋转,其原因与关节几何形状及韧带结构的改变相关[161]。天然膝前交叉韧带在伸直位张紧,对胫骨施加向外的扭矩[44,45]。因此,由于置换膝切去了前交叉韧带,会引起在伸直位时锁紧机制的缺失[162]。相似地,后交叉韧带能够促进股骨后滚,切除后交叉韧带的置换膝会引起股骨后滚减少[46,162]。然而,后交叉韧带保留的置换膝并不能充分重建膝关节生理的后滚,这表明软组织平衡的改变、置换假体元件的限制都可能会阻碍后交叉韧带功能的实现[163]。

较高的接触压力是限制膝关节假体临床应用寿命的主要原因,导致膝关节假体的过度磨损和疲劳断裂。胫股关节接触问题一直是学者们所关注和研究的重点。关节接触面上过高的接触压被认为是导致膝关节退变的重要原因之一,同时也是导致全膝关节置换术后假体过度磨损和聚乙烯衬垫疲劳性破裂的缘由。全膝关节置换术后,胫股关节接触应力的大小与假体设计有关。Collier 等[164]等通过对人工膝关节翻修术中取出的高交联聚乙烯衬垫进行分析后发现,低匹配度聚乙烯垫片由于形成了更高的关节间隙接触压,从而导致了更多的聚乙烯磨损。Szivek 等[165]借助压敏片对数种不同设计的假体在理想的状态下胫股关节间隙接触压的测量也证实,相同的受力状况下,匹配度越高的假体有着越大的接触面积和越低的接触压。

对于当前广泛使用的后稳定型固定平台人工膝关节,胫骨假体旋转不当将导致关节活动过程中胫骨柱状突与股骨假体髁间部的撞击(box-post impingement),从而形成胫骨柱状突内或外侧的过度磨损、变形,并由于应力向高分子聚乙烯-金属托界面的传导从而导致高分子聚乙烯衬垫背面的磨损及假体的早期松动。胫股骨假体间旋转对位不良所致的轮柱机制的撞击是导致全膝关节置换术后膝关节活动受限的重要原因之一,同时也是导致术后假体松动和过度磨损的重要原因。

所建立全膝关节置换后的有限元模型,从过伸 15°到屈曲 130°的动态屈曲行为进行了计算,根据计算结果表明,在整个屈曲运动过程中,相对较高的接触应力主要发生在胫骨高分子聚乙烯平台的三个区域,如图 11.25 所示。

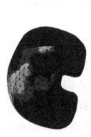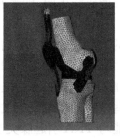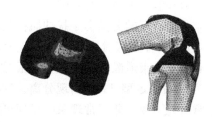

（a）过伸 15°时的应力　　　　　　　　　（b）屈曲 120°时的应力

图 11.25　在胫骨高分子聚乙烯平台上发生的三个主要高接触应力区域

在膝关节过伸过程中,在胫骨平台轮柱和平台前部的交界处发生应力集中,峰值接触应力逐渐增加,直至过伸 15°时应力达到最大值 25.58MPa,如图 11.25（a）所示。同样的,Huang 等建立有限元模型,进行胫骨轮柱与股骨假体髁间凹接触分析,发现与本书类似的结果。同时,在过伸过程中,伴随发生胫骨轮柱侧面的较高的应力集中。轮柱机制的发生是出现这种应力集中直接原因,此时胫骨柱状突与股骨假体髁间部发生撞击导致峰值接触压急剧增高。

对于髌股关节,在膝关节屈曲过程中,由于股四头肌、髌韧带的作用,在屈曲 90°之前,随着屈曲的加深,尽管负荷不断增长,接触应力的变化却不大。而在屈曲 90°之后却产生高达 34MPa 的应力集中。这是由于随着屈曲加深,当髌股关节屈曲大约 60°后,髌骨与股骨的内外上髁分别接触,使得接触面积增加,因而尽管髌股关节面的负荷增加,但接触应力的变化却不大。当膝关节屈曲超过 90°后,随着股骨髁间凹的加宽,在股四头肌腱与髌腱的综合作用下,髌骨的周向边缘与股骨两侧髁接触,接触面积急剧减小,从而发生较高的应力集中。

在从全伸展到最大负重屈曲活动中,天然髌股关节接触位置比 TKA 的更靠近远端,但在深屈曲阶段,两者没有明显区别。天然髌骨在高屈曲时的旋转大于置换膝。在置换膝中发现一些髌股关节分离现象,但在天然健康膝中没有这种现象。在高屈曲时,置换前后膝髌股关节接触压力有较大改变,内外侧面的接触压力没有明显区别。

置换膝相对天然膝发生更多的髌股关节上部接触及更大的髌骨倾斜。置换后髌骨的运动形式比天然较易发生变化。置换后的髌股关节的非正常运动会降低伸肌的有效力矩。置换后膝的髌股关节并发症是 TKA 翻修的主要原因之一，这种并发症导致许多医生在病人发生关节炎且关节软骨保持良好时避免髌骨置换，但也有研究表明，不置换髌骨的翻修率增加，在 TKA 同时置换髌骨会好于二次翻修[166~168]。Lee 等[68]和 Omori[169]进行了置换前后髌股关节运动的体外比较，没有发现置换前后髌骨关节运动的明显区别，这两个研究同样都采用的是股四头肌肌腱的单独加载，然而 Kwak[166]所做研究表明，腘绳肌和髂胫束的加载对胫股关节和髌股关节都有影响。

髌骨与滑车的分离会干扰伸肌机制的作用导致膝关节的生物力学行为恶化。因此，进行髌骨测试时应考虑这一现象，尤其当分离后回位时会引起冲击力的作用。有研究者报道髌股假体在全伸展位的分离[55]，86％的交叉韧带保留型 TKA 及 44％的后稳定型 TKA 出现分离。这些以前的报道没有发现健康关节的分离，与本章研究一致。非正常现象的出现可能与 TKA 引起膝关节周围软组织改变相关。Heegaard 等[167]发现在全伸展位，支持带对于髌股关节的相互作用的影响是最明显的，周围软组织能够控制髌骨接近伸展位的运动。

总结试验和分析结果表明，对于固定平台膝关节假体而言，在膝关节伸直位，胫骨假体出现胫股关节更小的接触面积和更高的接触压峰值。关节屈曲的过程中，由于伴随而来的胫骨的内旋使得胫股关节接触压的最低值并非保持在胫骨假体的旋转中立位。

在小于 120°屈曲的过程中，膝关节的稳定性依靠关节接触（包括半月板）、肌肉力加载及周围韧带等软组织张力维持。膝关节在高屈曲（被动屈曲）阶段的运动较少受到肌肉力加载的影响，较大程度地受到关节后方软组织（后方关节囊、半月板、肌肉、脂肪和皮肤）的约束。胫骨的相对迁移由于受到后方软组织的约束，在高屈曲阶段胫骨前移受到后方软组织约束。因此，在进行假体设计时，应考虑设计高屈曲度时关节的约束，而且有助于胫骨的内旋，有效防止高屈曲早期假体与后方组织的碰撞，替代膝关节后方软组织的约束机制。

髌股关节的接触点随着屈曲增加向髌骨的远端移动，但置换后髌股关节的接触点平移相对自然的较小。在早期屈曲，置换的接触位置比自然髌股关节更靠近近端，但在深屈曲，三者没有明显区别。早期髌股关节屈曲产生区别的原因为：①髌韧带收缩；②关节线抬高；③由于置换引起松弛、收缩或髌上囊的打开。由于在全伸展位置换膝的胫股关节接触点比天然的更加靠后，引起髌股关节相互作用改变。

尽管髌股关节接触点位置改变的确切原因仍然不能明确，但这一位置的变化对于 TKA 是有利的。聚乙烯假体和部分切除的髌骨之间，由于材料性能的差异常会导致在膝关节大动态负荷下发生植入体的松弛。接触点保持在髌骨质心会减少所不希望的髌股关节反作用力的偏置及髌骨假体上的作用力矩。加载位置转移到髌骨假体中心附近会减小骨与聚乙烯之间的应力,这是由于在该区域的圆顶形聚乙烯有更厚的厚度。

髌股关节力在高屈曲时增大,此时假体的设计应多考虑髌骨聚乙烯假体的中部及靠近近端部分,因为这是最高接触力的作用区域。因此,在这一区域改善与股骨假体的匹配会有利于增大接触面积及减小接触应力。

膝关节置换假体的设计应当考虑适应高屈曲,使髌骨与股骨接触面积达到最大,尽可能延伸滑车至股骨远端末梢。人工髌骨假体的内侧髁和相应的内侧面设计为凹陷有利于在高屈曲时的定位,减小前方软组织的张力。应尽量减小聚乙烯后唇部的高度。术中去除金属股骨髁后方骨组织,避免将股骨部件向前方和远端放置。

自然膝关节的内侧接触更加靠近髁间斜坡,也与半月板接触。甚至在高屈曲时,接触的二分之一到三分之一在胫骨后方。碰撞发生在后方股骨皮质与后部胫骨。在外侧,接触更加位于后方,除极度胫骨外旋外,没有碰撞。当在胫骨施加内外扭矩时,胫骨旋转较小。全膝置换后膝关节也发生类似的运动,同时,在轮柱机制的限制下,内外胫股关节压力分布不均的状况更为明显。基于此种原因,在膝关节假体设计中适当增加股骨假体后髁的高度和厚度,将有助于避免在高屈曲下出现较高峰值接触应力的应力集中。

股骨假体后髁加高和加厚,会减少前方股骨皮质与聚乙烯后边碰撞,但应当避免在后方边沿的接触以避免聚乙烯的损坏,这种接触会限制旋转,使旋转小于正常时。正常膝内侧接触面的位移要被限制。

研究结果能够对膝关节在高屈曲的力学更加理解,并可以用于适应高屈曲的膝关节置换假体的设计。全膝置换后膝关节的理想运动是模仿自然膝的运动,人工膝关节设计的目的是为了获得人体膝关节正常的功能,其力学机制应恢复正常的人体活动。

11.9　天然与人工膝关节生物力学试验

对于活体人体关节运动的精确测量,能够增强对于正常的和病理性改变的关节骨肌系统的正确认识,因而促进了大量人体关节运动精确测量方法的发展。目前,存在许多不同的技术进行膝关节运动测量。

早期一些研究者将反射性标记物钉到骨上进行人体运动测量[168,170],可以获得更可靠的结果,但由于这种方法对人体的侵害性,不适合普遍使用。植入骨内的放射性标记物结合 RSA 能够得出较为精确的测量结果,但同样有伤害自愿者的伦理学问题[171]。在股骨和胫骨外表面上放置标志点结合使用多摄像头的立体摄影术是最广泛的追踪下肢运动的方法[43,171]。利用在皮肤表面固定标志点的运动测量方法测出的在胫骨前后位移和膝关节旋转所产生的误差较大[172~174]。为了避免较大的测量误差,经过不断努力,出现了几种改良的膝关节运动测量方法,这些方法包括录像 X 光透视法[175]、摄影 CT[142] 或静位 CT 结合计算机影像处理[176]、摄影对照磁共振(PCMRI)技术[177]、CT 结合 X 射线透视或 RSA 结合 CT[34]。采用 CT 与高速双平面 X 光摄影术相结合的方法避免了这种局限,因而是一种较为适合测量膝关节生理运动的方法[178],但由于 X 射线对人体的侵害性,这种方法也受到一定的限制。

通过采用 MRI 测量,胫股关节各部件的相对转动和位移误差分别低于 2.6° 和 1.2mm[179]。同时,由于磁共振线圈的空间位置有限,限制了关节的运动范围。因此,MRI 只能用来测量静止或准静态下的膝关节运动。

由于关节力的加载很大程度上受到肌肉收缩的影响,因此,从尸体获得的三维运动数据与人体动力下和日常活动状态下的运动存在差异。研究的困难之一是活体活动的活动范围广泛,和体外研究的范围不同。因此,一对一的活体与体外研究比较非常困难。但是,通过比较活体与体外研究成果,能够使对于这两种方法下的膝关节运动的共同点有一个基本的理解。因此,体外测量技术也被用来尝试进行非生理限制的模拟活体条件的膝关节活动。

对于膝关节的接触测量而言,已经有许多方法用来确定在标本或活体膝关节屈伸时的接触。早期进行胫股关节[180,181]和髌股关节[64,66]研究时采用浇铸、染色着色或压敏片确定接触面积,但屈曲角最大 120°。最近,采用 CT 或 MRI 建模[182,183],以及立体摄影术[184]来确定接触面积和压力,但仍未进行高屈曲时的测量。MRI 也被用来预测活体髌股关节的接触面积[185]。使用压敏片测量时,随着加载的增加,墨汁开始浸入,这样很难将加载与即时的墨汁浸入数量相对应;而墨汁薄膜技术所获得的是整个过程的平均压力,因此,所获得的压力值可能低于实时的峰值压力。目前,一些学者使用 T-scan 传感器进行接触测量[53,186]。由于 T-scan 传感器能够实时测量和记录,并且更薄,因此,Tekscan(K-scan)系统比压敏片更加可靠,而且测量更加符合生理条件[187]。

综合文献研究表明,膝关节几何解剖、运动和力的测量方法各有优劣。目前,仍没有统一的更加合理的试验方法和系统进行测量。测量方法和试验系统的某些特征不可避免地影响测试结果的精度。误差的产生可能来自测量装置的精度误差、骨坐标系建立的不同引起的误差、由于模拟人体实际生理功能的不足带来的误差等。因此,优化设计试验装置、合理建立膝关节各个组织的坐标系、模拟下肢的更多肌肉和软组织、同步测量运动和关节接触、进行更加符合人体生理功能要求的测试,会更加精确地描述膝关节生物力学。

11.9.1 试验装置与方法

本节主要介绍包括运动、接触系统、载荷力测量系统、关节置换手术系统的测试装置,进行自然和经全膝置换后的尸体体外试验,模拟膝关节下蹲的屈曲运动,同步测量自然和全膝置换后尸体膝关节胫股关节、髌股关节的运动及关节接触应力。

1. 生物力学试验装置

根据人体下蹲的生物力学条件及有限元分析的边界条件,作者构建了模拟膝关节屈曲运动的试验平台,包括设计了一套与拉压试验台相连接的加载和连接机构,实现负荷加载和尸体的模拟下蹲运动;采用标准膝关节全膝置换手术器械和装置进行全膝关节置换手术;采取三套测量系统分别测量膝关节下蹲过程中股骨相对胫骨、髌骨相对股骨的运动,股胫关节、髌股关节的应力,以及实现和控制系统的加载。图11.26所示为试验系统框图和测试现场。

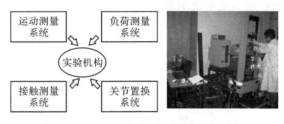

图11.26 试验系统框图和测试现场

2. 试验机构设计及装置

试验机构包括专门设计的加载和连接装置及拉压试验机两部分。所设计的加载和连接装置分别连接尸体下肢和拉压试验机,分别进行重力和股四头肌加载,与试验机一起实现尸体或全膝置换后膝关节的屈曲运动,包括上部加载和连接、下部连接两部分装置。该装置可以使尸体膝关节在三个平面上进行动态的平移和旋转(及锁定),从而实现活体膝关节运动的模拟。图11.27所示为试验平台的机构示意图。

3. 试验平台的运动测量系统

采用NDI测量股骨、胫骨、髌骨在下蹲动作下的运动轨迹,并通过坐标变换分析其相对运动。Polaris光学跟踪系统通过光学定位方法来确定物体在运动过程中的轨迹,光学定位方法是目前使用最广泛、精度最高、最有发展前途的一种定位

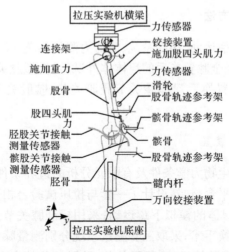

图 11.27　试验机构

方法。图 11.28 为运动测量系统示意图。

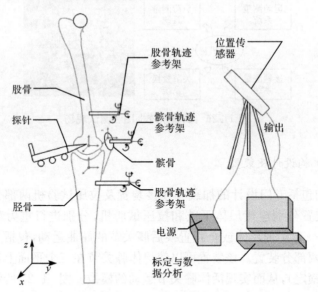

图 11.28　运动测量系统

　　Polaris 混合式光学跟踪系统包括位置传感器、电源和若干装有跟踪标记点的跟踪工具,在其有效范围内的 RMS 误差为 0.35mm。当跟踪工具用来取若干个相对位置传感器不动的点时称为探针。当跟踪工具与被测物体固定在一起,则跟踪工具的运动代表了被测物体的运动,称为参考架,用于进行光学跟踪的参考架由三到四个经过校准的光学追踪球构成。为了用跟踪工具表征测量目标在位置传感器中的坐标信息,需要将跟踪工具与测量目标构成一体,以便通过跟踪工具的空间位置及两者之间的坐标变换关系求得测量目标的空间位置。

测量系统所建立的系统坐标系和各个测量对象的参考坐标系全书一致。x 轴的方向为由内向外。y 轴指向股骨前方,z 轴指向股骨近端,亦即 x-y 平面为横截面,x-z 平面为冠状面,y-z 平面为矢状面。

试验中,在膝关节伸直位,使用探针分别测量股骨及踝关节骨性标记点,定义参考坐标系,确定膝关节股骨、胫骨和髌骨相对位移传感器的固定位置。同时,分别在股骨、髌骨和胫骨上固定参考架,通过位置传感器就可以测量股骨相对于胫骨及髌骨相对股骨的运动。

4. 试验平台的接触测量系统

使用美国 Tecscan 公司 Tecscan 测量系统进行膝关节接触测量,如图 11.29 所示。该测量系统由 I-scan 传感器、数据转换手柄及数据分析和标定软件组成。使用胫股关节专用传感器 I-scan 4000 来进行胫股关节接触测量,该传感器由两片分开的传感器组合而成,每片传感器的规格为 33mm×28mm,厚度为 0.1mm,每片包括 26 行×22 列共 572 个感测点,传感器的压力测量范围为 0.1~55MPa。使用 I-scan 5051 传感器进行髌股关节接触测量。

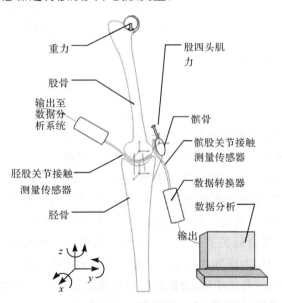

图 11.29　接触测量系统

关于压力感测片和压敏片的优劣,已有多名学者对其进行了比较研究。Matsuda 等发现,在较大的载荷下,两者均能准确测量胫股关节接触面积,然而当采用较低的负荷时,I-scan 压力感测片能够更准确地测量胫股关节接触面积。在接触压峰值的测量上,压力感测片的测量范围能够随着载荷的增加而增加,而富士压敏片最大的测量范围为 980N。Harris[186] 通过对测量结果的比较发现,压敏片所测得的面积要比压力压力感测片的测量结果小 11%～36%。Szivek 等[165] 同样通过实验后发现压敏片在较低载荷下(667N)所测得的接触面积常常小于实际值。

与传统的压敏片测量手段相比,I-scan 系统有着以下优点:①可进行实时显示静态和动态量测;②具曲线绘图功能,数据能够输出至任何支持 ASCII 的程序,以进行下一步的分析;③更为灵敏;④较小的测量误差。

试验中,打开关节囊,将 I-scan 传感器的感测片小心平整地安放至内外侧胫股关节间隙及髌股关节间隙处,感测片与手柄连接部分分别由关节囊切口的内下方和股四头肌腱的上方导出,紧密缝合关节囊其余部分。

5. 试验平台的载荷测量系统

通过拉压试验机上部移动横梁传感器控制和测量对股骨头的重力加载。将股四头肌拉力及连接测试装置连接到力传感器 CFBLS-25(最大载荷为 25kg,精度为 0.03%FS)和放大器 VM641(精度为 ±0.1%),将传感器、滑轮和螺杆连接,形成一个完整的加载和测力装置。测量和控制股四头拉力,放大器输出的电信号用数据采集卡采集并通过 Labview 商用测量软件输出测量结果。

6. 试验加载及测量

取 6 个正常中国成人新鲜冷冻尸体膝关节标本为研究对象,其中右膝 5 例,左膝 1 例。死者平均年龄为 32～54 岁,生前均无膝关节外伤或手术史。所有关节肉眼所见无畸形,膝关节被动屈伸活动无限制,关节稳定性良好。

测试之前,标本在 −18℃ 下冷冻。尸体标本室温下解冻后,首先进行伸膝位膝关节 CT 扫描,进行标本的筛选。手动检查每一关节是否非正常松弛,试验之后确认了交叉韧带和关节表面的完整。去除外围软组织,完整保留关节囊、内外侧副韧带、髌旁支持带及髌腱。切开部分后关节囊将压力感测片缝合固定于膝关节后方残留软组织,缝合后关节囊。切开髌上囊及股四头肌与股骨连接部,从一侧放入 I-scan5051 型压力感测片并缝合至对侧关节囊及软组织。

当膝关节标本准备完毕后,分别进行自然和全膝关节置换膝关节的测试。在进行全膝关节置换测试之前,将标本固定于模拟操作台上进行标准的全膝关节置换术。手术假体全部采用固定平台的后稳定型全膝关节置换系统[图 11.30(a)]。手术由同一组高年资医生实施以控制因手术操作引起的试验误差。

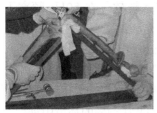

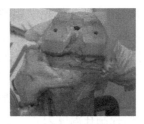
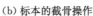
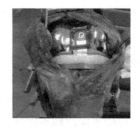

(a) 手术操作平台　　　　　(b) 标本的截骨操作　　　　　(c) 全膝置换后膝关节标本

图 11.30　膝关节标本行全膝关节置换术

采用标准的内侧髌旁入路切开关节囊,切除前后交叉韧带,进行软组织的初步松解。标记髁间与经上髁轴(surgical epicondylar axis,SEA)垂直线为股骨假体中心线。按照标准的手术程序,首先完成股骨远端截骨,股骨假体的外旋放置以外科经上髁轴为参照。后交叉韧带起点上方为中心孔扩髓,截骨模具引导下远端截骨及其余四个方向的截骨。胫骨的截骨厚度为外侧平台关节面下 8mm,截骨方向为冠状面及矢状面上均垂直于胫骨解剖轴,胫骨假体中立位为胫骨结节中内1/3。依据术前膝关节软组织平衡程度,于伸直位进一步进行软组织松解和平衡并确保获得了平衡的屈伸间隙。为了方便股骨假体位置的调整,未予骨水泥固定。胫骨假体以胫骨结节中内 1/3 为参照轴,直接将合适大小的假体安装至截骨槽中,装好 8mm 高交联聚乙烯垫片后将胫股关节复位,髌骨截骨安装假体。髌骨复位并用布巾钳钳夹关节囊切口,检查髌骨运动轨迹,若存在髌骨运动轨迹异常,则予以进行髌旁支持带松解,本章实验过程中无一例需进行此松解。

在股四头肌腱上安装好自制的夹持钳,并将牵引绳的长度调整至合适的长度。将 I-scan 压力感测片的压力感测片小心平整地安放至内外侧胫股关节间隙与髌股关节间隙,压力感测片与手柄连接部分由关节囊切口的内、外下方导出,紧密缝合关节囊其余部分。将膝关节标本安装至实验平台,调整试验机上端横杆高度使膝关节稳定在 0 伸直位。调整 U 形板的位置以获得满意的 Q 角。在使用接触测量感测片前,按照操作手册在力学实验平台上对其进行力的标定。以 10mm/min 速率对膝关节进行加载。利用拉压实验机上部移动横梁的力传感器控制和测量对股骨头的重力加载。股四头肌肌腱与传感器 CFBLS-25(最大载荷为 25kg,精度为0.03%FS)、放大器 VM641(精度为±0.1%)、滑轮和螺杆连接,形成一个完整的加载和测力装置。通过旋转双头反向子母扣上的螺母向股四头肌腱施加拉力,控制并测量股四头拉力,放大器输出信号输出至数据采集卡采集,并通过 Labview商用测量软件输出测量结果。同时,通过 I-scan 接触测量系统记录压力感测片所测得的胫股关节接触压峰值。实验过程中,使用 Polaris 混合式光学跟踪系统测量髌骨、胫骨和股骨的相对运动。将三个由三个 14mm 直径球形反光体构成的参考架固定在三块骨上。使用 Polaris 混合式光学跟踪系统软件在 50Hz 频率下捕捉标记点的数据,确定和重建标记点的三维轨迹。反光测试工具上三个标记点之间的距离和角度固定,其距离和角度误差分别为 ±1mm 和 ±1°。

小心取出压力感测片并用翻修器械取下膝关节假体。分别重复以上各个不同屈曲角度的测试过程,并记录不同屈曲角度的运动和关节接触应力。在实验中,用生理盐水保持标本湿润。实验控制在温度为 25℃、湿度为 30% 的环境中进行。

7. 试验系统分析

由于技术的限制和研究对象的不同,多数体外测试研究或针对髌股关节受力、接触,或针对髌股关节运动[155,168],但没有对两者同时进行研究,尽管两者之间具有紧密的联系。要全面理解膝关节功能,应当同时测试力和运动。过去的膝关节接触力学研究多集中在髌股关节,研究关节力和应力及软骨上的冲击。而大屈曲时的高应力引发胫股关节软骨损伤可能是膝关节关节炎发生和发展的原因[54,62]。本书实验系统同时进行胫股关节和髌股关节的运动及接触的测量,因而改善了膝关节的生物力学测量手段,能够更加全面地理解膝关节的运动和接触等功能。

通过比较发现,仿真结果与实验结果有所差异,同时与其他研究者在活体上进行研究地结果也略有不同。实验系统的某些特征不可避免地影响测试结果的精度。误差产生的主要来源可能有以下几点:①在股骨、胫骨和髌骨上选择骨性标记点的误差引起坐标系变化带来的差异;②仿真模型与实验对象几何解剖形状的个体差异引起的变化;③仿真模型与尸体标本的各个骨与软组织的力学属性的不一致引起的差异;④尸体及仿真模型与活体本身活动的差异;⑤仿真模型或实验系统本身对于人体活体模拟程度达不到所引起的变化。

尽管接触测量感测片厚度仅为 0.1mm,由于其轻度改变了关节面的形状,从而有可能影响接触面积和接触压峰值测量结果的准确性。由于参考点选择的差异会引起参考坐标系的不同,从而产生由于坐标系坐标原点的位置和坐标轴方向的偏差所带来的运动测量的误差。由于测量机构本身的限制,不能完全真实地模拟人体膝关节下蹲动作,而且由于力传感器的力和力矩之间的力学干扰,测力传感器、接触应力测量感测片、运动测量的参考架等的测量误差,以及运动、力和应力测量的标定都会引起测量结果的误差。人体失去活性之后,肌肉和关节变得僵硬,关节囊内关节液的润滑作用降低,增加了关节接触摩擦力,这些情况可能会影响实验结果。由于尸体标本本身的组织性能较易发生干燥、松弛等失去活力的改变,发生骨与软组织的力学属性的变化,而关节力的加载很大程度上受到肌肉收缩的影响,因此,仿真数据与尸体实验的结果会存在差异,从尸体获得的三维运动数据与活体状态下获得的运动数据也会存在误差。另外,由于测量时传感器的插入与连接带来组织的改变会引起结果的变化;对于不同标本进行人工关节置换也会引起一定程度的差异,因此,膝关节的实验研究还需不断深入,实验方法也要不断改进,对实验结果的判断需要得到临床长期的检验。

11.9.2　自然膝关节生物力学仿真计算结果的实验验证

本章建立了自然膝关节动态有限元模型,以股四头肌力等作为加载条件,对自然膝关节屈曲运动的运动和接触等生物力学特性进行分析,并与相应的尸体实验的结果进行验证分析。结果表明,该有限元模型能够对膝关节在行为运动中的力学过程作出可信的仿真结果。同时,本节利用实验结果进一步进行了自然膝关节屈曲运动生物力学特征的分析和讨论。

1. 自然膝关节胫股关节有限元验证结果分析

由于个体的差异,以及骨性标记点和坐标系建立引起的误差,使得仿真和体外测试的结果有所差异。但是,通过比较仿真与体外研究结果,能够对于膝关节运动的共同点有一个基本的理解。本书有限元模型和体外测试中采用股骨内外侧髁的中点计算股骨相对胫骨的旋转和平移。

图 11.31 和图 11.32 所示为尸体实验结果与有限元结果的对比曲线图。当膝屈曲到 90°时,股骨相对胫骨平均发生 20°外旋,股骨也从开始阶段的外展转为内收,90°时平均内收 2°,从 90°到 120°胫骨内旋增大,而股骨相对胫骨外旋相对变小,同时股骨的内收增大,其中一例在屈曲的初段发生异常的外展。由图 11.32 发现,对于股骨相对胫骨分别在内外侧方向、上下和前后方向的平移,实验结果和有限元分析结果的趋势一致,即随着屈曲的增长,股骨相对胫骨分别发生向内、向上和向后方向上的平移。其中,有两例在 20°到 70°屈曲时股骨相对向下平移;向后的平移相对较小,在 90°屈曲时约为 7mm,这与仿真结果近似,另一例向后的平移较大,在 110°屈曲左右发生约 23mm 的后移。平移结果的差异相对较大,这种差异由测试中选取特征点的误差导致坐标系的相对变化引起。

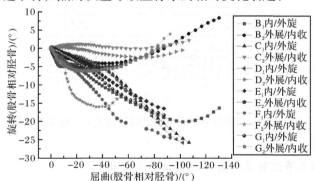

图 11.31　实验和有限元计算中胫股关节的相对内外旋和内收外展

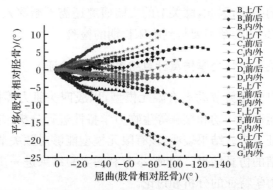

图 11.32　实验和有限元计算中胫股关节的相对平移

图 11.33 所示为有限元仿真和尸体实验得到的 0 到 130°膝关节胫股关节接触应力的对比。随着膝关节从伸直到屈曲 130°,胫股关节接触应力峰值在 0 时较大,平均为 10MPa,在 30°到 90°之间,接触应力较小,平均为 6MPa,从 90°开始,应力开始增长,到 130°屈曲达到 21MPa。在屈曲过程中,胫股关节的内外侧接触应力的变化也不同。从 0 到 60°屈曲,有限元计算的内侧和外侧接触应力相近,此阶段体外测试的外侧接触应力相对内侧较高。从 90°屈曲开始,有限元与体外实验的结果均在内侧产生较大的接触应力;在外侧接触面,有限元模型中股骨与胫股几乎不接触,尸体测试中出现较小的应力。在从 0 到 30°屈曲的开始阶段,胫股关节的接触区域主要发生在胫骨的前方,接触面积相对较小,从 30°到 60°屈曲主要在胫骨平台的中央发生接触,股骨与胫骨平台的接触面积增大,接触应力也相应变小。随着屈曲加深,膝关节股骨向后的平移增加;股骨髁在高屈曲时脱离胫骨表面几毫米,与后部半月板接触;同时由于胫骨内旋,在外侧的抬离较内侧大,胫骨关节的接触面积相对减小,在内侧产生较大的应力。

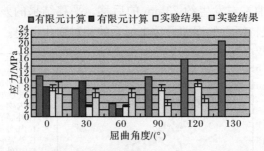

图 11.33　实验与有限元模型之间胫股关节接触应力比较

2. 自然膝关节髌股关节有限元验证结果分析

图 11.34 和图 11.35 所示分别为有限元仿真和尸体实验得到的 0 到 130°膝关

节髌股关节相对旋转和平移运动曲线。比较两种曲线可以看出,仿真结果与体外测量结果的变化趋势一致,数量稍有不同。尸体测量结果中,髌骨内旋的角度更大,最大约 20°。髌骨的相对内倾两者较为一致,其中一例在胫股关节屈曲 60° 时发生外倾。对于髌股关节的相对屈曲,测试与仿真结果基本一致,随着胫股关节屈曲的加深,髌股关节的屈曲与胫股关节的屈曲基本成线性比例变化。由图 12.36 可以发现,相对旋转变化而言,平移的波动相对较大。其中,尸体测试中内移的最大值相对仿真结果均较早发生,分别在胫股关节屈曲的前 30° 屈曲和大约 70° 屈曲,而远端平移和向后方的平移相对仿真结果滞后,这种差异可能由尸体实验中尸体韧带发生松弛所引起。

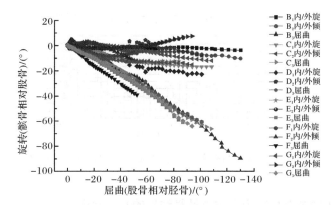

图 11.34　实验和有限元计算中髌股关节的相对屈曲、内外旋和内外倾

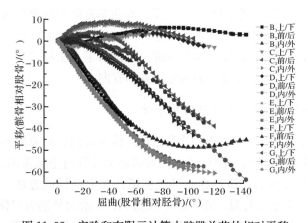

图 11.35　实验和有限元计算中髌股关节的相对平移

　　图 11.36 为有限元仿真和尸体实验得到的 0 到 130° 膝关节胫股关节屈曲时髌股关节的接触应力的对比。随着胫股关节从伸直到屈曲 120°,髌股关节的接触

位置从髌骨远端向近端逐渐平移,胫股关节屈曲大于120°之后,向远端略有偏移。在胫股关节屈曲 30°之内,髌股关节的接触区域不稳定,从 30°到 90°胫股关节屈曲,髌股关节接触区域逐渐向髌骨内外两侧漂移,这一阶段主要接触区仍接近髌骨脊偏内侧区域。从胫股关节屈曲 90°开始,随着屈曲加深,髌骨表面接触区域明显在髌骨的内外侧边缘区域分布。从胫股关节伸直位到 90°屈曲,仿真结果与测试结果的峰值应力比较均匀,平均约 9MPa;同时,除 30°屈曲时内外侧比较平均外,其他屈曲角度的内侧接触压明显大于外侧。胫股关节屈曲大于 90°后峰值接触应力增大,到 130°时达到约 22MPa。高屈曲时,髌骨侧缘与股骨髁发生接触,接触面积相对减小,因此,在高屈曲阶段发生较高的接触应力。

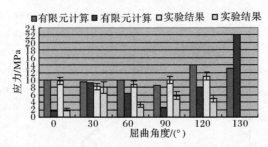

图 11.36　实验与有限元模型之间髌骨软骨上的应力比较

11.9.3　人工膝关节生物力学仿真计算结果的实验验证

将全膝置换后膝关节的动态有限元分析模型仿真分析结果与尸体实验结果进行对比,结果表明,所建全膝置换后膝关节动态有限元模型的分析结果与尸体实验的测量结果具有相对较高的一致性,可以对膝关节屈曲运动、接触等力学行为进行评估。利用尸体实验结果,本节进一步进行了人工膝关节屈曲运动的生物力学讨论,分析人工膝关节设计的参考因素和方向。

1. 人工胫股关节有限元验证结果分析

为验证有限元模型的有效性,首先比较尸体实验测试与有限元计算的股骨相对胫骨及髌骨相对股骨的三维运动。相对运动的计算与坐标系的建立直接相关,有限元和尸体实验运动分析所建立的坐标系均采取同样的方法。根据所建立的坐标系进行运动数据的计算。图 11.37 和图 11.38 所示分别为尸体生物力学实验与有限元仿真分析结果中股骨相对胫骨的旋转和平移对比曲线图。

在尸体上的体外测试的胫骨发生内旋。其中两例尸体测试股骨相对胫骨的外旋度数与仿真结果相比基本一致;而另外一例的两次重复测量结果显示,在屈曲初期胫骨内旋相对仿真较小,从屈曲 70°到 100°之后内旋却明显较仿真结果增

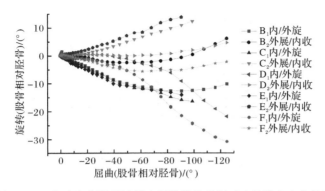

图 11.37　实验和有限元计算中胫股关节的相对内外旋和内收外展

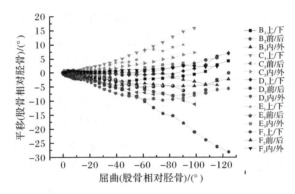

图 11.38　实验和有限元计算中胫股关节的相对平移

大。对于胫股关节的内收外展。其中两例从屈曲的初始阶段就发生内收,内收度数大于仿真结果,在约 100°屈曲发生约 13°的内收;另一例的外展内收结果与仿真结果近似。对于股骨相对胫骨的平移,尸体与仿真结果整体近似,其中一例在 60°屈曲之后的相对后移明显增加。总之,尸体测试与仿真结果的旋转和各个方向的平移均发生与自然膝相似的运动趋势和特征,但相对自然膝关节的运动而言,置换后膝关节的相对运动的稳定性较差。因此,尸体测试的结果与仿真结果相比,在总体趋势一致的基础上发生相对自然膝较大的波动,其中的差异也与尸体测试坐标系的差异相关,置换后膝关节运动的不稳定可能放大了由于坐标系建立误差引起的数据差异。

图 11.39 为全膝置换后胫骨关节聚乙烯假体在典型屈曲位置下,接触应力的有限元分析与尸体实验相比较的结果。从图 11.39 可以看出,随着屈曲的加深,在伸展位时应力相对较高,随后应力减小;到 15°左右应力开始增加;从屈曲 30°到 90°的应力值变化不大;在 90°屈曲之后,应力随着屈曲的加深而增长。

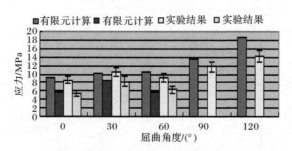

图 11.39　实验与有限元模型胫骨聚乙烯假体上的应力比较

2. 人工髌股关节有限元验证结果分析

图 11.40 和图 11.41 所示分别为有限元仿真和尸体实验得到的 0 到 130°置换后膝关节髌股关节相对旋转和平移运动曲线。通过比较可以看出,仿真结果与体外测量结果中髌骨相对股骨的旋转非常吻合,随着胫股关节屈曲的加深,髌股关节的屈曲与胫股关节的屈曲基本成线性比例变化,同时发生 6°之内的内外倾及最大 20°的内旋。与自然膝类似,相对旋转变化而言,置换后的膝关节髌骨平移的波动也相对较大;其中,尸体测试中内移的最大值相对仿真结果均较早发生,分别在胫股关节屈曲的前 30°屈曲和大约 70°屈曲,而远端平移和向后方的平移相对仿真结果滞后。同样的,这种差异可能由尸体实验中尸体韧带发生松弛所引起。

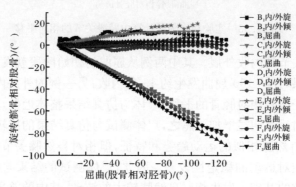

图 11.40　实验和有限元计算中髌股关节的相对屈曲、内外旋和内收外展

图 11.42 为置换后髌骨接触应力的仿真结果;图 12.40 为全膝置换后髌骨聚乙烯衬垫在典型屈曲位置下的接触应力及其与尸体实验相比较的结果。随着膝关节屈曲,髌骨与股骨接触区域向髌骨近端偏移。在屈曲 90°之前,接触应力的变化不大。而髌骨接触应力在高屈曲时发生较高应力的应力集中,在 120°屈曲时最大接触应力达 34MPa。在低屈曲阶段,天然髌股关节接触位置比 TKA 的更靠近远端,但在深屈曲阶段,三者没有明显区别。胫骨髌骨角三者近似,天然髌骨在高

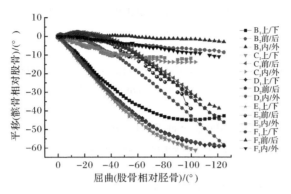

图 11.41　实验和有限元计算中髌股关节的相对平移

屈曲时的旋转大于置换膝。髌股关节的接触点随着屈曲增加向髌骨的远端移动。但是,置换的接触点平移相对天然的较小。在早期屈曲,置换的接触位置比天然更靠近近端。

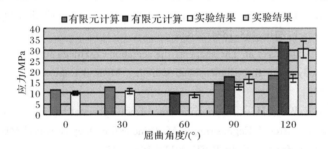

图 11.42　实验与有限元模型之间髌骨聚乙烯假体上的应力比较

参 考 文 献

[1] Stops A, Wilcox R, Jin Z. Computational modelling of the natural hip: A review of finite element and multibody simulations. Computer Methods in Biomechanics and Biomedical Engineering, 2012, 15:963—979.

[2] Bachtar F, Chen X, Hisada T. Finite element contact analysis of the hip joint. Medical and Biological Engineering and Computing, 2006, 44:643—651.

[3] Russell M E, Shivanna K H, Grosland N M, et al. Cartilage contact pressure elevations in dysplastic hips: A chronic overload model. Journal of Orthopaedic Surgery and Research, 2006, 1:6.

[4] Anderson A E, Peters C L, Tuttle B D, et al. Subject-specific finite element model of the pelvis: Development, validation and sensitivity studies. Journal of Biomechanical Engineering, 2005, 127:364—373.

[5] Anderson A E, Ellis B J, Maas S A, et al. Validation of finite element predictions of cartilage contact pressure in the human hip joint. Journal of Biomechanical Engineering, 2008, 130:051008.

[6] Ferguson S J, Bryant J T, Ganz R, et al. The influence of the acetabular labrum on hip joint cartilage consolidation: A poroelastic finite element model. Journal of Biomechanics, 2000, 33: 953—960.

[7] Pawaskar S S, Ingham E, Fisher J, et al. Fluid load support and contact mechanics of hemiarthroplasty in the natural hip joint. Medical Engineering & Physics, 2011, 33:96—105.

[8] Guerado E, Cano J R, Cruz E. Fractures of the acetabulum in elderly patients: An update. Injury, 2012, 43(Supplement 2): S33—S41.

[9] Kim Y S, Kim Y H, Hwang K T, et al. The cartilage degeneration and joint motion of bipolar hemiarthroplasty. International Orthopaedics, 2012, 36:2015—2020.

[10] Moon K H, Kang J S, Lee T J, et al. Degeneration of acetabular articular cartilage to bipolar hemiarthroplasty. Yonsei Medical Journal, 2008, 49:719—724.

[11] Mechlenburg I, Nyengaard J, Gelineck J, et al. Cartilage thickness in the hip measured by MRI and stereology before and after periacetabular osteotomy. Clinical Orthopaedics and Related Research, 2010, 468:1884—1890.

[12] Gu D, Chen Y, Dai K, et al. The shape of the acetabular cartilage surface: A geometric morphometric study using three-dimensional scanning. Medical Engineering & Physics, 2008, 30:1024—1031.

[13] Gu D Y, Hu F, Wei J H, et al. Contributions of non-spherical hip joint cartilage surface to hip joint contact stress//Engineering in Medicine and Biology Society, EMBC, 2011 Annual International Conference of the IEEE, 2011:8166—8169.

[14] Gu D Y, Dai K R, Hu F, et al. The shape of the acetabular cartilage surface and its role in hip joint contact stress//Engineering in Medicine and Biology Society (EMBC), 2010 Annual International Conference of the IEEE, 2010:3934—3937.

[15] Meng Q, Gao L, Liu F, et al. Contact mechanics and elastohydrodynamic lubrication in a novel metal-on-metal hip implant with an aspherical bearing surface. Journal of Biomechanics, 2010, 43:849—857.

[16] The Swedish Hip Arthroplasty Register. Annual report shortened version 2008. Http://www.shpr.se.

[17] The Norwegian Arthroplasty Register, The Norwegian Cruciate Ligament Register, The Norwegian Hip Fracture Register, Centre of Excellence of Joint Replacements. Report June 2010. Http://nrlweb.ihelse.net/eng/Report_2010.pdf.

[18] 王成焘, 黄嘉华, 戴尅戎. 人工关节失效的统计分析及其在技术发展中的重要作用. 医用生物力学, 2012, 27(1):1—6.

[19] 周海, 王燎, 王金武, 等. 人工髋关节脱位失效的生物力学分析与推理. 医用生物力学, 2012, 27(1):13—20.

[20] 黄敏,廖广姗,周海,等. 人工髋关节断柄失效的力学分析与推理. 医用生物力学,2012, 27(1):171—177.

[21] 廖广姗,李慧武,王金武,等. 人工髋关节无菌性松动失效的生物力学分析与诊断推理. 医用生物力学,2012,27(3):251—257.

[22] 王成焘,靳忠民,廖广姗,等. 人工髋关节磨损分析和临床失效诊断推理. 医用生物力学, 2012,27(4):361—368.

[23] 周海,季文婷,王成焘,等. 髋关节假体脱位分析软件的设计与开发. 生物医学工程学进展, 2011,32(3):139—142.

[24] 郭光文,王序. 人体解剖彩色图谱. 北京:人民卫生出版社,2001.

[25] Pawaskar S S. Joint contact modelling of articular cartilage in synovial joints[PhD Dissertation]. Leeds: University of Leeds, 2010.

[26] Hua Z K, Zhang J H. A comparative study of artificial hip joints in mechanical and kinematic property//Concept, Fabricatiom et Durabilité, Mines Paris Tech Press, 2009:311—318.

[27] Jianhua Z, Zikai H, Shihu S. A bionic artificial joint system and investigation of the tribological performance. China Science Bulletin, 2009, 54(4):599—607.

[28] Kapandji L A. The mechanical role of the cruciate ligaments//The Physiology of the Joints. 2nd ed. Churchill Livingstone: Edinburgh, 1970.

[29] Goodfellow J, O'Connor J. The mechanics of the knee and prosthesis design. Journal of Bone and Joint Surgery, 1978, 60-B(3):358—369.

[30] Kettelkamp D B, Jacobs A W. Tibiofemoral contact area: Determination and implications. Journal of Bone and Joint Surgery, 1972, 54(2):349—356.

[31] Muller W M. The Knee: Form Function and Ligament Reconstruction. New York: Springer, 1983:145—150.

[32] Barnett C H. Locking at the knee joint. Journal of Anatomy, 1953, 87(2):91—95.

[33] Fuss F K. Principles and mechanisms of automatic rotation during terminal extension in the human knee joint. Journal of Anatomy, 1992, 180(2):297—304.

[34] McPherson A, et al. Imaging knee position using MRI, RSA/CT and 3D digitisation. Journal of Biomechanics, 2005, 38(2):263.

[35] Martelli S, Pinskerova V. The shapes of the tibial and femoral articular surfaces in relation to tibiofemoral movement. Journal of Bone and Joint Surgery, 2002, 84(4):607—613.

[36] Patel V V. A three-dimensional MRI analysis of knee kinematics. Journal of Orthopaedic Research, 2004, 22(2):283.

[37] Hsieh Y F, Draganich L, Ho S, et al. The effects of removal and reconstruction of the anterior cruciate ligament on the contact characteristics of the patellofemoral joint. American Journal of Sports Medicine, 2002, 30(1):121—127.

[38] Kurosawa H, Walker P S, Abe S, et al. Geometry and motion of the knee for implant and orthotic design. Journal of Biomechanics, 1985, 18(7):487—499.

[39] Zavatsky A B. Simultaneous in vitro measurement of patellofemoral kinematics and forces.

Journal of Biomechanical Engineering,2004,126(3):351.

[40] Wilson D R,Feikes J D,Zavatsky A B,et al. The components of passive knee movement are coupled to flexion angle. Journal of Biomechanics,2000,33(4):465—473.

[41] Johal P, et al. Tibio-femoral movement in the living knee:A study of weight bearing and non-weight bearing knee kinematics using 'interventional' MRI. Journal of Biomechanics, 2005,38(2):269.

[42] Yao J,Lancianese S,Hovinga K,et al. Magnetic resonance image analysis of meniscal translation and tibio-menisco-femoral contact in deep knee flexion. Journal of Orthopaedic Research,2008,26(5):673—684.

[43] Blankevoort L,Huiskes R,et al. The envelope of passive knee joint motion. Journal of Biomechanics,1988,21(9):705—720.

[44] Smith P N. Development of the concepts of knee kinematics. Archives of Physical Medicine and Rehabilitation,2003,84(12):1895.

[45] Amiri S. Mechanics of the passive knee joint. Part 2:Interaction between the ligaments and the articular surfaces in guiding the joint motion//Proceedings of the Institution of Mechanical Engineers,2007,221(8):821.

[46] Li G,Most E,Sultan P,et al. Knee kinematics with a high-flexion posterior stabilized total knee prosthesis:An in vitro robotic experimental investigation. Journal of Bone and Joint Surgery,2004,86-A(8):1721—1729.

[47] Iwaki H,Pinskerova V,Freeman M A. Tibiofemoral movement 1:The shapes and relative movements of the femur and tibia in the unloaded cadaver knee. Journal of Bone and Joint Surgery,2000,82(8):1189—1195.

[48] Conditt M A T M,Wenk T J,Holden C A,et al. Knee kinematics and medial lift-off during high flexion activities//Proceeding of Orthopaedic Research Society,2006,31:0251.

[49] Girgis F G,Marshall J L,Monajem A. The cruciate ligaments of the knee joint:Anatomical, functional and experimental analysis. Clinical Orthopaedics and Related Research,1975, (106):216—231.

[50] Butler D L,Noyes F R,Grood E S. Ligamentous restraints to anterior-posterior drawer in the human knee:A biomechanical study. Journal of Bone and Joint Surgery,1980,62(2): 259—270.

[51] Maquet P G,van de Berg A J,Simonet J C. Femorotibial weight-bearing areas:Experimental determination. Journal of Bone and Joint Surgery,1975,57(6):766—771.

[52] Thun M. Morbidity from repetitive knee trauma in carpet and floor layers. Occupational and Environmental Medicine,1987,44(9):611.

[53] Thambyah A, et al. Contact stresses in the knee joint in deep flexion. Medical Engineering & Physics,2005,27(4):329.

[54] Hsu H C,Luo Z P,Rand J A,et al. Influence of lateral release on patellar tracking and patellofemoral contact characteristics after total knee arthroplasty. Journal of Arthroplasty,

1997,12(1):74—83.

[55] Stiehl J B. Kinematics of the patellofemoral joint in total knee arthroplasty. Journal of Arthroplasty,2001,16(6):706.

[56] Hefzy M S,Jackson W T,Saddemi S R,et al. Effects of tibial rotations on patellar tracking and patello-femoral contact areas. Journal of Biomedical Engineering, 1992, 14 (4): 329—343.

[57] Singerman R,Davy D T,Goldberg V M. Effects of patella alta and patella infera on patellofemoral contact forces. Journal of Biomechanics,1994,27(8):1059—1065.

[58] Fukubayashi T. The contact area and pressure distribution pattern of the knee:A study of normal and osteoarthrotic knee joints. Acta Orthopaedica,1980,51(1):871.

[59] Ihn J C. In vitro study of contact area and pressure distribution in the human knee after partial and total meniscectomy. International Orthopaedics,1993,17(4):214—218.

[60] Brown T D. In vitro contact stress distribution on the femoral condyles. Journal of Orthopaedic Research,1984,2(2):190.

[61] D'Agata S D. An in vitro analysis of patellofemoral contact areas and pressures following procurement of the central one-third patellar tendon. American Journal of Sports Medicine, 1993,21(2):212.

[62] Powers C M,Lilley J C,Lee T Q. The effects of axial and multi-plane loading of the extensor mechanism on the patellofemoral joint. Clinical Biomechanics,1998,13(8):616—624.

[63] Henche H R,Kunzi H U ,Morscher E. The areas of contact pressure in the patello-femoral joint. International Orthopaedics,1981,4(4):279—281.

[64] Goodfellow J,Hungerford D S,Zindel M. Patello-femoral joint mechanics and pathology. 1. Functional anatomy of the patello-femoral joint. Journal of Bone and Joint Surgery,1976, 58(3):287—290.

[65] Yildirim G, et al. The contact locations in the knee during high flexion. Knee, 2007, 14(5):379.

[66] Huberti H H, Hayes W C. Patellofemoral contact pressures:The influence of q-angle and tendofemoral contact. Journal of Bone and Joint Surgery,1984,66(5):715—724.

[67] Matsuda S,Ishinishi T,White S E,et al. Whiteside,patellofemoral joint after total knee arthroplasty:Effect on contact area and contact stress. Journal of Arthroplasty,1997,12(7): 790—797.

[68] Lee T Q,Gerken A P,Glaser F E,et al. Patellofemoral joint kinematics and contact pressures in total knee arthroplasty. Clinical Orthopaedics and Related Research,1997,(340): 257—266.

[69] Stone K R,Rodkey W G,Webber R,et al. Meniscal regeneration with copolymeric collagen scaffolds:In vitro and in vivo studies evaluated clinically,histologically,and biochemically. American Journal of Sports Medicine,1992,20(2):104—111.

[70] Rankin E A, Alarcon G S, Chang R W, et al. NIH consensus statement on total knee

replacement December 8—10,2003. Journal of Bone and Joint Surgery,2004,86(6):1328—1335.

[71] 陈铁柱,李晓声. 人工关节材料的研究进展. 中国现代医药杂志,2009,11(10):133—135.

[72] Delp S L. Tradeoffs between motion and stability in posterior substituting knee arthroplasty design. Journal of Biomechanics,1995,28(10):1155.

[73] Cohen B,Constant C R. Subluxation of the posterior stabilized total knee arthroplasty:A report of two cases. Journal of Arthroplasty,1992,7(2):161—163.

[74] Sharkey P F,Hozack W J,Booth R E,et al. Posterior dislocation of total knee arthroplasty. Clinical Orthopaedics and Related Research,1992,(278):128—133.

[75] Pagnano M W,Hanssen A D,Lewallen D G,et al. Flexion instability after primary posterior cruciate retaining total knee arthroplasty. Clinical Orthopaedics and Related Research,1998, (356):39—46.

[76] Insall J N,Scott W N. Anatomy. Surgery of the Knee. 3ed. New York:Churchill Livingston, 2001:13—77.

[77] 吕厚山. 人工关节外科学. 北京:科学出版社,1998:237—256.

[78] 吴海山. 人工膝关节外科学. 北京:人民军医出版社,2005:14—21.

[79] Hefzy M S,Abdel-Rahman E. Dynamic modeling of the human knee joint:Formulation and solution techniques:A review paper. Biomedical Engineering-Applications,Basis and Communications,1995,7(1):5—21.

[80] Feikes J D,O'Connor J J,Zavatsky A B. A constraint-based approach to modelling the mobility of the human knee joint. Journal of Biomechanics,2003,36(1):125—129.

[81] Feikes J. Articular surface representation in a 3-D model of knee mobility. Journal of Biomechanics,1998,31(Supplement 1):148—148.

[82] Martelli S,Ellis R E,Marcacci M,et al. Total knee arthroplasty kinematics:Computer simulation and intraoperative evaluation. Journal of Arthroplasty,1998,13(2):145—155.

[83] Müller W M. The Knee:Form, Function and Ligament Reconstruction. Berlin:Springer, 1983:8—13.

[84] Wilson D R,Feikes J D,O'Connor J J. Ligaments and articular contact guide passive knee flexion. Journal of Biomechanics,1998,31(12):1127—1136.

[85] Lindbeck L. Impulse and moment of impulse in the leg joints by impact from kicking. Journal of Biomechanical Engineering,1983,105(2):108—111.

[86] Perie D,Hobatho M C. In vivo determination of contact areas and pressure of the femorotibial joint using non-linear finite element analysis. Clinical Biomechanics,1998,13(6): 394—402.

[87] Bendjaballah M Z,Shirazi-Adl A,Zukor D J. Biomechanics of the human knee joint in compression:Reconstruction, mesh generation and finite element analysis. Knee, 1995, 2(2): 69—79.

[88] Viceconti M,Zannoni C,Testi D, et al. CT data sets surface extraction for biomechanical

modeling of long bones. Computer Methods and Programs in Biomedicine, 1999, 59(3): 159—166.

[89] Blemker S S, Asakawa D S, Gold G E, et al. Image-based musculoskeletal modeling: Applications, advances, and future opportunities. Journal of Magnetic Resonance Imaging, 2007, 25(2):441—451.

[90] Li G, Loopez O. Reliability of a 3D finite element model constructed using magnetic resonance images of a knee for joint contact stress analysis//23rd Proceedings of the American Society of Biomechanics, Pittsburgh, 1999.

[91] Crowninshield R, Pope M H, Johnson R J. An analytical model of the knee. Journal of Biomechanics, 1976, 9(6):397—405.

[92] Wismans J, Veldpaus F, Janssen J. A three-dimensioal mathematical model of the knee-joint. Journal of Biomechanics, 1980, 13(8):677—686.

[93] Moeinzadeh M H, Engin A E, Akkas N. Two-dimensional dynamic modelling of human knee joint. Journal of Biomechanics, 1983, 16(4):253—264.

[94] Matthews L S, Sonstegard D A, Henke J A. Load bearing characteristics of the patello-femoral joint. Acta Orthopaedica Scandinavica, 1977, 48(5):511—516.

[95] Goodfellow J, Hungerford D S, Zindel M. Patello femoral joint mechanics and pathology. I. Functional anatomy of the patello femoral joint. Journal of Bone and Joint Surgery, 1976, 58(3):287—290.

[96] Seedhom B B, Takeda T, Tsubuku M, et al. Mechanical factors and patellofemoral osteoarthrosis. Annals of the Rheumatic Diseases, 1979, 38(4):307—316.

[97] Veress S A, Lippert F G, Hou M C Y, et al. Patellar tracking patterns measurement by analytical X-ray photogrammetry. Journal of Biomechanics, 1979, 12(9):639—650.

[98] van Eijden T M G J, Kouwenhoven E, Verburg J, et al. A mathematical model of the patellofemoral joint. Journal of Biomechanics, 1986, 19(3):219—229.

[99] Abdel-Rahman E M, Hefzy M S. Three-dimensional dynamic behaviour of the human knee joint under impact loading. Medical Engineering & Physics, 1998, 20(4):276—290.

[100] Turner S T, Engin A E. Three-body segment dynamic model of the human knee. Journal of Biomechanical Engineering, 1993, 115(4A):350—356.

[101] Ling Z K, Guo G, Boersma S. Analytical study on the kinematic and dynamic behaviors of a knee joint. Medical Engineering & Physics, 1997, 19(1):29—36.

[102] Caruntu D I, Hefzy M S. 3-D anatomically based dynamic modeling of the human knee to include tibio-femoral and patello-femoral joints. Journal of Biomechanical Engineering, 2004, 126(1):44—53.

[103] 王西十. 关于人膝关节生物力学模型的研究现状. 力学进展, 1999, 29(2):244—250.

[104] Hirokawa S, Tsuruno R. Three-dimensional deformation and stress distribution in an analytical/computational model of the anterior cruciate ligament. Journal of Biomechanics, 2000, 33(9):1069—1077.

[105] Gardiner J C, Weiss J A, Rosenberg T D. Strain in the human medial collateral ligament during valgus loading of the knee. Clinical Orthopaedics and Related Research, 2001, (391):266—274.

[106] Abdel-Rahman E, Hefzy M S. A two-dimensional dynamic anatomical model of the human knee joint. Journal of Biomechanical Engineering, 1993, 115(4A):357—365.

[107] Heegaard J, Leyvraz P F, Curnier A, et al. The biomechanics of the human patella during passive knee flexion. Journal of Biomechanics, 1995, 28(11):1265—1279.

[108] Beynnon B, Yu J, Huston D, et al. A sagittal plane model of the knee and cruciate ligaments with application of a sensitivity analysis. Journal of Biomechanical Engineering, 1996, 118(2):227—238.

[109] Bendjaballah M Z, Shirazi-Adl A, Zukor D J. Biomechanical response of the passive human knee joint under anterior-posterior forces. Clinical Biomechanics, 1998, 13(8):625—633.

[110] Jilani A, Shirazi-Adl A, Bendjaballah M Z. Biomechanics of human tibio-femoral joint in axial rotation. Knee, 1997, 4(4):203—213.

[111] Beillas P, Papaioannou G, Tashman S, et al. A new method to investigate in vivo knee behavior using a finite element model of the lower limb. Journal of Biomechanics, 2004, 37(7):1019—1030.

[112] Pena E, Calvo B, Martinez M A, et al. A three-dimensional finite element analysis of the combined behavior of ligaments and menisci in the healthy human knee joint. Journal of Biomechanics, 2006, 39(9):1686—1701.

[113] Carte D R, Hayes W C. The compressive behavior of bone as a two-phase porous structure. Journal of Bone and Joint Surgery, 1977, 59(7):954—962.

[114] 冯元桢. 生物力学. 北京:科学出版社, 1983:240—241.

[115] Keeve E, Girod S, Pfeifle P, et al. Anatomy-based facial tissue modeling using the finite element method//Proceedings of the IEEE Visualization Conference, 1996.

[116] Ashman R B, Cowin S C, van Buskirk W C, et al. A continuous wave technique for the measurement of the elastic properties of cortical bone. Journal of Biomechanics, 1984, 17(5):349—361.

[117] Lakes R S, Katz J L. Viscoelastic properties of wet cortical bone. III. A non-linear constitutive equation. Journal of Biomechanics, 1979, 12(9):689—698.

[118] Knets I, Malmeister A. Features of the defomability and strength of human compact bone tissue. Izv. Akad. Nauk. Latv. SSR, 1977, 1:5—16.

[119] Kuhn J L, Goldstein S A, Ciarelli M J, et al. The limitations of canine trabecular bone as a model for human:A biomechanical study. Journal of Biomechanics, 1989, 22(2):95—107.

[120] Eberhardt A W, Keer L M, Lewis J L, et al. An analytical model of joint contact. Journal of Biomechanical Engineering, 1990, 112(4):407—413.

[121] Shepherd D E T, Seedhom B B. The 'instantaneous' compressive modulus of human articular cartilage in joints of the lower limb. Rheumatology, 1999, 38(2):124—132.

[122] Li G,Lopez O,Rubash H. Variability of a three-dimensional finite element model constructed using magnetic resonance images of a knee for joint contact stress analysis. Journal of Biomechanical Engineering,2001,123(4):341—346.

[123] Andriacchi T P,Briant P L,Bevill S L,et al. Rotational changes at the knee after ACL injury cause cartilage thinning. Clinical Orthopaedics and Related Research,2006,(442): 39—44.

[124] Blankevoort L,Huiskes R. Ligament-bone interaction in a three-dimensional model of the knee. Journal of Biomechanical Engineering,1991,113(3):263—269.

[125] Pandy M G,Shelburne K B. Theoretical analysis of ligament and extensor-mechanism function in the ACL-deficient knee. Clinical Biomechanics,1998,13(2):98—111.

[126] Moglo K E, Shirazi-Adl A. Biomechanics of passive knee joint in drawer:Load transmission in intact and ACL-deficient joints. Knee,2003,10(3):265—276.

[127] Mommersteeg T J A,Blankevoort L,Huiskes R,et al. Characterization of the mechanical behavior of human knee ligaments:A numerical-experimental approach. Journal of Biomechanics,1996,29(2):151—160.

[128] Woo S L Y,Johnson G A,Smith B A. Mathematical modeling of ligaments and tendons. Journal of Biomechanical Engineering,1993,115(4B):468—473.

[129] Li G,Gil J,Kanamori A,et al. A validated three-dimensional computational model of a human knee joint. Journal of Biomechanical Engineering,1999,121(6):657—662.

[130] Pandy M G,Sasaki K,Kim S. A three-dimensional musculoskeletal model of the human knee joint. Part 1:Theoretical construction. Computer Methods in Biomechanics and Biomedical Engineering,1997,1(2):87—108.

[131] Vedi V,Williams A,Tennant S J,et al. Meniscal movement:An in-vivo study using dynamic MRI. Journal of Bone and Joint Surgery,1999,81(1):37—41.

[132] Walker P S,Erkman M J. The role of the menisci in force transmission across the knee. Clincial Orthopaedics,1975,109:184—192.

[133] Tissakht M,Ahmed A M. Tensile stress-strain characteristics of the human meniscal material. Journal of Biomechanics,1995,28(4):411—422.

[134] Schreppers G J M A,Sauren A A H J,Huson A. Numerical model of the load transmission in the tibio-femoral contact area//Proceedings of the Institution of Mechanical Engineers, 1990,204(1):53—59.

[135] Noyes F R,Grood E S. The strength of the anterior cruciate ligament in humans and rhesus monkeys:Age related and species related changes. Journal of Bone and Joint Surgery, 1976,58(8):1074—1082.

[136] Leroux M A,Setton L A. Experimental and biphasic FEM determinations of the material properties and hydraulic permeability of the meniscus in tension. Journal of Biomechanical Engineering,2002,124(3):315—321.

[137] Aspden R M. A model for the function and failure of the meniscus. Engineering in Medi-

cine,1985,14(3):119—122.

[138] Hefzy M S,Grood E S. An analytical technique for modeling knee joint stiffness. Part Ⅱ: Ligamentous geometric nonlinearities. ASME,Journal of Biomechanical Engineering,1983, 10J:145—153.

[139] Andriacchi T P,Mikosz R P ,Hampton S J,et al. Model studies of the stiffness character- istics of the human knee joint. Journal of Biomechanics,1983,16(1):23—29.

[140] Donahue T L H,Hull M L,Rashid M M,et al. A finite element model of the human knee joint for the study of tibio-femoral contact. Journal of Biomechanical Engineering,2002, 124(3):273—280.

[141] Wilson D R,Feikes A B,Zavatsky A B,et al. The components of passive knee movement are coupled to flexion angle. Journal of Biomechanics,2000,33:465—473.

[142] Shapeero L G,Dye S F,Lipton M J,et al. Functional dynamics of the knee joint by ultra- fast,cine-CT. Investigative Radiology,1988,23(2):118—123.

[143] Wretenberg P. Tibiofemoral contact points relative to flexion angle measured with MRI. Clinical Biomechanics,2002,17(6):477.

[144] Ando Y, Fukatsu H, Ishigaki T, et al. Analysis of knee movement with low-field MR equipment:A normal volunteer study. Radiation Medicine,1994,12(4):153—160.

[145] Shoemaker S C,Adams D,Daniel D M,et al. Quadriceps/anterior cruciate graft interac- tion:An in vitro study of joint kinematics and anterior cruciate ligament graft tension. Clinical Orthopaedics and Related Research,1993,(294):379—390.

[146] Hirokawa S. Anterior-posterior and rotational displacement of the tibia elicited by quadri- ceps contraction. American Journal of Sports Medicine,1992,20(3):299.

[147] Torzilli P A. Effect of impact load on articular cartilage:Cell metabolism and viability,and matrix water content. Journal of Biomechanical Engineering,1999,121(5):433.

[148] Hill P F. Tibiofemoral movement 2:The loaded and unloaded living knee studied by MRI. Journal of Bone and Joint Surgery,2000,82(8):1196.

[149] Farquhar T. Swelling and fibronectin accumulation in articular cartilage explants after cyclical impact. Journal of Orthopaedic Research,1996,14(3):417.

[150] Dekel S. Joint changes after overuse and peak overloading of rabbit knees in vivo. Acta Or- thopaedica,1978,49(6):519.

[151] Windsor R E,et al. Surgery of the knee//Philadelphia R S,Sledge C B,Harris E D. Arthri- tis surgery. Kelley WN:WB Saunders Company,1994:794—817.

[152] Dieppe P L K. Osteoarthritis:Clinical features and diagnostic problems//Klippel D P. Rheumatology. London:Mosby,1998:1—16.

[153] Mulholland S J, Wyss U P. Activities of daily living in non-Western cultures:Range of motion requirements for hip and knee joint implants. International Journal of Rehabilitation Research,2001,24(3):191—198.

[154] Kurosaka M,et al. Maximizing flexion after total knee arthroplasty:The need and the

pitfalls. Journal of Arthroplasty,2002,17(4):59.

[155] Hsieh Y F,Draganich L F,Ho S H,et al. The effects of removal and reconstruction of the anterior cruciate ligament on patellofemoral kinematics. American Journal of Sports Medicine,1998,26(2):201—209.

[156] Salsich G,Ward S,Terk M,et al. In vivo assessment of patellofemoral joint contact area in individuals who are pain free. Clinical Orthopaedics and Related Research,2003,(417): 277—284.

[157] Miyoshi S,Takahashi T,Ohtani M,et al. Analysis of the shape of the tibial tray in total knee arthroplasty using a three dimension finite element model. Clinical Biomechanics, 2002,17(7):521—525.

[158] Liau J J,Cheng C K,Huang C H,et al. Effect of Fuji pressure sensitive film on actual contact characteristics of artificial tibiofemoral joint. Clinical Biomechanics,2002,17(9—10): 698—704.

[159] Chu T. An investigation on contact stresses of New Jersey Low Contact Stress(NJLCS) knee using finite element method. Journal of Systems Integration,1999,9(2):187.

[160] Godest A C,Beaugonin M,Haug E,et al. Simulation of a knee joint replacement during a gait cycle using explicit finite element analysis. Journal of Biomechanics, 2002, 35(2): 267—275.

[161] Bull A M J. Changes in knee kinematics reflect the articular geometry after arthroplasty. Clinical Orthopaedics and Related Research,2008,466(10):2491.

[162] Li G. Effect of posterior cruciate ligament deficiency on in vivo translation and rotation of the knee during weightbearing flexion. American Journal of Sports Medicine,2007,36(3): 474.

[163] Misra A N. The role of the posterior cruciate ligament in total knee replacement. Journal of Bone and Joint Surgery,2003,85(3):389.

[164] Collier J P,Mayor M B,McNamara J L,et al. Analysis of the failure of 122 polyethylene inserts from uncemented tibial knee components. Clinical Orthopaedics and Related Research,1991,(273):232—242.

[165] Szivek J A,Cutignola L,Volz R G. Tibiofemoral contact stress and stress distribution evaluation of total knee arthroplasties. Journal of Arthroplasty,1995,10(4):480—491.

[166] Kwak S D. Hamstrings and iliotibial band forces affect knee kinematics and contact pattern. Journal of Orthopaedic Research,2000,18(1):101.

[167] Heegaard J,Leyvraz P F,van Kampen A,et al. Influence of soft structures on patellar three-dimensional tracking. Clinical Orthopaedics and Related Research, 1994, (299): 235—243.

[168] Levens A S,Inman V T,Blosser J A. Transverse rotation of the segments of the lower extremity in locomotion. Journal of Bone and Joint Surgery,1948,30A(4):859—872.

[169] Omori G. Contact pressure and three-dimensional tracking of unresurfaced patella in total

knee arthroplasty. Knee,1997,4(1):15.

[170] Ishii Y,Terajima K,Terashima S,et al. Three-dimensional kinematics of the human knee with intracortical pin fixation. Clinical Orthopaedics and Related Research,1997,(343): 144—150.

[171] Jonsson H. Three-dimensional knee joint movements during a step-up:Evaluation after anterior cruciate ligament rupture. Journal of Orthopaedic Research,1994,12(6):769.

[172] Benoit D L,Ramsey D K,Lamontagne M,et al. Effect of skin movement artifact on knee kinematics during gait and cutting motions measured in vivo. Gait Posture,2006,24(2): 152—164.

[173] Benoit D L. In vivo knee kinematics during gait reveals new rotation profiles and smaller translations. Clinical Orthopaedics and Related Research,2007,454:81.

[174] Leardini A,Chiari L,Della C U,et al. Human movement analysis using stereophotogrammetry. Part 3. Soft tissue artifact assessment and compensation. Gait Posture,2005,21(2): 212—225.

[175] Baltzopoulos V, et al. A videofluoroscopy method for optical distortion correction and measurement of knee-joint kinematics. Clinical Biomechanics,1995,10(2):85.

[176] Asano T,Akagi M,Tanaka K,et al. In vivo three-dimensional knee kinematics using a biplanar image-matching technique. Clinical Orthopaedics and Related Research, 2001, (388):157—166.

[177] Sheehan F T. Using cine phase contrast magnetic resonance imaging to non-invasively study in vivo knee dynamics. Journal of Biomechanics,1997,31(1):21.

[178] Tashman S. Abnormal rotational knee motion during running after anterior cruciate ligament reconstruction. American Journal of Sports Medicine,2004,32(4):975.

[179] Lerner A L. The use of sequential MR image sets for determining tibiofemoral motion: Reliability of coordinate systems and accuracy of motion tracking algorithm. Journal of Biomechanical Engineering,2003,125(2):246.

[180] Walker P S,Erkman M J. The role of the menisci in force transmission across the knee. Clinical Orthopaedics and Related Research,1975,(109):184—192.

[181] Ahmed A M. In-vitro of measurement of static pressure distribution in synovial joints. Part I:Tibial surface of the knee. Journal of Biomechanical Engineering,1983,105(3):216.

[182] Defrate L E,et al. In vivo tibiofemoral contact analysis using 3D MRI-based knee models. Journal of Biomechanics,2004,37(10):1499.

[183] Lin Y C,Farr J,Carter K,et al. Response surface optimization for joint contact model evaluation. Journal of Applied Biomechanics,2006,22(2):120—130.

[184] Cohen Z A. Knee cartilage topography,thickness,and contact areas from MRI:In-vitro calibration and in-vivo measurements. Osteoarthritis and Cartilage,1999,7(1):95.

[185] Salsich G,Ward S,Terk M,et al. In vivo assessment of patellofemoral joint contact area in individuals who are pain free. Clinical Orthopaedics and Related Research, 2003, (417):

277—284.

[186] Harris M L. An improved method for measuring tibiofemoral contact areas in total knee arthroplasty: A comparison of K-scan sensor and Fuji film-application to the design of total knee joint replacements. Journal of Biomechanics,1999,32(9):951.

[187] Wirz D, Becker R, Li S F, et al. Validation of the Tekscan system for statistic and dynamic pressure measurements of the human femorotibial joint. Biomedizinische Technik/Biomedical Engineering,2002,47(7—8):195—201.

索　引